Defense Against Biological Attacks
(Volume II)

防御生物攻击
（第II卷）

[印] 苏尼特·K. 辛格（Sunit K. Singh）
[美] 延斯·H. 库恩（Jens H. Kuhn） 主编
于孟斌　赵小鹏
路　路　赵思言　刘星明 译

中国宇航出版社
·北京·

First published in English under the title
Defense Against Biological Attacks：*Volume* Ⅱ
edited by Sunit K. Singh and Jens H Kuhn，edition：1

著作权合同登记号：图字：01－2024－2113 号

图书在版编目（CIP）数据

防御生物攻击. 第Ⅱ卷 / (印) 苏尼特·K.辛格 (Sunit K. Singh), (美) 延斯·H.库恩 (Jens H. Kuhn) 主编 ; 于孟斌等译. -- 北京 : 中国宇航出版社, 2024. 6. -- ISBN 978-7-5159-2402-1

Ⅰ. R515; R511

中国国家版本馆CIP数据核字第2024668Z2C号

责任编辑　马　喆　　　**封面设计**　王晓武

出　版 发　行　中国宇航出版社

社　址　北京市阜成路 8 号　**邮　编**　100830
(010)68768548

网　址　www.caphbook.com

经　销　新华书店

发行部　(010)68767386　(010)68371900
(010)68767382　(010)88100613（传真）

零售店　读者服务部
(010)68371105

承　印　北京厚诚则铭印刷科技有限公司

版　次　2024 年 6 月第 1 版
2024 年 6 月第 1 次印刷

规　格　710×1000

开　本　1/16

印　张　26.75

字　数　512 千字　**彩　插**　2 面

书　号　ISBN 978-7-5159-2402-1

定　价　128.00 元

防御生物攻击（第Ⅱ卷）

主　编：苏尼特·K. 辛格　延斯·H. 库恩

主　译：于孟斌　赵小鹏

副主译：路　路　赵思言　刘星明

参　译：武晓伟　江瑞若　罗　腾

郝　慧　徐香香　王楚玢

序言 1

生物攻击包括使用细菌、毒素和病毒等生物制剂的多种多样的攻击形式。这些攻击形式既包括单独的生物犯罪活动，例如，用细菌污染沙拉吧、故意传染 HIV-1 病毒、使用胰岛素注射杀人等，也包括一些资金雄厚、长期和国家秘密开展的研究和开发项目。这些项目可能旨在发展可部署的战术或战略武器（例如，美国、英国、苏联的生物武器项目）。

“生物防御”已经成为减轻生物制剂攻击影响的措施的统称。这些措施包括公共和专业教育、国家立法和病原体监测、国际军备控制条约和信任建立，以及旨在防止制造和部署生物武器或使用生物武器的情报收集。此外，生物防御措施还包括对生物攻击的所有反应，如快速生物制剂诊断、紧急病人管理、有效和安全的医学对策的应用以及对攻击地点的补救。因此，生物防御是生命科学、人文科学和政治学等多个子专业的高度跨学科联结。生物防御变得越来越复杂；我们认为，生物防御实际上太复杂了，任何一个人都无法理解它的所有方面。与此同时，生物防御活动和一般公共卫生措施有相当大的重叠。因此，我们还认为，大多数公共卫生专家可以为生物防御做出重大贡献，反之亦然。

本著作（共两卷）试图以一种旨在对非专业人士和专家都具有吸引力的形式，提供生物防御中各种优先事项的概述。本著作有意地加入了来自各个子专业的专家，希望进一步加强他们与读者之间的沟通。第一卷首先概述了生物武器的发展及使用历史，展示了之前在进攻研究和开发方面的成就和失败。既然所有已知的国家支持的生物武器计划最终在多年前都被终止，如果在今天不同的政治气候下，采用当前科学方法进行这些计划，这些计划的组织方式和成效会不会不同？随后的章节讨论了合成生物学、大数据分析和

CRISPR - Cas9 等新技术是否可能被用于邪恶目的，以及涉及这些技术的攻击性活动是否被不扩散条约所涵盖。第二卷概述了最常与生物防御活动有关的生物制剂。其他章节介绍了抗菌和抗病毒治疗与诊断发展的现状。本著作的最后一章提醒人们，生物防御也包括保护非人类目标免受攻击，这一事实在讨论直接针对人类的武器时往往被淹没。

当然，即使是一部两卷的著作也不能涵盖生物防御的所有方面，每一章只代表了该章作者的主观评估，而不是整个领域的共识观点（如果存在这样的观点）。然而，我们为能够请到如此多样化的知名作者而感到自豪，这些作者们的观点表明生物防御确实是一个非常重要的领域，我们将这些观点汇聚成集，条理清晰地展现给读者，对此我们的心情是热切而激动的，也希望读者在阅读此书时能够与我们产生共鸣。

Varanasi，India　　Sunit K. Singh
Frederick，MD，USA　Jens H. Kuhn

序言 2

生物防御是生命科学、人文科学和政治学多个子专业的交叉地带，为广大人口提供生物安全和生物保障环境需要增加跨学科的交流和协作。本著作是为政策和生命科学专业人员、教师、学生、记者以及其他非专业人员编写的，旨在提供对生物防御多样且往往复杂方面的概述。

我们感谢施普林格自然项目（图书）协调员 Rakesh Kumar Jotheeswaran 非常耐心和专业的支持，他指导我们（编者）并最终帮助我们完成本著作。

本著作的内容不一定反映美国卫生与公众服务部或与作者及编辑有关联的机构和公司的观点或政策。根据项目编号 HHSN272200700016I，这项工作在一定程度上得到了巴特尔纪念研究所与美国国家过敏和传染病研究所（NIAID）的大力支持（编辑 J. H. K.）。

Varanasi，India　Sunit K. Singh

Frederick，MD，USA　Jens H. Kuhn

作者简介

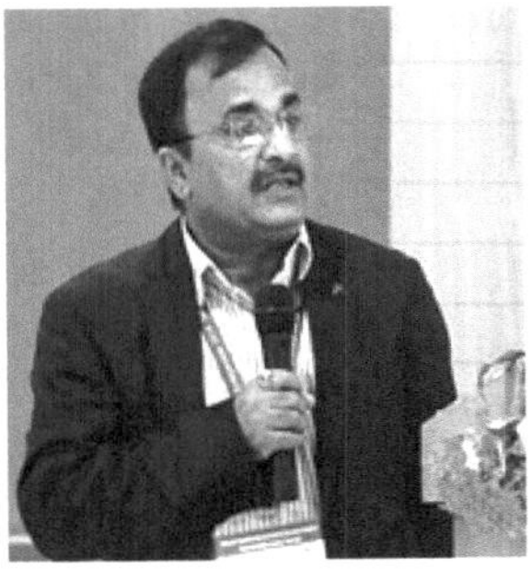

苏尼特·K. 辛格（Sunit K. Singh），博士，瓦拉纳西巴纳拉斯印度教大学（BHU）医学科学研究所分子生物学部门（MBU）教授兼主任，实验医学和外科中心（CEMS）责任教授。辛格教授在德国维尔茨堡大学完成了感染分子生物学领域的博士学位，并在位于美国康涅狄格州纽黑文的耶鲁大学医学院和位于加利福尼亚州萨克拉门托的加州大学戴维斯医学中心神经内科进行了博士后培训。辛格教授还曾在美国纽约阿尔伯特·爱因斯坦医学院病理学系、捷克共和国 Ceske Budejovocy 寄生虫学研究所虫媒病毒学研究室、韩国全北国立大学病理学和微生物学系以及瑞士日内瓦大学免疫学系担任客座教授。辛格教授一直是印度海得拉巴 CSIR 细胞和分子生物学中心（CCMB）的教员，并领导了一个神经病毒学和炎症生物学领域的研究小组。辛格教授是多个国际专业组织的成员，如美国得克萨斯州的国家热带医学院和德国耶拿欧洲病毒生物信息学中心。辛格教授在神经病毒学和炎症生物学领域做出了开创性的工作。辛格教授的工作在理解传染病发病的分子机制方面具有非常广泛的影响，特别是嗜神经病毒。除了在高影响因子国际期刊上发表原创研究论文外，辛格教授还在传染病领域出版了许多著作，如 *Neuroviral Infections—RNA Viruses and Retroviruses*、*Neuroviral Infections -General Principles and DNA Viruses*，Taylor & Francis 集团的 *Viral Hemorrhagic Fevers*，*Human Respiratory Viral Infections*、*Viral Infections and Global Change*，美国 Wiley Blackwell Publications 的 *Human Emerging and Re-emerging Infectious Diseases* 第一卷和第二卷，以及美国 Springer 东南亚分部的 *Neglected Tropical Diseases*。作为副主编和编辑委员会成员，辛格教授与许多著名国际期刊有合作。

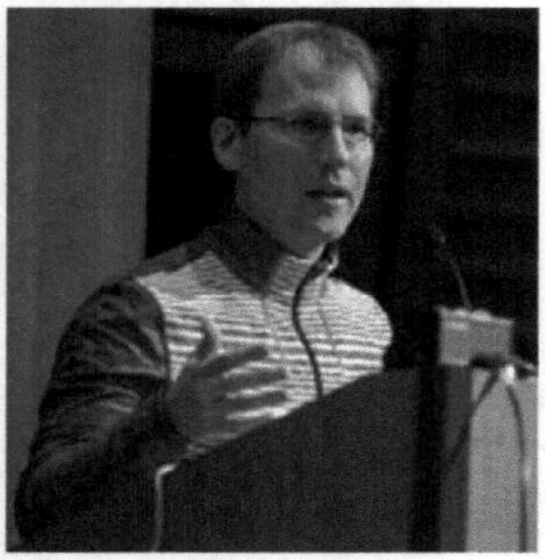

延斯·H. 库恩（Jens·H. Kuhn），医学博士，美国俄亥俄州哥伦布市巴特尔纪念研究所负责人，NIH/NIAID/DCR 生物安全 4 级机构病毒部门负责人，美国马里兰州德特里克堡（Fort Detrick）综合研究机构病毒学负责人。库恩博士专门研究高毒力病毒性人类和动物病原体。他是 *Filoviruses：A Compendium of 40 Years of Epidemiological, Clinical, and Laboratory Studies*（施普林格，2008 年）和 *The Soviet Biological Weapons Program—A History*（剑桥：哈佛大学出版社，2012 年）的作者，并曾在德国、意大利、马耳他、俄罗斯、南非和韩国学习和工作。在美国，他在哈佛医学院（波士顿，马萨诸塞州）、节肢动物传播传染病实验室（AIDL）（Fort Collins，CO）、佐治亚州亚特兰大市的美国疾病控制与预防中心（CDC）和美国陆军传染病医学研究所（USAMRIID）轮转工作。库恩博士是第一位获准在前苏联生物战设施工作的西方科学家，该设施位于俄罗斯西伯利亚的 SRCVB “Vektor”，属于美国国防部的合作减少威胁（CTR）计划。库恩博士是马里兰州国际和安全研究中心控制危险病原体项目的贡献者，也是军备控制和不扩散中心生化武器科学家工作组的成员。他目前是国际病毒分类委员会（ICTV）的小组委员会主席和执行委员会成员，并担任布尼亚病毒、丝状病毒和单负链病毒研究组主席，以及沙粒病毒、博尔纳病毒、单负链病毒、内罗病毒和 Nyamiviridae 研究组成员。此外，作为 NCBI 基因组注释病毒工作组和数据库 RefSeq 的成员，他还担任 NCBI 所有单负链病毒的部门专家。他曾担任或服务于 10 种期刊的编委会，并担任 60 多种期刊的同行评审员，包括 *Cell*、*Cell Host and Microbe*、*Emerging Infectious Diseases*、*JAMA*、*The Lancet Infectious Diseases*、*Nature*、*Nature Microbiology*、*Nature Protocols*、*PLoS Pathogens*、*Science* 和 *Journal of Virology*。库恩博士是 2009—2011 年美国国家科学院“生物恐怖制剂对策评估动物模型”委员会成员，并持续参与 AAAS 和美国国务院在 BMENA 地区、土耳其和 NIS 国家的生物合作项目及相关活动。

目 录

第1章 嗜神经病毒

Michael R. Holbrook

1.1 引言

嗜神经病毒是专门针对中枢神经系统（CNS）的病毒。这些病毒引起的疾病包括脑膜炎、脑炎、狂犬病和脊髓灰质炎样疾病。许多病毒在进入中枢神经系统之前，首先在外周组织中复制。其中一些病毒穿透血脑屏障（BBB）的机制已经明确，但是有很多病毒具体的机制仍不清楚。嗜神经病毒作为潜在生物威胁剂的历史，不像许多细菌病原体那样大规模使用，也不像引起出血热的病毒那样具有潜在的恐惧性。在出血热病毒中，疾病是明显的，是电影或文学作品夸大的主题。嗜神经病毒引起的疾病，在许多情况下并不难以捉摸，最终为许多人所熟悉。仅仅是有限的“恐慌”因素就降低了它们作为潜在生物威胁武器原料的价值。在其原生环境中，大多数嗜神经病毒需要直接感染途径，而不是接触、吸入或摄入，这也限制了它们有效感染和通过易感人群传播的潜力。尽管如此，一些嗜神经病毒的生物武器潜力已被探索。嗜神经病毒引起的疾病取决于病毒靶向的特定细胞类型。根据定义，脑炎和脑膜炎是炎症反应的结果，是病毒存在的间接影响。许多引起脑炎或脑膜炎的病毒直接感染神经元、胶质细胞或星形胶质细胞，以刺激炎症反应。通过引起允许病毒进入大脑的病理或通过刺激导致临床疾病的炎症免疫反应，其他病毒可引起临床脑炎。在病毒感染的继发临床脑炎的情况下，组织学检查中可能没有明显的病毒直接感染大脑的症状。例如，狂犬病毒引起一种明显的神经系统疾病，但没有引起任何明显的神经病理学。

这里主要关注通过直接感染中枢神经系统而导致神经系统疾病的病毒，以及已被认为或被测试为潜在生物武器的病毒。一些相关的嗜神经性病毒，如西尼罗

M. R. Holbrook (✉)
NIAID Integrated Research Facility, Frederick, MD, USA
e-mail: Michael. holbrook@nih. gov

河病毒，被列为引入易感人群、传播并最终成为地方性疾病的病毒的例子。除了被认为是潜在生物武器的来源材料外，这里讨论的许多病毒都是通过食血节肢动物（例如蚊子或扁虱）的叮咬传播的。随着气候的变化以及人员和货物的流动性不断增加，其中几种病原体的流行范围正在扩大，自然生态循环的动态正在演变，或有很大的变化潜力。

1.2 虫媒病毒

虫媒病毒被定义为通过食血节肢动物的叮咬，在哺乳动物中传播的病毒，通常是蚊子或扁虱，但也包括沙蝇和其他叮咬小虫。与人类虫媒病毒相关的三个主要病毒类群是披膜病毒科（Togaviridae）、黄病毒科（Flaviviridae）和布尼亚病毒科（Bunyavirales）。在历史上，甲病毒和黄病毒分别被归类为披膜病毒科中的不同属[1]，但随着时间的推移，抗原性、结构和基因组的差异将甲病毒和黄病毒分开。甲病毒和黄病毒都包括导致神经系统疾病的病毒，并被认为是潜在生物武器的来源材料。布尼亚病毒在人类中引起一系列疾病，但没有一种疾病有特定的神经疾病病程。

1.2.1 甲病毒

甲病毒是一种小的阳性 RNA 病毒，由蚊子传播。人类健康主要关注的嗜神经性甲病毒包括东部马脑炎病毒（EEEV）、西部马脑炎病毒（WEEV）和委内瑞拉马脑炎病毒（VEEV）（见表 1－1）。其他人类关注的甲病毒包括塞姆利基森林复合体的成员，如塞姆利基森林病毒、罗斯河病毒、基孔肯雅病毒和辛德比斯病毒。这些病毒通常会造成关节疼痛，不致死，但会导致高发病率和潜在的长期后遗症。

表 1－1 甲病毒

病毒	媒介	主要脊椎动物宿主	次要脊椎动物宿主	范围	人类致死率
东部马脑炎病毒	黑库蚊和其他库蚊	鸟类	人类、马和其他大型哺乳动物	北美洲和加勒比（谱系Ⅰ）；中美洲和南美洲（谱系Ⅱ－Ⅳ）	感染谱系Ⅰ的高达 36％
西部马脑炎病毒	塔氏库蚊；某些伊蚊	鸟类	人类、马和其他大型哺乳动物	北美洲、中美洲和南美洲	～4％

续表

病毒	媒介	主要脊椎动物宿主	次要脊椎动物宿主	范围	人类致死率
委内瑞拉马脑炎病毒	泰尼奥氏伊蚊、索氏伊蚊和其他伊蚊	伺机感染，通常是哺乳动物	无	北美洲、中美洲和南美洲	患有神经系统疾病的成年人约为 20%；幼儿高达 35%

1.2.1.1　东部马脑炎病毒

东部马脑炎病毒在美洲和加勒比海地区都有发现。根据地理分布和抗原性状，该病毒由四个谱系组成[2,3]。在北美和加勒比海地区发现了谱系Ⅰ菌株，而在中美洲和南美洲发现了谱系Ⅱ～Ⅳ菌株[2]。在人类、马和其他一些家养动物中，感染谱系Ⅰ病毒可能是致命的，而谱系Ⅱ～Ⅳ病毒感染通常会导致轻微疾病或亚临床感染[2,4]。马感染Ⅰ型 EEEV 会非常致命，但这些动物也是以死亡为终点的宿主，不会促进疫情的扩大，也不会对人类感染构成重大风险[5]。传播 EEEV 的媒介主要是黑库蚊，但其他库蚊和其他种类的蚊子也传播该病毒[6]。在北美，EEEV 可引起零星的小规模暴发，最常由马疾病病例首先确定[5]。人类感染虽然不常见，但可导致迅速发展的严重神经疾病，病死率约为 36%，约三分之一的幸存者会出现神经后遗症[5]。该病的特点是出现类似流感的症状和临床体征，包括发烧、身体不适、头痛和肌肉酸痛。在某些情况下，感染会消失，但在另一些情况下，疾病的进展会伴随脑炎的迹象，如严重的头痛、躁动、嗜睡、抽搐、昏迷和死亡。许多重症感染 EEEV 后幸存下来的人都有长期的神经后遗症，包括严重的智力和身体损伤，这些损伤可能会在急性感染缓解数年后导致死亡[7]。

在实验室环境中，EEEV 是一种危险等级 3 级的病毒，需要在 BSL－3 实验室中操作。由于有气溶胶传播的记录，从事该病毒的工作需要增强的个人防护装备（PPE），如杜邦防护服、动力送风过滤式防护呼吸器（PAPR）[8]。

1.2.1.2　西部马脑炎病毒

西方马脑炎病毒在北美洲和南美洲都有发现。与 EEEV 相似，在北美发现的 WEEV 毒株是流行性的，往往比南美洲的地方性毒株引起更严重的疾病[9]。自 1930 年最初在加利福尼亚州被分离出来后[10]，WEEV 在 20 世纪 30 年代、40 年代和 50 年代与许多大型家禽流行性感冒联系在一起，影响了数千匹马和数千人[11]。自那时以来，每年的病例数量大幅减少，在北美西部和中部出现人和马患病的零星病例。自 1964 年以来，大约有 640 例人类 WEEV 感染病例被记录在案，而自 1994 年以来没有发生一例[5,11]。南美洲大部分地区都报告了马类 WEEV 病例，但只有一例人类 WEEV 感染病例被记录在案，而且这一病例是致命的[12]。WEEV 的传播是通过受感染的蚊子的叮咬发生的，通常是库蚊，但也有一些伊蚊[5,11]。WEEV 的正常流行是在蚊子和家雀等鸟类之间循环的[11,13]。大多数人类感染 WEEV 的病例都是无症状的。然而，在儿童中，随着脑炎的发展，严重神经疾病的发生率要高得多[14]。在有症状的病例中，疾病是一种急性发热性疾病，具有常见的特征，包括不适、头痛、精神状态改变和脑膜炎的指征[11]。一些病例出现脑脊髓炎的症状，包括颈部僵硬、神志不清、癫痫发作、昏迷和死亡[5,11]。WEEV 感染的病死率约为 4%[2,5]。大约三分之一的严重疾病幸存者会出现包括身体和神经认知障碍在内的后遗症。在儿童中，后遗症的发生率要高得多，超过 50%的 10 岁以下儿童忍受长期虚弱[11]。

1.2.1.3 委内瑞拉马脑炎病毒

委内瑞拉马脑炎抗原复合体分为六个不同的亚型，而 VEEV 包括亚型 I[11,15]。VEEV 亚型 I 进一步分为五个血清型（IAB、IC、ID、IE 和 IF）。虽然这些亚型最初是基于抗原性划分的，但这种划分受到遗传差异、分布、传播周期特征（流行性与地方性）和疾病表型的支持。ID 和 IF 血清型只包括地方性病毒，这种病毒很少引起人类疾病，也不知道是否会在马身上引起生产性感染[5]。IAB 和 IC 亚型的病毒通常与马和人的流行病暴发有关。其余的分支被认为是地方性的[5,15]。IAB 和 IC 病毒的主要媒介是带喙伊蚊，但其他伊蚊，如白纹伊蚊和鳞蚊等也是这些病毒的合格媒介[2,5,15]。地方性亚型的病毒通常由库蚊传播，在作为病毒暂存库的小型啮齿类动物和非人灵长类之间循环[15]。除人类外，VEEV 还可以感染许多哺乳动物和鸟类，这些哺乳动物和鸟类在流行病循环中发挥放大宿主的作用，是流行病循环的关键组成部分[2,15]。

成人感染会导致一种以头痛和肌肉痛为特征的“流感样”发热疾病。尽管这种病毒的名字叫“脑炎”，但神经性病变并不常见，在那些有明显神经疾病的人中，它可以导致包括抽搐、定向障碍和运动失调等严重的临床症状[2,5,16]。儿童神经系统并发症的发生率似乎更高[17]，出现神经性病症的死亡率约为 20%，但 5 岁以下儿童的病死率高达 35%[2]。

1.2.1.4 作为生物战剂的潜力

事实上，EEEV、WEEV 和 VEEV 在蚊子媒介之外的自然环境中不易传播，这使得这些病毒不适合作为潜在的生物战剂。然而，历史上美国和苏联生物武器计划表明，VEEV 都是这两个计划中的一部分[18,19]，苏联也在探索使用受感染的蚊子传播虫媒病毒的可能性[18]。这些病毒的非媒介传播，尽管在实验室环境中通过意外暴露和实验性气溶胶传播[20-22]出现过，但在非控制环境中可能需要付出巨大的代价来维持病毒的活性和可遗传性。可能会提出将这些病毒用来威胁农业的论点，但对牲畜，特别是对马的影响不会对人类健康或食物来源产生重大冲击。此外，由于马匹是脑炎甲病毒的以死亡为终点宿主，它们不太可能促成疾病的传播。

1.2.1.5 医学对策

从历史上看，在美国开发了预防 EEEV、WEEV 和 VEEV 的疫苗。这些疫苗是通过美国陆军传染病医学研究所（USAMRIID）的特别免疫计划（SIP）作为新药临床试验疫苗提供的。然而，这些疫苗一般仅限于有特殊疫苗接种需求的军事人员或实验室工作人员[23]。

一些 EEEV、WEEV 和 VEEV 候选疫苗已经被描述或目前正在开发中。20 世纪 40 年代，美国军队的研究人员利用将病毒注射至小鼠（EEEV 和 VEEV）或豚鼠（WEEV）脑中进行培养，开发了甲醛灭活疫苗，从而首次开发出针对这些病毒的疫苗[24]。随后使用细胞培养衍生的病毒来产生疫苗，以降低对大脑抗原的潜在反应性。USAMRIID 开发的基于 EEEV 细胞培养的疫苗是福尔马林灭活疫苗[25,26]。这种疫苗似乎具有较好的耐受性和免疫原性[25]。USAMRIID 也为 WEEV 开发了类似的灭活疫苗。与 EEEV 疫苗一样，在小型临床试验中，这种疫苗似乎具有良好的耐受性和免疫原性[27]。VEEV 疫苗可能是人类甲病毒疫苗中分布最广的一种。这种疫苗是减毒活病毒 TC－83，它是用 VEEV 的特立尼达驴株在豚鼠心脏细胞中经过 83 代传代而来的[28]。众所周知，这种疫苗对人类有显著的副作用，大约 40％的接种人员在接种疫苗后出现不良反应，其中一些是非常严重的[23]。近年来，使用病毒嵌合体、亚单位疫苗和 DNA 技术以及其他方法开发了许多候选疫苗。这些候选疫苗在一些人体内诱导了一定程度的保护性免疫，而另一些人则没有。Carossino 等人对 EEEV、WEEV 和 VEEV 疫苗的研究现状进行了综述，并提供了当时疫苗状况的合理描述[23]。尽管其中一些潜在的疫苗看起来很有希望，但被嗜神经性甲病毒感染的有限风险限制了这些疫苗的开发前景。

目前还没有治疗 EEEV、WEEV 或 VEEV 感染者的治疗方案。

1.2.2 黄病毒

黄病毒属的两个主要血清复合体包括能引起神经系统疾病的病毒：日本脑炎病毒（JEV）血清复合体和森林脑炎病毒（TBEV）血清复合体（见表 1－2）。其他严重影响人类健康的黄病毒包括登革热 1－4（DENV－1－4）、黄热病毒（YFV）和寨卡病毒（ZIKV）。这些病毒中的每一种有时都会导致神经系统疾病，但这不是感染的典型后果。登革热 1－4、黄热病毒和寨卡病毒也不专门针对神经组织，而 JEV 和 TBEV 复合体的成员具有特定的神经亲和性。

表 1－2　黄病毒

病毒	媒介	主要脊椎动物宿主	次要脊椎动物宿主	范围	人类致死率
日本脑炎病毒	库蚊	鸟类、家禽和雀形目	猪	亚洲大部分地区，南至印度尼西亚和澳大利亚北部	约 30%有症状者
西尼罗河病毒	淡色库蚊、致倦库蚊及其近缘蚊虫	鸟类	马、人类、爬行动物	非洲、欧洲、美洲	高达 30%
森林脑炎病毒-欧洲	蓖子硬蜱	小型哺乳动物/啮齿动物	大型哺乳动物/有蹄动物	中欧和东欧	1%～2%
森林脑炎病毒-西伯利亚	全沟硬蜱	小型哺乳动物/啮齿动物	大型哺乳动物/有蹄动物	中亚/西伯利亚	6%～8%
森林脑炎病毒-远东	全沟硬蜱	小型哺乳动物/啮齿动物	大型哺乳动物/有蹄动物	横跨亚洲北纬	高达 40%

1.2.2.1 日本脑炎（流行性乙型脑炎）血清复合体

日本脑炎/乙型脑炎病毒（JEV）血清复合体的成员在世界各地都有发现，其主要通过库蚊传播。在乙脑病毒血清复合体中，有重要的人类病原体：日本脑炎病毒、西尼罗河病毒（WNV）、圣路易斯脑炎病毒（SLEV）和墨累谷脑炎病毒（MVEV）。日本脑炎病毒在亚洲和亚洲沿海的岛国都有发现。20 世纪 90 年代中期，在澳大利亚北部的一次暴发中发现了乙脑病毒，该病毒似乎是在从印度尼西亚横跨托雷斯海峡传播时零星出现的[29]。WNV 最初于 1937 年在乌干达保护地被发现[30]，主要局限于非洲和西亚，直到 1999 年被引入美国[31]，随后传播到整个美洲。SLEV 在美洲发现，并在 1933 年至 1990 年期间在美国引发了多次脑炎暴发。自最近一次在 1990 年重大暴发以来，该病确诊的临床病例数量一直很低。MVEV 是一种澳大利亚病毒，于 1951 年被首次分离出来。目前，只有零星几例人感染 MVEV 的病例，尽管已经有几次暴发（最近一次是在 2011 年)[32]。

(1) 日本脑炎病毒

日本脑炎病毒是一种蚊媒病毒，可在感染者中导致严重的神经系统疾病，特别是儿童。目前，估计有 30 亿人生活在日本脑炎病毒流行区，那里每年大约发生 7 万例病例，14000～20500 人死亡[33,34]。日本脑炎病毒的流行区域包括亚洲和亚太岛屿的 24 个国家及地区[35]。日本脑炎病毒被细分为五种不同的基因型，其中Ⅰ型和Ⅲ型是过去 80 年流行的主要基因型，而目前最主要的基因型是Ⅰ型[36]。1952 年发现了第五种基因的单一分离株，由此推测这种基因正处于灭绝的边缘，然而，最近的密切相关病毒分离株表明，第五种 JEV 基因再次在亚洲流行[37,38]。日本脑炎病毒的主要媒介是世界范围内广泛分布的包括库蚊在内的各种蚊类。由于其媒介蚊虫的广泛分布，产生了一个值得深思的问题，即将日本脑炎病毒引入未感染人群（例如美洲）是否会导致病毒的有效传播。在亚洲，日本脑炎病毒的流行范围包括猪和鸟，无论家禽（如鸭、鸡）和野鸟都可感染传播。猪是病毒的放大宿主，因为在它们体内可以形成高滴度的病毒，而家禽可能也扮演着类似的角色。雀形目鸟类是病毒传播的一种主要手段[39,40]。

日本脑炎在人类中最初表现为一种非特定的发热性疾病，可发展为更严重的疾病，包括头痛和意识下降[41]。严重的神经系统疾病通常以呆板迟钝的面具样面容、齿轮样强直、震颤为特征，预后不良的患者出现强直性痉挛，也可能存在一系列额外的神经体征[41]。在某些情况下，患者可能会出现一个或多个肢体的急性迟缓性瘫痪，但在其他方面看起来正常[42]。这些患者中有一定比例可能会患上脑炎。大约三分之一的有症状的患者死于这种感染。JEV 感染的幸存者中约有一半会出现长期的神经后遗症，其中许多人有永久性的运动神经元缺陷，一些人有其他神经问题，包括认知缺陷[41]。

(2) 西尼罗河病毒

西尼罗河病毒于 1937 年在乌干达保护地首次分离出来[30]。在随后的几十年里，这种病毒在非洲和西亚部分地区循环传播，但很少引起重大人类疾病。1999

年，纽约市的几例人类神经系统疾病被确认是由圣路易斯脑炎病毒引起的，圣路易斯脑炎病毒是西尼罗河病毒的近亲[31]。此后不久，在纽约市布朗克斯动物园的鸟类身上发现了神经系统疾病的病例。从禽类中分离的病毒经聚合酶链式反应鉴定为西尼罗河病毒，随后对人类疾病样本的分析证实西尼罗河病毒感染。在接下来的十年里，西尼罗河病毒在北美、中美洲以及南美洲传播时造成了数以千计的病例，每年在美国大约发生 700～5000 例，现在被认为是地方性疾病（https：//www. cdc. gov/westnile/statsmaps/finalmapsdata/index. html）[43]。

西尼罗河病毒通过受感染蚊子的叮咬传播。西尼罗河病毒的主要载体是库蚊家族成员，包括尖音库蚊和致倦库蚊等，在亚洲、非洲和美洲都非常常见[44]。该病毒主要持续在蚊子和敏感鸟类宿主之间的地方性传播中循环，也有可能在蚊子的垂直传播和越冬（滞育）传递[44]。虽然疾病在人类和马身上都可能是严重的，但两者都被认为是宿主致死性的，不太可能导致地方性或疾病大流行。

绝大多数人类感染西尼罗河病毒会导致亚临床感染或偶尔伴有皮疹的“流感样”发热性疾病（西尼罗热）[45]。西尼罗热通常会在很少或没有长期影响的情况下治愈。然而，有些人会患上严重的疾病，包括西尼罗河脑膜炎、西尼罗河脑炎或一种称为西尼罗河“小儿麻痹症”的急性迟缓性麻痹/小儿麻痹样疾病[45]。西尼罗河脑膜炎通常会痊愈，尽管一些人可能会有包括肌肉疼痛和疲劳在内的长期影响[46,47]。西尼罗河脑炎的发展可导致非常严重的疾病，包括震颤、精神状态变化和共济失调[48]。据报告，西尼罗河脑炎的病死率高达 30%，在老年人中似乎更为严重[45、48、49]。那些在西尼罗河脑炎中幸存下来的人通常不会出现运动功能丧失，但可能会失去认知功能，或者可能有抑郁或焦虑[50]。西尼罗河的“小儿麻痹症”被描述为病毒感染下运动神经元，导致一个或多个肢体麻痹或瘫痪[45]。西尼罗河“小儿麻痹症”尤其危险，因为它会影响呼吸肌的神经支配，有可能导致呼吸衰竭。事实上，与西尼罗河“小儿麻痹症”有关的死亡有一半以上是由于呼吸衰竭导致的[45]。有关西尼罗河病毒病的更完整描述，请参阅 Sejvar 的综述[45]。

1.2.2.2　森林脑炎病毒血清复合体

森林脑炎病毒血清复合体的成员由蜱传播，包括人类森林脑炎病毒病原体、鲍瓦桑病毒（POWV）和与之密切相关的鹿蜱病毒（DTV），所有这些病毒都通常会导致脑炎或脑膜炎的发生。TBEV 分为远东亚型（TBEV - FE）、西伯利亚亚型（TBEV - SIB）和欧洲亚型（TBEV - EU）。TBEV 三个亚型的病毒在血清学上很难区分，但可以从基因上清楚地定义，并引起通常可以在临床上区分的疾病。在感染三种 TBEV 血清型病毒的情况下，无症状感染的频率很高[51-53]。在那些有症状的 TBEV - EU 感染者中，这种疾病通常遵循两相病程：首先是突然发烧，然后出现可以持续几天才消失的疾病[54]。在严重的情况下，可能会出现第二阶段的神经体征。这些症状包括发烧、头痛、呕吐、意识障碍、运动障碍、瘫痪和昏迷，具体取决于疾病的严重程度[55]。感染 TBEV - EU 后发生严重疾病的概率似乎与年龄有关，因为年龄较大的人患严重疾病的可能性要高得多[56]。由 TBEV - EU 感染引起的森林脑炎病例的病死率约为 1%～2%[57]。感染 TBEV - FE 可导致一种非常严重的疾病，这种疾病通常不是两相的，而是进展十分迅速，出现严重的神经症状。报告显示 TBEV - FE 感染者的病死率高达 40%，许多幸存者发展为长期的神经后遗症[51,57]。感染 TBEV - SIB 可导致一种与 TBEV - EU 感染更相似的中间类型的疾病，但神经系统疾病的频率更高，病死率略高（6%～8%）[54]。TBEV - SIB 感染的一个显著区别是，这种病毒在人类和非人类灵长类动物中都与潜伏或慢性感染有关[58-60]。

TBEV 的载体包括蓖子硬蜱（传播 TBEV - EU）和全沟硬蜱（传播 TBEV - SIB 和 TBEV - FE），病毒的分布反映了其媒介的生态范围。TBEV - EU 分布在东欧、奥地利、德国、瑞士和北至瑞典和芬兰[61]。TBEV - FE 的流行范围是从远东亚洲和日本部分地区到俄罗斯的乌拉尔山脉[62]。TBEV - SIB 通常在西伯利亚发现，然而最近在芬兰从蓖子硬蜱中也分离出了这一亚型病毒的分离物[61]。我们认为 TBEV 在森林里的蜱虫和小型哺乳动物之间维持循环传播[62]。然而，有证据表明，TBEV 是通过经卵巢和食道在单个物种的蜱虫内传播而维持的[63-65]。此外，在共同喂养的硬蜱之间发生传播，成群的硬蜱将病毒从一只硬蜱传播到另一只硬蜱[65,66]。这种“非病毒传播”被认为是共同饲养的硬蜱体内病毒维持的一种重要手段，特别是在共同饲养若虫和幼虫期间[65-67]。也有人提出，在软蜱种群中，TBEV 可以维持较长时间[68]。TBEV 向人类的传播通常是通过被有感染性的蜱虫叮咬发生的。蜱类可以在其生命周期的任何阶段传播 TBEV，但在较小的哺乳动物中传播主要由幼虫和若虫驱动，而成虫主要以较大的动物为宿主，包括反刍动物和人类[69]。文献表明，TBEV - EU 通过食用受感染的牛、山羊或绵羊的奶（或奶制品）传播[70-73]。尽管对 TBEV 血清复合体的其他成员没有明确的证明，但也有可能通过食用受污染的动物产品来传播其他蜱传播的黄病毒。欲了解更多信息，建议查阅 Lindquist 对蜱传播的脑炎进行的全面综述[54]。

鲍瓦桑病毒和鹿蜱病毒都可以在受感染的人中引起严重的脑炎。虽然最早发现于1958年[74]，但POWV病毒病例的确认率一直很低。自21世纪初以来，POWV病例的表观频率有所增加。对POWV的日益关注也使人们明确地认定，DTV有别于POWV[75]。POWV或DTV确诊病例数上升的潜在原因可能与其媒介肩突硬蜱（传播DTV）和安德氏革蜱（传播POWV）的丰度增加相关，和/或WNV传入美国带来了更高的认识和监测。POWV和DTV在分布上都相当有限，大多数病例和病毒分离株出现在美国中北部和东北部以及加拿大东南部[76]，尽管历史上对POWV的确认发生在科罗拉多州以西[77,78]。

TBEV血清复合体还包括著名的人类病原体鄂木斯克出血热病毒（OHFV）和凯萨努尔森林病病毒（KFDV）。感染KFDV或OHFV都会导致神经系统疾病，但尚不清楚这两种病毒是否真的是一种“嗜神经性”病毒。与OHFV感染相关的神经系统病例的频率似乎相对较高[79]，但为数不多的病例数量限制了我们对人类这种疾病的了解。KFDV病例更多地被描述为“病毒性出血热”[80]，这表明神经损害可能是脑出血的结果，而不是神经组织的病毒嗜性。

1.2.2.3 作为生物战剂的潜力

与甲病毒的情况一样，使用节肢动物传播的病毒作为生物制剂不太可能对人类或动物种群构成重大风险。尽管感染日本脑炎病毒的蚊子的传播是一个潜在的风险，但感染和释放这些媒介的技术要求并不是微不足道的。与1999年将西尼罗河病毒引入美洲不同，日本脑炎病毒疫苗可以迅速部署，以减轻人类的大面积感染。TBEV作为武器的潜在风险名义上更高，因为这种病毒能够通过摄入传播。历史记录表明了通过食用受感染的绵羊或山羊的未经消毒的奶而感染TBEV - EU的可能性[70-73]。然而，目前还不清楚需要多少病毒才能通过消化道有效传播，很可能需要大量的病毒才能感染大量的人，而产生这种数量的病毒所需的资源和相关风险将是令人望而却步的。此外，与日本脑炎病毒一样，针对森林脑炎病毒的疫苗也是可用的并且非常有效（见下文）。

1.2.2.4 医学对策

目前有针对日本脑炎病毒和森林脑炎病毒的有效疫苗。有几种疫苗可用于预防日本脑炎病毒感染，包括灭活疫苗和减毒活疫苗。亚洲许多地区都有使用日本脑炎病毒 SA_{14} - 14 - 2毒株的减毒活疫苗[81]。这种疫苗需要一次初始接种，然后在两年内加强接种，并在第一次接种后每6～7年接种一次。Imojev疫苗是一种嵌合疫苗，将来自 SA_{14} - 14 - 2病毒的结构蛋白基因克隆到黄热病疫苗病毒17D

的主干上[81]。Imojev 疫苗在澳大利亚和泰国可用。Ixiaro 灭活疫苗由 SA_{14} - 14 - 2 株[82]组成，是多年来一直有效使用的鼠脑来源灭活疫苗的替代品。这种疫苗在亚洲以外的许多国家和地区都有供应，包括欧洲、北美和澳大利亚。Ixiaro 疫苗的接种程序类似于鼠源性疫苗，即最初两次接种间隔 4 周，一年后为那些有合理感染风险的人提供加强剂量[82]。制造商、世卫组织[83]或美国免疫实践咨询委员会（https：//www. cdc. gov/vaccines/hcp/acip - recs/vacc - specific/je. html），没有规定提供后续加强剂量的规格，而历史上接种灭活日本脑炎疫苗时会同时给出加强剂量。不同国家还生产了另外几种灭活病毒疫苗，主要区别在于用于疫苗制备的病毒株[81,82,84]。

为 TBEV 生产的疫苗都是基于 TBEV - EU 或 TBEV - FE 毒株并使用明矾佐剂的灭活病毒疫苗[84]。实验室研究表明，使用 TBEV - EU 开发的疫苗可能对相关的 OHFV 和 KFDV 具有交叉保护作用，但对 POWV（可能还有 DTV）仅具有部分保护作用[85]。自从开发出 TBEV 疫苗以来，在流行地区有效使用疫苗大大减少了病例总数[86]。

目前还没有西尼罗河疫苗被批准用于人类，尽管有疫苗已被批准用于马[87]。西尼罗河马疫苗也可以作为多价疫苗购买，包括灭活的 WEEV/EEEV 和 VEEV①。用于开发西尼罗河病毒疫苗的方法包括使用灭活病毒、病毒亚单位、嵌合病毒、减毒活病毒和 DNA 疫苗。其中一些建议的疫苗已经在第一阶段或第二阶段临床试验中进行了测试，但目前没有一种在临床环境中进行评估（参见 ClinicalTrials. gov，搜索词“西尼罗河病毒疫苗”）。在 Amanna 和 Slifka 最近的一篇综述中可以找到对 WNV 疫苗的全面描述[88]。

目前还没有有效的医学对策来治疗任何黄病毒感染。对那些感染了黄病毒的人的关怀是支持性的。

1.2.3 亨尼帕病毒

亨德拉病毒（HeV）于 1994 年首次被发现，当时马爆发了原因不明的严重呼吸道疾病[89]。在最初的暴发期间，14 匹马死亡，2 名马匹饲养员也受到感染，其中一人死亡[89]。在马和人身上，HeV 感染都会导致严重的呼吸道疾病。然而，对一名致命性脑膜炎患者的回顾性评估发现，这名患者感染了 HeV[90]。随着 HeV 被鉴定为副粘病毒，人们确定这种病毒是新的，并在副粘病毒科中形成了

① https：//www. zoetisus. com/products/horses/west - nileequine - vaccine - for - horses. aspx.

自己的分支，今天被命名为亨尼帕病毒属[91]。1996 年，在马来西亚，一种最初被认为是日本脑炎的疾病的暴发导致了 200 多例严重疾病的人类病例，这种疾病经常与神经系统疾病有关[92]。在暴发期间，分离出了一种新的副粘病毒，尼帕病毒（Nipah Virus，NiV），并确定它与 HeV 密切相关（见表 1－3）。马来西亚的尼帕病毒疫情与猪严重呼吸道疾病的大范围暴发有关，并导致 900 多万头猪被扑杀[92,93]。虽然亨德拉病毒感染病例已被隔离在澳大利亚东部海岸，但尼帕病毒暴发已发生在孟加拉国和印度东北部[94-96]，记录了 600 多例病例，病死率约为 50％。2014 年，在菲律宾一次不明原因的急性神经疾病暴发期间，从患者身上分离出尼帕病毒 RNA 和病毒特异性抗体[97]。尼帕病毒在菲律宾的发现表明，尼帕病毒要么正在传播，要么比之前认为的传播得更广泛。如果这种病毒被引入相对高密度的地区，就有可能导致灾难性的疫情。

表 1－3　亨尼帕病毒

病毒	传染源	范围	人类致死率
亨德拉病毒	翼手类果蝠	澳大利亚东海岸	约 57％（总共 7 例中有 4 例）
尼帕病毒	翼手类果蝠	马来西亚、孟加拉国和远东印度、菲律宾	约 54％

亨尼帕病毒的天然宿主包括翼蝙蝠，俗称“飞狐”[98,99]。这些动物的活动范围很广，从澳大利亚海岸到印度次大陆，向西到非洲[100]。这些蝙蝠的范围引起了人们对尼帕病毒和亨德拉病毒的潜在传播以及可能发生不明病例的关切。病毒传播给其他动物和人类是通过蝙蝠的排泄物，如尿液，但也可能是唾液和粪便。在马来西亚，猪可能是通过食用受感染蝙蝠丢弃的水果或直接接触蝙蝠排泄物而感染的。然后，病毒通过接触猪排泄物在猪中传播[101,102]。在孟加拉国和印度，人类病例的主要原因被认为是食用了受污染的枣树汁液[103,104]。目前，这些国家已经采取措施，防止蝙蝠接触枣树汁液收集盆，以努力减少疾病的发生频率[105,106]。

在人类中，HeV 引起一种类似于甲型流感病毒感染的严重呼吸道疾病，表现为发烧、嗜睡和呼吸窘迫[107]。HeV 感染可发展为伴有运动障碍和癫痫的神经系统疾病，但极其有限的人类病例数量限制了我们对临床表现的理解。感染 NiV 可导致严重的呼吸系统或神经系统疾病。在马来西亚最初暴发期间，神经系统疾病的发病率非常高[92,108,109]，而在孟加拉国的暴发中，呼吸系统疾病的发病率似乎更高，可能出现迟发性或复发性神经系统疾病[95]。实验感染 NiV 的仓鼠和雪貂会患上严重的神经系统疾病[110-112]，而非洲绿猴（AGM）感染后会发展成一种严重的出血性疾病，并因浮肿、肺渗透和出血导致呼吸道并发症迅速发展[113-115]。在 AGM 模型中，神经系统疾病的发展似乎是零星的，通常看起来并不严重。

1.2.3.1 作为生物威胁剂的潜力

尽管 NiV 和 HeV 可能不被认为是针对人类的生物武器的可能来源材料，但它们对农业的潜在影响是显著的。由于 HeV 似乎主要影响马，人只是偶然的伤亡，这种病毒不太可能被考虑在生物武器开发中。然而，正如在马来西亚最初暴发的尼帕病毒感染中所看到的那样，尼帕病毒很容易在猪之间传播，这种环境现在在许多国家很常见。随着猪在农场之间的频繁流动，这种疾病的传播可能会广泛和迅速，导致大量动物被扑杀，从而对农业市场产生重大影响。从猪到人的跨种传播似乎也相对有效，在猪场工作的人中暴发大范围疫情的可能性很大。

虽然尼帕病毒在人与人之间的传播已经被记录在案，但这并不是尼帕病毒感染暴发的共同特征。HeV 或 NiV 在人与人之间的有限传播限制了大范围暴发的风险，特别是在医院环境中，适当的屏障护理技术应该可以有效地防止病毒传播。

1.2.3.2 医学对策

目前还没有针对尼帕病毒感染的抗病毒药物或疫苗，但澳大利亚已有一种获得许可用于预防 HeV 感染的疫苗可用于马匹[116]。在 AGM 模型中，HeV 疫苗已被证明对 NiV 感染具有交叉保护作用[117]。目前正在开发一些 NiV 疫苗，包括重组病毒疫苗、亚单位疫苗和基于病毒粒子（VLP）的疫苗[116,118]。单抗 M102 在动物研究中具有保护性[119]，在小规模暴发或实验室暴露中可能是一种潜在的选择。

1.2.4 狂犬病毒属

已知有几种不同的狂犬病毒（弹状病毒科：狂犬病毒属）可引起一种神经性狂犬病。这些病毒包括一些与蝙蝠相关的狂犬病毒和莫科拉病毒[120]。最广为人知的是狂犬病病毒（RABV），这种病毒会在多种哺乳动物中引起一种几乎相同的致死性神经系统疾病。狂犬病病毒感染被认为每年导致全球至少 55000 人死亡，其中大多数病例发生在欠发达国家。RABV 被细分为不同的“陆地”病毒变体，与狐狸、狗、浣熊或臭鼬有关，有 10 多个与蝙蝠有关的变体[121]。虽然这些变异中的每一个都可以感染几乎任何哺乳动物，但每个变异都保存在其特定的储存库中。美国以外的大多数人类感染是由狗咬伤造成的，犬狂犬病病毒在美国已不复存在[121]。

狂犬病病毒感染通常由受感染动物的咬伤或病毒通过皮肤擦伤进入肌肉组织引起。目前的 RABV 感染和传播到中枢神经系统的模型需要在受影响的肌肉组织中进行初始复制，通过使用 RABV 的受体之一烟碱型乙酰胆碱受体(nAchR)，经神经肌肉连接将病毒迁移到周围神经元[120]。其他可能的 RABV 受体包括神经细胞黏附分子（NCAM）和 p75 神经生长因子（NGF）受体(p75NTR)[122]。在感染周围神经之后，病毒通过逆行轴突运输移动到周围细胞体，在那里它通过突触从一个神经元传播到另一个神经元[123]。一旦进入中枢神经系统，RABV 似乎只感染神经元，在受感染细胞中几乎不会引起细胞病理学[124]。RABV 引起致命性疾病的机制尚不清楚。

在人类中，狂犬病最初表现为一种发热性疾病，带有病毒感染的典型症状，包括身体不适、头痛和易怒，可持续长达 10 天[125]。这种疾病可以发展成两种截然不同的表现之一，脑炎狂犬病或麻痹性狂犬病[125]。在脑炎狂犬病的病例中，疾病经过神经受累的不同阶段，导致意识丧失、多器官衰竭，在症状出现后 2 周内死亡。脑炎狂犬病在大多数患者中发展为狂犬病[125]。麻痹性狂犬病的疾病进展通常比脑炎狂犬病要长[126]，其特点是动物咬伤时四肢无力，进展为四肢瘫痪并伴有面部无力和死亡[125]，麻痹性狂犬病患者不会患上恐水症。

虽然 RABV 感染被认为是致命的，但也有个人在感染后存活的报告，可是大多数人都有某种形式的长期后遗症[127-129]。围绕狂犬病幸存者治疗的具体情况各不相同，但一些人幸存下来的事实为治愈提供了一些乐观情绪。

1.2.4.1 作为生物战剂的潜力

似乎没有证据表明 RABV 作为一种潜在的生物武器制剂进行了测试或评估。由于 RABV 只能通过受污染的针头或感染动物撕咬破坏皮肤后传播，不能通过气雾剂、接触或其他较为简单便捷的方式传播，因此传播的可能性非常小。无论是从军事还是从恐怖的角度来看，狂犬病在感染后发展非常缓慢也不会产生什么影响。如果有已知的接触，则在发达国家可以充分获得 RABV 疫苗，并在暴露后有效地将发病率和致命性风险降至最低（见下文）。

1.2.4.2 医学对策

世界各地都有 RABV 的人类疫苗，但通常不会提供，除非存在重大感染风险，如兽医或实验室工作人员。狂犬病疫苗是一种灭活病毒疫苗，有三种预防性剂量，但在暴露后和临床症状出现之前接种也有效[130]。高危暴露的暴露后方案包括在 4 周内接种 4 至 5 剂疫苗，并可能额外使用 RABV 特异性免疫球蛋白①。目前还没有公认的治疗方法可以常规有效地对抗 RABV 感染。“密尔沃基方案”制定于 2004 年，已被用于治疗几名有症状的狂犬病患者[129,131]。该方案使患者处于药物诱导的昏迷状态，并提供抗病毒药物，如利巴韦林和金刚烷胺，目的是保护大脑，允许发展保护性免疫。虽然少数明显的 RABV 感染患者在接受该方案治疗后存活了[131]，但成功率太低，因此人们对这种治疗方法的价值提出了质疑[132]。

1.3 小结

使用大多数病毒，特别是高毒力的病毒，作为生物武器，不太可能有效地引起多数外行人所设想的广泛的发病率和死亡率。除了天花病毒，人们最关心的病毒是包膜 RNA 病毒，这里讨论的所有病毒都是如此。这些病毒中的许多都容易受到环境条件的影响而衰亡，如太阳辐射或干燥。这些病毒也不像媒体或书籍或电影中引导许多人相信的那样具有强传播性。上面讨论的一些病毒可以通过飞沫或聚集物传播，但这都不是一种高效的传播方式，尽管可能会发生小规模的局部暴发，但广泛传播的可能性很低。此外，生产大量病毒需要非常专业的设备和技术能力，意外接触的潜在风险很高。这些限制使得使用病毒——特别是嗜神经性病毒——作为生物武器制剂是一个糟糕的选择。

① 世卫组织暴露后指南：http：//www.who.int/rabies/human/postexp/en/.

参 考 文 献

[1] Theiler M, Downs WG. The arthropod - borne viruses of vertebrates. New Haven: Yale University Press; 1973.

[2] Go YY, Balasuriya UB, Lee CK. Clin Exp Vaccine Res. 2014; 3: 58 - 77.

[3] Brault AC, Powers AM, Chavez CL, Lopez RN, Cachon MF, Gutierrez LF, Kang W, Tesh RB, Shope RE, Weaver SC. Am J Trop Med Hyg. 1999; 61: 579 - 86.

[4] Aguilar PV, Robich RM, Turell MJ, O'Guinn ML, Klein TA, Huaman A, Guevara C, Rios Z, Tesh RB, Watts DM, Olson J, Weaver SC. Am J Trop Med Hyg. 2007; 76: 293 - 8.

[5] Greenlee JE. Handb Clin Neurol. 2014; 123: 417 - 32.

[6] Armstrong PM, Andreadis TG. Emerg Infect Dis. 2010; 16: 1869 - 74.

[7] Ronca SE, Dineley KT, Paessler S. Front Microbiol. 2016; 7: 959.

[8] Chosewood CL, Wilson DE, editors. Biosafety in microbiological and biomedical laboratories. Washington, DC: U. S. Department of Health and Human Services; 2009.

[9] Weaver SC, Kang W, Shirako Y, Rumenapf T, Strauss EG, Strauss JH. J Virol. 1997; 71: 613 - 23.

[10] Meyer KF, Haring CM, Howitt B. Science. 1931; 74: 227 - 8.

[11] Calisher CH. Clin Microbiol Rev. 1994; 7: 89 - 116.

[12] Delfraro A, Burgueno A, Morel N, Gonzalez G, Garcia A, Morelli J, Perez W, Chiparelli H, Arbiza J. Emerg Infect Dis. 2011; 17: 952 - 4.

[13] Reisen WK, Kramer LD, Chiles RE, Martinez VM, Eldridge BF. J Med Entomol. 2000; 37: 259 - 64.

[14] Zacks MA, Paessler S. Vet Microbiol. 2010; 140: 281 - 6.

[15] Weaver SC, Ferro C, Barrera R, Boshell J, Navarro JC. Annu Rev Entomol. 2004; 49: 141 - 74.

[16] Taylor KG, Paessler S. Vet Microbiol. 2013; 167: 145 - 50.

[17] Rivas F, Diaz LA, Cardenas VM, Daza E, Bruzon L, Alcala A, De la Hoz O, Caceres FM, Aristizabal G, Martinez JW, Revelo D, De la Hoz F, Boshell J, Camacho T, Calderon L, Olano VA, Villarreal LI, Roselli D, Alvarez G, Ludwig G, Tsai T. J Infect Dis. 1997; 175: 828 - 32.

[18] Hart J. Deadly cultures: biological weapons since 1945. Cambridge: Harvard University Press; 2006.

[19] van Courtland Moon JE. Deadly cultures: biological weapons since 1945. Cambridge, MA: Harvard University Press; 2006.

[20] Dupuy LC, Reed DS. Curr Opin Virol. 2012; 2: 363 - 7.

[21] Rusnak JM, Kortepeter MG, Hawley RJ, Anderson AO, Boudreau E, Eitzen E. Biosecur Bioterror. 2004; 2: 281 - 93.

[22] Rusnak JM, Kortepeter MG, Hawley RJ, Boudreau E, Aldis J, Pittman PR. J Occup Environ Med/Am Coll Occup Environ Med. 2004; 46: 791 - 800.

[23] Carossino M, Thiry E, de la Grandiere A, Barrandeguy ME. Vaccine. 2014; 32: 311 - 9.

[24] Randall R, Mills JW, Engel LL. J Immunol. 1947; 55: 41 - 52.

[25] Bartelloni PJ, McKinney RW, Duffy TP, Cole FE Jr. Am J Trop Med Hyg. 1970; 19: 123 - 6.

[26] Maire LF III, McKinney RW, Cole FE Jr. Am J Trop Med Hyg. 1970; 19: 119 - 22.

[27] Bartelloni PJ, McKinney RW, Calia FM, Ramsburg HH, Cole FE Jr. Am J Trop Med Hyg. 1971; 20: 146 - 9.

[28] Berge TO, Banks IS, Tigertt WD. Am J Hyg. 1961; 73: 209 - 18.

[29] Mackenzie JS, Gubler DJ, Petersen LR. Nat Med. 2004; 10: S98 - S109.

[30] Smithburn KC, Hughes TP, Burke AW, Paul JH. Am J Trop Med Hyg. 1940; s1 - 20: 471 - 92.

[31] Centers for Disease C., and Prevention. MMWR Morb Mortal Wkly Rep. 1999; 48: 845 - 9.

[32] Selvey LA, Dailey L, Lindsay M, Armstrong P, Tobin S, Koehler AP, Markey PG, Smith DW. PLoS Negl Trop Dis. 2014; 8: e2656.

[33] Campbell GL, Hills SL, Fischer M, Jacobson JA, Hoke CH, Hombach JM, Marfin AA, Solomon T, Tsai TF, Tsu VD, Ginsburg AS. Bull World Health Organ. 2011; 89: 766 - 774, 774A - 774E.

[34] Erlanger TE, Weiss S, Keiser J, Utzinger J, Wiedenmayer K. Emerg Infect Dis. 2009; 15: 1 - 7.

[35] Wang H, Liang G. Ther Clin Risk Manag. 2015; 11: 435 - 48.

[36] Pham TT, Meng S, Sun Y, Lv W, Bahl J. Virus Evol. 2016; 2: vew009.

[37] Li MH, Fu SH, Chen WX, Wang HY, Guo YH, Liu QY, Li YX, Luo HM, Da W, Duo Ji DZ, Ye XM, Liang GD. PLoS Negl Trop Dis. 2011; 5: e1231.

[38] Takhampunya R, Kim HC, Tippayachai B, Kengluecha A, Klein TA, Lee WJ, Grieco J, Evans BP. Virol J. 2011; 8: 449.

[39] Le Flohic G, Porphyre V, Barbazan P, Gonzalez JP. PLoS Negl Trop Dis. 2013; 7: e2208.

［40］ Lord JS，Gurley ES，Pulliam JR. PLoS Negl Trop Dis. 2015；9：e0004074.
［41］ Griffiths MJ，Turtle L，Solomon T. Handb Clin Neurol. 2014；123：561－76.
［42］ Solomon T，Kneen R，Dung NM，Khanh VC，Thuy TT，Ha DQ，Day NP，Nisalak A，Vaughn DW，White NJ. Lancet. 1998；351：1094－7.
［43］ Chancey C，Grinev A，Volkova E，Rios M. Biomed Res Int. 2015；2015：376230.
［44］ Ciota AT. Curr Opin Insect Sci. 2017；22：28－36.
［45］ Sejvar JJ. Viruses. 2014；6：606－23.
［46］ Sejvar JJ，Curns AT，Welburg L，Jones JF，Lundgren LM，Capuron L，Pape J，Reeves WC，Campbel GL. J Neuropsychol. 2008；2：477－99.
［47］ Sejvar JJ，Haddad MB，Tierney BC，Campbell GL，Marfin AA，Van Gerpen JA，Fleischauer A，Leis AA，Stokic DS，Petersen LR. JAMA. 2003；290：511－5.
［48］ Davis LE，DeBiasi R，Goade DE，Haaland KY，Harrington JA，Harnar JB，Pergam SA，King MK，DeMasters BK，Tyler KL. Ann Neurol. 2006；60：286－300.
［49］ Kleinschmidt－DeMasters BK，Beckham JD. Brain Pathol. 2015；25：625－33.
［50］ Murray KO，Garcia MN，Rahbar MH，Martinez D，Khuwaja SA，Arafat RR，Rossmann S. PLoS One. 2014；9：e102953.
［51］ Gritsun TS，Lashkevich VA，Gould EA. Antivir Res. 2003；57：129－46.
［52］ Xing Y，Schmitt HJ，Arguedas A，Yang J. Vaccine. 2017；35：1227－37.
［53］ Yoshii K，Kojima R，Nishiura H. Emerg Infect Dis. 2017；23：1753－4.
［54］ Lindquist L. Handb Clin Neurol. 2014；123：531－59.
［55］ Kaiser R. Wien Med Wochenschr. 2012；162：239－43.
［56］ Lindquist L，Vapalahti O. Lancet. 2008；371：1861－71.
［57］ Mandl CW. Virus Res. 2005；111：161－74.
［58］ Pogodina VV，Frolova MP，Malenko GV，Fokina GI，Levina LS，Mamonenko LL，Koreshkova GV，Ralf NM. Acta Virol. 1981；25：337－43.
［59］ Pogodina VV，Levina LS，Fokina GI，Koreshkova GV，Malenko GV，Bochkova NG，Rzhakhova OE. Acta Virol. 1981；25：352－60.
［60］ Pogodina VV，Malenko GV，Fokina GI，Levina LS，Koreshkova GV，Rzhakhova OE，Bochkova NG，Mamonenko LL. Acta Virol. 1981；25：344－51.
［61］ Jaaskelainen A，Tonteri E，Pieninkeroinen I，Sironen T，Voutilainen L，Kuusi M，Vaheri A，Vapalahti O. Ticks Tick Borne Dis. 2016；7：216－23.
［62］ Estrada－Pena A，de la Fuente J. Antivir Res. 2014；108：104－28.
［63］ Carpi G，Bertolotti L，Rosati S，Rizzoli A. J Gen Virol. 2009；90：2877－83.
［64］ Durmisi E，Knap N，Saksida A，Trilar T，Duh D，Avsic－Zupanc T. Vector Borne Zoonotic Dis. 2011；11：659－64.
［65］ Randolph SE. Ticks Tick Borne Dis. 2011；2：179－82.

[66] Havlikova S, Lickova M, Klempa B. Acta Virol. 2013; 57: 123 - 9.
[67] Harrison A, Bennett NC. Parasitology. 2012; 139: 1605 - 13.
[68] Turell MJ. PLoS Negl Trop Dis. 2015; 9: e0004012.
[69] Karbowiak G, Biernat B. Ann Parasitol. 2016; 62: 3 - 9.
[70] Caini S, Szomor K, Ferenczi E, Szekelyne Gaspar A, Csohan A, Krisztalovics K, Molnar Z, Horvath J. Euro Surveill. 2012; 17.
[71] Holzmann H, Aberle SW, Stiasny K, Werner P, Mischak A, Zainer B, Netzer M, Koppi S, Bechter E, Heinz FX. Emerg Infect Dis. 2009; 15: 1671 - 3.
[72] Hudopisk N, Korva M, Janet E, Simetinger M, Grgic - Vitek M, Gubensek J, Natek V, Kraigher A, Strle F, Avsic - Zupanc T. Emerg Infect Dis. 2013; 19: 806 - 8.
[73] Markovinovic L, Kosanovic Licina ML, Tesic V, Vojvodic D, Vladusic Lucic I, Kniewald T, Vukas T, Kutlesa M, Krajinovic LC. Infection. 2016; 44: 661 - 5.
[74] McLean DM, Donohue WL. Can Med Assoc J. 1958; 80: 708 - 11.
[75] Pesko KN, Torres - Perez F, Hjelle BL, Ebel GD. J Gen Virol. 2010; 91: 2698 - 705.
[76] Hermance ME, Thangamani S. Vector Borne Zoonotic Dis. 2017; 17: 453 - 62.
[77] Birge J, Sonnesyn S. Emerg Infect Dis. 2012; 18: 1669 - 71.
[78] Thomas LA, Kennedy RC, Eklund CM. Proc Soc Exp Biol Med. 1960; 104: 355 - 9.
[79] Ruzek D, Yakimenko VV, Karan LS, Tkachev SE. Lancet. 2010; 376: 2104 - 13.
[80] Holbrook MR. Antivir Res. 2012; 96: 353 - 62.
[81] Chen HL, Chang JK, Tang RB. J Chin Med Assoc. 2015; 78: 271 - 5.
[82] Erra EO, Kantele A. Expert Rev Vaccines. 2015; 14: 1167 - 79.
[83] Anonymous. Wkly Epidemiol Rec. 2015; 90: 69 - 87.
[84] Ishikawa T, Yamanaka A, Konishi E. Vaccine. 2014; 32: 1326 - 37.
[85] McAuley AJ, Sawatsky B, Ksiazek T, Torres M, Korva M, Lotrič- Furlan S, Avšič- Županc T, von Messling V, Holbrook MR, Freiberg AN, Beasley DWC, Bente DA. NPJ Vaccines. 2017; 2: 5.
[86] Kunze U. Ticks Tick Borne Dis. 2016; 7: 399 - 404.
[87] Dauphin G, Zientara S. Vaccine. 2007; 25: 5563 - 76.
[88] Amanna IJ, Slifka MK. Expert Rev Vaccines. 2014; 13: 589 - 608.
[89] Selvey LA, Wells RM, McCormack JG, Ansford AJ, Murray K, Rogers RJ, Lavercombe PS, Selleck P, Sheridan JW. Med J Aust. 1995; 162: 642 - 5.
[90] O'Sullivan JD, Allworth AM, Paterson DL, Snow TM, Boots R, Gleeson LJ, Gould AR, Hyatt AD, Bradfield J. Lancet. 1997; 349: 93 - 5.
[91] Yu M, Hansson E, Shiell B, Michalski W, Eaton BT, Wang LF. J Gen Virol. 1998; 79 (Pt 7): 1775 - 80.
[92] Chua KB, Goh KJ, Wong KT, Kamarulzaman A, Tan PS, Ksiazek TG, Zaki SR, Paul

G，Lam SK，Tan CT. Lancet. 1999；354：1257－9.

[93] Centers for Disease C.，and Prevention. MMWR Morb Mortal Wkly Rep. 1999；48：335－7.

[94] Anonymous. Wkly Epidemiol Rec. 2004；79：168－71.

[95] Hossain MJ，Gurley ES，Montgomery JM，Bell M，Carroll DS，Hsu VP，Formenty P，Croisier A，Bertherat E，Faiz MA，Azad AK，Islam R，Molla MA，Ksiazek TG，Rota PA，Comer JA，Rollin PE，Luby SP，Breiman RF. Clin Infect Dis. 2008；46：977－84.

[96] Hsu VP，Hossain MJ，Parashar UD，Ali MM，Ksiazek TG，Kuzmin I，Niezgoda M，Rupprecht C，Bresee J，Breiman RF. Emerg Infect Dis. 2004；10：2082－7.

[97] Ching PK，de los Reyes VC，Sucaldito MN，Tayag E，Columna－Vingno AB，Malbas FF Jr，Bolo GC Jr，Sejvar JJ，Eagles D，Playford G，Dueger E，Kaku Y，Morikawa S，Kuroda M，Marsh GA，McCullough S，Foxwell AR. Emerg Infect Dis. 2015；21：328－31.

[98] Field HE. Curr. Opin. Virol. 2016；16：120－5.

[99] Halpin K，Hyatt AD，Fogarty R，Middleton D，Bingham J，Epstein JH，Rahman SA，Hughes T，Smith C，Field HE，Daszak P，Henipavirus Ecology Research Group. Am J Trop Med Hyg. 2011；85：946－51.

[100] Clayton BA，Wang LF，Marsh GA. Zoonoses Public Health. 2013；60：69－83.

[101] Chua KB. J Clin Virol. 2003；26：265－75.

[102] Chua KB，Koh CL，Hooi PS，Wee KF，Khong JH，Chua BH，Chan YP，Lim ME，Lam SK. Microbes Infect. 2002；4：145－51.

[103] Luby SP，Gurley ES，Hossain MJ. Clin Infect Dis. 2009；49：1743－8.

[104] Luby SP，Rahman M，Hossain MJ，Blum LS，Husain MM，Gurley E，Khan R，Ahmed BN，Rahman S，Nahar N，Kenah E，Comer JA，Ksiazek TG. Emerg Infect Dis. 2006；12：1888－94.

[105] Nahar N，Mondal UK，Sultana R，Hossain MJ，Khan MS，Gurley ES，Oliveras E，Luby SP. Health Promot Int. 2013；28：378－86.

[106] Nahar N，Paul RC，Sultana R，Gurley ES，Garcia F，Abedin J，Sumon SA，Banik KC，Asaduzzaman M，Rimi NA，Rahman M，Luby SP. PLoS One. 2015；10：e0142292.

[107] Wong KT，Tan CT. Curr Top Microbiol Immunol. 2012；359：95－104.

[108] Chua KB，Lam SK，Tan CT，Hooi PS，Goh KJ，Chew NK，Tan KS，Kamarulzaman A，Wong KT. Ann Neurol. 2000；48：802－5.

[109] Goh KJ，Tan CT，Chew NK，Tan PS，Kamarulzaman A，Sarji SA，Wong KT，Abdullah BJ，Chua KB，Lam SK. N Engl J Med. 2000；342：1229－35.

[110] Baseler L，de Wit E，Scott DP，Munster VJ，Feldmann H. Vet Pathol. 2015；52：38－45.

[111] de Wit E，Bushmaker T，Scott D，Feldmann H，Munster VJ. PLoS Negl Trop Dis. 2011；5：e1432.

[112] Dhondt KP，Horvat B. Pathogens. 2013；2：264－87.

[113] Cong Y, Lentz MR, Lara A, Alexander I, Bartos C, Bohannon JK, Hammoud D, Huzella L, Jahrling PB, Janosko K, Jett C, Kollins E, Lackemeyer M, Mollura D, Ragland D, Rojas O, Solomon J, Xu Z, Munster V, Holbrook MR. PLoS Negl Trop Dis. 2017; 11: e0005532.

[114] Geisbert TW, Daddario - DiCaprio KM, Hickey AC, Smith MA, Chan YP, Wang LF, Mattapallil JJ, Geisbert JB, Bossart KN, Broder CC. PLoS One. 2010; 5: e10690.

[115] Geisbert TW, Feldmann H, Broder CC. Curr Top Microbiol Immunol. 2012; 359: 153 - 77.

[116] Broder CC, Weir DL, Reid PA. Vaccine. 2016; 34: 3525 - 34.

[117] Bossart KN, Rockx B, Feldmann F, Brining D, Scott D, LaCasse R, Geisbert JB, Feng YR, Chan YP, Hickey AC, Broder CC, Feldmann H, Geisbert TW. Sci Transl Med. 2012; 4: 146ra107.

[118] Walpita P, Cong Y, Jahrling PB, Rojas O, Postnikova E, Yu S, Johns L, Holbrook MR NPJ Vaccines. 2017; 2: s41541 - 41017 - 40023 - 41547.

[119] Bossart KN, Zhu Z, Middleton D, Klippel J, Crameri G, Bingham J, McEachern JA, Green D, Hancock TJ, Chan YP, Hickey AC, Dimitrov DS, Wang LF, Broder CC. PLoS Pathog. 2009; 5: e1000642.

[120] Davis BM, Rall GF, Schnell MJ. Annu Rev Virol. 2015; 2: 451 - 71.

[121] Wallace RM, Gilbert A, Slate D, Chipman R, Singh A, Cassie W, Blanton JD. PLoS One. 2014; 9: e107539.

[122] Lafon M. J Neurovirol. 2005; 11: 82 - 7.

[123] Piccinotti S, Whelan SP. PLoS Pathog. 2016; 12: e1005753.

[124] Jackson AC, Randle E, Lawrance G, Rossiter JP. J. Neurovirol. 2008; 14: 368 - 75.

[125] Jackson AC. Curr Infect Dis Rep. 2016; 18: 38.

[126] Udow SJ, Marrie RA, Jackson AC. Clin Infect Dis. 2013; 57: 689 - 96.

[127] Centers for Disease C. , and Prevention. MMWR Morb Mortal Wkly Rep. 2010; 59: 185 - 90.

[128] de Souza A, Madhusudana SN. J Neurol Sci. 2014; 339: 8 - 14.

[129] Willoughby RE Jr, Tieves KS, Hoffman GM, Ghanayem NS, Amlie - Lefond CM, Schwabe MJ, Chusid MJ, Rupprecht CE. N Engl J Med. 2005; 352: 2508 - 14.

[130] Rupprecht CE, Nagarajan T, Ertl H. Expert Rev Vaccines. 2016; 15: 731 - 49.

[131] Willoughby RE. Futur Virol. 2009; 4: 563 - 70.

[132] Zeiler FA, Jackson AC. Can JNeurol Sci. 2016; 43: 44 - 51.

第 2 章　人类病毒性出血热概述

James Logue，Martin Richter，Reed F. Johnson，
Jens H. Kuhn，and Wade Weaver

2.1　引言

术语"病毒性出血热（VHF）"是指表现出明显相似的疾病进展和临床体征的一组不同的严重症状[1-3]。"VHF"一词是由 Čumakov 于 1950 年首次提出的[4]。VHF 的典型特征是潜伏期短，紧随其后的是急性病变期，包括毛细血管病变、凝血异常、发热、出血等症状，致死率超过 50%[5,6]。

VHF 是由不同动物身上的各种病毒引起的[7-10]。本章重点介绍引起人类 VHF 的病毒，国际病毒分类委员会（ICTV）将其归类为六个科：沙粒病毒科、丝状病毒科、黄病毒科、汉坦病毒科、内罗病毒科和白纤病毒科 。这些病毒通常感染节肢动物和/或小型哺乳动物，而人类是意外宿主（见表 2-1）。在传播给人类后，病毒通常通过人与人之间的直接接触、使用受污染的物品、吸入或以其他方式直接接触宿主来源的组织或分泌物及排泄物飞沫/颗粒而传播。出于这个

J. Logue · J. H. Kuhn (✉) · W. Weaver
Division of Clinical Research (DCR), Integrated Research Facility at Fort Detrick (IRF - Frederick), National Institute of Allergy and Infectious Diseases (NIAID), National Institutes of Health (NIH), Frederick, MD, USA
e-mail: james.logue@nih.gov; kuhnjens@mail.nih.gov; wade.weaver@nih.gov

M. Richter
Robert Koch Institute, Berlin, Germany
German Federal Institute for Risk Assessment, Berlin, Germany
e-mail: Martin.Richter@bfr.bund.de

R. F. Johnson
Emerging Viral Pathogens Section (EVPS), National Institute of Allergy and Infectious Diseases (NIAID), National Institutes of Health (NIH), Frederick, MD, USA
e-mail: johnsonreed@niaid.nih.gov

原因，不发达国家由于在日常消毒、患者隔离、一次性用品分配等方面存在严重的欠缺，感染及复诊数极高。此外，生活在不发达国家的人通常居住在露天房屋中，经常在户外工作，这可能会增加对啮齿类动物以及蚊子或蜱等病毒媒介的暴露[11]。人类 VHFs，大多数有特定的国际疾病名称，其主要流行区域见节肢动物媒介和/或病毒哺乳动物宿主的地理分布[11]。这些疾病通常缺乏标准的预防措施（疫苗）和特效药物（见表 2-2；同见第 4 章）。因此，在疑似暴发出现后，快速诊断 VHFs 并确定其病原体是关键步骤，以便通过隔离检疫措施进行适当的流行干预，并对医疗卫生工作人员和易感人群开展相关知识教育，实施支持性治疗方案（见第 4 章）。

表 2-1　人病毒性出血热病原的分类及其主要特征

病毒(缩写)	分类学	类型或病毒	媒介	非人类传染源
阿尔库玛出血热病毒(AHFV)	黄病毒科黄病毒属	单链、正链、非分段包膜 RNA 病毒	沙棘(萨维尼鸟形目)和德氏透明线虫	骆驼和绵羊
阿穆尔/苏冲病毒(ASV)	布尼亚病毒目汉坦病毒科正汉坦病毒属	单链、负链、三节段包膜 RNA 病毒	无	朝鲜野鼠(半岛姬鼠)
本迪布焦病毒(BDBV)	丝状病毒科埃博拉病毒属	单链、负链、非分段包膜 RNA 病毒	未知	未知
查帕雷病毒(CHAPV)	沙粒病毒科哺乳动物属	单链、两性、双节被膜 RNA 病毒	未知	未知
克里米亚-刚果出血热病毒(CCHFV)	布尼亚病毒目内罗病毒科正野病毒属	单链、负链、三节段包膜 RNA 病毒	蜱(主要属于透明线虫属)	牛、狗、山羊、野兔、刺猬、老鼠、鸵鸟、绵羊
登革热病毒 1-4*(DENV 1-4)	黄病毒科黄病毒属	单链、正链、非分段包膜 RNA 病毒	埃及伊蚊和白纹伊蚊	非人灵长类
多布拉瓦-贝尔格莱德病毒(DOBV)	布尼亚病毒目汉坦病毒科正汉坦病毒属	单链、负链、三节段包膜 RNA 病毒	无	高加索田鼠(黑线姬鼠)、黑线姬鼠(黑线姬鼠)、黄颈田鼠(黄腹姬鼠)
埃博拉病毒(EBOV)	丝状病毒科埃博拉病毒属	单链、负链、非分段包膜 RNA 病毒	未知	未知
沟病毒(GOUV)	布尼亚病毒目汉坦病毒科正汉坦病毒属	单链、负链、三节段包膜 RNA 病毒	无	褐家鼠、东方家鼠、屋顶鼠
瓜纳里托病毒(GTOV)	沙粒病毒科哺乳动物属	单链、两性、双节被膜 RNA 病毒	无	硬毛棉鼠、短尾合齿鼠

续表

病毒（缩写）	分类学	类型或病毒	媒介	非人类传染源
汉坦病毒（HTNV）	布尼亚病毒目汉坦病毒科正汉坦病毒属	单链、负链、三节段包膜 RNA 病毒	无	黑线姬鼠
胡宁病毒（JUNV）	沙粒病毒科哺乳动物属	单链、两性、双节被膜 RNA 病毒	无	壮暮鼠
凯萨努尔森林病病毒（KFDV）	黄病毒科黄病毒属	单链、正链、非分段包膜 RNA 病毒	血腮腺炎扁虱	帽猴、印度河流域的长尾攀鼠、北部平原灰叶猴、屋顶鼠和其他小型脊椎动物
拉沙病毒（LASV）	沙粒病毒科哺乳动物属	单链、两性、双节被膜 RNA 病毒	无	多乳鼠类
卢约病毒（LUJV）	沙粒病毒科哺乳动物属	单链、两性、双节被膜 RNA 病毒	无	未知
马丘波病毒（MACV）	沙粒病毒科哺乳动物属	单链、两性、双节被膜 RNA 病毒	无	暮鼠属
马尔堡病毒（MARV）	丝状病毒科马尔堡病毒属	单链、负链、非分段包膜 RNA 病毒	无	埃及斑潜蝇
慕州病毒（MUJV）	布尼亚病毒目汉坦病毒科正汉坦病毒属	单链、负链、三节段包膜 RNA 病毒	无	韩国红背田鼠
鄂木斯克出血热病毒（OHFV）	黄病毒科黄病毒属	单链、正链、非分段包膜 RNA 病毒	华丽牛蜱（网纹革虱）和其他革虱	啮齿动物，如狭头田鼠、水禽。麝鼠经常被感染，但会发展成疾病
普玛拉病毒（PUUV）	布尼亚病毒目汉坦病毒科正汉坦病毒属	单链、负链、三节段包膜 RNA 病毒	无	滨海田鼠
拉文病毒（RAVV）	丝状病毒科马尔堡病毒属	单链、负链、非分段包膜 RNA 病毒	无	埃及玫瑰（埃及斑潜蝇）
裂谷热病毒（RVFV）	布尼亚病毒目白纤病毒科细小病毒属	单链、双链、三节段包膜 RNA 病毒	伊蚊、按蚊、轲蚊、库蚊	牛、山羊、绵羊
萨比亚病毒（SBAV）	沙粒病毒科哺乳动物属	单链、两性、双节被膜 RNA 病毒	未知	未知
严重发热伴血小板减少综合征病毒（SFTSV）	布尼亚病毒目白纤病毒科细小病毒属	单链、两性、三节段包膜 RNA 病毒	硬蜱	刷尾负鼠、猫、刺猬、啮齿动物、黄鼠狼、牦牛

续表

病毒(缩写)	分类学	类型或病毒	媒介	非人类传染源
首尔病毒(SEOV)	布尼亚病毒目汉坦病毒科正汉坦病毒属	单链、负链、三节段包膜 RNA 病毒	无	褐鼠、屋顶鼠
苏丹病毒(SUDV)	丝状病毒科埃博拉病毒属	单链、负链、非分段包膜 RNA 病毒	未知	未知
泰森林病毒(TAFV)	丝状病毒科埃博拉病毒属	单链、负链、非分段包膜 RNA 病毒	未知	未知
土拉病毒(TULV)	布尼亚病毒目汉坦病毒科正汉坦病毒属	单链、负链、三节段包膜 RNA 病毒	无	普通田鼠、东欧田鼠、田鼠
黄热病病毒(YFV)	黄病毒科黄病毒属	单链、正链、非分段包膜 RNA 病毒	埃及伊蚊和其他伊蚊	灵长类

* VHF 通常发生在以前感染过一种登革热病毒的人感染了异型登革热病毒时

VHF 现场诊断能力主要基于对病毒核酸（RT－PCR、新一代测序、原位杂交）、病毒抗原（ELISA、免疫组织化学）、抗病毒抗体（ELISA、蚀斑减少中和试验）的特异和灵敏性检测，这些技术在过去十年中已有了极大的提高[18]。

几种引起 VHF 的病毒被认为是制造生物武器的潜在来源材料，其中一些病毒已经在过去的生物武器计划中得到了积极的研究[19-25]。大多数引起 VHF 的病毒被认为是可以造成巨大影响的病原体，由于这些病毒普遍缺乏可以遏制其传播的医学对策（MCM），因此，无论病毒是自然暴发还是故意引入，都被认为具有极大的公共卫生风险。在本书的生物防御框架内，本章将提供被美国疾病控制与预防中心（CDC）和美国国家过敏和传染病研究所（NIAID）列为优先研究病原体的人类 VHF 制剂的概述。CDC 生物恐怖主义制剂和 NIAID 优先病原体清单包括大约 30 种病毒（见表 2－2；请参阅脚注）。这些清单是基于缺乏母婴传播方式、公众恐慌的可能性以及缺乏临床治疗经验而制定的[26]。这些病毒中的大多数被美国列为战剂或出口管制剂，受到严格的管制（见表 2－3）。因此，这些分类是一个间接指标，表明如果每一种毒剂是自然出现的或通过故意（例如生物犯罪、生物恐怖分子、生物战）攻击出现的，那么就可以认为其对美国构成风险（并推测到其他国家）。

表 2-2 人类病毒性出血热的名称、分布及医学对策

病毒	世卫组织 ICD-10 代码：人类疾病名称[12]	世卫组织 ICD-11 代码：人类疾病名称[13]	疾病地理分布[11]	获得许可的疫苗供应	获得许可的抗病毒药物供应
阿尔库玛出血热病毒	A98.8 其他特定病毒出血热	1D4C：阿尔库玛出血热	沙特阿拉伯	无	无
阿穆尔/苏冲病毒	A98.5：流行性出血热/汉坦病毒病/有肾脏症状的汉坦病毒病/肾综合征出血热/肾病流行/朝鲜出血热/俄罗斯出血热	1D62.0：肾综合征出血热	中国、俄罗斯、韩国	“Hantavax”仅在韩国获得许可[14]	利巴韦林
本迪布焦病毒	A98.4：埃博拉病毒病	1D60.00：本迪布焦病毒病	刚果民主共和国、乌干达	无	无
查帕雷病毒	A96.8 其他冠状病毒出血热	1D61.Y：其他指定的阿雷诺病毒病	玻利维亚	无	无
克里米亚-刚果出血热病毒	A98.0：克里米亚-刚果出血热/中亚出血热	1D49：克里米亚-刚果出血热	非洲、亚洲、欧洲灭活猪瘟病毒	在老鼠脑中生长（仅在保加利亚获得许可）	利巴韦林（有争议）
登革热病毒 1-4	A91：登革出血热	1D20：无预警迹象的登革热；1D22：严重登革热	非洲、亚洲、拉丁美洲/中美洲和加勒比、大洋洲	无	无
多布拉瓦-贝尔格莱德病毒	A98.5：流行性出血热/汉坦病毒病/有肾脏症状的汉坦病毒病/肾综合征出血热/肾病流行/朝鲜出血热/俄罗斯出血热	1D62.0：肾综合征出血热（HFRS）	欧洲	无	利巴韦林
埃博拉病毒	A98.4：埃博拉病毒病	1D60.01：埃博拉病毒病	刚果民主共和国、加蓬、几内亚、刚果共和国	无	无
沟病毒	A98.5：流行性出血热/汉坦病毒病/有肾脏症状的汉坦病毒病/肾综合征出血热/肾病流行/朝鲜出血热/俄罗斯出血热	1D62.0：肾综合征出血热	中国	无	利巴韦林

续表

病毒	世卫组织 ICD－10 代码:人类疾病名称[12]	世卫组织 ICD－11 代码:人类疾病名称[13]	疾病地理分布[11]	获得许可的疫苗供应	获得许可的抗病毒药物供应
瓜纳里托病毒	A96.8 其他冠状病毒出血热	1D61.3:委内瑞拉出血热	委内瑞拉	无	无
汉坦病毒	A98.5:流行性出血热/汉坦病毒病/有肾脏症状的汉坦病毒病/肾综合征出血热/肾病流行/朝鲜出血热/俄罗斯出血热	1D62.0:肾综合征出血热	朝鲜半岛	"Hantavax"(仅在韩国获得许可)[14]	利巴韦林
胡宁病毒	A96.0:胡宁(阿根廷)出血热	1D61.0:阿根廷出血热	阿根廷	"Candid－1"(仅在阿根廷获得许可)[15]	利巴韦林
凯萨努尔森林病病毒	A98.2:凯萨努尔森林病	1D4B:凯萨努尔森林病	印度	福尔马林灭活 KFDV 疫苗(仅在印度获得许可)[16]	无
拉沙病毒	A96.2:拉沙热	1D61.2:拉沙热	非洲	无	利巴韦林
卢约病毒	A96.8 其他冠状病毒出血热	1D61.Y:其他指定的阿雷诺病毒病	赞比亚	无	利巴韦林
马丘波病毒	A96.1:马丘波(玻利维亚)出血热	1D61.0:玻利维亚出血热	玻利维亚	无	利巴韦林
马尔堡病毒	A98.3:马尔堡病毒病	1D60.10:马尔堡病毒病	安哥拉、刚果民主共和国、肯尼亚、乌干达、津巴布韦	无	无
慕州病毒	A98.5:流行性出血热/汉坦病毒病/有肾脏症状的汉坦病毒病/肾综合征出血热/肾病流行/朝鲜出血热/俄罗斯出血热	1D62.0:肾综合征出血热	韩国		利巴韦林
鄂木斯克出血热病毒	A98.1:鄂木斯克出血热	1D4A:鄂木斯克出血热	俄罗斯	无	无

续表

病毒	世卫组织ICD-10代码：人类疾病名称[12]	世卫组织ICD-11代码：人类疾病名称[13]	疾病地理分布[11]	获得许可的疫苗供应	获得许可的抗病毒药物供应
普玛拉病毒	A98.5：流行性出血热/汉坦病毒病/有肾脏症状的汉坦病毒病/肾综合征出血热/肾病流行/朝鲜出血热/俄罗斯出血热	1D62.0：肾综合征出血热	欧洲	无	利巴韦林
拉文病毒	A98.3：马尔堡病毒病	1D60.10：马尔堡病毒病	刚果民主共和国、肯尼亚、乌干达	无	无
裂谷热病毒	A92.4：裂谷热	1D44：裂谷热	非洲	无	无
萨比亚病毒	A96.8 其他冠状病毒出血热	1D61.Y：其他指定的阿雷诺病毒病	巴西	无	利巴韦林
严重发热伴血小板减少综合征病毒	A98.8 其他特定病毒出血热	1D4E：严重发烧伴血小板减少综合征	中国、日本、韩国	无	无
首尔病毒	A98.5：流行性出血热/汉坦病毒病/有肾脏症状的汉坦病毒病/肾综合征出血热/流行性肾病/朝鲜出血热/俄罗斯出血热	1D62.0：肾综合征出血热	世界范围	“Hantavax”（仅在韩国获得许可）[14]	利巴韦林
苏丹病毒	A98.4：埃博拉病毒病	1D60.02：苏丹病毒病	南苏丹	无	无
泰森林病毒	A98.4：埃博拉病毒病	1D60.0Y：其他指定的埃博拉疾病	科特迪瓦	无	无
土拉病毒	A98.5：流行性出血热/汉坦病毒病/有肾脏症状的汉坦病毒病/肾综合征出血热/肾病流行/朝鲜出血热/俄罗斯出血热	1D62.0：肾综合征出血热	欧洲、北亚	无	利巴韦林
黄热病病毒	A95：黄热病	1D47：黄热病	非洲、拉丁美洲/中美洲和加勒比海	YFV减毒活疫苗“17-D”[17]	无

表 2-3　人类病毒性出血热病原体的风险分类[a]

病毒	美国疾病控制和预防中心(CDC)生物恐怖主义制剂/疾病[27]	美国国家过敏和传染病研究所(NIAID)优先病原体[28]	美国卫生与公众服务部(DHSS)选择代理[29]	澳大利亚出口管制人类病原体集团[30]	美国的生物遏制要求[31]
阿尔库玛出血热病毒	是,A 类[b,c]	是,C 类[c]	否[c]	否[c]	BSL-4(生物安全 4 级)[c]
阿穆尔/苏冲病毒[d]	是,A 类/C 类[e]	是,C 类[f]	否	否	(A)BSL3/4[g]
本迪布焦病毒	是,A 类[b]	是,A 类[h]	是(第一级)[i]	是	BSL-4
查帕雷病毒	是,A 类[b]	是,A 类	是	是	N/i[j]
克里米亚-刚果出血热病毒	是,A 类[b]	是,A 类	是	是	BSL-4
登革热病毒 1-4	是,A 类[b]	是,A 类	否	否	BSL-2
多布拉瓦-贝尔格莱德病毒[k]	是,A 类/C 类[e]	是,C 类[f]	否	是	(A)BSL3/4[g]
埃博拉病毒	是,A 类[b]	是,A 类[h]	是(第一级)	是	BSL-4
沟病毒	是,A 类/C 类[e]	是,C 类[f]	否	否	(A)BSL3/4[g]
瓜纳里托病毒	是,A 类[b]	是,A 类	是	是	BSL-4
心脏地带病毒	否	是,C 类[l]	否	否	N/i[m]
汉坦病毒	是,A 类/C 类[e]	是,C 类[f]	否	是	(A)BSL3/4[g]
胡宁病毒	是,A 类[b]	是,A 类	是	是	BSL-4[n]
凯萨努尔森林病病毒	是,A 类[b]	是,C 类	是	是	BSL-4
拉沙病毒	是,A 类[b]	是,A 类	是	是	BSL-4
卢约病毒	是,A 类[b]	是,A 类	是	是	N/i[j]
马丘波病毒	是,A 类[b]	是,A 类	是	是	BSL-4
马尔堡病毒	是,A 类[b]	是,A 类[o]	是(第一级)	是	BSL-4
慕州病毒	是,A 类/C 类[e]	是,C 类[f]	否	否	(A)BSL3/4[g]
鄂木斯克出血热病毒	是,A 类[b]	是,C 类	是	是	BSL-4
普玛拉病毒	是,A 类/C 类[e]	是,C 类[f]	否	否	(A)BSL3/4[g]
拉文病毒	是,A 类[b]	是,A 类[o]	是(第一级)[p]	是	BSL-4

续表

病毒	美国疾病控制和预防中心(CDC)生物恐怖主义制剂/疾病[27]	美国国家过敏和传染病研究所(NIAID)优先病原体[28]	美国卫生与公众服务部(DHSS)选择代理[29]	澳大利亚出口管制人类病原体集团[30]	美国的生物遏制要求[31]
雷斯顿病毒[q]	否	是,A类[h]	是(第一级)[i]	是	BSL-4
裂谷热病毒	是,A类[b]	是,A类	是	是	BSL-3[n]
萨比亚病毒	是,A类[b]	否	是	是	BSL-4
严重发热伴血小板减少综合征病毒	是,A类[b]	是,C类	否	否	N/i[m]
首尔病毒	是,A类/C类[e]	是,C类[f]	否	是	(A)BSL3/4[g]
苏丹病毒	是,A类[b]	是,A类[h]	是(第一级)[i]	是	BSL-4
泰森林病毒	是,A类[b]	是,A类[h]	是(第一级)[i]	是	BSL-4
土拉病毒	是,A类/C类[e]	是,C类[f]	否	否	(A)BSL3/4[g]
黄热病病毒	是,A类[b]	是,C类	否	是	BSL-3[n]

(A)BSL,(动物)生物安全级别;N/i,不包括。

a 这里显示的只是美国疾病控制与预防中心或美国国家过敏和传染病研究所或两者都列出的那些导致人类 VHF 的病毒;

b 疾控中心将其列为 A 类生物恐怖剂:“病毒性出血热,包括……”,因此,这里将所有人类 VHF 致病因子列为 A 类;

c 请注意,AHFV 可被认为是凯萨努尔森林病病毒(KFDV)的一个亚型;

d 包括阿穆尔病毒(AMRV)和苏冲病毒(SOOV);

e 疾病控制与预防中心将其列为 A 类生物恐怖剂:“病毒性出血热,包括……”,也被列为 C 类“新出现的传染病,如……汉坦病毒[原文]”;

f 包括在“额外的汉坦病毒”。由于 NIAID 涵盖的所有其他汉坦病毒都会导致汉坦病毒病(心肺综合征),这里假设所有引起出血热的汉坦病毒都是 C 类优先病原体;

g 取决于所进行的实验;

h 在此解释为包括在列表“埃博拉”中;

i 被解读为包括在名单上的“埃博拉病毒”;

j 由于该病毒与其他引起人类 VHF 的哺乳动物病毒关系密切,这种病毒通常在 BSL-4 处理;

k 包括多布拉伐病毒(DOBV)、库尔基诺病毒(KURV)、萨拉马病毒(SAAV)和索契病毒;

l HRTV 不会引起典型的 VHF,因此本章不再讨论。之所以列在这里,是因为它被 NIAID 列为“蜱传播的出血热病毒”;

m 目前被认为需要 BSL-3 生物遏制;

n 病毒疫苗株的工作可能在 BSL-2 进行;

o 解释为列入清单“马尔堡”;

p 解释为包括在清单“马尔堡病毒”中;

q 不知道会导致人类疾病,因此本章不包括在内。

2.1.1　沙粒病毒科

沙粒病毒科目前包括三个属：哈特曼病毒属、哺乳动物沙粒病毒属和雷普沙粒病毒属[32]。目前已知只有哺乳动物沙粒病毒属会感染人类。这些病毒通常分为两个系统发育谱系：旧大陆（OW）和新大陆（NW）沙粒病毒群[33]。该病毒有包膜和刺突，呈球状、椭圆形或多形性，直径一般为 50～300 nm。其基因组由两个 RNA 片段组成：S 片段编码核蛋白（NP）和刺突蛋白（GPC）；L 片段编码基质蛋白 Z 和 RNA 依赖的 RNA 聚合酶 L[34]。哺乳动物病毒性出血热是由至少两种旧大陆哺乳动物病毒（拉沙病毒和卢约病毒）和五种新大陆哺乳动物病毒（查帕雷病毒、瓜纳里托病毒、胡宁病毒、马丘波病毒和萨比亚病毒）引起的。感染的媒介昆虫或啮齿类动物的排泄物、分泌物、血液或组织污染物通过直接接触或形成空气飞沫/颗粒物被吸入，导致病毒传播到人类。人与人之间几乎不能直接传播[34-37]。

2.1.1.1　旧大陆哺乳动物沙粒病毒

拉沙热（LF）是一种由拉沙病毒（LASV）引起的病毒性出血热（VHF），1969 年在尼日利亚首次出现[38]。自第一次记录以来，整个西非（几内亚、利比里亚、马里、尼日利亚、塞拉利昂）都报道了拉沙热疫情，其中最近一次出现在尼日利亚，时间为 2018 年 1 月 1 日至 4 月 15 日，记录的病例死亡率（CFR）为 25.4%（413 例实验室确诊病例中有 105 例死亡）[39]。据估计，每年有多达 10 万至 30 万人感染 LASV，其中大多数病例是轻微的发热性疾病。然而，20%的确诊病例发展为急性病毒性出血热，每年约有 5000 人死于该病[40,41]。该病的暴发通常可追溯到人类与 LASV 主要宿主纳塔尔鼠（多乳鼠类）的接触[42,43]，但也发生人际传播。LF 的初始临床体征和症状通常出现在暴露后 2～16 天，通常是非特异性的，包括关节痛、发热、头痛和肌痛。该疾病进展包括咳嗽、胸痛（有时导致急性呼吸窘迫综合征）、结膜炎、呕吐和腹泻；少数严重病例的晚期体征和症状包括出血表现（瘀点、紫癜、瘀斑、鼻出血、胃肠道和泌尿生殖系统出血）和脑病（震颤、抽搐、昏迷）；最终出现多器官衰竭而后死亡。实验室确诊的 LF 患者中，大约 30%的幸存者患有单侧或双侧感音神经性耳聋[38,44,45]。尽管利巴韦林的总体有效性仍存在争议，其仍然是治疗 LF 的常用药物[46]。

卢约病毒感染是由卢约病毒（LUJV）引起的。唯一有记录的疫情发生在 2008 年，影响了南非和赞比亚的 5 名患者，其中 4 人死亡。患者表现为非特异性临床体征和症状，包括肌痛、头痛、呕吐和发热，其次是腹泻和咽炎，在晚期患者出现急性呼吸窘迫、脑水肿和/或休克[47]。由于病例数量少，信息十分有限，并且发现时间不长，因此对该病的进展知之甚少。该病毒的天然病毒库尚未确定，但由于 LUJV 的系统发育关系，怀疑宿主是啮齿动物。

2.1.1.2 新大陆哺乳动物沙粒病毒

阿根廷出血热（AHF），首次描述于 1955 年[48]，由胡宁病毒（JUNV）引起[49,50]。JUNV 是阿根廷潘帕斯地区的地方病。阿根廷出血热的发生一般是季节性的，在玉米收获季节暴露于病毒的天然宿主壮暮鼠时达到高峰[51]。大约有 3 万例阿根廷出血热病例记录（病例死亡率约为 20%），但在“Candid-1”疫苗在阿根廷全国推广后，病例急剧下降[15,52,53]。

玻利维亚（马丘波）出血热（BHF）于 1959 年在玻利维亚首次报道[54]，由马丘波病毒（MACV）[54,55]引起。MACV 通常通过接触食物和水传播，这些食物和水被携带该病毒的白足鼠的排泄物污染[56]。人与人之间的传播是非典型的。玻利维亚出血热暴发相对罕见，在 1962 年至 1964 年和 2007 年至 2008 年期间报告了约 1200 例病例，其中包括 200 例死亡病例[57-60]。最近一次未公布的疫情发生在 2013 年。

由萨比亚病毒（SBAV）引起的“巴西出血热”仅报道了两例自然发生和死亡病例，这两例分别于 1994 年和 1999 年在巴西发生[61,62]。还报道了另外两例非致命性实验室感染，一例于 1992 年在巴西，一例于 1994 年在美国[63,64]。SBAV 与其他新大陆哺乳动物病毒的密切系统发育关系[33]表明该病毒的宿主是啮齿动物。

2003—2004 年，查帕雷病毒（CHAPV）在玻利维亚引起了一次小规模的 VHF 暴发。人们对这种病毒知之甚少，包括自然宿主[65]。

委内瑞拉出血热（VEHF）是由瓜纳里托病毒（GTOV）感染引起的，1989 年在巴西得到正式确认[66,67]。截至 2006 年，委内瑞拉共报告了 618 例出血热病例，病死率为 26%[68,69]。2011—2012 年，委内瑞拉又报告了 86 例出血热病例，但有多少人（如果有的话）死于感染尚不清楚[70]。与阿根廷出血热相似，这种疾病主要在作物收获季节影响农业工人，当时农业工人更多地接触 GTOV 的自然宿主，如硬毛棉鼠和短尾合齿鼠[71]。

所有新大陆哺乳动物沙粒病毒感染在人类中都存在类似的情况。潜伏期长达 2 周。患者首先出现流感样临床体征和症状，然后是腹痛（恶心、呕吐、便秘、腹泻）和/或神经损害（眩晕、畏光、定向障碍，有时发展为抽搐和昏迷）。严重感染病例（约 30%）会出现出血征象，但失血很少。死亡发生在发病后 7～12 天，通常是器官衰竭和/或休克的直接后果。幸存者的各种后遗症已有报道，但尚未进行系统研究。治疗在很大程度上是对症状的缓解，但在某些情况下也建议使用利巴韦林[48,65,72-74]。

2.1.2 布尼亚病毒

布尼亚病毒目包括 9 个科，由 386 个分类病毒和更多的未分类病毒组成[32,75]。这类病毒能够引起人类病毒性出血热，病毒大多是球形的颗粒（80～120 nm），能够产生包膜，基因组包含三段单链负义或两性 RNA。小（S）片段编码核蛋白（NP），中（M）片段编码两个病毒粒子尖峰蛋白 Gn 和 GC，有时还编码非结构蛋白 NSM，大（L）片段编码依赖于 RNA 的聚合酶 L[76]。该目中含有人类 VHF 病原体的三个科，分别是汉坦病毒科、内罗病毒科和白纤病毒科[11]。人类汉坦病毒由啮齿动物和节肢动物携带。与引起 VHF 的沙粒病毒类似，人类在接触受感染的啮齿动物或其排泄物、分泌物或组织后被感染。引起 VHF 的内罗病毒是由硬蜱传播的。人类被蜱虫叮咬感染，或接触被蜱虫叮咬后感染的脊椎动物（或其组织）而感染。引起人类流行性出血热的白纤病毒科通过昆虫或蜱传播[11]。

2.1.2.1 汉坦病毒

肾综合征出血热由几种汉坦病毒引起，最著名的是阿穆尔/苏冲病毒、多布拉瓦-贝尔格莱德病毒、沟病毒、汉坦病毒、慕州病毒、普玛拉病毒、首尔病毒和土拉病毒[11]。肾综合征出血热最早可能是在中国战国时期被描述的，随后是 1913 年来自俄国的报告。之后，在 1930 年至 1945 年间，肾综合征出血热在斯堪的纳维亚半岛、日本和苏联流行，被认为是一种独特的疾病[77-79]。1951 年朝鲜战争期间，肾综合征出血热影响了数千名联合国士兵[80]。亚洲和欧洲 90 多个国家每年约有 20 万肾综合征出血热感染者住院治疗[81]。引起肾综合征出血热的汉坦病毒持续并且亚临床感染特定的啮齿动物。人类通过接触这些啮齿动物或它们的排泄物、分泌物及组织而感染汉坦病毒。感染是全身性的。病程分为五个阶段。潜伏期 2～4 周后，以流感样临床症状为特征的发热期（3～7 天）开始。然后疾病发展到低血压阶段（约 2 天的低血压、低氧血症、心动过速和血小板减少），少尿期（约 3～7 天的肾功能衰竭伴蛋白尿），利尿期（几周），最后是恢复期[82-85]。肾综合征出血热的严重程度高度依赖于病原体，汉坦病毒感染最为严重，普玛拉病毒感染则症状最轻微[86]。利巴韦林有时被认为是一种治疗选择[87]。

2.1.2.2 内罗病毒科

1945年，苏联研究人员首次系统地描述了克里米亚-刚果出血热（CCHF），发现在克里米亚西部草原地区，即现在的乌克兰，200名患病的收割工人中有不寻常的死亡数[88]。各种种类的节肢动物，特别是边缘透明线虫，被确定为病原体克里米亚-刚果出血热病毒（CCHFV）的宿主。如今，已知该病毒在亚洲、东欧和非洲流行[43,89,90]。感染主要发生在接触蜱或被蜱感染的动物或其组织（包括肉制品）和分泌物的农民和其他工人中。潜伏期通常为1至13天。疾病突然开始，出现流感样症状。虽然大多数患者病情好转（致死率为5%～50%），但也有一部分患者出现出血体征（例如，瘀斑、瘀点、血肿、呕血、血尿、咯血），通常在发病后5～14天死亡。CCHFV导致VHF最严重的出血，并与明显的弥散性血管内凝血和随后的休克和器官衰竭有关[91,92]。利巴韦林治疗患者的效果仍在争论中[93]。

2.1.2.3 白纤病毒科

裂谷热（RVF）最初报道于1931年，当时许多羊和牛在现在的肯尼亚地区死亡或流产[94]。从历史上看，裂谷热只影响撒哈拉以南非洲和马达加斯加的人民，直到2000年沙特阿拉伯和也门首次出现裂谷热病例[95-97]。1997年至2010年期间记录了30多万例RFV感染病例，至少造成1220例死亡[98]。裂谷热由裂谷热病毒（RVFV）引起。RVFV通常在动物之间传播，通过被感染的伊蚊叮咬或处理牛、山羊或绵羊受污染的血液或肉类而从动物传播给人类[97]。虽然RVFV经常在人类中引起无症状感染，但也有一些感染（约1%）可能会造成严重的症状。在这些病例中，最初2～6天潜伏期后，症状突然开始，出现双相发热和僵硬、头痛、肌肉痛、关节痛、恶心、呕吐和黄疸。以紫斑、瘀斑、胃肠道出血或静脉穿刺点出血为特征的大出血和中枢神经系统受损是多器官衰竭和休克的先兆[97,99]。恢复期通常发生得很快。1%～20%急性眼病患者会出现眼部后遗症[100-102]。

严重发热和血小板减少综合征（SFTS）于2009年在中国中部首次发现[103]。SFTS是由严重发热伴血小板减少综合征病毒（SFTSV）引起的，这种病毒目前在中国、日本和韩国的森林环境中流行[104]。截至2016年，这三个国家共报告了7419例流行性感冒病例（绝大多数感染病例和355例死亡病例发生在中国）[105]。

有趣的是，日本（31%）和韩国（46%）的 SFTS 致死率显著高于中国（7%～12%）[105,106]。SFTSV 主要由长角血蜱传播，可能在哺乳动物（山羊、绵羊、牛）中传播病毒[107]。人类被认为主要通过蜱虫叮咬或与其他受感染的人直接接触而感染。潜伏期通常为 1～2 周。SFTS 以高烧、食欲减退、肌肉疼痛和淋巴结病开始，发展为出血体征、腹痛、腹泻、呕吐和多器官功能障碍[108,109]。

2.1.3　丝状病毒科

丝状病毒科目前包括马尔堡病毒、埃博拉病毒和丘状病毒三个属[110]。所有属的病毒都具有负义单链 RNA 基因组，编码七种结构蛋白：核蛋白（NP）、聚合酶辅助因子（VP35）、转录激活因子（VP30）、糖蛋白（GP1，2）、基质蛋白（VP40）、核糖核蛋白相关蛋白（VP24）和依赖 RNA 的 RNA 聚合酶（L）。与马尔堡病毒不同，丘状病毒和埃博拉病毒额外编码几种功能未知的分泌糖蛋白[111,112]。引起人类 VHF 的丝状病毒属于马尔堡病毒属（马尔堡病毒［MARV］和拉文病毒［RAVV］）和埃博拉病毒属（本迪布焦病毒［BDBV］、埃博拉病毒［EBOV］、苏丹病毒［SUDV］和塔伊福里斯特病毒［TAFV］））。由这些病毒引起的 VHF 在临床上是无法区分的[113,114]。自 1967 年[115]发现丝状病毒以来，截至 2018 年初，赤道非洲共报道了约 50 次暴发，记录了 31602 例感染病例和 13332 例死亡病例（致死率约 42%）。几乎所有这些暴发都是由于丝状病毒单独进入人类种群，然后直接在人与人之间传播。然而，丝状病毒如何传播给人类的确切模式仍不清楚[114,116]。丝状病毒病的潜伏期为 2～21 天，随后出现流感样临床症状（恶心、发热、头痛、腹泻、斑丘疹）。出血体征（呕血、咯血、黑便和血尿）、呃逆、呼吸急促、中枢神经系统受累（神志不清、抽搐、脑膜炎、耳鸣、感觉障碍）和继发性感染通常是预后不良的体征。感染后 8～16 天可能发生多器官衰竭后死亡。幸存者可能会出现大量仍未明确的后遗症，（很少）可能会持续感染[117,118]。

2.1.4　黄病毒科

黄病毒科由 70 多种病毒组成，基因组不分段，单股正链 RNA。黄病毒是直径 40～60 nm 的球形包裹颗粒。黄病毒从一个长约 3400 个氨基酸的单一多蛋白前体产生至少 10 种成熟蛋白。结构蛋白包括衣壳蛋白（C）、前体膜蛋白（PRM）和包膜蛋白（E）。多聚蛋白的非结构部分被加工成七种蛋白质 NS1、NS2A、NS2B、NS3、NS4A、NS4B 和 NS5。引起人类 VHF 的黄病毒通过蚊子、蜱传播，在某些情况下，通过被节肢动物叮咬感染的哺乳动物肉或奶制品传播[119]。

阿尔库玛出血热病毒（AHFV）是1995年至1996年从沙特阿拉伯6个不同的病毒性出血热屠宰场首次分离到的[120,121]。阿尔库玛出血热（AHF）是一种由蜱传播的疾病，可通过蜱叮咬或与被蜱叮咬的动物（主要是骆驼和绵羊）相互作用而直接传播[122]。从2000年到2011年，沙特阿拉伯大约确诊了300例急性出血热病例。最初的AHF病例研究结果表明，CFR高达25%～30%。最近的研究发现，亚临床病例很常见，AHF的CFR降至不到1%[122-124]。AHFV感染患者的临床体征使人联想到流感（关节痛、发烧、肌肉痛、不适导致恶心、呕吐和/或腹泻），但疾病可能发展为严重的中枢神经系统受累和出血表现[125]。

登革热最早于20世纪50至60年代在菲律宾[126,127]和其他东南亚国家[126,128]暴发并描述。这种疾病可以归因于通过埃及伊蚊和白纹伊蚊连续感染异型登革热病毒。每年约有3.9亿人感染登革热病毒，其中9600万人出现临床症状[129,130]。这些病例中只有一部分（约50万/年）发展为严重登革热。CFR约为2.5%[129,131]。登革热病毒感染引起的VHF最初会出现流感样症状，然后迅速恶化为虚弱、低血压、出血表现（瘀斑、斑丘疹、胃肠道出血）、肝肿大和/或肝衰竭、胸腔积液、腹水和/或休克[132]。

凯萨努尔森林病（KFD）是1957年在印度迈索尔邦（现为卡纳塔克邦）首次发现的一种蜱传播的疾病[133]，此后在印度其他几个邦也有记录[134-136]。KFD的病原体，凯萨努尔森林病病毒（KFDV）[137,138]，从血蜱向小型哺乳动物（蝙蝠、野兔、啮齿动物）、北部平原灰叶猴、帽猴和人类传播[135,137-139]。KFD的季节性暴发发生在1月至6月期间，每年包括约50至数百例人类和非人类灵长类感染[135,140,141]。暴露后3～8天出现临床症状，包括突然发烧、肌肉疼痛、结膜潮红和/或出血（鼻出血、呕血、黑便）。虽然大多数患者在暴露后2周恢复，但一些患者经历了神经疾病状态，包括剧烈的头疼、震颤和/或精神障碍。KFD的CFR为2%～10%[135,138,142]。

鄂木斯克出血热病毒（OHFV）是鄂木斯克出血热（OHF）的病原体，在俄罗斯库尔干、新西伯利亚、鄂木斯克和秋明等地流行[143,144]。1940至1945年间，在鄂木斯克发生了大量VHF病例后，首次描述了这种疾病[145]。OHFV于1947年首次分离[146]。OHF总体上是一种罕见疾病，1945至1958年间记录了1334例，从那时到1988年只记录了零星病例，1988年至1997年记录了165例[143,147]。OHFV由以小型哺乳动物（特别是啮齿动物和水禽）为食的牛蜱[148]

维持[143,149,150]。大多数感染可追溯到与普通麝鼠的直接接触，并发展为疾病[151,152]，而该鼠也正是 OHFV 的宿主。潜伏期 2～7 天后，OHF 开始迅速发展，表现为发烧、头痛、肌肉痛和全身不适，并伴有面部浮肿、牙龈炎和结膜炎。出血体征包括鼻出血、软腭红肿、呕血、瘀血、结膜注射和子宫出血。中枢神经系统受累很常见，包括肌肉僵硬、听力障碍、味觉减退、精神错乱和/或记忆障碍。疾病持续 14～28 天，CFR 约为 1%～2%[153]。

黄热病病毒（YFV）是黄热病（YF）的病原体，是有记载的最古老的 VHF 诱因之一。第一次有记录的可能的 YF 暴发发生在 1495 年的伊斯帕诺拉岛（现为海地和多米尼加共和国）[154]。研究认为，YF 于 1793 年美国暴发期间，导致费城 10%～25%的人口死亡[154]。尽管已有许可、安全和高效的减毒活疫苗（“17 - D”，蒙纳士[17]），YF 仍然是一个重大的公共卫生问题。例如，世卫组织估计，2013 年非洲发生了多达 17000 例严重青壮年病例和多达 60000 例死亡。绝大多数 YF 病例（90%）发生在非洲，其余病例发生在中美洲和南美洲，最近在安哥拉和巴西出现了 YFV[155]。疫情起源于安哥拉，于 2015 年暴发，并蔓延至刚果民主共和国、肯尼亚和中国，导致 962 例实验室确诊病例和 393 例死亡[156,157]。巴西疫情始于 2016 年 12 月，截至 2018 年 2 月，1137 例实验室确诊病例中有 365 例死亡[158,159]。YF 在被 YFV 感染的黄热病雌性蚊子（主要是埃及伊蚊）叮咬后开始，在 3～6 天潜伏期后分三个阶段发展。急性期（约 3 天）的特点是突然发烧，并伴有寒战、头痛、恶心、肌痛和畏光。缓解期（约 2 天）以临床体征消失为特征，大多数可以完全恢复。那些没有康复的患者进入中毒期，其特征是发热、黄疸、呕吐、出血表现（瘀血、呕血、血尿、黑便、瘀斑）、神志不清、抽搐、昏迷，最后死于多器官衰竭[160]。

2.2　生物防御注意事项

引起人类 VHF 的病毒具有很高的传染性，会导致严重的丧失能力并且极易导致死亡的疾病，而这些疾病大多缺乏医学上的对策。其中一些病毒，特别是埃博拉病毒，已经在公众眼中被视为所谓的世界末日病毒[118]。这些病毒向公众灌输了恐惧，仅仅几个病例就有可能会对受影响的人群产生深远的有害经济影响，尽管从科学上讲是没有根据的。因此，大多数引起 VHF 的病毒被认为是制造生物武器的“有吸引力的”潜在来源材料。

然而，必须记住，大多数人类 VHF 缺乏医学对策是因为对其病因的科学知识总体上有限。这种知识的缺乏同样表现为生物武器发展的巨大障碍。大多数人类 VHF 病原体即使在细胞培养中也很难少量繁殖，更不用说武器化所需的数量（例如克里米亚-刚果出血热病毒、汉坦病毒[20,92]）。引起 VHF 的病毒通常传染性不高（人与人之间的传播需要直接接触，而人与人之间的气溶胶传播即使有的话，也几乎没有被观察到）。这一特征表明，引起 VHF 的病毒可能只是具有最初破坏性（经济、心理和/或临床）影响的武器来源材料，但这不会在拥有先进公共卫生应对系统的国家导致自我繁殖扩散的流行病。这些病毒中的大多数还没有反向遗传学系统，这意味着这些病毒的基因组不容易被操纵，因此这些都被认为是这些病毒成为生物武器制剂不容易被克服的缺点。因此，普通人（罪犯、恐怖组织、非国家行为者）制造基于 VHF 病毒的生物武器总体上是不可能的。

另一方面，一些在生物武器计划中得到良好支持的国家确实把重点放在了少数此类病毒上。例如，20 世纪 30 年代，日本的生物武器发展计划在对引起疾病的病原体（汉坦病毒）缺乏了解的情况下，对中国和其他战俘的“流行性出血热”（肾综合征出血热）进行了研究[22]。裂谷热病毒曾被美国进攻性生物武器计划广泛研究，直到 1969 年终止[23]。世界卫生组织（WHO）确认，对一个有 500000 居民的城镇进行 50 千克病毒的气雾剂攻击，可能会造成多达 35000 人感染，病死率为 0.5%[161]。美国的生物武器计划也包括登革热病毒，但早期的生物科研人员无法培养病毒并通过小颗粒气溶胶传播它们，因此排除了对它们的进一步考虑[23,162]。黄热病病毒是加拿大、德国、美国和苏联历史上生物武器计划不可或缺的一部分。此外，朝鲜被怀疑对该病毒进行攻击性研究[19,21,25]。然而，黄热病病毒广谱高效疫苗（“17 - D”）[17]的存在，使得这种病毒在武器化方面的考虑优先级较低。

唯一已知的专注于人类 VHF 病毒的现代生物武器计划是苏联的计划，该计划一直持续到 1990 年[24]。生物武器建设研究的主要病原体是埃博拉病毒、马丘波病毒和马尔堡病毒。然而，尽管进行了近 20 年的秘密、高资助的研究和开发活动，结果却是发人深省的，最终苏联没有部署基于 VHF 的病毒武器[24,163]。

然而，自从最近一个已知的支持生物武器计划的国家终止研究以来，生物技术已经取得了相当大的进步。过去遇到的阻碍生物武器建设的障碍现在或将来都可以克服。只要没有针对 VHF 的安全有效、可广泛获得和全球许可的医学对策，生物防御和一般公共卫生预防措施就只能依靠公共教育、快速疾病诊断和病原体识别，以及随后对疑似感染者和感染者的快速隔离。在过去的几年里，所有这些领域都取得了巨大的进步，因此，在发达国家发生由 VHF 病毒引起的大规模伤亡攻击的可能性变得越来越小。然而，不应低估在尚未建立有效的生物防御/公共卫生系统的不发达国家暴发 VHF 的影响，以及发达国家公众对本来规模较小的疾病暴发的反应和相应的经济影响。

感谢劳拉·博林格（美国马里兰州迪特里克堡 NIH/NIAID 综合研究机构）对手稿进行了批判性的编辑。这项工作在一定程度上得到了巴特尔纪念研究所与美国国家过敏和传染病研究所编号为 HHSN272200700016I（J. L.，J. H. K.，W. W.）的项目支持。

参考文献

[1] Čumakov MP. Ètiologiâ i èpidemiologiâ gemorragičeskih lihoradok. Ter Arh. 1948；20：85－6.

[2] Kuhn JH，Clawson AN，Radoshitzky SR，Wahl－Jensen V，Bavari S，Jahrling PB. Viral hemorrhagic fevers：history and definitions. In：Singh SK，Ruzek D，editors. Viral hemorrhagic fevers. Boca Raton，FL：Taylor & Francis/CRC Press；2013. p. 3 － 13. https：//doi. org/10. 1201/b15172－3.

[3] Kuhn JH，Radoshitzky SR，Jahrling PB. Pathogens causing viral hemorrhagic fevers. In：Katz R，Zilinskas RA，editors. Encyclopedia of bioterrorism defense. 2nd ed. Hoboken，NJ：Wiley－Blackwell；2011. p. 489－98.

[4] Čumakov MP. Etiologie，epidemiologie a profylaxe haemorrhagických horeček. Cas Lék Česk. 1950；89（51）：1428－30.

[5] Gajdusek DC. Virus hemorrhagic fevers. Special reference to hemorrhagic fever with renal syndrome（epidemic hemorrhagic fever）. J Pediatr. 1962；60：841－57.

[6] Smorodincev AA，Kazbincev LI，Čudakov VG. Virusnye gemorragičeskie lihoradki. Gosudarstvennoe izdatel'stvo medicinskoj literatury，Leningrad，USSR；1963.

[7] Borca M，Gay C，Risatti G，O'Toole D，Li H，Kuhn JH，Lewis CE，Loiacono CM，White D. Viral hemorrhagic fevers of animals caused by DNA viruses. In：Shapshak P，Sinnott JT，Somboonwit C，Kuhn JH，editors. Global virology I － identifying and investigating viral diseases. New York，NY：Springer；2015. p. 319 － 43. https：//doi. org/10. 1007/978－1－4939－2410－3.

[8] Falk K，Aamelfot M，Dale OB，Meyers TR，Iverson SA，White WR，Bollinger L，Jahrling PB，Kuhn JH，Lewis CE，Loiacono CM，White D. Viral hemorrhagic fevers of animals caused by negative － strand RNA viruses. In：Shapshak P，Sinnott JT，Somboonwit C，Kuhn JH，editors. Global virology I－identifying and investigating viral diseases. New York，NY：Springer；2015. p. 247－317. https：//doi. org/10. 1007/978－1－4939－2410－3.

[9] Miller M，Lagreid W，Kuhn JH，Lewis CE，Loiacono CM，White D. Viral hemorrhagic

fevers of animals caused by double - stranded RNA viruses. In: Shapshak P, Sinnott JT, Somboonwit C, Kuhn JH, editors. Global virology I - identifying and investigating viral diseases. New York, NY: Springer; 2015. p. 345 - 59. https: //doi. org/10. 1007/978 - 1 -4939 - 2410 - 3.

[10] van Campen H, Risatti G, Borca M, Kerr P, Strive T, Jahrling PB, Kuhn JH, Lewis CE, Loiacono CM, White D. Viral hemorrhagic fevers of animals caused by positive - stranded RNA viruses. In: Shapshak P, Sinnott JT, Somboonwit C, Kuhn JH, editors. Global virology I - identifying and investigating viral diseases. New York, NY: Springer; 2015. p. 361 - 401. https: //doi. org/10. 1007/978 - 1 - 4939 - 2410 - 3.

[11] Kuhn JH, Charrel RN. Arthropod - borne and bodent - borne virus infections. In: Kasper DL, Fauci AS, Hauser SL, Longo DL, Jameson JL, Loscalzo J, editors. Harrison's principles of internal medicine, Chap. 204. 20th ed. Columbus, OH: McGraw - Hill Education; 2018. p. 1489 - 509.

[12] World Health Organization (WHO) . International statistical classification of diseases and related health problems 10th revision; 2016. http: //apps. who. int/classifications/icd10/ browse/ 2016/en

[13] World Health Organization. International statistical classification of diseases and related health problems 11th revision; 2018. https: //icd. who. int/browse11/l - m/en

[14] Cho H - W, Howard CR, Lee H - W. Review of an inactivated vaccine against hantaviruses. Intervirology. 2002; 45 (4 - 6): 328 - 33.

[15] Ambrosio A, Saavedra MC, Mariani MA, Gamboa GS, Maiza AS. Argentine hemorrhagic fever vaccines. Hum Vaccin. 2011; 7 (6): 694 - 700.

[16] Kasabi GS, Murhekar MV, Sandhya VK, Raghunandan R, Kiran SK, Channabasappa GH, Mehendale SM. Coverage and effectiveness of Kyasanur forest disease (KFD) vaccine in Karnataka, South India, 2005 - 10. PLoS Negl Trop Dis. 2013; 7 (1): e2025. https: //doi. org/10. 1371/journal. pntd. 0002025.

[17] Monath TP. Yellow fever vaccine. In: Plotkin SA, Orenstein WA, editors. Vaccines. 4th ed. Philadelphia, PA: Elsevier; 2004. p. 1095 - 176.

[18] Norwood DA, Minogue TD, Schoepp RJ, Wolcott MJ. Laboratory identification of threats. In: Bozue J, Cote CK, Glass PJ, editors. Medical aspects of biological warfare. Textbooks of Military Medicine. Borden Institute, US Army Medical Department Center and School, Health Readiness Center of Excellence, Fort Sam Houston, San Antonio, TX; 2018. p. 701 - 750.

[19] Avery D. Canadian biological and toxin warfare research, development and planning, 1925 - 45. In: Geissler E, van Courtland Moon JE, editors. Biological and toxin weapons: research, development and use from the Middle Ages to 1945, vol 18. SIPRI Chemical and

Biological Warfare Studies. Stockholm International Peace Research Institute (SIPRI). Oxford: Oxford University Press; 1999. p. 190－214.

[20] Borio L, Inglesby T, Peters CJ, Schmaljohn AL, Hughes JM, Jahrling PB, Ksiazek T, Johnson KM, Meyerhoff A, O'Toole T, Ascher MS, Bartlett J, Breman JG, Eitzen EM Jr, Hamburg M, Hauer J, Henderson DA, Johnson RT, Kwik G, Layton M, Lillibridge S, Nabel GJ, Osterholm MT, Perl TM, Russell P, Tonat K. Hemorrhagic fever viruses as biological weapons: medical and public health management. J Am Med Assoc. 2002; 287 (18): 2391－405.

[21] Geissler E. Biological warfare activities in Germany, 1923－45. In: Geissler E, van Courtland Moon JE, editors. Biological and toxin weapons: research, development and use from the Middle Ages to 1945, vol 18. SIPRI Chemical & Biological Warfare Studies. Stockholm International Peace Research Institute (SIPRI) . Oxford: Oxford University Press; 1999. p. 91－126.

[22] Harris S. Factories of death－Japanese biological warfare, 1932－1945, and the American cover－up. London: Routledge; 2002.

[23] James Martin Center for Nonproliferation Studies. Chemical and biological weapons: possession and programs past and present; 2008. http: //www. nonproliferation. org/chemical－andbiological－weapons－possession－and－programs－past－and－present/

[24] Leitenberg M, Zilinskas RA, Kuhn w JH. The Soviet biological weapons program－a history. Cambridge, MA: Harvard University Press; 2012. https: //doi. org/10. 4159/harvard. 9780674065260.

[25] Stockholm International Peace Research Institute (SIPRI) . The problem of chemical and biological warfare, vol. I. New York, NY: Humanities Press; 1971.

[26] Federation of American Scientists (FAS) . U. S. government lists of bioterrorism agents and diseases; 2007. https: //fas. org/biosecurity/resource/lists. htm

[27] US Centers for Disease Control and Prevention (CDC) . Bioterrorism agents/diseases; 2018. https: //emergency. cdc. gov/agent/agentlist－category. asp

[28] US National Institute of Allergy and Infectious Diseases (NIAID) . NIAID emerging infectious diseases/pathogens; 2016. https: //www. niaid. nih. gov/research/emerging－infectious－diseasespathogens

[29] US Department of Health and Human Services (DHSS), US Centers for Disease Control and Prevention (CDC), US Department of Agriculture (USDA) . Select agents and toxins list; 2018. https: //www. selectagents. gov/selectagentsandtoxinslist. html.

[30] The Australia Group. List of human and animal pathogens and toxins for export control; 2017. http: //www. australiagroup. net/en/human _ animal _ pathogens. html

[31] US Department of Health and Human Services (DHHS), US Centers for Disease Control

and Prevention (CDC), US National Institutes of Health (NIH); Biosafety in microbiological and biomedical laboratories (BMBL), 5th edn. HHS Publication No. (CDC) 93 - 8395, US Government Printing Office, Washington, DC; 2007. http://www.cdc.gov/od/ohs/biosfty/bmbl5/bmbl5toc.htm

[32] Maes P, Alkhovsky SV, Bào Y, Beer M, Birkhead M, Briese T, Buchmeier MJ, Calisher CH, Charrel RN, Choi IR, Clegg CS, Torre JC, Delwart E, DeRisi JL, Bello PLD, Serio FD, Digiaro M, Dolja VV, Drosten C, Druciarek TZ, Du J, Ebihara H, Elbeaino T, Gergerich RC, Gillis AN, Gonzalez J - PJ, Haenni A - L, Hepojoki J, Hetzel U, Hồ T, Hóng N, Jain RK, PJv V, Jin Q, Jonson MG, Junglen S, Keller KE, Kemp A, Kipar A, Kondov NO, Koonin EV, Kormelink R, Korzyukov Y, Krupovic M, Lambert AJ, Laney AG, LeBreton M, Lukashevic IS, Marklewitz M, Markotter W, Martelli GP, Martin RR, Mielke - Ehret N, Mühlbach H - P, Navarro B, Ng TFF, Nunes MRT, Palacios G, Paweska JT, Peters CJ, Plyusnin A, Radoshitzky SR, Romanowski V, Salmenperä P, Salvato MS, Sanfaçon H, Sasaya T, Schmaljohn C, Schneider BS, Shirako Y, Siddell S, Sironen TA, Stenglein MD, Storm N, Sudini H, Tesh RB, Tzanetakis IE, Uppala M, Vapalahti O, Vasilakis N, Walker PJ, Wáng G, Wáng L, Wáng Y, Wèi T, Wiley MR, Wolf YI, Wolfe ND, Wú Z, Xú W, Yang L, Yāng Z, Yeh S - D, Zhāng Y - Z, Zhèng Y, Zhou X, Zhū C, Zirkel F, Kuhn JH. Taxonomy of the family Arenaviridae and the order Bunyavirales: update 2018. Arch Virol. 2018; 163 (8): 2295 - 310. https://doi.org/10.1007/s00705 - 018 - 3843 - 5.

[33] Radoshitzky SR, Bào Y, Buchmeier MJ, Charrel RN, Clawson AN, Clegg CS, DeRisi JL, Emonet S, Gonzalez J - P, Kuhn JH, Lukashevich IS, Peters CJ, Romanowski V, Salvato MS, Stenglein MD, de la Torre JC. Past, present, and future of arenavirus taxonomy. Arch Virol. 2015; 160 (7): 1851 - 74. https://doi.org/10.1007/s00705 - 015 - 2418 - y.

[34] Radoshitzky SR, Kuhn JH, Jahrling PB, Bavari S. Hemorrhagic fever - causing mammarenaviruses. In: Bozue J, Cote CK, Glass PJ, editors. Medical aspects of biological warfare. Textbooks of MilitaryMedicine. Borden Institute, USArmy Medical Department Center and School, Health Readiness Center of Excellence, Fort Sam Houston, SanAntonio, TX; 2018. p. 517 - 545.

[35] Charrel RN, de Lamballerie X. Zoonotic aspects of arenavirus infections. Vet Microbiol. 2010; 140 (3 - 4): 213 - 20. https://doi.org/10.1016/j.vetmic.2009.08.027.

[36] Oldstone MBA. Arenaviruses. I. The epidemiology molecular and cell biology of arenaviruses. Introduction. Curr Top Microbiol Immunol. 2002; 262: v - xii.

[37] Schattner M, Rivadeneyra L, Pozner RG, Gómez RM. Pathogenic mechanisms involved

in the hematological alterations of arenavirus - induced hemorrhagic fevers. Viruses. 2013; 5 (1): 340 - 51. https://doi.org/10.3390/v5010340.

[38] Frame JD, Baldwin JMJr, GockeDJ, Troup JM. Lassa fever, a new virus disease of man from West Africa. I. Clinical description and pathologicalfindings. Am J Trop Med Hyg. 1970; 19 (4): 670 - 6.

[39] World Health Organization (WHO) . Lassa fever - Nigeria, 20 April 2018; 2018. http://www.who.int/csr/don/archive/disease/lassa_fever/en/

[40] McCormick JB. Clinical, epidemiologic, and therapeutic aspects of Lassa fever. Med Microbiol Immunol. 1986; 175 (2 - 3): 153 - 5.

[41] Richmond JK, Baglole DJ. Lassa fever: epidemiology, clinical features, and social consequences. Br Med J. 2003; 327 (7426): 1271 - 5. https://doi.org/10.1136/bmj.327.7426.1271.

[42] Monath TP, Newhouse VF, Kemp GE, Setzer HW, Cacciapuoti A. Lassa virus isolation from Mastomys natalensis rodents during an epidemic in Sierra Leone. Science. 1974; 185 (4147): 263 - 5.

[43] Pigott DM, Deshpande A, Letourneau I, Morozoff C, Reiner RC Jr, Kraemer MUG, Brent SE, Bogoch II, Khan K, Biehl MH, Burstein R, Earl L, Fullman N, Messina JP, Mylne AQN, Moyes CL, Shearer F, Bhatt S, Brady OJ, Gething PW, Weiss DJ, Tatem AJ, Caley L, Groeve TD, Vernaccini L, Golding N, Horby P, Kuhn JH, Laney SJ, Ng E, Piot P, Sankoh O, Murray CJL, Hay SI. Local, national, and regional viral haemorrhagic fever pandemic potential in Africa: a multistage analysis. Lancet. 2017; 390 (10113): 2662 - 72. https://doi.org/10.1016/S0140 - 6736 (17) 32092 - 5.

[44] Cummins D, McCormick JB, Bennett D, Samba JA, Farrar B, Machin SJ, Fisher - Hoch SP. Acute sensorineural deafness in Lassa fever. J Am Med Assoc. 1990; 264 (16): 2093 - 6.

[45] McCormick JB, King IJ, Webb PA, Johnson KM, O'Sullivan R, Smith ES, Trippel S, Tong TC. A case - control study of the clinical diagnosis and course of Lassa fever. J Infect Dis. 1987; 155 (3): 445 - 55.

[46] Bausch DG, Hadi CM, Khan SH, Lertora JJL. Review of the literature and proposed guidelines for the use of oral ribavirin as postexposure prophylaxis for Lassa fever. Clin Infect Dis. 2010; 51 (12): 1435 - 41. https://doi.org/10.1086/657315.

[47] Briese T, Paweska JT, McMullan LK, Hutchison SK, Street C, Palacios G, Khristova ML, Weyer J, Swanepoel R, Egholm M, Nichol ST, Lipkin WI. Genetic detection and characterization of Lujo virus, a new hemorrhagic fever - associated arenavirus from southern Africa. PLoS Pathog. 2009; 5 (5): e1000455. https://doi.org/10.1371/journal.ppat.1000455.

[48] Arribalzaga RA. Una nueva enfermedad epidémica a germen desconocido: hipertermia

nefrotóxica, leucopénica y enantemática. Día Méd. 1955; 27 (40): 1204 - 10.

[49] Parodi AS, Greenway DJ, Rugiero HR. Sobre la etiología del brote epidémico de Junín. Día Méd. 1958; 30: 2300 - 1.

[50] Pirosky I, Zuccarini J, Molinelli EA, di Pietro A, Barrera Oro JG, Martini P, Copello A. Virosis hemorrágica del noroeste bonaerense (endemo - epidémica, febril, enantemática y leucopénica). Instituto Nacional de Microbiología, Buenos Aires, Argentina; 1959.

[51] Agnese G. Historia de lafiebre hemorrágica argentina. Imaginario y espacio rural (1963 - 1990). Rosario, Argentina: Prohistoria ediciones; 2011.

[52] Enria DA, Briggiler AM, Sánchez Z. Treatment of Argentine hemorrhagic fever. Antivir Res. 2008; 78 (1): 132 - 9. https://doi.org/10.1016/j.antiviral.2007.10.010.

[53] Maiztegui J, Feuillade M, Briggiler A. Progressive extension of the endemic area and changing incidence of Argentine hemorrhagic fever. Med Microbiol Immunol. 1986; 175 (2 - 3): 149 - 52.

[54] Wiebenga NH, Shelokov A, Gibbs CJ Jr, Mackenzie RB. Epidemic hemorrhagic fever in Bolivia. II. Demonstration of complement - fixing antibody in patients' sera with Junín virus antigen. Am J Trop Med Hyg. 1964; 13 (4): 626 - 8.

[55] Johnson KM, Wiebenga NH, Mackenzie RB, Kuns ML, Tauraso NM, Shelokov A, Webb PA, Justines G, Beye HK. Virus isolations from human cases of hemorrhagic fever in Bolivia. Proc Soc Exp Biol Med. 1965; 118: 113 - 8.

[56] Mackenzie RB. Epidemiology of Machupo virus infection. I. Pattern of human infection, San Joaquín, Bolivia, 1962 - 1964. Am J Trop Med Hyg. 1965; 14 (5): 808 - 13.

[57] Aguilar PV, Camargo W, Vargas J, Guevara C, Roca Y, Felices V, Laguna - Torres VA, Tesh R, Ksiazek TG, Kochel TJ. Reemergence of Bolivian hemorrhagic fever, 2007 - 2008. Emerg Infect Dis. 2009; 15 (9): 1526 - 8. https://doi.org/10.3201/eid1509.090017.

[58] Charrel RN, de Lamballerie X. Arenaviruses other than Lassa virus. Antivir Res. 2003; 57 (1 - 2): 89 - 100.

[59] Patterson M, Grant A, Paessler S. Epidemiology and pathogenesis of Bolivian hemorrhagic fever. Curr Opin Virol. 2014; 5: 82 - 90. https://doi.org/10.1016/j.coviro.2014.02.007.

[60] Peters CJ, Kuehne RW, Mercado RR, Le Bow RH, Spertzel RO, Webb PA. Hemorrhagic fever in Cochabamba, Bolivia, 1971. Am J Epidemiol. 1974; 99 (6): 425 - 33.

[61] Coimbra TLM, Nassar ES, Burattini MN, Madia de Souza LT, Ferreira IB, Rocco IM, Travassos da Rosa APA, Vasconcelos PFC, Pinheiro FP, LeDuc JW, Rico - Hesse R, Gonzalez J - P, Jahrling PB, Tesh RB. New arenavirus isolated in Brazil. Lancet. 1994;

343 (8894): 391 - 2.

[62] Coimbra TLM, Santos RN, Ferreira IB, Fialho DM. Arenavirus: a fatal outcome. Virus Rev Res. 2001; 6: 14 - 6.

[63] Centers for Disease Control and Prevention. Arenavirus infection—Connecticut, 1994. MMWR Morb Mortal Wkly Rep. 1994; 43 (34): 635 - 6.

[64] da Cost Vasconcelos PF, Travassos da Rosa APA, Rodrigues SG, Tesh R, Travassos da Rosa JFS, Travassos da Rosa ES. Infecção humana adquirida em laboratório causada pelo virus SP H 114202 (Arenavirus: família Arenaviridae): aspectos clínicos e laboratoriais. Rev Inst Med Trop São Paulo. 1993; 35 (6): 521 - 5.

[65] Delgado S, Erickson BR, Agudo R, Blair PJ, Vallejo E, Albariño CG, Vargas J, Comer JA, Rollin PE, Ksiazek TG, Olson JG, Nichol ST. Chapare virus, a newly discovered arenavirus isolated from a fatal hemorrhagic fever case in Bolivia. PLoS Pathog. 2008; 4 (4): e1000047. https: //doi. org/10. 1371/journal. ppat. 1000047.

[66] Communicable Diseases Program. Dengue hemorrhagic fever in Venezuela. Pan Am Health Organ Epidemiol Bull. 1990; 11 (2): 7 - 9.

[67] Tesh RB, Jahrling PB, Salas R, Shope RE. Description of Guanarito virus (Arenaviridae: Arenavirus), the etiologic agent of Venezuelan hemorrhagic fever. Am J Trop Med Hyg. 1994; 50 (4): 452 - 9.

[68] Fulhorst CF, Cajimat MNB, Milazzo ML, Paredes H, deManzione NMC, Salas RA, Rollin PE, Ksiazek TG. Genetic diversity between and within the arenavirus species indigenous to western Venezuela. Virology. 2008; 378 (2): 205 - 13. https: //doi. org/10. 1016/j. virol. 2008. 05. 014.

[69] Salas MRA, de Manzione N, Tesh R. Fiebre hemorrágica venezolana: ocho años deobservacion. Acta Cient Venez. 1998; 49 (Suppl 1): 46 - 51.

[70] International Society for Infectious Diseases. Venezuelan hemorrhagic fever (Portugesa), archive number: No. 20120313. 1069429. ProMed - mail; 2012. http: //www. promedmail. org/post/20120313. 1069429

[71] Tesh RB, Wilson ML, Salas R, de Manzione NMC, Tovar D, Ksiazek TG, Peters CJ. Field studies on the epidemiology of Venezuelan hemorrhagic fever: implication of the cotton rat Sigmodon alstoni as the probable rodent reservoir. Am J Trop Med Hyg. 1993; 49 (2): 227 - 35.

[72] de Manzione N, Salas RA, Paredes H, Godoy O, Rojas L, Araoz F, Fulhorst CF, Ksiazek TG, Mills JN, Ellis BA, Peters CJ, Tesh RB. Venezuelan hemorrhagic fever: clinical and epidemiological studies of 165 cases. Clin Infect Dis. 1998; 26 (2): 308 - 13.

[73] Molteni HD, Guarinos HC, Petrillo CO, Jaschek F. Estudio clínico estadístico sobre 338 pacientes afectados por la fiebre hemorrágica epidémica del noroeste de la provincia de

Buenos Aires. Sem Méd. 1961; 118: 839 - 55.

[74] Stinebaugh BJ, Schloeder FX, Johnson KM, Mackenzie RB, Entwisle G, De Alba E (1966) Bolivian hemorrhagic fever. A report of four cases. Am J Med 40 (2): 217 - 230.

[75] WhitehouseCA, Kuhn JH, Wada J, ErgunayK. FamilyBunyaviridae. In: Shapshak P, Sinnott JT, Somboonwit C, Kuhn JH, editors. Global virology I - identifying and investigating viral diseases. New York, NY: Springer; 2015. p. 199 - 246. https: // doi. org/10. 1007/978 - 1 - 4939 - 2410 - 3.

[76] Plyusnin Å, Beaty BJ, Elliott RM, Goldbach R, Kormelink R, Lundkvist A, Schmaljohn CS, Tesh RB. Family Bunyaviridae. In: King AMQ, Adams MJ, Carstens EB, Lefkowitz EJ, editors. Virus taxonomy - ninth report of the International Committee on Taxonomy of Viruses. London: Elsevier/Academic Press; 2011. p. 725 - 41.

[77] Casals J, Henderson BE, Hoogstraal H, Johnson KM, Shelokov A. A review of Soviet viral hemorrhagic fevers, 1969. J Infect Dis. 1970; 122 (5): 437 - 53.

[78] Gajdusek DC, Goldgaber D, Millard E. Bibliography of hemorrhagic fever with renal syndrome (muroid virus nephropathy) . National Institutes of Health Publication No. 83 - 2603. US Department of Health and Human Services (DHHS), Public Health Service (PHS), National Institutes of Health (NIH), Bethesda, MD; 1983.

[79] Smorodinčev AA, Smorodinčev AA, Čudakov VG, Čurilov AV. Gemorragičeskij nefrozonefrit. Gosudarstvennoe izdatel'stvo medicinskoj literatury "Medgiz", Moscow, USSR; 1953.

[80] Smadel JE. Epidemic hemorrhagic fever. Am J Public Health Nations Health. 1953; 43 (10): 1327 - 30.

[81] Bi Z, Formenty PB, Roth CE. Hantavirus infection: a review and global update. J Infect Dev Ctries. 2008; 2 (1): 3 - 23.

[82] Cohen MS, Casals J, Hsiung G - D, Kwei H - E, Chin C - C, Ge H - C, Hsiang C - M, Lee PW, Gibbs CJ Jr, Gajdusek DC. Epidemic hemorrhagic fever in Hubei Province, The People's Republic of China: a clinical and serological study. Yale J Biol Med. 1981; 54 (1): 41 - 55.

[83] Cosgriff TM. Mechanisms of disease in hantavirus infection: pathophysiology of hemorrhagic fever with renal syndrome. Rev Infect Dis. 1991; 13 (1): 97 - 107.

[84] Powell GM. Hemorrhagic fever: a study of 300 cases. Medicine (Baltimore) . 1954; 33 (2): 97 - 153.

[85] Sheedy JA, Froeb HF, Batson HA, Conley CC, Murphy JP, Hunter RB, Cugell DW, Giles RB, Bershadsky SC, Vester JW, Yoe RH. The clinical course of epidemic hemorrhagic fever. Am J Med. 1954; 16 (5): 619 - 28.

［86］ Klein SL，Calisher CH. Emergence and persistence of hantaviruses. Curr Top Microbiol Immunol. 2007；315：217－52.

［87］ Szabó R. Antiviral therapy and prevention against hantavirus infections. Acta Virol. 2017；61（1）：3－12. https：//doi. org/10. 4149/av _ 2017 _ 01 _ 3.

［88］ Čumakov MP. Novaâ virusnaâ kleŝevaâ bolezn'—gemorragič eskaâ lihoradka v Krymu（ostryj infekcionnyj kapillâro－toksikoz）. In：Sokolov AE，Čumakov MP，Kolačev AA，editors. Krymskaâ gemorragičeskaâ lihoradka（ostryj infekcionnyj kapillâro－toksikoz）. Izdanie Otdel'noj Primorskoj Armii，Simferopol，USSR；1945. p 13－43.

［89］ Grobov AG. K voprosu o perenosčikah krymskoj gemorragičeskoj lihoradki. Med Parazitol Parazit Bolezni. 1946；15（6）：59－63.

［90］ Hoogstraal H. The epidemiology of tick－borne Crimean－Congo hemorrhagic fever in Asia，Europe，and Africa. J Med Entomol. 1979；15（4）：307－417.

［91］ Ergönül Ö. Crimean－Congo haemorrhagic fever. Lancet Infect Dis. 2006；6（4）：203－14. https：//doi. org/10. 1016/S1473－3099（06）70435－2.

［92］ Ergonul O，Whitehouse CA. Crimean－Congo hemorrhagic fever：a global perspective. Dordrecht：Springer；2007.

［93］ Johnson S，Henschke N，Maayan N，Mills I，Buckley BS，Kakourou A，Marshall R. Ribavirin for treating Crimean Congo haemorrhagic fever（review）. Cochrane Database Syst Rev. 2018；6：CD012713. https：//doi. org/10. 1002/14651858. CD012713. pub2.

［94］ Daubney R，Hudson J，Garnham P. Enzootic hepatitis or Rift Valley fever. An undescribed virus disease or sheep，cattle，and man from East Africa. J Pathol Bacteriol. 1931；34（4）：545－79.

［95］ al－Afaleq AI，Abu Elzein EME，Mousa SM，Abbas AM. A retrospective study of Rift Valley fever in Saudi Arabia. Rev Sci Tech. 2003；22（3）：867－71.

［96］ Kahiry W. Pattern of positive Rift Valley Fever（RVF）cases during the epidemic period Sep.－Dec. 2000 in Al－Zuhrah District－Hodiedah Governorate－Yemen. Univ Aden J Nat Appl Sci. 2005；9（3）：597－607.

［97］ Paweska JT. Rift Valley fever. Rev Sci Tech. 2015；34（2）：375－89.

［98］ Dar O，McIntyre S，Hogarth S，Heymann D. Rift Valley fever and a new paradigm of research and development for zoonotic disease control. Emerg Infect Dis. 2013；19（2）：189－93. https：//doi. org/10. 3201/eid1902. 120941.

［99］ al－Hazmi M，Ayoola EA，Abdurahman M，Banzal S，Ashraf J，el－Bushra A，Hazmi A，Abdullah M，Abbo H，Elamin A，al－Sammani el T，Gadour M，Menon C，Hamza M，Rahim I，Hafez M，Jambavalikar M，Arishi H，Aqeel A. Epidemic Rift Valley fever in Saudi Arabia：a clinical study of severe illness in humans. Clin Infect Dis. 2003；36

(3): 245 - 52. https: //doi. org/10. 1086/345671.

[100] al - Hazmi A, al - Rajhi AA, Abboud EB, Ayoola EA, al - Hazmi M, Saadi R, Ahmed N. Ocular complications of Rift Valley fever outbreak in Saudi Arabia. Ophthalmology. 2005; 112 (2): 313 - 8. https: //doi. org/10. 1016/j. ophtha. 2004. 09. 018.

[101] Caviness K, Kuhn JH, Palacios G. Ebola virus persistence as a new focus in clinical research. Curr Opin Virol. 2017; 23: 43 - 8. https: //doi. org/10. 1016/j. coviro. 2017. 02. 006.

[102] Siam AL, Meegan JM, Gharbawi KF. Rift Valley fever ocular manifestations: observations during the 1977 epidemic in Egypt. Br J Ophthalmol. 1980; 64 (5): 366 - 74.

[103] Yu X - J, Liang M - F, Zhang S - Y, Liu Y, Li J - D, Sun Y - L, Zhang L, Zhang Q - F, Popov VL, Li C, Qu J, Li Q, Zhang Y - P, Hai R, Wu W, Wang Q, Zhan F - X, Wang X - J, Kan B, Wang S - W, Wan K - L, Jing H - Q, Lu J - X, Yin W - W, Zhou H, Guan X - H, Liu J - F, Bi Z - Q, Liu G - H, Ren J, Wang H, Zhao Z, Song J - D, He J -R, Wan T, Zhang J - S, Fu X - P, Sun L - N, Dong X - P, Feng Z - J, Yang W - Z, Hong T, Zhang Y, Walker DH, Wang Y, Li D - X. Fever with thrombocytopenia associated with a novel bunyavirus in China. N Engl J Med. 2011; 364 (16): 1523 - 32. https: //doi. org/10. 1056/NEJMoa1010095.

[104] Reece LM, Beasley DWC, Milligan GN, Sarathy VV, Barrett ADT. Current status of severe fever with thrombocytopenia syndrome vaccine development. Curr Opin Virol. 2018; 29: 72 - 8. https: //doi. org/10. 1016/j. coviro. 2018. 03. 005.

[105] Zhan J, Wang Q, Cheng J, Hu B, Li J, Zhan F, Song Y, Guo D. Current status of severe fever with thrombocytopenia syndrome in China. Virol Sin. 2017; 32 (1): 51 - 62. https: //doi. org/10. 1007/s12250 - 016 - 3931 - 1.

[106] Kato H, Yamagishi T, Shimada T, Matsui T, Shimojima M, Saijo M, OishiK, SFTS Epidemiological Research Group - Japan. Epidemiological and clinical features of severe fever with thrombocytopenia syndrome in Japan, 2013 - 2014. PLoS One. 2016; 11 (10): e0165207. https: //doi. org/10. 1371/journal. pone. 0165207.

[107] Zhuang L, Sun Y, Cui X - M, Tang F, Hu J - G, Wang L - Y, Cui N, Yang Z - D, Huang D - D, Zhang X - A, Liu W, Cao W - C. Transmission of severe fever with thrombocytopenia syndrome virus by Haemaphysalis longicornis ticks, China. Emerg Infect Dis. 2018; 24 (5) https: //doi. org/10. 3201/eid2405. 151435.

[108] Guo C - T, Lu Q - B, Ding S - J, Hu C - Y, Hu J - G, Wo Y, Fan Y - D, Wang X - J, Qin S - L, Cui N, Yang Z - D, Zhang X - A, Liu W, Cao W - C. Epidemiological and clinical characteristics of severe fever with thrombocytopenia syndrome (SFTS) in China: an integrated data analysis. Epidemiol Infect. 2016; 144 (6): 1345 - 54. https: // doi. org/10. 1017/S0950268815002678.

［109］ Xu X，Sun Z，Liu J，Zhang J，Liu T，Mu X，Jiang M. Analysis of clinical features and early warning indicators of death from severe fever with thrombocytopenia syndrome. Int J Infect Dis. 2018；73：43 - 8. https：//doi. org/10. 1016/j. ijid. 2018. 05. 013.

［110］ Bukreyev AA，Chandran K，Dolnik O，Dye JM，Ebihara H，Leroy EM，Mühlberger E，Netesov SV，Patterson JL，Paweska JT，Saphire EO，Smither SJ，Takada A，Towner JS，Volchkov VE，Warren TK，Kuhn JH. Discussions and decisions of the 2012 - 2014 International Committee on Taxonomy of Viruses（ICTV）Filoviridae Study Group，January 2012 - June 2013. Arch Virol. 2014；159（4）：821 - 30. https：//doi. org/10. 1007/s00705 - 013 - 1846 - 9.

［111］ Kirchdoerfer RN，Wasserman H，Amarasinghe GK，Saphire EO. Filovirus structural biology：the molecules in the machine. Curr Top Microbiol Immunol. 2017；411：381 - 417. https：//doi. org/10. 1007/82 _ 2017 _ 16.

［112］ Kuhn JH，Becker S，Ebihara H，Geisbert TW，Jahrling PB，Kawaoka Y，Netsov SV，Nichol ST，Peters CJ，Volchkov VE，Ksiazek TG. Family Filoviridae. In：AMQ K，Adams MJ，Carstens EB，Lefkowitz EJ，editors. Virus taxonomy - ninth report of the International Committee on Taxonomy of Viruses. London：Academic；2011. p. 665 - 71.

［113］ Burk R，Bollinger L，Johnson JC，Wada J，Radoshitzky SR，Palacios G，Bavari S，Jahrling PB，Kuhn JH. Neglected filoviruses. FEMS Microbiol Rev. 2016；40（4）：494 - 519. https：//doi. org/10. 1093/femsre/fuw010.

［114］ Kuhn JH. Ebolavirus and marburgvirus infections. In：Kasper DL，Fauci AS，Hauser SL，Longo DL，Jameson JL，Loscalzo J，editors. Harrison's principles of internal medicine，Chap. 205. 20th ed. Columbus，OH：McGraw - Hill Education；2018. p. 1509 - 15.

［115］ Siegert R，Shu H - L，Slenczka W，Peters D，Müller G. Zur Ätiologie einer unbekannten，von Affen ausgegangenen menschlichen Infektionskrankheit. Dtsch Med Wochenschr. 1967；92（51）：2341 - 3. https：//doi. org/10. 1055/s - 0028 - 1106144.

［116］ Dudas G，Carvalho LM，Bedford T，Tatem AJ，Baele G，Faria NR，Park DJ，Ladner JT，Arias A，Asogun D，Bielejec F，Caddy SL，Cotten M，D'Ambrozio J，Dellicour S，Caro AD，Diclaro JW II，Duraffour S，Elmore MJ，Fakoli LS III，Faye O，Gilbert ML，Gevao SM，Gire S，Gladden - Young A，Gnirke A，Goba A，Grant DS，Haagmans BL，Hiscox JA，Jah U，Kugelman JR，Liu D，Lu J，Malboeuf CM，Mate S，Matthews DA，Matranga CB，Meredith LW，Qu J，Quick J，Pas SD，Phan MVT，Pollakis G，Reusken CB，Sanchez - Lockhart M，Schaffner SF，Schieffelin JS，Sealfon RS，Simon - Loriere E，Smits SL，Stoecker K，Thorne L，Tobin EA，Vandi MA，Watson SJ，West K，Whitmer S，Wiley MR，Winnicki SM，Wohl S，Wölfel R，Yozwiak NL，Andersen KG，Blyden SO，Bolay F，Carroll MW，Dahn B，Diallo B，Formenty P，Fraser C，Gao GF，Garry RF，Goodfellow I，Günther S，Happi CT，Holmes EC，Kargbo B，Keïta S，Kellam P，

Koopmans MPG, Kuhn JH, Loman NJ, Magassouba NF, Naidoo D, Nichol ST, Nyenswah T, Palacios G, Pybus OG, Sabeti PC, Sall A, Ströher U, Wurie I, Suchard MA, Lemey P, Rambaut A. Virus genomes reveal factors that spread and sustained the Ebola epidemic. Nature. 2017; 544 (7650): 309 - 15. https://doi.org/10.1038/nature22040.

[117] Bah EI, Lamah MC, Fletcher T, Jacob ST, Brett - Major DM, Sall AA, Shindo N, Fischer WA II, Lamontagne F, Saliou SM, Bausch DG, Moumie B, Jagatic T, Sprecher A, Lawler JV, Mayet T, Jacquerioz FA, Mendez Baggi MF, Vallenas C, Clement C, Mardel S, Faye O, Faye O, Soropogui B, Magassouba N, Koivogui L, Pinto R, Fowler RA. Clinical presentation of patients with Ebola virus disease in Conakry, Guinea. N Engl J Med. 2015; 372 (1): 40 - 7. https://doi.org/10.1056/NEJMoa1411249.

[118] Kuhn JH. Filoviruses - a compendium of 40 years of epidemiological, clinical, and laboratory studies. Arch Virol Suppl. 2008; 20: 13 - 360.

[119] Simmonds P, Becher P, Bukh J, Gould EA, Meyers G, Monath T, Muerhoff S, Pletnev A, Rico - Hesse R, Smith DB, Stapleton JT, Ictv Report C. ICTV virus taxonomy profile: Flaviviridae. J Gen Virol. 2017; 98 (1): 2 - 3. https://doi.org/10.1099/jgv.0.000672.

[120] Qattan I, Akbar N, Afif H, Abu Azmah S, al - Khateeb T, Zaki A, al - Hamdan N, Fontaine RE. A novel flavivirus: Makkah Region 1994 - 1996. Saudi Epidemiol Bull. 1996; 3 (1): 1 - 3.

[121] Zaki AM. Isolation of aflavivirus related to the tick - borne encephalitic complex from human cases in Saudia Arabia. Trans R Soc Trop Med Hyg. 1997; 91 (2): 179 - 81.

[122] Memish ZA, Fagbo SF, Osman Ali A, AlHakeem R, Elnagi FM, Bamgboye EA. Is the epidemiology of Alkhurma hemorrhagic fever changing?: A three - year overview in Saudi Arabia. PLoS One. 2014; 9 (2): e85564. https://doi.org/10.1371/journal.pone.0085564.

[123] Alzahrani AG, Al Shaiban HM, Al Mazroa MA, al - Hayani O, Macneil A, Rollin PE, Memish ZA. Alkhurma hemorrhagic fever in humans, Najran, Saudi Arabia. Emerg Infect Dis. 2010; 16 (12): 1882 - 8. https://doi.org/10.3201/eid1612.100417.

[124] Charrel RN, Fagbo S, Moureau G, Alqahtani MH, Temmam S, de Lamballerie X. Alkhurma hemorrhagic fever virus in Ornithodoros savignyi ticks. Emerg Infect Dis. 2007; 13 (1): 153 - 5. https://doi.org/10.3201/eid1301.061094.

[125] al - Tawfiq JA, Memish ZA. Alkhurma hemorrhagic fever virus. Microbes Infect. 2017; 19 (6): 305 - 10. https://doi.org/10.1016/j.micinf.2017.04.004.

[126] Hammon WM, Rudnick A, Sather GE. Viruses associated with epidemic hemorrhagic fevers of the Philippines and Thailand. Science. 1960; 131 (3407): 1102 - 3.

[127] Stransky E. Hæmorrhagic fever in Singapore. Lancet. 1961; 277 (7187): 1169 - 70.

[128] Mihov C, Tuong C - V, Tuong H - P. A propos d'une épidémie du type des fièvres hémorragiques à Hanoi. Folia Med. 1959; 1 (Fasc. III): 169 - 73.

[129] Bhatt S, Gething PW, Brady OJ, Messina JP, Farlow AW, Moyes CL, Drake JM, Brownstein JS, Hoen AG, Sankoh O, Myers MF, George DB, Jaenisch T, Wint GR, Simmons CP, Scott TW, Farrar JJ, Hay SI. The global distribution and burden of dengue. Nature. 2013; 496 (7446): 504 - 7. https: //doi. org/10. 1038/nature12060.

[130] World Health Organization (WHO). Dengue and severe dengue: World Health Organization; 2018. http: //www. who. int/en/news - room/fact - sheets/detail/dengue - and - severe - dengue

[131] Stephens HAF, Klaythong R, Sirikong M, Vaughn DW, Green S, Kalayanarooj S, Endy TP, Libraty DH, Nisalak A, Innis BL, Rothman AL, Ennis FA, Chandanayingyong D. HLA - A and - B allele associations with secondary dengue virus infections correlate with disease severity and the infecting viral serotype in ethnic Thais. Tissue Antigens. 2002; 60 (4): 309 - 18.

[132] Gubler DJ, Ooi EF, Vasudevan S, Farrar J, editors. Dengue and dengue hemorrhagic fever. 2nd ed. Wallingford: CABI; 2014.

[133] Seshagiri Rau S. A preliminary report on epidemic of continuous fever in human beings in some villages of Sorab Taluk, Shimoga district (Malnad area) in Mysore. Indian J Public Health. 1957; 1 (3): 195 - 6.

[134] Mourya DT, Yadav PD. Recent scenario of emergence of Kyasanur Forest disease in India and public health importance. Curr Trop Med Rep. 2016; 3 (1): 7 - 13.

[135] Pattnaik P. Kyasanur forest disease: an epidemiological view in India. Rev Med Virol. 2006; 16 (3): 151 - 65. https: //doi. org/10. 1002/rmv. 495.

[136] Sadanandane C, Elango A, Marja N, Sasidharan PV, Raju KHK, Jambulingam P. An outbreak of Kyasanur forest disease in the Wayanad and Malappuram districts of Kerala, India. Ticks Tick Borne Dis. 2017; 8 (1): 25 - 30. https: //doi. org/10. 1016/j. ttbdis. 2016. 09. 010.

[137] Work TH, Trapido H. Kyasanur Forest disease - a new virus disease in India. Summary of preliminary report of investigations of the Virus Research Centre on an epidemic disease affecting forest villagers and wild monkeys of Shimoga District, Mysore. Indian J Med Sci. 1957; 11 (5): 341 - 2.

[138] Work TH, Trapido H, Murthy DP, Rao RL, Bhatt PN, Kulkarni KG. Kyasanur forest disease. III. A preliminary report on the nature of the infection and clinical manifestations in human beings. Indian J Med Sci. 1957; 11 (8): 619 - 45.

[139] Trapido H, Rajagopalan PK, Work TH, Varma MG. Kyasanur Forest disease.

VIII. Isolation of Kyasanur Forest disease virus from naturally infected ticks of the genus Haemaphysalis. Indian J Med Res. 1959; 47 (2): 133 - 8.

[140] Sreenivasan MA, Bhat HR, Rajagopalan PK. The epizootics of Kyasanur Forest disease in wild monkeys during 1964 to 1973. Trans R Soc Trop Med Hyg. 1986; 80 (5): 810 - 4.

[141] Upadhyaya S, Murthy DP, Anderson CR. Kyasanur Forest disease in the human population of Shimoga district, Mysore State, 1959 - 1966. Indian J Med Res. 1975; 63 (11): 1556 - 63.

[142] Rao RL. Clinical observations on Kyasanur Forest disease cases. J Indian Med Assoc. 1958; 31 (3): 113 - 6.

[143] Busygin FF. Omskaâ gemorragičeskaâ lihoradka, sovremennoe sostoânie problemy. Vopr Virusol. 2000; 45 (3): 4 - 9.

[144] Ružek D, Yakimenko VV, Karan LS, Tkachev SE. Omsk haemorrhagic fever. Lancet. 2010; 376 (9758): 2104 - 13. https://doi.org/10.1016/S0140 - 6736 (10) 61120 - 8.

[145] Ahrem - Ahremovič RM. Vesenne - osennââ lihoradka v Omskoj oblasti. Tr Omsk Med Inst im M I Kalinina. 1948; 13 (1): 3 - 26.

[146] Čumakov MP. K itogam èkspedicii instituta nevrologii po izučeniû Omskoj gemorragič eskoj lihoradki (OL) . Vestn Akad Med Nauk SSSR. 1948; 2: 19 - 26.

[147] Sizemova GA. Kliniko - èpidemiologič eskie harakteristiki Omskoj gemorragič eskoj lihoradki. In: Čumakov MP, editors. Èndemičeskie virusnye infekcii - Gemorragičeskaâ lihoradkas počečnym sindromom, krymskaâ gemorragičeskaâ lihoradka, omskaâ gemorragi českaâ lihoradka, astrahanskij virus iz kleŝa Hyalomma pl. plumbeum. Trudy inst poliomielita virusnèncefal AMN SSSR, vol. VII. Gosudarstvennoe izdatel'stvo “Medicina”, Moscow, USSR; 1965. p. 430 - 439.

[148] Avakân AA, Gagarina AV, Lebedev AD, Ravdonikas OV, Čumakov MP. Perenosčik irezervuary virusa Omskoj gemorragič eskoj lihoradki. In: Četvërtaâ naučnaâ sessiâ, posvâŝënnaâ probleme kraevoj nejroinfekcionnoj patologii—Tezisy dokladov, Moscow, USSR, January 31 - February 4 1949. Institut nevrologii akademii medicinskih nauk SSSR, p. 54 - 57.

[149] Avakân AA, Lebedev AD, Ravdonikas OV, Čumakov MP. K voprosu o značenii mlekopitaûŝih v formirovanii prirodnogo očaga Omskoj gemorragič eskoj lihoradki. Zool Ž. 1955; XXXIV (3): 605 - 8.

[150] Matûhin VN, Fëdorova TN, Danilov ON, Mal'kov GB, Voronin ÛK. O roli ptic v prirodnyh očagah Omskoj gemorragičeskoj lihoradki. In: Maksimov AA, Vorob'ëva NN,

Neckij GI, Haritonova NN, editors. Biologičeskaâ i èpizootologičeskaâ harakteristika očagov Omskoj gemorragičeskoj lihoradki Zapadnoj Sibiri. Trudy Biologičeskogo Instituta, vol. 24. Izdatel'stvo nauka, Sibirskoe otdelenie, Nosvosibirsk, USSR; 1974. p. 94 - 101.

[151] Fëdorova TN, Tatarincev NM. Kliniko - immunologičeskaâ harakteristika Omskoj gemorragičeskoj lihoradki (OGL) i kleševogo èncefalita (KÈ) u ondatr pri èksperimental'nom zaraženii. In: Aktual'nye problemy virusnyh infekcij—Materialy XII naučnoj sessii instituta poliomielita i virusnyh èncefalitov, Moscow, RSFSR, USSR, October 19 - 22 1965. Akademiâ medicinskih nauk SSSR, Institut poliomielita i virusnyh èncefalitov. p. 317 - 319.

[152] Maksimov AA, Merzlâkova EP. Èpizootologičeskie posledstviâ vklûčeniâ novogo vida vbiocenozy (Ondatra - Ondatra zibethica L. v Zapadnoj Sibiri). Teriologiâ. 1972; 1: 247 - 56.

[153] Ahrem - Ahremovič RM. Klinika, patogenez i lečenie Omskoj gemorragičeskoj (vesenneosennej) lihoradki (avtoreferat). Sb Trud V Nauč Konf Omskih VUZov Naučnyh Učrežd, May 25 - 30, 1948; 1949. p. 206 - 214.

[154] Nogueira, P. The early history of yellow fever. In: Jefferson History - Yellow fever, a symposium in commemoration of Carlos Juan Finlay, 1955, Thomas Jefferson University, Philadelphia, PA; 2009. 155. Ahmed QA, Memish ZA. Yellow fever from Angola and Congo: a storm gathers. Trop Dr. 2017; 47 (2): 92 - 6. https: //doi. org/10. 1177/0049475517699726.

[156] Kraemer MUG, Faria NR, Reiner RC Jr, Golding N, Nikolay B, Stasse S, Johansson MA, Salje H, Faye O, Wint GRW, Niedrig M, Shearer FM, Hill SC, Thompson RN, Bisanzio D, Taveira N, Nax HH, Pradelski BSR, Nsoesie EO, Murphy NR, Bogoch II, Khan K, Brownstein JS, Tatem AJ, de Oliveira T, Smith DL, Sall AA, Pybus OG, Hay SI, CauchemezS. Spread of yellow fever virus outbreak in Angola and the Democratic Republic of the Congo2015 - 16: a modelling study. Lancet Infect Dis. 2017; 17 (3): 330 - 8. https: //doi. org/10. 1016/S1473 - 3099 (16) 30513 - 8.

[157] World Health Organization (WHO). Situation report. Yellow fever. 28 October 2016; 2016. http: //apps. who. int/iris/bitstream/10665/250661/1/yellowfeversitrep28Oct16 - eng. pdf? ua=1.

[158] Dorigatti I, Hamlet A, Aguas R, Cattarino L, Cori A, Donnelly CA, Garske T, Imai N, Ferguson NM. International risk of yellow fever spread from the ongoing outbreak in Brazil, December 2016 to May 2017. Euro Surveill. 2017; 22 (28) https: //doi. org/10. 2807/1560 - 7917. ES. 2017. 22. 28. 30572.

[159] Ministério da Saúde. Saúde atualiza casos de febre amarela no Brasil; 2018. http: //portalms. saude. gov. br/noticias/agencia - saude/42496 - ministerio - da - saude - atualiza -

casos - de - febreamarela - 5
[160] Monath TP. Yellow fever: a medically neglected disease. Report on a seminar. Rev Infect Dis. 1987; 9 (1): 165 - 75.
[161] World Health Organization (WHO) . Health aspects of chemical and biological weapons. Geneva: World Health Organization; 1970. http://apps. who. int/iris/bitstream/handle/10665/39444/24039. pdf; jsessionid = 44338D47B59C761D - 5E69202B15157702? sequence=1
[162] van Courtland Moon JE. The US biological weapons program. In: Wheelis M, Rózsa L, Dando M, editors. Deadly cultures - biological weapons since 1945. Cambridge, MA: Harvard University Press; 2006. p. 9 - 46.
[163] Radoshitzky SR, Bavari S, Jahrling PB, Kuhn JH. Filoviruses. In: Bozue J, Cote CK, Glass PJ, editors. Medical aspects of biological warfare. Textbooks of Military Medicine. Borden Institute, US Army Medical Department Center and School, Health Readiness Center of Excellence, Fort Sam Houston, San Antonio, TX; 2018. p. 569 - 614.

第3章 天花病毒：临床症状、分子生物学以及生物恐怖主义前景

Shane D. Falcinelli, Justine Ciric, and Jason Kindrachuk

3.1 引言

天花病毒（VARV）是正痘病毒属的一种，是天花的病原体，历史上曾造成巨大的发病率和死亡率。天花是一种古老的疾病，在2000多年前的历史记录中被描述，并被认为源于出现在距今1万年之前的一种由啮齿动物传播的祖先痘病毒[1]。在多个历史文明中，天花是一种可怕的祸害，是贯穿人类历史的流行病的罪魁祸首[2]。

值得注意的是，天花是人类历史上第一种成功预防的疾病。从17世纪中国开始，儿童经鼻接种新鲜的脓包液或者穿着受感染的孩子穿过的衣服来预防免疫，这个过程通常会导致轻微的天花病程[3]。这些做法在18世纪通过伊斯坦布尔传播到西方，并得到了广泛的实践[2]。尽管这些方式对天花产生了有效的预防，但据报道，这些方法仍然能引起2%～3%的死亡率，并有可能引发疫情[2]。

然而，在18世纪后期，爱德华·詹纳通过对天花疫苗接种的科学验证，解决了接种的死亡率问题。詹纳用一名挤奶女工身上的牛痘病毒（CPXV）的病灶给一名8岁的男孩进行接种。这名男孩出现了短暂的身体症状，但在不到两周的时间里恢复了健康。值得注意的是，随后接种天花病毒并没有导致疾病[4]。詹纳继续证实了这一发现，尽管存在争议，天花疫苗接种还是在整个欧洲推广使用[4,5]。疫苗的原始来源病毒已经消失在历史上，在19世纪，用牛痘病毒疫苗

S. D. Falcinelli
School of Medicine, University of North Carolina, Chapel Hill, NC, USA
e-mail: shane_falcinelli@med.unc.edu

J. Ciric · J. Kindrachuk (✉)
Department of Medical Microbiology and Infectious Diseases, University of Manitoba, Winnipeg, MB, Canada
e-mail: ciricj@myumanitoba.ca; Jason.Kindrachuk@umanitoba.ca

（VACV）接种取代了牛痘病毒的使用[6]。

尽管研制出了疫苗，但在 20 世纪期间，天花造成的死亡超过 3 亿人，此外还有无数使人衰弱和毁容的病例[6,7]。为了解决这一问题，世界卫生组织（WHO）从 1966 年到 1980 年实施了天花根除计划（SEP），最终根除了这种疾病。SEP 的成功归功于天花病毒不存在人畜共患宿主、能够导致容易识别的特有皮肤病变以及促进快速有效的环状疫苗接种的非凡国际合作[6]。尽管取得了这一成功，但人们仍然担心天花病毒或相关痘病毒的重新出现或生物恐怖主义的使用。

3.2 生物战和生物恐怖主义问题

在战争中使用天花的历史先例为当今对天花生物武器的关注提供了理由。殖民者向美洲原住民分发沾有天花病毒的毯子导致了巨大的死亡率[8]。此外，也有关于正痘病毒生物武器在美国内战、第二次世界大战和冷战期间开发或使用的报道[9-11]。尽管这种疾病目前已经根除，但人们仍然担心 VARV 被用作生物恐怖主义制剂。在天花根除之后，大多数公共疫苗接种计划停止了[6]。因此，今天有许多易感人群，而接种疫苗的个人免疫力保护性也受到质疑[12]。大量的易感人群与病毒较强的稳定性、有效的飞沫传播能力以及较低的 ID_{50} 等因素一起导致了如果天花病毒在人类群体中重新出现，可能会发生灾难性的暴发[13,14]。此外，免疫抑制医学疗法（化疗药物、皮质类固醇）的使用增加以及艾滋病毒流行，可能使许多人在暴露于危险环境或接种疫苗后出现严重不良反应，此时会处于严重疾病的高风险状态。此外，国际旅行和城市化的增加提高了病毒有效传播的风险[16,17]。这些增加，加上 VARV 相对较长的潜伏期和前驱期，对有效的疫苗接种和接触者追踪构成了重大障碍[13,18]。综上所述，所有这些因素都有助于将 VARV 意外或邪恶地引入人类群体，从而导致全球大流行。

尽管 VARV 已被根除，但这种传染性病毒仍保留在两个官方储存库中。在 SEP 结束时，创建了两个官方储存库：一个在美国疾病控制与预防中心，另一个在俄罗斯国家病毒学和生物技术研究中心[6,19]。保留这些官方储存库的理由一直是多年来引起争论的主题，尽管迄今为止世界卫生大会已将关于销毁这些库存的正式决定推迟到 2019 年 5 月[20]。

重要的是，这两个官方实验室是当今世界上唯一储存有 VARV 的可能性很小。来自苏联生物战计划（Biopreparat）的信息显示，大量的 VARV 被准备并测试用于气溶胶传播[21]。有人指控说，这项测试导致了附近社区的疫情[21-23]。尽管战争项目现在被正式终止，但在 Biopreparat 计划的同一时代，没有包含在俄罗斯官方储存库内的天花样本的命运尚不得而知，而一些敌对组织很有可能在生物战计划停止期间或之后获得了这些库存[22,24]。此外，2014 年在美国国立卫生研究院发现的天花小瓶进一步证明，除两个官方储存库外，VARV 的库存可能仍然存在于世界各地[25]。

除了位于官方储存库以外的天然 VARV 的威胁外，分子生物学研究技术的提高和基因组信息的可用性极有可能使设计和合成更强毒力或疫苗耐受性的 VARV 成为可能[26]。最近通过 DNA 序列成功合成了传染性马痘病毒，这突显了 VARV 重新出现的可能性[20,27]。此外，越来越多的关于 VARV 发病机制的信息可能会导致对其他在人类中通常毒力较低的正痘病毒进行基因改造[28-30]。最后，有人推测 VARV 可能会与其他剧毒生物恐怖剂进行重组实验，尽管这些实验的可行性受到了质疑[21]。

同样，引起 VARV 的前体痘病毒可能产生新的、可能是人畜共患病的嗜人痘病毒[31]。已知的人畜共患正痘病毒，如猴痘病毒（MPXV）也构成威胁。MPXV 可引起天花样疾病，死亡率虽然较低，但症状较为显著[32,33]。重要的是，MPXV 可以在有限的人与人之间传播的情况下进行人畜之间传播。事实上，在刚果民主共和国、苏丹和美国已经暴发了 MPXV 感染[32,34,35]。此外，MPXV 十分稳定，很容易在细胞培养系统中繁殖培养[36]，并且可能已经被苏联武器化[21]。

综上所述，1）历史上大量暴发的先例，2）大量易感人口，3）高度传播性，4）非官方 VARV 储存的现实，5）可能制备传染性 VARV 的信息和技术的广泛扩散，6）其他正痘病毒的威胁，7）恐怖主义的增加，使得天花在当今暴发成为可能性。一些建模工作表明，即使使用疫苗接种和接触者追踪隔离等手段加以控制，天花的感染仍将迅速传播，并可能很难控制，这取决于引入的规模[18,37-39]。鉴于出于生物恐怖主义目的使用 VARV 或相关制剂是一个合理的关切，了解天花疾病的发病机制和制定对策是关键优先事项。自从天花被消灭以来，分子生物学能力的扩展和动物模型的建立加深了我们对病毒和疾病发病机制的理解。在本章中，我们讨论这些进展，并就它们与人类疾病的相关性提供观点。此外，我们还提供了天花病毒学、临床疾病、致病机制、诊断、预防和临床干预的概述。

3.3 病毒学

3.3.1 分类

痘病毒感染脊椎动物和无脊椎动物，并在人类和动物中引起一系列重要疾病[40]。痘病毒科的亚科包括脊椎动物痘病毒亚科和昆虫痘病毒亚科。其中脊椎动物痘病毒亚科是研究的重点，它包括 10 个属。其中，目前已经知道副痘病毒属、软疣病毒属、雅塔痘病毒属以及正痘病毒属的部分成员能够在人类群体中引起活跃的感染[40]。正痘病毒属包括 VARV、MPXV、CPXV 和 VACV。该属具有很高的抗原相似性，这对于根除天花和可能与天花疫苗交叉保护其他正痘病毒属成员非常重要[41]。重要的是，虽然大多数痘病毒是人畜共患病的，但 VARV 唯一已知的宿主是人类[40]。

3.3.2 形态

痘病毒是已知的最大的动物病毒，大小为 200～400 nm[40]。值得注意的是，它们在光学显微镜下勉强可见[42]。病毒核心是哑铃型，包含 DNA 基因组、依赖 DNA 的 RNA 聚合酶，以及病毒脱壳所必需的酶[42]。一层被称为栅栏层的细长杆状凸起围绕着病毒核心。两个蛋白质侧体位于核心凹陷部分和相关栅栏层的两侧[43]。核心和侧体外面有一层膜，使病毒颗粒呈椭圆形到砖形。核心周围的膜是单层的脂质膜[44]。病毒粒子可能会也可能不会在离开细胞之前获得另一层膜，这将在病毒生命周期部分进行讨论。

3.3.3 基因组

在哑铃型核心内有一个线性双链病毒 DNA 基因组。痘病毒基因组长约 130～300 kbp，通过互补的 AT 富集区的发夹环闭合[43,45,46]。基因组的末端还被包含功能开放阅读框架（ORF）的反向重复序列所包围[41]。决定痘病毒保守结构的高度保守段基因聚集在基因组的中央部位[43]。基因组包含大约 200 个基因和数百个功能开放阅读框架。其中 90 个基因在所有脊椎动物痘病毒亚科中都是保守的，编码病毒复制所需的结构蛋白和因子[47,48]。重要的是，这些表位是高度保守的，因此可以使用基于 VACV 的疫苗对多个物种的正痘病毒进行交叉保护。

在病毒基因组末端发现的剩余独特的 ORF 可以编码一系列不同的毒力因子和其他蛋白质。这被认为赋予每个痘病毒不同的趋向性、免疫逃避、毒力和致病特性[43]。有趣的是，VARV 基因组末端的基因数量有限，寄主范围窄，致病性强。相反，致病性较低的正痘病毒，如 CPXV，在基因组末端有更多的基因，宿主范围广，致病性低。因此，有必要进一步探索基因组末端的基因、宿主范围和致病性之间的关系[47,49,50]。

3.3.4 生命周期

有关痘病毒生命周期的许多知识是通过对 VACV 的广泛研究而获得的，VACV 与 VARV 有大量的遗传相似性[46,47]。虽然已经对 VACV 的病毒生命周期进行了深入和彻底的探索，但 VARV 生命周期的细节仍然相对未知。因此，这里描述的生命周期主要是基于使用 VACV 的研究。为此，后续还需要开展 VARV 特异性研究，以表征 VARV 独特的复制和生命周期特征，这可能有助于更加深入地理解其独特的致病性（见图 3-1）。

3.3.5 生命周期：穿入

痘病毒粒子可以根据其生物膜的性质和数量进行区分，这些差异对于穿入至关重要。脂膜是在病毒生命周期的不同阶段获得的，产生具有不同表面标记的形态上不同的病毒粒子。所有形态的基础是成熟病毒粒子（MV），以前被称为细胞内成熟病毒粒子（IMV）。本书将使用最新的病毒粒子命名法。MV 存在于宿主细胞的细胞质中，由病毒核心、侧体和脂膜组成[48]。MV 颗粒在没有任何额外膜的情况下，只在细胞裂解时释放。然而，MV 可以从反面高尔基网络或内体小泡获得第二层膜，形成包裹的病毒粒子（WV），以前称为细胞内包膜病毒粒子（IEV）[51]。WV 通过微管运输到宿主细胞表面，在那里它们与质膜融合[43]。WV 与质膜的融合导致两种类型的胞外病毒粒子（EV）的产生：细胞相关的细胞外病毒粒子（CEV）和包膜的细胞外病毒粒子（EEV）[43]。CEV 和 EEV 的相互区分是根据病毒颗粒附着在宿主细胞膜上（CEV）还是被细胞外释放（EEV）[43]。

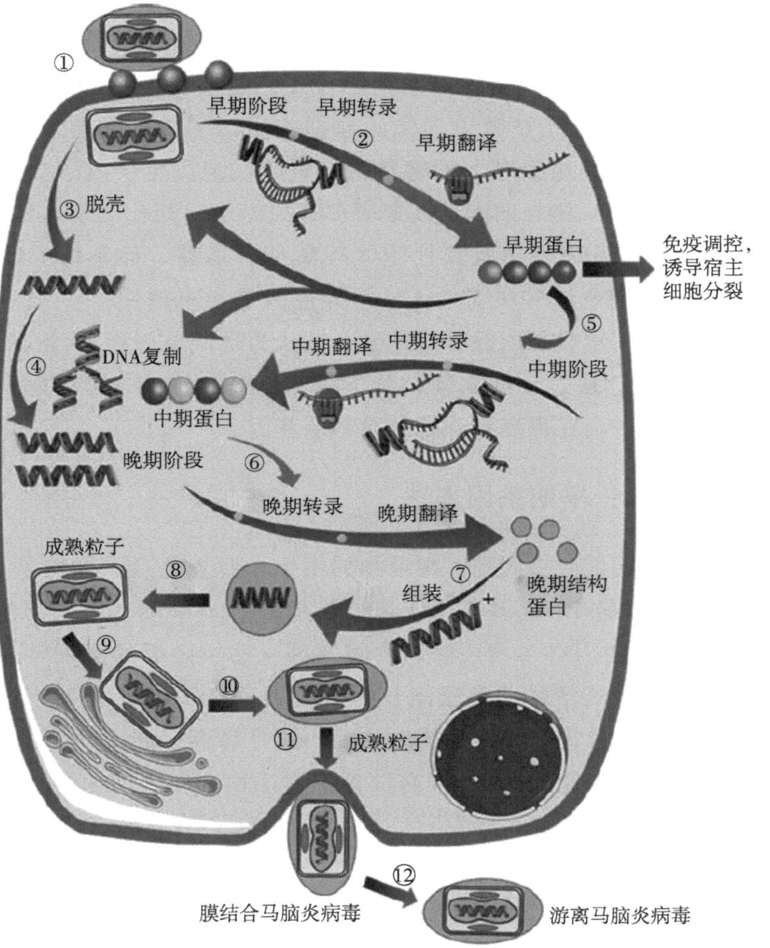

图 3-1　正痘病毒的生命周期。1. 痘病毒与宿主细胞结合并通过胞饮现象吞噬进入。2. 初始脱壳、早期基因转录、宿主核糖体翻译。3. 早期的基因转录翻译产物有助于完全脱掉病毒的外壳，将基因组 DNA 释放到细胞质中。4. DNA 聚合酶和其他早期基因产物在细胞质复制工厂中介导基因组的复制。5. 早期蛋白质识别中期基因启动子，启动转录，然后进行中期基因翻译。6. 中期基因产物启动晚期基因转录和翻译继续进行，产生病毒粒子组装所需的结构蛋白。7. 单位大小的基因组和结构蛋白结合在一起，包裹在细胞内的宿主膜中，组装成新月形的病毒粒子。8. 形态发生变化产生砖状病毒粒子 MV。9. 部分 MV 颗粒沿微管运输至高尔基体。其余的 MV 颗粒在宿主细胞裂解时被释放。10. 从反向高尔基体获得次生膜后形成 WV。11. 到宿主细胞膜的运输过程是通过微管介导的。病毒粒子的脂质双分子层与宿主细胞膜融合。CEV 形式仍然附着在宿主细胞的表面，通过宿主细胞肌动蛋白的调节感染邻近细胞。12. EEV 形式通过从宿主细胞的胞吐作用产生。改编自文献［43］

鉴于膜的不同性质，MV 和 EV 在结合和进入机制上也有所不同。在其他宿主受体中，MV 与糖胺多聚糖结合。而 EV 则没有明确定义的宿主细胞结合靶点[52]。关于痘病毒进入的主要机制是内吞作用还是融合作用，一直存在重大争论[52]。最近使用实时荧光显微镜成像的数据表明，主要机制是通过内吞作用，特别是胞饮作用[53-55]。病毒膜上的磷脂酰丝氨酸和表皮生长因子受体（EGFR）信号的凋亡拟态与 MV 诱导的胞饮现象增多有关[53,56]。相比之下，EV 依赖于酸介导的外膜破坏、EGFR，以及其他胞饮现象信号通路，而不需要磷脂酰丝氨酸[52,56]。诱导胞饮现象增多所需的 EV 特异性因子尚未阐明[52]。当病毒粒子运输到内吞途径时，病毒膜与内吞囊泡的融合被认为是通过一种 12 蛋白质进入/融合复合体发生的[52]。通过一种未知的分子机制，病毒粒子与胞膜融合，病毒核心被释放到细胞质中，在那里它开始转录早期基因。

3.3.6 生命周期：早期基因表达

核心颗粒聚集在细胞核周围，在最初的不完全脱壳之后，依赖于 DNA 的病毒 RNA 聚合酶从双链 DNA 基因组转录早期基因[44]。早期基因产物包括病毒复制所需的 DNA 依赖的 DNA 聚合酶、中间基因表达所必需的病毒转录因子和分泌因子，它们的功能是增强病毒复制和防止宿主免疫系统的识别[43]。早期的基因产物还包括参与完全揭开痘病毒核心的酶，这是病毒复制成功的关键一步[43]。一旦病毒完全脱壳并将基因组 DNA 释放到细胞质中，复制周期的早期阶段就停止了，病毒基因组复制开始[43]。

3.3.7 生命周期：DNA 复制

与其他 DNA 病毒不同，痘病毒在细胞质而不是细胞核中复制。因此，它们必须携带或编码 DNA 复制和转录所需的所有机制。这一机制包括的病毒酶有 DNA 聚合酶、解旋酶、连接酶和单链结合蛋白等。虽然对于痘病毒的复制不是必不可少的，但它也携带几种用于脱氧核糖核苷酸代谢的保守酶，以增强在内源性核苷酸水平较低的宿主细胞中的复制[46]。最近的证据表明，VACV 的复制起点位于基因组末端附近和多联体的连接处[57]。目前的数据表明，痘病毒使用不连续或半不连续的 DNA 复制策略进行复制，这与无效的 VACV 启动酶突变体一致[57,58]。在 DNA 合成完成后，头对头或尾对尾相连的多联体被分解酶切割分解[46]。多联体的分解产生了子代基因组，这些基因组准备好被包装到核衣壳的蛋白质外壳中[46]。

3.3.8　生命周期：中晚期基因表达、形态发生和传播

形成核衣壳所需的成分依赖于中晚期基因的表达[46]。中期基因表达产物通常是转录因子，用于识别晚期基因转录的启动子[59,60]。晚期基因表达主要包括病毒粒子结构蛋白以及早期转录机制[41]。最近对痘病毒转录组的时间研究进一步详细说明了这些基因表达模式[61,62]。

大约在感染后 6 小时，电子显微镜显示最早可识别的痘病毒结构描绘为新月形未成熟病毒粒子[63]。这种新月形颗粒将继续经历形态变化和膜的形成，并成为 MV[63]。大多数 MV 停止形态发生，并在细胞溶解时释放。少数 MV 通过微管运输，从内小体或高尔基体获得核心膜，形成 WV[48]。然后，WV 再次与微管结合，被输送到细胞膜，在那里它们形成 CEV 或 EEV。CEV 将肌动蛋白调节成为肌动蛋白尾巴，以便扩散到附近的细胞。EEV 通过胞吐作用排出宿主细胞。罗伯茨和史密斯详细阐述了细胞排出机制[44]。

不同的病毒粒子形态与其在宿主内和宿主间的传播方式有关。在宿主内部，CEV 被认为负责细胞到细胞的传播，而全身感染是由感染的白细胞或 EEV[64]介导的。对于宿主之间的传播，MV 发挥着核心作用，因为它们在室温下的稳定性和耐脱水[64]。

3.4　天花临床症状

由于最后一例自然发生的天花病例是在 1977 年记录的，我们对人类天花的临床过程和表现的了解依赖于历史临床数据。因此，天花临床后遗症背后的病毒学或免疫学相关性仍不清楚。在全球范围内，天花被认为是一种病死率（CFR）很高的严重疾病；然而，19 世纪末以前的轻微疾病对这一断言提出了挑战[6]。20 世纪初，Korté 和 Chapin 分别报道了南非和北美的轻度天花样疾病，其 CFR 约为 1%[6]。对从各种暴发中收集的 VARV 样本的综合分析表明，这种轻度天花样疾病是由轻型天花病毒引起的。重型天花病毒是天花的主要病原体，其 CFR 为5%～25%（或偶尔更高）[6]，而轻型天花的 CFR 约为 1%[65]。天花疾病的死亡通常归因于免疫复合体介导的毒血症、肺炎和低血压，尽管围绕这些过程中的每一个过程的作用仍存在争议[66,67]。

有人认为，轻重型天花之间的基因组差异对这两个毒株的不同发病机制的贡献可能有限，因为基因组差异只有 2%，而且与宿主内免疫调节功能相关的基因

不受影响[28,68]。因此，CFR 的不同也可能与特定于宿主的因素有关。然而，由于来自天花患者的临床样本有限、VARV 严格的物种取向、缺乏能概括人类疾病的 VARV 感染动物模型以及自 1980 年宣布根除 VARV 以来对其研究调查一直存在限制，导致这些仍然难以实现。

3.4.1 重型天花的临床分类

1972 年，世界卫生组织采用了 Rao 提出的重型天花的临床分类系统，根据天花皮疹的性质和演变对临床类型进行分类[69]。世卫组织的分类摘要如下[6]。

3.4.1.1 普通型

普通型天花是最常见的临床天花类型，潜伏期为 7～19 天（最常见的是 10～14 天）[6]。潜伏期结束伴随着发烧（38.5～40.5℃）。其他发疹前症状还包括（从频率最高到最低）全身性头痛、背痛、呕吐和腹泻。这些症状的频率和严重程度更多地与重型天花感染有关。在前驱症状期间，发热通常持续 2～4 天，在黄斑皮疹出现时开始下降，7～9 天后再次上升，并持续整个剩余的病程，直到在脓疱性皮损上形成结痂。天花皮疹呈离心式分布，通常是面部密度最高，其次是四肢。这种模式可进一步细分，在四肢远端密度高于近端。皮疹通常有以下特点：1）面部上半部多于下半部，2）胸部多于腹部，3）躯干后部多于前部。

黄斑皮疹出现约 24 小时，病变首先出现在黏膜（包括舌头、腭部和咽部）。皮肤损伤开始于面部或前额，然后是四肢近端、躯干和四肢远端。然而，病变的形成非常迅速（约 24 小时），其出现的顺序似乎难以区分。虽然病变的大小差异很大，但在特定的身体区域，它们通常处于相同的发展阶段。因此，面部结痂可能先于身体远端结痂。病变形成可持续 1～2 天，但在此期间以外不典型。由于液体渗入组织间隙，皮肤损伤通常在黄斑皮疹的第二天出现，并被描述为丘疹。丘疹变成水泡（通常在出疹后 2～4 天），伴有乳白色液体，随后是脓疱期，液体变得不透明/混浊（出疹后 5～7 天）。这种浑浊的改变发生在细胞坏死和白细胞浸润之后，随后是广泛的组织损伤。脓疱疹在皮疹后 10 天达到最大。脓疱病的消退主要从第 11 天开始，伴随着皮损变平、液体重吸收、硬化，以及结痂及脱落（皮疹后 14～21 天）。相比之下，由于角质层较厚，手掌或脚底的病变通常持续时间更长。此外，它们不会从皮肤表面突出，通常会被人工去除。

Rao 进一步提出，普通型天花可以根据黄斑皮疹的程度进行细分[69]。在重型天花感染中，离散普通型天花是最常见的普通型天花临床亚型（占所有未接种疫苗的人的 42%)。在这里，皮肤病变是离散的（由正常皮肤隔开），数量比其他亚型少。这种亚型在 Rao 的病例系列里 CFR 为 9.3%[69]。融合型普通型天花，即面部和肢体表面的脓疱性皮肤病变融合在一起，在未接种疫苗的人群中的 CFR 为 62%[69]。半流行性普通型天花，在未接种疫苗的个体中的 CFR 为 37%[69]，其典型特征是面部皮肤病变是融合型的，但身体其他部位则是离散的。

3.4.1.2　改良型天花

改良型天花，其脓疱性皮肤病变比普通型天花少，主要是与接种过疫苗的个体相关，临床病程较快。结痂/结皮通常在 10 天内形成并结束，疾病不会致命。Ricketts 最初提出，与普通型天花相比，病变通常更小，而且往往具有不同的构象[70]。然而，Marsden 随后的评论表明，根据病变特征对改良型天花进行分类将是有问题的，因为轻型天花感染也会呈现出类似的病变特征[6,71]。在接种疫苗的个体中有 25%的病例发现了改良型天花，但在未接种的病例中只有 2%[69]。

3.4.1.3　扁平型天花

扁平型天花仅与重型天花感染有关，在未接种和已接种的患者中均有较高的 CFR（分别为 97%和 67%）[6]。虽然相当罕见（约占天花感染的 7%），但大多数病例发现于儿童（72%）。产生与普通型天花的前驱期相似的临床症状，通常更严重，并在黄斑皮疹发展后持续。皮损外观扁平，摸起来“柔软如天鹅绒”，液体很少，不遵循经典的离心式分布。然而，手脚背部的病变有时会显示出脓疱状的外观。扁平型天花皮损的中心部分在发病时多为黑色或深紫色，死亡前 1～2 天呈灰色。呼吸道并发症通常在发烧后 7～9 天出现，患者在整个病程中都发烧。死亡通常发生在发烧后 8～12 天。根据皮损的表现，人们推测扁平型天花与细胞免疫反应不足有关。那些在扁平型天花中存活下来的人，通常在发烧后 13～16 天形成结痂，而且很薄很浅。

3.4.1.4　出血型天花

出血性天花很少见（约 3%的患者），主要发生在成人。然而，无论接种状态如何，死亡通常发生在黄斑皮疹发展之前，几乎是 100%致命的。尸检表明，出血性天花的特征是持续的高病毒血症，导致严重的血小板耗尽，进而体液免疫反应不足。该亚型进一步分为早期出血性天花和晚期出血性天花。早期出血性天花的特征是病程早期出血（主要是结膜下出血）。发烧后第 2 天出现全身红斑、瘀点和瘀斑，随后全身出现“质地细腻”的皮损（第 3 天）。皮损在第 4 天变成紫色，到第 6 天患者处于有意识状态却会突然死亡。死亡可能是由于心脏和肺部并发症。Rao 报告说，早期出血性天花在女性中比男性更常见，怀孕的女性的发病率高于未怀孕的女性[69]。

相反，晚期出血性天花是在出现皮疹后才出现出血症状。皮损从斑点快速进展到丘疹。然而，丘疹后成熟非常缓慢，有时出血发生在正在发展的皮损的底部。死亡通常发生在发烧后 8 至 10 天之间。临床表现为脓疱性隆起，晚期出血性天花患者的病死率低于扁平皮损患者。出血在各种黏膜中很常见，但比早期出血性天花的发生率低。如果病变成熟为脓疱，则出血仅限于黏膜。与早期出血性天花相比，晚期出血性天花的频率没有显著的性别差异，尽管孕妇被发现稍微更容易受到影响。

3.4.2 轻型天花的临床分类

轻型天花的临床病程主要通过 Marsden 从 1928 年至 1934 年对约 14000 例病例的观察[72]，并辅之以其他观察[73-75]。在临床上，轻型天花症状与轻微的重型天花感染相似，而疾病严重程度要轻得多，表现为突然性发烧，并伴有剧烈的头痛和背痛。在此期间也可能发现呕吐，继发性发热极为罕见。患者在整个病程中经常处于不必卧床的状态，个别皮损的大小往往小于与重型天花有关的皮损。皮损的形成顺序和总体分布模式也与重型天花相似，但皮损从丘疹到脓疱和结痂的演变要快得多。丘疹通常在丘疹形成后 3 天内形成水泡，4 天后变为脓疱状，结痂通常在第 6～7 天开始形成。虽然从较大的患者群中测定 CFR 可以用来区分轻型天花和重型天花的暴发，但轻型天花感染的个别病例不能与离散的普通型或改良型天花区分开来。在 Marsden 的轻型天花感染病例中发现了出血性天花症状；然而，这些病例占所有病例的 0.02%[72]。麦卡勒姆和穆迪指出，他们的患者病例中的孕妇容易出现出血症状[6,74]。

3.5 天花的致病机制

尽管信息量很大，但人类的天花发病机制研究主要限于在临床疾病、恢复期或死后获得的样本。由于距离上一次天花自然病例已经过去了 40 多年，按照今天的标准，这些分析中的许多都受到了技术上的限制。此外，由于涉及活体 VARV 的研究受到严格的限制，体外或体内 VARV 感染的假设驱动研究也受到限制。

3.5.1 病毒侵入和感染

流行病学分析表明，VARV感染的主要途径是通过吸入感染者口鼻黏液分泌物，导致病毒在呼吸道沉积[6,76,77]。历史分析表明，直到潜伏期结束出现皮疹症状时，VARV才在感染患者的黏膜分泌物中脱落。为了阐明这一点，不同的研究小组使用了各种动物，在体内建立了正痘病毒感染的呼吸道模型。小鼠鼠痘病毒的气溶胶感染表明，上呼吸道和下呼吸道黏膜细胞和肺泡巨噬细胞是病毒感染的主要靶细胞[78]。最近，Johnson和他的团队研究了呼吸道接种后恒河猴CPXV的发病机制。支气管腔内（I. B.）接种5×10^5单位（PFU）的病毒可导致全身性疾病。相比之下，通过小颗粒或大颗粒气雾剂滴注CPXV导致病毒的系统传播有限[79,80]。向食蟹猴雾化吸入高剂量MPXV，其临床症状与人类VARV相似，其结果与雾化CPXV相似：引起具有不一致病程发展的致命疾病[81,82]。

相比之下，通过意外接种或人工接种可能会引起皮肤感染为主要症状的轻度疾病，致死率为1%～2%[68]。VARV通过结膜的感染仍不清楚。尽管Kempe证实了天花结膜炎的存在，但尚不清楚这是否是病毒入侵的真正途径[83]。先天性感染同样不清楚。Rao指出，在113名幸存下来的婴儿中，有10名母亲患有天花严重感染（这些病例中35%的怀孕最终流产或死产），其中有10名婴儿患有先天性天花[69]。在妊娠期间感染轻型天花的母子能提供更多的信息。Marsden和Greenfield的一项分析报告称，患有轻型天花的母亲所生的婴儿中，有50%不会在宫内感染[84]。在子宫内感染轻型天花的婴儿经历了延迟的病程，并推测胎儿是在胎盘病毒复制后感染的[6]。

3.5.2 病毒传播

当病毒在呼吸道沉积时，VARV被认为迁移到附近的淋巴结，并在网状内皮系统中复制。随后侵袭真皮层，并在黏膜中持续复制，导致天花病变继续发展[66]。虽然有其他痘病毒的数据可用，但关于人类天花病程期间病毒血症的信息很少[66]。与目前用于评估病原体存在或载量的常规诊断方法相比，天花患者的病毒血症主要是通过鸡绒毛膜尿囊膜试验来确定的。病毒血症的发生与天花临床类型有关。普通型天花很难从全血或血清中复苏病毒[85-87]。相比之下，出血性天花在整个病程中都恢复了高滴度病毒，并且与晚期出血性天花相比，早期出血型天花的病毒载量一直更高[86-89]。

感染患者的口腔和咽部样本显示出大量病毒，病毒滴度和病毒持续时间与疾病严重程度呈正相关[90]。在非致命病例中，高病毒载量通常在发烧后持续7～13天，而在致死病例中，高病毒载量通常持续到死亡[90]。在动物模型中对正痘病毒的研究表明，它们通过感染的白细胞在宿主中传播，或者在较小程度上作为游离病毒粒子传播[6,68]。Jahrling 和他的团队证明 VARV 在食蟹猴中的传播主要是通过感染的单核细胞和巨噬细胞实现的[91]。

3.5.3 临床和解剖病理学

最近，Cann 等人简要回顾了天花的历史病理评估[92]。我们将在这里简要总结这些内容，但建议读者阅读这篇综述的原文以获取更详细的描述。普通或出血性天花患者的临床病理数据显示白细胞增多、血小板减少和凝血功能异常[93-96]。普通型天花患者有轻度贫血，而出血性天花患者无轻度贫血[93,94,97]。在普通型天花中，血小板减少在脓疱期通常也会消失，但在出血性天花病例中，该症状在死亡前不会消失[94-99]。

历史上，致死性天花病的死后病理检查主要集中在皮肤和黏膜病变。其他主要器官系统的病理变化没有得到很好的描述或报道。黏膜损伤与皮肤上发现的损伤相似，不同之处在于溃疡在黏膜损伤中很常见，会在没有结痂的情况下愈合[92]。脾的非特异性改变在普通型和出血性天花中都很常见，其大小从正常到轻度增大不等。富含巨噬细胞的血窦较为常见。坏死灶也经常并发大量的细菌。淋巴结大多数情况下正常，但也有肥大和充血的报道。关于病毒性间质性肺炎和继发性细菌感染引起的支气管炎对肺部病理的影响存在争议。无论如何，普通型天花的肺部病变通常与死亡有关[67,92]。浮肿和肺膨胀不全也是常见的临床表现。出血性天花的肺部病理与普通型天花相似，但多灶性急性出血除外。在致死性普通型天花和出血性天花的肝脏中，最常见的病理改变是轻微到明显的肝肿大。多灶性坏死性肝炎也时常发生。普通型天花以骨髓增生为主，出血性天花以造血性坏死为主。在缺乏关于特定天花分类类型信息的情况下，多形核细胞减少或缺失的报道很多。睾丸病变较为常见，主要是多灶性间质性睾丸炎，并且在不同天花病类型间没有差异。卵巢病变不如睾丸病变常见，但性质相似。普通型天花患者肾脏大体正常，伴有肾小管间质肾炎，出血性天花患者可见广泛的盆腔和输尿管出血。中枢神经系统的病理分析结果很少有报道，由 VARV 感染引起的心脏病理似乎也很少见。

3.5.4　天花在动物体内的致病机制

人类是 VARV 唯一已知的自然或容许宿主。然而，目前已经成功开发出一种在动物中重现人类疾病的 VARV 感染模型。虽然在宣布根除 VARV 后发表的报告相对较少（主要是在非人类灵长类动物中），但在 20 世纪初中期，人们做出了相当大的努力来确定易受 VARV 感染的动物物种。有趣的是，这些报告中的许多都假设在动物体内 VARV 可以通过多次传代而转化为 VACV。尽管随着 20 世纪中后期的科学进步，这一假设最终被否定，但这些调查提供了关于不同动物物种的 VARV 易感性范围的重要信息。动物种类、接种方法、病毒种类/毒株和病程的比较列于表 3－1。

表 3－1　VARV 在小动物和大动物中的致病作用

<table>
<tr><th colspan="2">寄主</th><th>接种途径</th><th>菌种</th><th>接种量</th><th>临床表现</th><th>临床严重度</th><th>参考文献</th></tr>
<tr><td colspan="2" rowspan="3">幼鼠</td><td>腹腔注射</td><td>孟买</td><td>100 个卵感染病毒单位（EIV）</td><td>未描述</td><td>严重疾病</td><td>[100]</td></tr>
<tr><td>脑内注射</td><td>孟买</td><td>无数据</td><td>未描述</td><td>严重疾病</td><td>[100]</td></tr>
<tr><td>皮下注射</td><td>孟买</td><td>无数据</td><td>无症状</td><td>无疾病</td><td>[100]</td></tr>
<tr><td colspan="2">严重联合免疫力缺陷症小鼠</td><td>滴鼻</td><td>印度－3a</td><td>5.2 $\log_{10}$PFU</td><td>无症状</td><td>无疾病</td><td>[101,102]</td></tr>
<tr><td rowspan="3">非人灵长类</td><td>食蟹猴</td><td>划痕接种、角膜、黏膜、皮下接种、脑内注射、支气管内接种、睾丸内接种、滴鼻</td><td>无数据（重型天花）</td><td>无数据</td><td>接种部位局限性病变，某些病例出现发热。有全身皮疹病例的报告</td><td>轻微疾病</td><td>[103－106]</td></tr>
<tr><td>恒河猴</td><td>皮下注射、滴鼻、皮内接种、腹腔注射、支气管接种、口服接种</td><td>无数据（重型天花）</td><td>无数据</td><td>接种部位局限性病变。有全身皮疹和发热病例的报告</td><td>轻微疾病</td><td>[106－108]</td></tr>
<tr><td>豚尾猴</td><td>划痕接种、睾丸接种、口服接种、静脉注射</td><td>无数据（重型天花）</td><td>无数据</td><td>接种部位局限性病变。有全身皮疹和发热病例的报告</td><td>轻微疾病</td><td>[106,109,110]</td></tr>
</table>

续表

寄主		接种途径	菌种	接种量	临床表现	临床严重度	参考文献
非人灵长类	短尾猿	睾丸内注射	无数据（重型天花）	无数据	发展为睾丸炎，伴随有发热和全身皮疹	轻微疾病	[108,111]
	绿猴	睾丸内注射、划痕接种	无数据（重型天花）	无数据	发展为睾丸炎，伴随有发热和全身皮疹	轻微疾病	[112]
	松鼠猴	支气管内接种	无数据（重型天花）	无数据	发热和全身皮疹	轻微疾病	[106]
	赤猴	划痕接种	无数据（重型天花）	无数据	发展为局部病变	轻微疾病	[112]
	猕猴	划痕接种	无数据（重型天花）	无数据	发展为局部病变	轻微疾病	[113]
	恒河猴	静脉注射、皮下注射	无数据（重型天花）	无数据	局部病变及发热	轻微疾病	[113-115]
	短尾猴	皮下注射	无数据（重型天花）	无数据	无症状的	无疾病	[116]
	食蟹猴	气溶胶	日本山田	5 ×10⁴ 感染单位	发烧和全身不适。全身皮疹	轻微疾病	[117]
	食蟹猴 恒河猴	切割	孟买	无数据	脓包	轻微疾病	[100]
	食蟹狼	静脉注射	哈珀	10^8PFU	外周淋巴结病（第5天），腿部、手臂、面部、嘴唇和舌头上有大量斑点的斑疹、丘疹和黏膜疹（第5天）	普通型天花。低死亡率	[118]
		静脉注射	哈珀	10^9PFU	病程加速。继发性全身细菌感染（第4天）。瘀斑的皮疹。没有丘疹或脓疱。淋巴结病（第3天）	出血型天花。普通致死率	[118]

续表

寄主	接种途径	菌种	接种量	临床表现	临床严重度	参考文献
草原犬鼠	滴鼻	索洛曼	6.6 × 10^6PFU	鼻孔轻微发红。未观察到病变	未发病	[119]
	皮内注射	索洛曼	6.6 × 10^6PFU	鼻孔轻微发红。未观察到病变	未发病	[119]

Herrlich 等人发表了一份关于各种哺乳动物对 VARV 易感性的详尽的调查[100]。先前对兔 VARV 感染的研究在有症状感染方面产生了混淆的结果[120-123]。虽然有证据表明，在小牛或兔子体内连续传代后感染 VARV 的动物可以实现局部病变发展，但这种方法并不是普遍成功的。Herrlich 和他的同事在包括卵子、细胞培养（海拉细胞、猪肾细胞、牛肾细胞和胚胎肌肉细胞）和幼鼠活体等不同的系统中连续传代产生了 VARV 的库存。用小鼠传代的 VARV 腹腔接种幼鼠后，在肺、肝、肾和脾中产生高病毒滴度的致死表型。用同样的物质在幼鼠脑内接种可导致高致死率以及大脑和内脏内的高病毒滴度。皮下注射导致无症状疾病，但在肺内发现病毒扩增。用非传代 VARV 通过皮肤、皮下注射以及静脉注射等方式感染非人灵长类动物。疾病严重程度从轻微到致命不等，所有感染动物均出现皮疹。幼兔经皮下注射、腹腔注射或静脉注射 VARV 后，未表现出任何感染迹象。皮下注射高滴度的 VARV 可使有限数量的感染性病毒恢复活性。成年兔同样不是 VARV 感染的良好模型。皮肤、静脉和脑内接种高滴度 VARV 可导致无症状疾病。皮内接种导致感染后早期出现高度红斑皮肤损害；然而，这些症状在感染后 3～4 天就消失了。角膜注射 VARV 可产生少量的感染性病毒。睾丸内注射导致短暂的局部症状，目前没有详细的描述。感染未传代 VARV 的猪在感染后第 5 天出现无症状疾病和一过性轻度皮疹，并在第 6～7 天消失。通过不同途径给小牛、绵羊和山羊接种 VARV 可导致无症状疾病。最近，Carroll 等研究了北美黑尾草原犬鼠的 VARV 发病机制[119]。此前有证据表明，MPXV 感染该动物导致的临床病程与人类相似[124,125]。在通过 VARV 的腹腔注射和静脉注射感染的动物体内出现了血清转化，但没有疾病的临床症状[119]。

在 Herrlich 的调查之前，Hahon 总结了关于非人灵长类动物实验性感染 VARV 的现有文献，以及病毒种类、毒株、接种途径和宿主物种对疾病严重程度的贡献[126]，数据见表 3-1。一般来说，通过几乎任何接种途径对非人灵长类动物进行的实验性 VARV（无论轻型还是重型）感染，都会导致轻度感染，在约 14 天内消退。皮肤或皮内接种导致接种部位出现局部病变，随后在感染后约第 8 天发烧，9～10 天出现全身性皮疹。非人灵长类动物呼吸道接种的感染在很大程度上与皮肤或皮内接种相似；然而，没有发生局部病变发展。将 VARV 注射到黏膜上只导致约 10％的感染动物出现泛发性皮疹（相比之下，经皮肤或皮内途径的比例为 70％～80％），且没有全身不适或突然发热的情况。非人灵长类动物感染轻型天花病毒可导致与重型天花病毒感染相似的疾病模式。虽然关于临床疾病与非人灵长类物种关系的数据很少，但 Hahon 未发表的数据表明，食蟹猴比恒河猴更容易出现泛发性皮疹[126]。Magrath 及其同事进行了一项综合研究，比较了不同 VARV 毒株的毒力[127]。在这里，作者提出，非人灵长类动物的临床疾病与该病毒株在人类临床疾病的严重程度有关。例如，从人类融合型天花病例中获得的重型天花病毒感染在非人灵长类动物中导致的疾病比轻型天花感染更严重。

最近，Jahrling 及其同事对食蟹猴的 VARV 发病机制进行了详细研究，比较了不同毒株（Harper 株和印度株）、不同剂量（10^6～10^9 PFU）和不同接种途径（静脉注射与气溶胶）之间的差异[91]。由于每个实验动物所得数据以及每个实验队列提供的数据之间都存在差异，因此无法得出本次调查的详细结果。然而，Wahl－Jensen 及其同事随后的研究详细描述了食蟹猴 VARV 发病的时间进展[118]。静脉接种 10^8PFU 的 VARV（Harper 株）感染后第 3 天皮肤出现明显病变，第 5 天皮肤出现突发性病变，第 7～8 天皮肤出现病变高峰。到第 5 天，所有动物均出现淋巴结肿大。相比之下，10^9 PFU 的静脉接种导致了类似出血性天花的加速病程，所有动物在感染后第 4 天被安乐死。到第 3 天，大多数动物的皮肤病变仅限于点状皮疹，所有动物在第 3 天均出现淋巴结肿大，三只动物出现了继发性细菌感染。

在今后的研究中，人源化或免疫修饰小鼠模型可能会在建立人类天花疾病动物模型中发挥作用[101,102]。其他正痘病毒动物模型也可能起作用，尽管它们再现人类疾病的能力有限。在缺乏适当的动物模型的情况下，在世卫组织批准的合作中心进行的 VARV 血清学和/或体外研究可能有助于对新的预防和治疗方法进行疗效评估。

3.6 诊断

3.6.1 临床诊断

天花疾病的早期斑丘疹可能类似于许多其他病毒、细菌或医源性疾病，在文献［66］中进行了综述。在出现丘疹样病变时，水痘常与天花产生混淆。然而，天花较重的体质症状和离心性分布皮疹等症状使该病有别于水痘较轻的表现和向心性皮疹分布，以及文献［128］中描述的其他特征。及早认识到潜在的天花疾病是预防暴发的关键，为了促进这一点，疾控中心提供了一种评估算法，用于对潜在天花患者的临床评估[129]。

3.6.2 实验室诊断

如果使用疾控中心指南识别出高危患者，应根据疾控中心网站上的指南收集样本并将其运往合格的实验室，并应立即通知公共卫生当局[130]。随后应隔离患者、追踪接触者并接种疫苗[128]。

有多种实验室技术可用于鉴定正痘病毒。组织学染色组织样本的光镜检查显示典型的顾氏小体[131]。此外，电子显微镜可以识别病毒粒子明显的椭圆形到砖状的形态；然而，这些显微技术不能区分不同种类的正痘病毒。免疫学和病毒学技术也被用于诊断。正痘病毒可以在几种细胞培养模型和鸡胚的绒毛尿囊膜上生长，而 VARV 可以在 39℃以上的条件下生长而与其他正痘病毒区分[132-134]。此外，还开发了用于检测正痘病毒血清的酶联免疫吸附试验、免疫荧光显微镜和空斑减少中和试验。然而，所有这些技术在区分不同物种的正痘病毒方面都是有限的[135]。

对正痘病毒最敏感和最特异的诊断技术是基于核酸的分子检测。聚合酶链式反应（PCR）和限制性片段长度多态性（RFLP）分析可以分别基于扩增子或限制性片段模式区分正痘病毒[134,136]。寡核苷酸微阵列也被用来区分正痘病毒[137]。值得注意的是，定量 PCR 分析的出现已经取代了传统的 PCR 或 RFLP 分析，因为它具有极高的灵敏度、低成本以及快速性[138,139]。VARV 的定量 PCR 检测技术的最新进展见文献［138］。

3.7 预防

在 Jenner 开发和验证天花疫苗接种后，遏制和减少天花疾病流行的进展依旧很慢。19 世纪早期，人们就开发了一种在牛犊皮肤上生产疫苗的制造方法；然而，这种疫苗不耐热，几天内就会失效[140]。这种分发不稳定的疫苗对后勤造成巨大的挑战，极大地阻碍了控制天花的进展。事实上，尽管有能力生产有效的疫苗，但仅在 20 世纪就有超过 3 亿人死亡[140]。20 世纪 50 年代疫苗生产方法的优化使人们能够生产大量耐热稳定疫苗。随着 20 世纪 60 年代 SEP 的开始，世卫组织建立了一套标准的生产方案，以确保稳定和可靠的疫苗库存。这些疫苗是第一代天花疫苗，在 SEP 期间在世界各地广泛使用[140]。它们的使用导致了天花的根除，在世界各地敬业的志愿者多年的环接种努力之后，最后一例已知的传播病例发生在 1977 年[6]。

随着现代生物恐怖主义事件的发生，如 2001 年炭疽芽孢杆菌的邮寄传播，人们相信今后极有可能在人群中出现天花或类似天花疾病，这也为储存天花疫苗提供了动力[15,141]。此外，有必要进一步研究现有疫苗和治疗方法对其他正痘病毒的疗效。尽管已经考虑了预先接种疫苗；然而，全球疫苗储备的大部分疫苗与重大不良事件以及多个禁忌症有关[15,141]。新一代疫苗可能会克服这些问题，但有关疫苗安全性、有效性和供应的几个问题需要解决[142,143]。

在这一部分中，我们概述了截至 2017 年处于临床开发或已获得监管批准的第一代、第二代和第三代疫苗，以及处于临床前开发中的第四代疫苗。我们回顾了关于每一代疫苗的安全性和有效性的知识。Meyer 已经详细回顾了疫苗的临床前数据[144]。疫苗效力是根据天花疫苗成功的金标准来评估的：用分叉针（也就是疫苗接种针）多次穿刺接种后 6～8 天出现初级水泡的发生率[145]。

3.7.1 第一代疫苗

第一代疫苗是由从动物身上提取的 VACV 组成的，通常是从小牛的皮肤中提取的。该疫苗的主要不足是使用时要承担较高的不良反应的风险，主要来自于使用复制能力极强的 VACV 病毒以及疫苗制作过程中容易引入不确定性的污染。确实，在根除天花以前的时期，根据疫苗中使用的 VACV 毒株的不同，这些疫苗与每百万初级疫苗中 1.4～8.4 的死亡率相关[146]。相反，这些疫苗已被证明具有地方性疗效，因为它们在根除天花计划期间被使用，并成功地根除了疾病。此外，这些疫苗可以降低暴露后疾病的严重程度[6]。

许多 VACV 毒株被用于第一代疫苗；然而，大多数毒株的对照试验要么没有进行，要么在后期进行。例如，美国在 20 世纪 70 年代停止了疫苗接种，但军事人员除外，他们在 1989 年之前一直接种疫苗，原因是担心冷战期间可能被用作生物恐怖。此外，在 2001 年炭疽生物恐怖袭击之后，医院和高危军事人员开始接种疫苗[147,148]。这些疫苗接种计划为严格评估第一代疫苗的安全性提供了重要的数据来源。在这里，最常用的毒株，关于有效性和安全性的临床数据如表 3-2 所示。值得注意的是，在 SEP 期间使用的大多数疫苗来自纽约市卫生委员会（NYCBOH）和李斯特毒株。根除工作中使用的其他毒株在文献［6］中有详细说明。

表 3-2 第一代天花疫苗概述

主要限制	使用理由	平台	源菌株	疫苗	疫苗接种量百分比（未接种）	疫苗接种量百分比（以前接种过）	生产方式	监管地位
1.4[NYCBOH]和 8.4[李斯特]每百万初级疫苗接种者死亡率[146]外来感染剂污染的风险	根除天花期间已证实的地方病疗效[6]	从动物身上提取的 VACV	NYCBOH	Dryvax（惠氏）	>95%	没有可用的临床数据	小腿淋巴	在美国不再有许可证[151]；许多国家/地区存在库存[141]；紧急使用的政策
				APSV（安万特·巴斯德，现在的赛诺菲·巴斯德）	>95%	没有可用的临床数据	小腿淋巴	美国国家库存的一部分，调查性的[152,153]；许多国家存在库存[141]；紧急使用的政策[142]
			李斯特	兰西-瓦希纳（博纳生物技术）	>95%	>95%	小腿淋巴	许多国家都有库存[141]；紧急使用的政策[142]
				普尔基尔（疫苗研究所）	没有可用的临床数据	>95%	小腿淋巴	
				利斯特（以色列卫生部）	没有可用的临床数据	61%	鸡胚的绒毛尿囊膜	

第一代疫苗接种非常成功，可预防天花疾病。流行病学证据表明，接种疫苗后 20 年内对天花疾病或死亡具有一定的保护作用[159]。细胞免疫和体液免疫都被认为与预防天花疾病有关[160]。来自猕猴模型的证据表明，接种 Dryvax 天花疫苗产生的体液免疫是必要的，并且足以预防 MPXV[161]。重要的是，在人类开始接种疫苗后的长达 75 年里，证明了该疫苗产生的抗体反应较为稳定，而抗病毒 T 细胞反应的稳定性一般[162]。然而，必须对这些数据进行调整，要认识到，由于天花已被根除，而且人类研究存在明显的伦理问题，因此无法获得明确的人类免疫相关性对天花的保护。Moss[160] 回顾了动物模型在精确重现人类天花疾病和免疫反应方面的局限性，并在本章的其他地方进行了讨论。

总的来说，接种第一代疫苗效果不显著。该疫苗是通过毛细管作用将重组的

VACV 抽到分叉针的两个尖头之间，并在三角肌上多次接种以产生可见出血。在未感染个体中，接种疫苗后约 6 天形成囊泡，表明接种成功。然后囊泡变成脓疱，不那么肿胀，并形成结痂，在 2～3 周内脱落。对于以前接种过疫苗的个人，成功的定义是接种后 6～8 天在接种部位周围出现囊泡或硬结区域。值得注意的是，24 小时内出现丘疹/红肿，随后出现水泡病变（3 天内），表明个体对病毒蛋白产生过敏反应，而不认为是感染或疫苗接种成功[6]。

第一代疫苗接种与轻微不良反应相关，包括局部淋巴结病和体质症状[163]。与第一代疫苗相关的严重不良反应包括意外接种、全身性牛痘、湿疹牛痘、进行性牛痘、疫苗接种后中枢神经系统疾病以及胎儿牛痘[163]。最近，在国防部和疾病预防控制中心的疫苗接种计划中，报道了疫苗相关的心肌炎和缺血性心脏病病例[164,165]。在暴发前接种天花疫苗的这些不良反应和禁忌症的管理在文献［163，166］中进行了综述。值得注意的是，对天花暴露高危人群使用第一代疫苗没有绝对禁忌症。相对禁忌症必须与暴露和随后的天花疾病的风险相平衡。

3.7.2 第二代疫苗

第二代天花疫苗的定义是利用与第一代疫苗非常相似或相同的 VACV 毒株经过组织培养生产出疫苗。这些疫苗提供了额外的安全性，因为它们降低了生产过程中细菌或其他外来污染的风险。此外，它们预计将具有类似的保护效力，因为它们来自与已证明具有现场效力的第一代疫苗几乎相同的来源毒株。

第二代疫苗来自 NYCBOH 或李斯特毒株，其接种率与第一代疫苗相当（见表 3-3）。ACAM2000® 是 Acambis（现为赛诺菲巴斯德）生产的第二代疫苗，于 2007 年在美国获得食品药品监督管理局（FDA）的批准，用于治疗天花感染的高危人群。ACAM2000® 获得批准是基于六项临床试验，这些试验（包括在空白受试者的接种率和已免疫个体的抗体中和反应）证明了该疫苗不劣于第一代 Dryvax 疫苗。这些试验在文献［177］中进行了综述。尽管有这些令人鼓舞的结果，ACAM2000® 在稀释后会导致采用率下降。相比之下，Dryvax 在已免疫的受试者中有更高的服药率，也可以在不影响疗效的情况下稀释[149]。关于安全性，由于第二代疫苗由具有复制能力的 VACV 组成，因此在第一代疫苗中出现的上述不良反应的风险仍然存在。在 ACAM2000® 和 Dryvax 之间观察到的不良心脏事件（心肌心包炎）的数量没有差异[177]。总体而言，由于外来污染的风险降低，第二代疫苗的安全性状况得到了一些改善。尽管如此，ACAM2000® 在儿童中的安全性数据尚未公布[177]。

表 3－3　截至 2017 年正在临床开发或获得监管批准的第二代天花疫苗概述

主要限制	使用理由	平台	源菌株	疫苗	疫苗接种量百分比（未接种）	疫苗接种量百分比（以前接种过）	生产方式	监管地位
使用毒力/复制能力强的 VACV 导致严重不良事件的高风险	降低外来感染剂污染的风险，预期的流行效果，因为来源毒株与第一代疫苗几乎相同	来自组织培养的 VACV	NYCBOH	ACAM1000（Acambis/赛诺菲巴斯德）	＞95％	无可用临床数据	肺成纤维细胞（MRC－5）	请参阅 ACAM2000
			NYCBOH	ACAM2000（Acambis/赛诺菲巴斯德）	＞95％	84％～88％	肺成纤维细胞（MRC－5）/肾上皮细胞（Vero）	美国为天花感染高危人群颁发的许可证（2007），美国国家库存的一部分，建议用于世卫组织疫苗库存
			NYCBOH	CJ－50300（CJ CheilJedang 公司，韩国）	＞95％	＞95％	肺成纤维细胞（MRC－5）	未知的监管状态
			NYCBOH	CCSV（DynPort）	＞95％	＞95％	肺成纤维细胞（MRC－5）	调查性的
			李斯特	埃尔斯特里-里夫姆（荷兰）	＞95％	71％～74％	原代兔肾细胞	尽管缺乏紧急使用的许可证政策，但许多国家仍存在库存
				埃尔斯特里－BN（巴伐利亚北欧）	＞95％	无可用临床数据	鸡胚成纤维细胞	

其他已进入临床研究的第二代疫苗包括由 NYCBOH 制得的 CJ－50300（来自韩国）和细胞培养天花疫苗（由戴恩波特生产）。CJ－50300 在未感染人群和有疫苗经验的人群中的使用率都＞95％，报告的严重不良反应最少。与 Dryvax 相比，CCSV 的服药率也＞95％，不良反应没有差异[174]。然而，由于国防部的资金中断，CCSV 的开发被停止[176]。由李斯特生产的 Elstree－RIVM（来自荷兰）和 Elstree－BN（来自巴伐利亚北欧）疫苗的接种率也超过 95％。20 世纪 70 年代，RIVM 疫苗在印度尼西亚数千名儿童中进行了现场测试，显示出与小腿淋

巴疫苗相似的接种率和不良反应[175]。Elstree-BN 疫苗在 2004 年的一项小规模Ⅰ期研究中进行了评估，结果与之类似，但尚未发表[176]。

3.7.3 第三代疫苗

第三代疫苗的定义是减毒和/或复制缺陷的 VACV 病毒，也是在组织培养中生产的。从理论上讲，这些疫苗具有很大的安全性优势，因为与使用毒力强、具有复制能力的 VACV 相关的不良事件相比风险可降至最低。然而与之相反，这些疫苗没有经过证实具有地方性效力，而且与第二代疫苗不同的是，它们与 SEP 中所使用的来源毒株有很大的不同。值得注意的是，由于大多数正在开发的第三代疫苗不具有复制能力，在临床试验中接种后没有观察到水泡的形成。因此，必须使用中和抗体和 T 细胞反应等免疫学指标作为衡量疫苗成功率的替代指标。

临床开发中唯一的减毒、复制能力强的第三代疫苗是李斯特衍生的 LC16m8 疫苗（见表 3-4）。未感染人群的疫苗接种率为 94.4%～100%，既往接种过的人群为 86.6%[178]。与 Dryvax 相比，LC16M8 在安全性和免疫原性方面并不逊色[179]。20 世纪 70 年代在数千名儿童中使用[180]，随后于 1980 年在日本获得许可，进一步证明了 LC16M8 的安全性。

几种减毒、复制缺陷的疫苗正在临床开发中。其中大多数来自母本 Ankara VACV 毒株，并在组织培养中经过多次连续传代，产生改良的 VACV Ankara（MVA）毒株[195,196]。ACAM3000 是第二代 ACAM2000 的生产商 Acambis（现为赛诺菲巴斯德）正在开发的一种基于 MVA 的疫苗。该疫苗通过肌肉注射、皮下注射或皮内注射途径接种人类，可产生中和抗体以及诱导 T 细胞反应，但有趣的是，通过皮内注射途径获得的抗体反应剂量要低得多[190]。此外，相比于 Dryvax，ACAM3000 还被证明可提供临床和病毒学保护[191]。

Imvamune（MVA-巴伐利亚北欧）是另一种正在开发中的减毒、复制缺陷疫苗。几项临床研究已经评估了这种疫苗的安全性和免疫原性[150,186-188]，导致美国 FDA 快速跟踪疫苗的监管状态。在 1900 多种疫苗接种中没有心肌炎病例，表明与 ACAM2000® 和 Dryvax 相比这种疫苗的心脏安全性可能有所改善；然而，需要更多数据对这一说法进行更严格的评估。在效力方面，接种 Imvamune 疫苗导致体液免疫和细胞免疫水平相比较低。需要进一步的研究来确定这些是否足以提供持久的保护[6,189]。

表 3-4　截至 2017 年正在临床开发或已获得监管批准的第三代天花疫苗概述

<table>
<tr><th>主要限制</th><th>使用理由</th><th>平台</th><th>源菌株</th><th>疫苗</th><th>疫苗接种量百分比（未接种）</th><th>疫苗接种量百分比（以前接种过）</th><th>生产方式</th><th>监管地位</th></tr>
<tr><td rowspan="6">对来源菌株有显著变化（衰减、复制缺陷）的未证实的地方性疗效</td><td rowspan="6">改善安全状况，特别是在并发症高危人群中</td><td>减毒 VACV，复制能力强</td><td>李斯特</td><td>LC16m8（Kaketsuken and VaxGen）</td><td>大于 95%</td><td>86.6%</td><td>原代兔肾细胞</td><td>在日本获得许可并储存，建议用于世卫组织疫苗储存</td></tr>
<tr><td rowspan="5">VACV 减弱，复制不足</td><td>安卡拉</td><td>Imvamune/MVA-BN（巴伐利亚北欧）</td><td>无水泡形成</td><td>无水泡形成</td><td rowspan="4">鸡胚成纤维细胞，BHK-21，禽类浮生细胞系 EB66</td><td>欧洲和加拿大的许可证，是美国国家库存的一部分，紧急使用的调查政策到位</td></tr>
<tr><td rowspan="2">安卡拉</td><td rowspan="2">ACAM3000（Acambis/赛诺菲巴斯德）</td><td rowspan="2">无水泡形成</td><td rowspan="2">无水泡形成</td><td>调查性的</td></tr>
<tr><td>调查性的</td></tr>
<tr><td>安卡拉</td><td>MVA（塞里昂生物制品）</td><td>无水泡形成</td><td>无水泡形成</td><td rowspan="2">调查性的</td></tr>
<tr><td>哥本哈根</td><td>NYVAC（赛诺菲巴斯德）</td><td>无水泡形成</td><td>无水泡形成</td><td>肺成纤维细胞（MRC-5）/肾上皮细胞（Vero）</td></tr>
</table>

Therion Biologics 还表明，肌肉注射 MVA 疫苗是安全的，能够提供相应的免疫原性，并提高了后续 Dryvax 免疫的安全性和免疫原性[192]。另一种临床开发中的减毒、复制缺陷疫苗是来自哥本哈根母株的 NYVAC[193]。然而，在临床评估中，这种毒株被证明没有诱导产生符合标准的 VACV 特异性抗体反应[194]。

3.7.4　第四代疫苗

第四代天花疫苗 VACV 有核酸和蛋白质亚单位疫苗（见表 3-5），目前还没有进入临床研究。但我们还是要简单对它们进行回顾，因为它们有很好的安全优势。另一方面，当抗原充足的条件下，亚单位疫苗诱导机体产生必要的保护性生物免疫应答，但效能明显偏弱于完整病毒。

表 3－5　截至 2017 年临床前开发的第四代（亚单位）天花疫苗概述

站台	疫苗基因/蛋白质	测试的动物模型	保护	参考文献
蛋白质	H3	小鼠	VACA 提供 80%保护	[197]
蛋白质	A33/B5/L1	小鼠	多种蛋白质组合/挑战测试	[198]
蛋白质	A27/A33/B5/L1±D8	小鼠	D8 存在时，VACV 提供 66%保护；D8 不存在时，VACA 提供 26%保护	[199]
蛋白质	B5	小鼠	VACA 提供 100%保护	[200]
蛋白质	A27/A33/B5/L1	食蟹猴	针对 MPXV 的可变保护，取决于所使用的佐剂	[201]
蛋白质	A30/B7/F8	小鼠	VACA 提供 100%保护	[202]
蛋白质＋DNA	A27L/A33R/B5R/L1R	恒河猴	MPXV 提供 100%保护	[203]
DNA	A27L/A33R/B5R/L1R	小鼠，恒河猴	在多项研究中对 MPXV 的保护	[204－207]
DNA	A30L/B7R/F8L	小鼠	VACA 提供 80%保护	[202]
DNA	A27L/A33R/B5R	小鼠	B5R，VACA 提供＞100%保护；A27L，A33R，VACA 提供 66%保护	[208]

Hooper 和同事的研究表明，用 VACV 基因进行 DNA 疫苗接种，诱发强烈的免疫反应，并对感染 MPXV 恒河猴有预防作用[204-206]。值得注意的是，他们证明了一剂含有四种 DNA 的疫苗，接种到非人灵长类动物内，最少可以提供与 MVA 一样的保护作用[207]。他们进一步阐明了，VARV 质粒 DNA 重组亚单位疫苗，可表达出蛋白质，促进诱发针对 MPXV 的免疫保护[203]。其他组表明，用混合不同 DNA 亚单位疫苗免疫小鼠，具有保护作用[202，208]。Buchman 和同事的研究表明，一个由 A33/B5/L1/A27 组成的蛋白质亚单位疫苗，可以使食蟹猴免受其他致死性 MPXV 感染[201]。其他几个组的结果显示，蛋白质亚单位疫苗在感染 VARV 小鼠模型中显示有功效（见表 3－5）。

3.7.5　口服和灭活疫苗

口服和灭活疫苗是相对未被开发的领域。Bielinska 和他的团队证明了灭活 VACV 在小鼠体内产生了较好的保护作用[209]。灭活疫苗 Ospavir 来自母本李斯特株，在给药前进行伽马照射灭活[144]。1977 年，该疫苗在现场试验中使用初始-增强（Prime - Boost）方法进行了评估，首先肌肉注射 Ospavir 达到初始剂量，然后在 1～7 天后接种第一代李斯特疫苗[144]。根据已公布的数据，这种方法的保护效果尚不清楚；然而，Ospavir 在俄罗斯获得了许可[144]。20 世纪以来对灭活疫苗的其他研究表明，尽管灭活疫苗能够诱导体液免疫，但抗体反应可能不能提供足够的保护[210-212]。

俄罗斯还在根除天花行动接近尾声时开发了一种名为 TEOVac 的口服活疫苗。该疫苗由 VACV B - 51 毒株组成，在接触天花患者后被证明对天花疾病具有保护作用。最近，口服疫苗在临床试验中进行了评估，显示在所有未感染的人群中都能诱导广泛的中和抗体反应，而在有过疫苗注射经历的人中效果较差[144]。TEOVac 也在俄罗斯获得许可[213]。

3.7.6　全球天花疫苗储备

在 SEP 结束时，建立了一个由世卫组织管理的全球应急储备库[6]。2004 年，世卫组织建议储备超过 2 亿剂天花疫苗[214]。然而，一项生物恐怖模拟研究表明，一旦疫情暴发，可能会出现疫苗短缺[39]。2013 年，世卫组织免疫战略咨询专家组被要求就疫苗储备规模提出建议。2013 年，疫苗储备约为 3500 万支。然而，该咨询小组预测，应对一场天花大流行需要 6 亿～7 亿剂疫苗[142,215]。

第一代疫苗占全球疫苗储备的很大一部分[141]。NYCBOH 和 Lister 毒株是大多数储存的第一代疫苗的来源毒株。惠氏（Wyeth）生产的 Dryvax 疫苗在美国已不再获得许可，原因是其供应量不足，且可能受到来自动物皮肤的外来病原体的污染[153]；然而，它在世界各地的库存中仍占重要地位。源自 NYCBOH 毒株的安万特·巴斯德疫苗是美国国家战略储备的一部分，与源自李斯特毒株的其他几种疫苗产品一起构成了全球储备的很大一部分[141,142]。为全球储备做出贡献的第二代疫苗包括 ACAM2000® 和李斯特衍生疫苗 RIVM 和 Elstree - BN。ACAM2000® 是美国 FDA 批准的用于天花疾病高风险人群的药物，也是美国战略国家储备的一部分[153]。世卫组织还建议将 ACAM2000® 用于全球储备库[142]。RIVM 和 Elstree - BN 疫苗在世界各国都有储备，并制定了应急使用的政策[144]。日本储存了第三代疫苗 LC16m8，世卫组织也建议储备该疫苗[142]。IMVAMUNE（MVA）已在欧洲和加拿大获得许可[185]，并已获得美国国家储备的研究批准[153]。

显然，天花疫苗的开发已成为一项大型研究活动，产出了一批前景看好的已获批和研究中的新一代疫苗。随着这些疫苗获得监管机构的批准，必须决定储备多少疫苗和储备哪种疫苗。事实上，这些已经成为世卫组织内部最近讨论的一个主题[140]。

3.8 治疗

3.8.1 概述

天花生物恐怖主义事件与非洲流行的 MPXV 和美国的疫情一起发生的风险，突显了针对天花和其他正痘病毒的抗病毒药物研发的必要性。值得注意的是，治疗策略可能包括联合治疗，特别是考虑到对耐药性发展的担忧。例如，据报道，由于耐药性问题，来自进行性痘疹病例的 VACV 需要药物 ST－246、CMX001 和牛痘免疫球蛋白（VIG）才能成功解决[216]。因此，在疫苗开发进程中进一步推进病毒和宿主定向治疗有很强的研究需求。

3.8.2 被动免疫

天花的被动免疫主要用于治疗疫苗接种的并发症[217,218]。美国疾病控制与预防中心提供牛痘免疫球蛋白（VIG），用于治疗疫苗接种的并发症。VIG 用于预防或治疗天花方面的唯一有文件记载的是在 1961 年，当时 VIG 被用来防止天花在暴发期间传播给接触者[219]。除此之外，抗体对人类正痘病毒感染的治疗效果尚不清楚。一些研究人员已经开发出在动物模型中有效的单抗，但没有一种进入临床评估[220,221]。

3.8.3 DNA 合成抑制剂

西多福韦是一种 dCMP 类似物，用于治疗艾滋病患者巨细胞病毒（CMV）相关的视网膜炎；然而，在研究新药状态下，存在用于治疗正痘病毒感染的紧急方案[222]。西多福韦的靶标是 CMV 的 DNA 聚合酶，这是正痘病毒共有的靶标[223]。多项研究表明，在 MPXV 和 VARV 非人灵长类动物模型中，当在暴露后 48 小时内给予西多福韦时，西多福韦具有抗正痘病毒和保护作用[224-226]。由于与西多福韦有关的肾毒性，药物 CMX001（布林多福韦）的口服制剂被开发出来。该配方允许通过溶血磷脂酰胆碱摄取途径摄取，从而降低了肾毒性并提高了生物利用度[227,228]。CMX001 目前处于Ⅲ期临床试验，并已获得 FDA 快速通道指定用于巨细胞病毒、腺病毒和天花治疗。值得注意的是，CMX001 最近获得了美国 FDA 指定的治疗天花的“孤儿药物”称号。核苷类似物形式的各种其他 DNA 合成抑制剂正处于临床前开发阶段，并在文献［229，230］中进行了综述。

3.8.4 病毒成熟抑制药

Quigelle 等人研究表明，以前用作抗结核药物的硫氨基脲可以通过抑制病毒转录和成熟来抑制 VACV 感染[231]。另一种抗结核病药物利福平已被证明可以抑制 D13 基因的产物，并在体外阻止病毒成熟[232]。然而，使用这些药物治疗正痘病毒感染的高剂量要求和毒性可能会阻碍它们在临床上的广泛应用[230]。米托蒽醌（mitoxantrone）是一种能够一直 DNA 复制和转录活性的抗癌药物，也被证明可以阻止 CPXV、MPXV 和 VACV 的成熟[233,234]。最后，在各种细胞培养模型中，苯酚抗氧化剂特美丙醇（terameprocol）也被证明可以抑制 VACV 在细胞间的传播，因此也可能抑制病毒的成熟[235]。

3.8.5 病毒释放抑制剂

高通量筛选超过 30 万种化合物鉴定出 ST－246（tecovirimat），可抑制病毒排出。该化合物对正痘病毒属的多种成员具有抑制活性作用，并且是强效的（IC_{50}＜0.010 微米）和选择性的（CC_{50}＜40 毫米）[236]。该化合物在多种临床前模型（包括非人灵长类动物）中的有效性促使对该化合物在人类中的安全性进行评估[237,238]。这种药物最近被 FDA 批准用于治疗天花，并被列入美国国家战略储备。该药物的研制进展详见文献［239］。

3.8.6 宿主定向药物以及其他药物

近年来针对正痘病毒复制的几个宿主靶点的努力取得了显著的成效。宿主药物靶点很有吸引力，因为产生耐药性的可能性较小；然而，预计会有更多毒性。必须调和这样一种观念，即在治疗天花感染时，使用宿主导向疗法本质上是短期的。

FDA 批准的 Gleevec（甲磺酸伊马替尼）和相关药物达沙替尼已被证明能够在小鼠模型中削弱痘病毒劫持肌动蛋白的活性并降低其传染性[240,241]。此外，痘病毒中包含的 EGF 样生长因子可以有效地促进病毒复制。以这些因子为靶标的 4－苯胺喹唑啉 CI－1033 可以减少病毒传播，并在 VACV 小鼠模型中显示出疗效[242]。其他研究小组已经证明，抗体介导的 EGFR 阻断可以抑制痘病毒在体外的传播[243]。

此外，评估宿主反应的技术进步[49,244]也使在体外识别抑制 MPXV 复制的几种宿主激酶抑制剂成为可能[245]。高通量宿主定向小分子筛选也发现了有效的宿主定向抗病毒化合物，可有效治疗正痘病毒和其他病毒感染。例如，在高通量筛查中发现的 FGI－104 已被证明可抑制埃博拉病毒和 CPXV 感染等[246]。广谱宿主导向抗病毒药物的作用机制尚未完全阐明。干扰素 β 还被证明可以抑制 MPXV 感染和传播[247]。宿主导向药物对正痘病毒的安全性和有效性的进一步研究是有必要的。最后，除了宿主导向的药物外，RNA 干扰已经被证明在体外可以抑制 MPXV 的复制[248]。

3.8.7 预防和治疗：未来方向

自 SEP 结束以来，正痘病毒的预防和治疗工具包已大大扩展。安全性得到改善的疫苗已经上市并开始获得许可，有前景的疗法正在快速通过监管审批或已经获得美国 FDA 的批准（ST－246，Tecovirimat）。此外，现代疫苗和药物开发战略正被用于推动正痘病毒药物和疫苗的开发工作。

虽然这些科学努力具有激励作用，但却付出了巨大的公共成本，因为私人药物开发项目开发一种被认为已被根除的疾病的药物和疫苗的动机有限。事实上，这些研究努力的巨大公共成本已经在科学界和广大公众中受到了批评[249]。然而，与此同时，如果没有大量新一代疫苗的库存，当出现天花大暴发时，大规模疫苗接种可能会导致许多第一代疫苗相关的死亡病例，特别是在有相对禁忌症的患者中[144,146]。对正痘病毒药物开发的投资将进一步降低有禁忌症患者的并发症风险[146]。因此，今后的工作和决定必须平衡对暴发风险和储存成本的考虑。

3.9 总结/结论

在全球根除 VARV 后，关于其毒株的保存存在相当大的争论。一方面，我们有机会消灭一种病毒的最后残余物，这种病毒曾经夺走的人类生命比所有其他传染病加起来还多。另一方面，正如本章所证明的那样，关于 VARV 的分子发病机制仍有许多未知之处。利用传染性病毒进行科学研究的局限性无疑阻碍了我们对 VARV 传播、生命周期、宿主限制和病毒种类（重型及轻型）依赖的致病机制的理解。历史文献提供了一些关于人类临床疾病的背景；然而，天花恶化或消退的分子过程仍然未知。此外，来自动物感染模型的数据是值得怀疑的，因为大多数感染模型发生在天花彻底根除之前，而且在临床和研究方法与基础设施方面缺乏进展。

最近在美国国立卫生研究院意外发现了存活的 VARV 库存，这再次引发了关于全球所有 VARV 活毒库存的真正问责辩论。此外，最近利用现成的技术重建了已灭绝的马痘病毒，人们认为有可能使用类似的程序来产生可用于邪恶目的的 VARV[27]。此外，全球气候变化也被认为是将天花重新引入人类的潜在途径，这是由于一个多世纪前被埋在永久冻土层的死于天花的尸体融化[250]。尽管这些事件中的任何一个事件的合理性都可以而且应该进行辩论，但它确实带来了一个关于继续保存或销毁剩余 VARV 库存的困境。为了帮助指导这一讨论并向研究界提供信息，我们提供了关于 VARV 病毒学、临床疾病、致病机制、诊断、预防和临床干预的当前知识的全面概述。

参考文献

[1] Li Y，Carroll DS，Gardner SN，Walsh MC，Vitalis EA，Damon IK. On the origin of smallpox：correlating variola phylogenics with historical smallpox records. Proc Natl Acad Sci USA. 2007；104（40）：15787－92.

[2] Riedel S. Edward Jenner and the history of smallpox and vaccination. Proc（Baylor Univ Med Cent）. 2005；18（1）：21－5.

[3] Leung AKC. "Variolation" and vaccination in late imperial China，ca. 1570－1911. History of Vaccine Development. New York：Springer；2011. p. 5－12.

[4] Willis NJ. Edward Jenner and the eradication of smallpox. Scott Med J. 1997；42（4）：118－21.

[5] Dixon CW. Smallpox. London：J & A Churchill；1962.

[6] Fenner F，Henderson D，Isao A，Zdenek J，Ladnyi ID. Smallpox and its eradication. Geneva：World Health Organization；1988. 1460 p.

[7] Koplow DA. Smallpox：thefight to eradicate a global scourge. Berkeley：University of California Press；2004.

[8] Stearn EW，Stearn AE. The effect of smallpox on the destiny of the Amerindian. Boston：Bruce Humphries，Inc.；1945.

[9] Kearn RGH. Inside the confederate government. New York，NY：Oxford University Press；1957.

[10] Miller J，Engelberg S，Broad W. Germs，biological weapons and America's secret war. New York，NY：Simon and Schuster；2001.

[11] Steiner P. Disease in the civil war：natural biological warfare，1861－1865. Charles C. Thomas：Springfield，IL；1968.

[12] Cohen J. Bioterrorism. Smallpox vaccinations：how much protection remains? Science. 2001；294（5544）：985.

[13] Milton DK. What was the primary mode of smallpox transmission? Implications for biodefense. Front Cell Infect Microbiol. 2012；2：150.

[14] Nicas MHA，Jones RM，Reingold AL. The infectious dose of variola（smallpox）virus. Appl Biosafety. 2004；9（3）：118－27.

[15] Wharton M, Strikas RA, Harpaz R, Rotz LD, Schwartz B, Casey CG, et al. Recommendations for using smallpox vaccine in a pre - event vaccination program. Supplemental recommendations of the Advisory Committee on Immunization Practices (ACIP) and the Healthcare Infection Control Practices Advisory Committee (HICPAC). MMWR Recomm Rep. 2003; 52 (RR - 7): 1 - 16.

[16] Eubank S, Guclu H, Kumar VS, Marathe MV, Srinivasan A, Toroczkai Z, et al. Modelling disease outbreaks in realistic urban social networks. Nature. 2004; 429 (6988): 180 - 4.

[17] Mangili A, Gendreau MA. Transmission of infectious diseases during commercial air travel. Lancet. 2005; 365 (9463): 989 - 96.

[18] Halloran ME, Longini IM Jr, Nizam A, Yang Y. Containing bioterrorist smallpox. Science. 2002; 298 (5597): 1428 - 32.

[19] Henderson DA, Arita I. The smallpox threat: a time to reconsider global policy. Biosecur Bioterror. 2014; 12 (3): 117 - 21.

[20] World Health Organization. WHO Advisory committee on variola virus research: report of the eighteenth meeting, 2 - 3 November 2016, Geneva, Switzerland. Geneva: WHO; 2017.

[21] Alibek K. Biohazard. New York, NY: Random House; 2008.

[22] Shoham D, Wolfson Z. The Russian biological weapons program: vanished or disappeared? Crit Rev Microbiol. 2004; 30 (4): 241 - 61.

[23] Zelicoff AP. An epidemiological analysis of the 1971 smallpox outbreak in Aralsk, Kazakhstan. Crit Rev Microbiol. 2003; 29 (2): 97 - 108.

[24] Zanders JP. Addressing the concerns about smallpox. Int J Infect Dis. 2004; 8 (Suppl 2): S9 - 14.

[25] Reardon S. 'Forgotten' NIH smallpox virus languishes on death row. Nature. 2014; 514 (7524): 544.

[26] van Aken J, Hammond E. Genetic engineering and biological weapons. New technologies, desires and threats from biological research. EMBO Rep. 2003; 4 (Spec No): S57 - 60.

[27] Kupferschmidt K. Labmade smallpox is possible, study shows. Science. 2017; 357 (6347): 115 - 6.

[28] Esposito JJ, Sammons SA, Frace AM, Osborne JD, Olsen - Rasmussen M, Zhang M, et al. Genome sequence diversity and clues to the evolution of variola (smallpox) virus. Science. 2006; 313 (5788): 807 - 12. https://doi.org/10.1126/science.1125134.

[29] Jackson RJ, Ramsay AJ, Christensen CD, Beaton S, Hall DF, Ramshaw IA. Expression of mouse interleukin - 4 by a recombinant ectromelia virus suppresses cytolytic lymphocyte responses and overcomes genetic resistance to mousepox. J Virol. 2001; 75

(3)：1205－10.

[30] Jezek Z，Kriz B，Rothbauer V. Camelpox and its risk to the human population. J Hyg Epidemiol Microbiol Immunol. 1983；27 (1)：29－42.

[31] Shchelkunov SN. Emergence and reemergence of smallpox：the need for development of a new generation smallpox vaccine. Vaccine. 2011；29 (Suppl 4)：D49－53.

[32] Di Giulio DB，Eckburg PB. Human monkeypox：an emerging zoonosis. Lancet Infect Dis. 2004；4 (1)：15－25.

[33] Heymann DL，Szczeniowski M，Esteves K. Re－emergence of monkeypox in Africa：a review of the past six years. Br Med Bull. 1998；54 (3)：693－702.

[34] Reed KD，Melski JW，Graham MB，Regnery RL，Sotir MJ，Wegner MV，et al. The detection of monkeypox in humans in the Western Hemisphere. N Engl J Med. 2004；350 (4)：342－50.

[35] Rimoin AW，Mulembakani PM，Johnston SC，Lloyd Smith JO，Kisalu NK，Kinkela TL，et al. Major increase in human monkeypox incidence 30 years after smallpox vaccination campaigns cease in the Democratic Republic of Congo. Proc Natl Acad Sci U S A. 2010；107 (37)：16262－7.

[36] Cho CT，Wenner HA. Monkeypox virus. Bacteriol Rev. 1973；37 (1)：1－18.

[37] Kaplan EH，Craft DL，Wein LM. Analyzing bioterror response logistics：the case of smallpox. Math Biosci. 2003；185 (1)：33－72.

[38] Meltzer MI，Damon I，LeDuc JW，Millar JD. Modeling potential responses to smallpox as a bioterrorist weapon. Emerg Infect Dis. 2001；7 (6)：959－69.

[39] Smith BT，Inglesby TV，Brimmer E，Borio L，Franco C，Gronvall GK，et al. Navigating the storm：report and recommendations from the Atlantic Storm exercise. Biosecur Bioterror. 2005；3 (3)：256－67.

[40] Diven DG. An overview of poxviruses. J Am Acad Dermatol. 2001；44 (1)：1－16. https：//doi. org/10. 1067/mjd. 2001. 109302.

[41] Esposito J，Fenner F. Poxviruses. Fields virology. 4th ed. Philadelphia，PA：Lippincott Williams & Wilkins；2001.

[42] Buller RM，Palumbo GJ. Poxvirus pathogenesis. Microbiol Rev. 1991；55 (1)：80－122.

[43] Harrison SC，Alberts B，Ehrenfeld E，Enquist L，Fineberg H，McKnight SL，et al. Discovery of antivirals against smallpox. Proc Natl Acad Sci U S A. 2004；101 (31)：11178－92. https：//doi. org/10. 1073/pnas. 0403600101.

[44] Roberts KL，Smith GL. Vaccinia virus morphogenesis and dissemination. Trends Microbiol. 2008；16 (10)：472－9. https：//doi. org/10. 1016/j. tim. 2008. 07. 009.

[45] Baroudy BM，Venkatesan S，Moss B. Incompletely base－pairedflip－flop terminal loops link the two DNA strands of the vaccinia virus genome into one uninterrupted

polynucleotide chain. Cell. 1982；28（2）：315 - 24.

[46] Moss B. Poxvirus DNA replication. Cold Spring Harb Perspect Biol. 2013；5（9）https：//doi. org/10. 1101/cshperspect. a010199.

[47] McFadden G. Poxvirus tropism. Nat Rev Microbiol. 2005；3（3）：201 - 13.

[48] Van Vliet K，Mohamed MR，Zhang L，Villa NY，Werden SJ，Liu J，et al. Poxvirus proteomics and virus - host protein interactions. Microbiol Mol Biol Rev. 2009；73（4）：730 - 49. https：//doi. org/10. 1128/MMBR. 00026 - 09.

[49] Falcinelli SD，Chertow DS，Kindrachuk J. Integration of global analyses of host molecular responses with clinical data to evaluate pathogenesis and advance therapies for emerging and re - emerging viral infections. ACS Infect Dis. 2016；2（11）：787 - 99.

[50] Hendrickson RC，Wang C，Hatcher EL，Lefkowitz EJ. Orthopoxvirus genome evolution：the role of gene loss. Viruses. 2010；2（9）：1933 - 67.

[51] Moss B. Poxvirus entry and membrane fusion. Virology. 2006；344（1）：48 - 54.

[52] Schmidt FI，Bleck CK，Mercer J. Poxvirus host cell entry. Curr Opin Virol. 2012；2（1）：20 - 7.

[53] Mercer J，Helenius A. Vaccinia virus uses macropinocytosis and apoptotic mimicry to enter host cells. Science. 2008；320（5875）：531 - 5.

[54] Mercer J，Knebel S，Schmidt FI，Crouse J，Burkard C，Helenius A. Vaccinia virus strains use distinct forms of macropinocytosis for host - cell entry. Proc Natl Acad Sci U S A. 2010；107（20）：9346 - 51.

[55] Sandgren KJ，Wilkinson J，Miranda - Saksena M，McInerney GM，Byth - Wilson K，Robinson PJ，et al. A differential role for macropinocytosis in mediating entry of the two forms of vaccinia virus into dendritic cells. PLoS Pathog. 2010；6（4）：e1000866.

[56] Schmidt FI，Bleck CK，Helenius A，Mercer J. Vaccinia extracellular virions enter cells by macropinocytosis and acid - activated membrane rupture. EMBO J. 2011；30（17）：3647 - 61.

[57] Senkevich TG，Bruno D，Martens C，Porcella SF，Wolf YI，Moss B. Mapping vaccinia virus DNA replication origins at nucleotide level by deep sequencing. Proc Natl Acad Sci U S A. 2015；112（35）：10908 - 13.

[58] De Silva FS，Lewis W，Berglund P，Koonin EV，Moss B. Poxvirus DNA primase. Proc Natl Acad Sci U S A. 2007；104（47）：18724 - 9.

[59] Baldick CJ Jr，Moss B. Characterization and temporal regulation of mRNAs encoded by vaccinia virus intermediate - stage genes. J Virol. 1993；67（6）：3515 - 27.

[60] Broyles SS. Vaccinia virus transcription. J Gen Virol. 2003；84（Pt 9）：2293 - 303.

[61] Rubins KH，Hensley LE，Bell GW，Wang C，Lefkowitz EJ，Brown PO，et al. Comparative analysis of viral gene expression programs during poxvirus infection：a

transcriptional map of the vaccinia and monkeypox genomes. PLoS One. 2008； 3 (7)： e2628.
[62] Yang Z, Reynolds SE, Martens CA, Bruno DP, Porcella SF, Moss B. Expression profiling of the intermediate and late stages of poxvirus replication. J Virol. 2011； 85 (19)： 9899 - 908.
[63] Griffiths G, Wepf R, Wendt T, Locker JK, Cyrklaff M, Roos N. Structure and assembly of intracellular mature vaccinia virus： isolated - particle analysis. J Virol. 2001； 75 (22)： 11034 - 55. https： //doi. org/10. 1128/JVI. 75. 22. 11034 - 11055. 2001.
[64] Smith GL, Murphy BJ, Law M. Vaccinia virus motility. Annu Rev Microbiol. 2003； 57： 323 - 42.
[65] Dumbell KR, Huq F. The virology of variola minor. Correlation of laboratory tests with the geographic distribution and human virulence of variola isolates. Am J Epidemiol. 1986； 123 (3)： 403 - 15.
[66] Breman JG, Henderson DA. Diagnosis and management of smallpox. N Engl J Med. 2002； 346 (17)： 1300 - 8.
[67] Martin DB. The cause of death in smallpox： an examination of the pathology record. Mil Med. 2002； 167 (7)： 546 - 51.
[68] Stanford MM, McFadden G, Karupiah G, Chaudhri G. Immunopathogenesis of poxvirus infections： forecasting the impending storm. Immunol Cell Biol. 2007； 85 (2)： 93 - 102.
[69] Rao AR. Smallpox. Bombay： The Kothari Book Depot； 1972.
[70] Ricketts T. A classification of cases of smallpox by the numerical severity of the eruption. London： McCorquodale； 1893.
[71] Marsen JP. Variola minor. A personal analysis of 13, 686 cases. Bull Hyg. 1948； 23
[72] Marsden JP. Variola minor. A personal analysis of 13, 686 cases. Bull Hyg. 1948； 23： 735 - 46.
[73] De Jong M. The alastrim epidemic in The Hague, 1953 - 1954. Documenta de medicina geographica et tropica. 1956； 8： 207 - 35.
[74] MacCallum WG, Moody LM. Alastrim in Jamaica. Am J Hyg. 1921； 1： 388 - 409.
[75] Noble J Jr, Long GW, Kirchner E, Sesso J. A clinical and laboratory study of smallpox in Brazil. Accuracy of the laboratory diagnosis of smallpox in patients with Brazilian variola minor infection. Am J Trop Med Hyg. 1970； 19 (6)： 1020 - 8.
[76] Eichner M, Dietz K. Transmission potential of smallpox： estimates based on detailed data from an outbreak. Am J Epidemiol. 2003； 158 (2)： 110 - 7.
[77] Jahrling PB, Fritz EA, Hensley LE. Countermeasures to the bioterrorist threat of smallpox. Curr Mol Med. 2005； 5 (8)： 817 - 26.
[78] Roberts JA. Histopathogenesis of mousepox. I. Respiratory infection. Br J Exp Pathol.

1962；43：451 - 61.

[79] Johnson RF，Hammoud DA，Lackemeyer MG，Yellayi S，Solomon J，Bohannon JK，et al. Small particle aerosol inoculation of cowpox Brighton Red in rhesus monkeys results in a severe respiratory disease. Virology. 2015；481：124 - 35.

[80] Johnson RF，Hammoud DA，Perry DL，Solomon J，Moore IN，Lackemeyer MG，et al. Exposure of rhesus monkeys to cowpox virus Brighton Red by large - particle aerosol droplets results in an upper respiratory tract disease. J Gen Virol. 2016；97（8）：1942 - 54. https：//doi. org/10. 1099/jgv. 0. 000501.

[81] Barnewall RE，Fisher DA，Robertson AB，Vales PA，Knostman KA，Bigger JE. Inhalational monkeypox virus infection in cynomolgus macaques. Front Cell Infect Microbiol. 2012；2：117. https：//doi. org/10. 3389/fcimb. 2012. 00117.

[82] Zaucha GM，Jahrling PB，Geisbert TW，Swearengen JR，Hensley L. The pathology of experimental aerosolized monkeypox virus infection in cynomolgus monkeys（Macaca fascicularis）. Lab Investig. 2001；81（12）：1581 - 600.

[83] Kempe CHDF，St Vincent L，Rao AR，Downie AW. Conjunctivitis and subclinical infection in smallpox. J Hyg. 1969；67：631 - 6.

[84] Marsden JPGC. Inherited smallpox. Arch Dis Child. 1934；9：309 - 14.

[85] Downie AW，Mc CK，Macdonald A. Viraemia in smallpox. Lancet. 1950；2（6637）：513 - 4.

[86] Downie AW，McCarthy K，Macdonald A，Maccallum FO，Macrae AE. Virus and virus antigen in the blood of smallpox patients；their significance in early diagnosis and prognosis. Lancet. 1953；265（6778）：164 - 6.

[87] Mitra AC，Chatterjee SN，Sarkar JK，Manji P，Das AK. Viraemia in haemorrhagic and other forms of smallpox. J Indian Med Assoc. 1966；47（3）：112 - 4.

[88] Sarkar JK，Chatterjee SN，Mitra AC，Mondal A. Relation between the neutralizing and haemagglutination - inhibiting antibodies in smallpox. Indian J Med Res. 1969；57（1）：8 - 12.

[89] Downie AW，Fedson DS，Saint Vincent L，Rao AR，Kempe CH. Haemorrhagic smallpox. J Hyg（Lond）. 1969；67（4）：619 - 29.

[90] Sarkar JK，Mitra AC，Mukherjee MK，De SK，Mazumdar DG. Virus excretion in smallpox. 1. Excretion in the throat，urine，and conjunctiva of patients. Bull World Health Organ. 1973；48（5）：517 - 22.

[91] Jahrling PB，Hensley LE，Martinez MJ，Leduc JW，Rubins KH，Relman DA，et al. Exploring the potential of variola virus infection of cynomolgus macaques as a model for human smallpox. Proc Natl Acad Sci U S A. 2004；101（42）：15196 - 200.

[92] Cann JA，Jahrling PB，Hensley LE，Wahl - Jensen V. Comparative pathology of smallpox and monkeypox in man and macaques. J Comp Pathol. 2013；148（1）：6 - 21.

［93］ Koplan JP，Monsur KA，Foster SO，Huq F，Rahaman MM，Huq S，et al. Treatment of variola major with adenine arabinoside. J Infect Dis. 1975；131（1）：34－9.

［94］ Ikeda K. The blood in purpuric smallpox. Clinical review of forty－eight cases. JAMA. 1925；84：1807－13.

［95］ McKenzie PJ，Githens JH，Harwood ME，Roberts JF，Rao AR，Kempe CH. Haemorrhagic smallpox. 2. Specific bleeding and coagulation studies. Bull World Health Organ. 1965；33（6）：773－82.

［96］ Roberts JF，Coffee G，Creel SM，Gaal A，Githens JH，Rao AR，et al. Haemorrhagic smallpox. I. Preliminary haematological studies. Bull World Health Organ. 1965；33（5）：607－13.

［97］ Haviland JW. Purpura variolosa；its manifestations in skin and blood. Yale J Biol Med. 1952；24（6）：518－24.

［98］ Mehta BC，Doctor RG，Purandare NM，Patel JC. Hemorrhagic smallpox. A study of 22 cases to determine the cause of bleeding. Indian J Med Sci. 1967；21（8）：518－23.

［99］ Mitra M，Bhattacharya DK. Some observations on haemorrhagic smallpox（Type I）. J Indian Med Assoc. 1976；67（11）：237－40.

［100］ Herrlich A，Mayr A，Mahnel H，Munz E. Experimental studies on transformation of the variola virus into the vaccinia virus. Arch Gesamte Virusforsch. 1963；12：579－99.

［101］ Titova KA，Sergeev AA，Kabanov AS，Bulychev LE，Sergeev AA，Gorbatovskaya DO，Zamedyanskaya AS，Shishkina LN，Taranov OS，Omigov VV，Zavjalov EL，Agafonov AP，Sergeev AN. SCID mice as an animal model to evaluate the efficacy of antismallpox drugs. Russ J Genet Appl Res. 2016；6（4）：477－84.

［102］ Titova KA，Sergeev AA，Zamedyanskaya AS，Galahova DO，Kabanov AS，Morozova AA，et al. Using ICR and SCID mice as animal models for smallpox to assess antiviral drug efficacy. J Gen Virol. 2015；96（9）：2832－43.

［103］ Copeman SM. Variola and vaccinia，their manifestations and interrelations in the lower animals. A comparative study. J Pathol Bacteriol. 1894；2：407－27.

［104］ De Haan LJE. Vaccine et retrivaccine a Batavia. Ann Inst Pasteur. 1896；10：169－75.

［105］ Zuelzer W. Zur aetiologie der variola. Centr med Wiss. 1874；12：82.

［106］ Brinckerhoff WR，Tyzzer EE. Studies upon experimental variola and vaccinia in Quadrumana. J Med Res. 1906；14：213－359.

［107］ Roger H，Weil E. Inoculation de la vaccine et de variole au singe. Compt Rend Soc Biol. 1902；11：1271－4.

［108］ Wurtz R，Huon E. Note sur la variole experimentale du singe. Arch Med Exptl（Madrid）. 1914－1915；26：402－421.

［109］ Horgan ES，Haseeb MA，Satti MH. Cross immunity experiments in monkeys between variola，alastrim，and vaccinia. J Hyg. 1939；39：615 – 37.

[110] Teissier PJ，Duvoir M，Stevenin H. Experiences de variolisation sur les singes. Compt Rend Soc Biol. 1911；70：654 – 6.

[111] Teissier P，Reilly J，Rivalier E. L'inoculation testiculaire du virus varioloque chez le singe. Compt Rend Soc Biol. 1929；100：101 – 3.

[112] Teissier P，Reilly J，Rivalier E，Stefanesco V. Les infections varioliques inapparents. Compt Rend Soc Biol. 1932；108：1039 – 41.

[113] Leake JP，Force JN. The immunological relationship of alastrim and mild smallpox. Hyg Lab Bull. 1927；149：29 – 64.

[114] Cleland JB，Ferguson EW. The nature of the recent smallpox epidemic in Australia；microbiological findings and animal inoculations. Proc Roy Soc Med. 1915；8：19 – 40.

[115] Cunha AMD，Teixeira J，De C. Notes sur l'alastrim. Relations d'immunite entre l'alastrim et la vaccine. Compt Rend Soc Biol. 1934；116：61 – 2.

[116] Turkhud DA，Pandit CG. An epidemic of alastrim – like disease in Madras，including some experimental investigations with the virus. Indian J Med Res 1926 – 1927；14：27 – 40.

[117] Hahon N，Wilson BJ. Pathogenesis of variola in Macaca irus monkeys. Am J Hyg. 1960；71：69 – 80.

[118] Wahl – Jensen V，Cann JA，Rubins KH，Huggins JW，Fisher RW，Johnson AJ，et al. Progression of pathogenic events in cynomolgus macaques infected with variola virus. PLoS One. 2011；6（10）：e24832.

[119] Carroll DS，Olson VA，Smith SK，Braden ZH，Patel N，Abel J，et al. Orthopoxvirus variola infection of Cynomys ludovicianus（North American black tailed prairie dog）. Virology. 2013；443（2）：358 – 62. https：//doi. org/10. 1016/j. virol. 2013. 05. 029.

[120] Downie AW. Jenner's cowpox inoculation. Br Med J. 1951；2（4726）：251 – 6.

[121] Buddingh GJ. Infection of the chorio – allantois of the chick embryo as a diagnostic test for variola. Am J Hyg. 1938；28：130 – 7.

[122] Horgan ES. The experimental transformation of variola to vaccinia. J Hyg（Lond）. 1938；38（6）：702 – 15.

[123] Nelson JB. The stability of variola virus propagated in embryonated eggs. J Exp Med. 1943；78（4）：231 – 9.

[124] Hutson CL，Olson VA，Carroll DS，Abel JA，Hughes CM，Braden ZH，et al. A prairie dog animal model of systemic orthopoxvirus disease using West African and Congo Basin strains of monkeypox virus. J Gen Virol. 2009；90（Pt 2）：323 – 33. https：//doi. org/10. 1099/vir. 0. 005108 – 0.

[125] Reynolds MG，Yorita KL，Kuehnert MJ，Davidson WB，Huhn GD，Holman RC，et al. Clinical manifestations of human monkeypox influenced by route of infection. J Infect

Dis. 2006；194（6）：773－80. https：//doi. org/10. 1086/505880.

［126］Hahon N. Smallpox and related poxvirus infections in the simian host. Bacteriol Rev. 1961；25：459－76.

［127］Magrath GB，Brinckerhoff WR. On experimental variola in the monkey. J Med Res. 1904；11（1）：230－46.

［128］Moore ZS，Seward JF，Lane JM. Smallpox. Lancet. 2006；367（9508）：425－35.

［129］Seward JF，Galil K，Damon I，Norton SA，Rotz L，Schmid S，et al. Development and experience with an algorithm to evaluate suspected smallpox cases in the United States，2002－2004. Clin Infect Dis. 2004；39（10）：1477－83.

［130］CDC. Guide D：specimen collection and transport guidelines；2005.

［131］Kato S，Cutting W. A study of the inclusion bodies of rabbit myxoma andfibroma virus and a consideration of the relationship between all pox virus inclusion bodies. Stanford Med Bull. 1959；17（1）：34－45.

［132］Artenstein AW，Johnson C，Marbury TC，Morrison D，Blum PS，Kemp T，et al. A novel，cell culture－derived smallpox vaccine in vaccinia－naive adults. Vaccine. 2005；23（25）：3301－9.

［133］Damon IK，Esposito JJ. Poxvirus infection in humans. In：Murray PR，Jorgensen JH，Yolken RH，Baron EJ，Pfaller MA，editors. Manual of clinical microbiology. 8th ed. Washington，DC：American Society for Microbiology Press；2003.

［134］Meyer H，Damon IK，Esposito JJ. Orthopoxvirus diagnostics. Methods Mol Biol. 2004；269：119－34.

［135］Damon IK，Davidson WB，Hughes CM，Olson VA，Smith SK，Holman RC，et al. Evaluation of smallpox vaccines using variola neutralization. J Gen Virol. 2009；90（Pt 8）：1962－6.

［136］Ropp SL，Jin Q，Knight JC，Massung RF，Esposito JJ. PCR strategy for identification and differentiation of small pox and other orthopoxviruses. J Clin Microbiol. 1995；33（8）：2069－76.

［137］Lapa S，Mikheev M，Shchelkunov S，Mikhailovich V，Sobolev A，Blinov V，et al. Specieslevel identification of orthopoxviruses with an oligonucleotide microchip. J Clin Microbiol. 2002；40（3）：753－7.

［138］Olson VA，Shchelkunov SN. Are we prepared in case of a possible smallpox－like disease emergence? Viruses. 2017；9（9）：242.

［139］Shchelkunov SN，Shcherbakov DN，Maksyutov RA，Gavrilova EV. Species－specific identification of variola，monkeypox，cowpox，and vaccinia viruses by multiplex real－time PCR assay. J Virol Methods. 2011；175（2）：163－9. https：//doi. org/10. 1016/j. jviromet. 2011. 05. 002.

[140] Henderson DA. The eradication of smallpox - an overview of the past, present, and future. Vaccine. 2011; 29 (Suppl 4): D7 - 9.

[141] Arita I. Smallpox vaccine and its stockpile in 2005. Lancet Infect Dis. 2005; 5 (10): 647 - 52.

[142] Meeting of the Strategic Advisory Group of Experts on immunization, November 2013 -- conclusions and recommendations. Wkly Epidemiol Rec 2014; 89 (1): 1 - 20.

[143] Artenstein AW. New generation smallpox vaccines: a review of preclinical and clinical data. Rev Med Virol. 2008; 18 (4): 217 - 31.

[144] Meyer H. Summary report onfirst, second and third generation smallpox vaccines. Geneva: World Health Organization; 2013.

[145] Modlin JF, Snider DE, Brooks DA, Clover RD, Deseda - Tous J, Helms CM, Johnson IDR. Vaccinia (smallpox) vaccine recommendations of the Advisory Committee on Immunization Practices (ACIP), 2001. MMWR. 2001; 50: 1 - 25.

[146] Kretzschmar M, Wallinga J, Teunis P, Xing S, Mikolajczyk R. Frequency of adverse events after vaccination with different vaccinia strains. PLoS Med. 2006; 3 (8): e272.

[147] Grabenstein JD, Winkenwerder W Jr. US military smallpox vaccination program experience. JAMA. 2003; 289 (24): 3278 - 82.

[148] Yih WK, Lieu TA, Rego VH, O'Brien MA, Shay DK, Yokoe DS, et al. Attitudes of healthcare workers in U. S. hospitals regarding smallpox vaccination. BMC Public Health. 2003; 3: 20.

[149] Frey SE, Couch RB, Tacket CO, Treanor JJ, Wolff M, Newman FK, et al. Clinical responses to undiluted and diluted smallpox vaccine. N Engl J Med. 2002; 346 (17): 1265 - 74.

[150] Frey SE, Newman FK, Kennedy JS, Sobek V, Ennis FA, Hill H, et al. Clinical and immunologic responses to multiple doses of IMVAMUNE (Modified Vaccinia Ankara) followed by Dryvax challenge. Vaccine. 2007; 25 (51): 8562 - 73.

[151] Prevention UCfDCa. Newly licensed smallpox vaccine to replace old smallpox vaccine. MMWR. 2008; 57 (8): 207 - 8.

[152] Talbot TR, Stapleton JT, Brady RC, Winokur PL, Bernstein DI, Germanson T, et al. Vaccination success rate and reaction profile with diluted and undiluted smallpox vaccine: a randomized controlled trial. JAMA. 2004; 292 (10): 1205 - 12.

[153] Petersen BW, Damon IK, Pertowski CA, Meaney - Delman D, Guarnizo JT, Beigi RH, et al. Clinical guidance for smallpox vaccine use in a postevent vaccination program. MMWR Recomm Rep. 2015; 64. (RR - 02: 1 - 26.

[154] Hsieh SM, Chen SY, Sheu GC, Hung MN, Chou WH, Chang SC, et al. Clinical and immunological responses to undiluted and diluted smallpox vaccine with vaccinia virus of Lister strain. Vaccine. 2006; 24 (4): 510 - 5.

[155] Kim SH，Yeo SG，Jang HC，Park WB，Lee CS，Lee KD，et al. Clinical responses to smallpox vaccine in vaccinia - naive and previously vaccinated populations：undiluted and diluted Lancy - Vaxina vaccine in a single - blind，randomized，prospective trial. J Infect Dis. 2005；192（6）：1066 - 70.

[156] Auckland C，Cowlishaw A，Morgan D，Miller E. Reactions to small pox vaccine in naive and previously - vaccinated individuals. Vaccine. 2005；23（32）：4185 - 7.

[157] Bossi P，Gay F，Fouzai I，Combadiere B，Brousse G，Lebrun - Vignes B，et al. Demographic and clinical factors associated with response to smallpox vaccine in preimmunized volunteers. PLoS One. 2008；3（12）：e4087.

[158] Orr N，Forman M，Marcus H，Lustig S，Paran N，Grotto I，et al. Clinical and immune responses after revaccination of Israeli adults with the Lister strain of vaccinia virus. J Infect Dis. 2004；190（7）：1295 - 302.

[159] Mack TM. Smallpox in Europe，1950 - 1971. J Infect Dis. 1972；125（2）：161 - 9.

[160] Moss B. Smallpox vaccines：targets of protective immunity. Immunol Rev. 2011；239（1）：8 - 26.

[161] Edghill - Smith Y，Golding H，Manischewitz J，King LR，Scott D，Bray M，et al. Smallpox vaccine - induced antibodies are necessary and sufficient for protection against monkeypox virus. Nat Med. 2005；11（7）：740 - 7.

[162] Hammarlund E，Lewis MW，Hansen SG，Strelow LI，Nelson JA，Sexton GJ，et al. Duration of antiviral immunity after smallpox vaccination. Nat Med. 2003；9（9）：1131 - 7.

[163] Cono J，Casey CG，Bell DM，Centers for Disease C，Prevention. Smallpox vaccination and adverse reactions. Guidance for clinicians. MMWR Recomm Rep. 2003；52（RR - 4）：1 - 28.

[164] Casey CG，Iskander JK，Roper MH，Mast EE，Wen XJ，Torok TJ，et al. Adverse events associated with smallpox vaccination in the United States，January - October 2003. JAMA. 2005；294（21）：2734 - 43.

[165] Halsell JS，Riddle JR，Atwood JE，Gardner P，Shope R，Poland GA，et al. Myopericarditis following smallpox vaccination among vaccinia - naive US military personnel. JAMA. 2003；289（24）：3283 - 9.

[166] Centers for Disease C，Prevention. Update：adverse events following civilian smallpox vaccination—United States，2003. MMWR Morb Mortal Wkly Rep. 2003；52（20）：475 - 7.

[167] Weltzin R，Liu J，Pugachev KV，Myers GA，Coughlin B，Blum PS，et al. Clonal vaccinia virus grown in cell culture as a new smallpox vaccine. Nat Med. 2003；9（9）：1125 - 30.

[168] Monath TP，Caldwell JR，Mundt W，Fusco J，Johnson CS，Buller M，et al. ACAM2000 clonal Vero cell culture vaccinia virus（New York City Board of Health strain）- a

second - generation smallpox vaccine for biological defense. Int J Infect Dis. 2004; 8 (Suppl 2): S31 - 44.

[169] Frey SE, Newman FK, Kennedy JS, Ennis F, Abate G, Hoft DF, et al. Comparison of the safety and immunogenicity of ACAM1000, ACAM2000 and Dryvax in healthy vaccinianaive adults. Vaccine. 2009; 27 (10): 1637 - 44.

[170] Nalca A, Zumbrun EE. ACAM2000: the new smallpox vaccine for United States Strategic National Stockpile. Drug Des Devel Ther. 2010; 4: 71 - 9.

[171] Jang HC, Kim CJ, Kim KH, Lee KH, Byun YH, Seong BL, et al. A randomized, double - blind, controlled clinical trial to evaluate the efficacy and safety of CJ - 50300, a newly developed cell culture - derived smallpox vaccine, in healthy volunteers. Vaccine. 2010; 28 (36): 5845 - 9.

[172] Kim SH, Choi SJ, Park WB, Kim HB, Kim NJ, Oh MD, et al. Detailed kinetics of immune responses to a new cell culture - derived smallpox vaccine in vaccinia - naive adults. Vaccine. 2007; 25 (33): 6287 - 91.

[173] Kim NH, Kang YM, Kim G, Choe PG, Song JS, Lee KH, et al. An open - label, single arm, phase III clinical study to evaluate the efficacy and safety of CJ smallpox vaccine in previously vaccinated healthy adults. Vaccine. 2013; 31 (45): 5239 - 42.

[174] Greenberg RN, Kennedy JS, Clanton DJ, Plummer EA, Hague L, Cruz J, et al. Safety and immunogenicity of new cell - cultured smallpox vaccine compared with calf - lymph derived vaccine: a blind, single - centre, randomised controlled trial. Lancet. 2005; 365 (9457): 398 - 409.

[175] Hekker AC, Bos JM, Rai NK, Keja J, Cuboni G, Emmet B, et al. Large - scale use of freezedried smallpox vaccine prepared in primary cultures of rabbit kidney cells. Bull World Health Organ. 1976; 54 (3): 279 - 84.

[176] Wiser I, Balicer RD, Cohen D. An update on smallpox vaccine candidates and their role in bioterrorism related vaccination strategies. Vaccine. 2007; 25 (6): 976 - 84.

[177] Greenberg RN, Kennedy JS. ACAM2000: a newly licensed cell culture - based live vaccinia smallpox vaccine. Expert Opin Investig Drugs. 2008; 17 (4): 555 - 64.

[178] Saito T, Fujii T, Kanatani Y, Saijo M, Morikawa S, Yokote H, et al. Clinical and immunological response to attenuated tissue - cultured smallpox vaccine LC16m8. JAMA. 2009; 301 (10): 1025 - 33.

[179] Kennedy JS, Gurwith M, Dekker CL, Frey SE, Edwards KM, Kenner J, et al. Safety and immunogenicity of LC16m8, an attenuated smallpox vaccine in vaccinia - naive adults. J Infect Dis. 2011; 204 (9): 1395 - 402.

[180] Kenner J, Cameron F, Empig C, Jobes DV, Gurwith M. LC16m8: an attenuated smallpox vaccine. Vaccine. 2006; 24 (47 - 48): 7009 - 22.

［181］ McCurdy LH，Larkin BD，Martin JE，Graham BS. Modified vaccinia Ankara：potential as an alternative smallpox vaccine. Clin Infect Dis. 2004；38（12）：1749 - 53.

［182］ Drexler I，Heller K，Wahren B，Erfle V，Sutter G. Highly attenuated modified vaccinia virus Ankara replicates in baby hamster kidney cells，a potential host for virus propagation，but not in various human transformed and primary cells. J Gen Virol. 1998；79（Pt 2）：347 - 52.

［183］ Lohr V，Rath A，Genzel Y，Jordan I，Sandig V，Reichl U. New avian suspension cell lines provide production of influenza virus and MVA in serum - free media：studies on growth，metabolism and virus propagation. Vaccine. 2009；27（36）：4975 - 82.

［184］ Leon A，David AL，Madeline B，Guianvarc'h L，Dureau E，Champion - Arnaud P，et al. The EB66（R）cell line as a valuable cell substrate for MVA - based vaccines production. Vaccine. 2016；34（48）：5878 - 85.

［185］ Sanchez - Sampedro L，Perdiguero B，Mejias - Perez E，Garcia - Arriaza J，Di Pilato M，Esteban M. The evolution of poxvirus vaccines. Viruses. 2015；7（4）：1726 - 803.

［186］ Greenberg RN，Hurley MY，Dinh DV，Mraz S，Vera JG，von Bredow D，et al. A multicenter，open - label，controlled phase II study to evaluate safety and immunogenicity of MVA Smallpox Vaccine（IMVAMUNE）in 18 - 40 year old subjects with diagnosed atopic dermatitis. PLoS One. 2015；10（10）：e0138348.

［187］ Vollmar J，Arndtz N，Eckl KM，Thomsen T，Petzold B，Mateo L，et al. Safety and immunogenicity of IMVAMUNE，a promising candidate as a third generation smallpox vaccine. Vaccine. 2006；24（12）：2065 - 70.

［188］ von Krempelhuber A，Vollmar J，Pokorny R，Rapp P，Wulff N，Petzold B，et al. A randomized，double - blind，dose - finding Phase II study to evaluate immunogenicity and safety of the third generation smallpox vaccine candidate IMVAMUNE. Vaccine. 2010；28（5）：1209 - 16.

［189］ Kennedy JS，Greenberg RN. IMVAMUNE：modified vaccinia Ankara strain as an attenuated smallpox vaccine. Expert Rev Vaccines. 2009；8（1）：13 - 24.

［190］ Wilck MB，Seaman MS，Baden LR，Walsh SR，Grandpre LE，Devoy C，et al. Safety and immunogenicity of modified vaccinia Ankara（ACAM3000）：effect of dose and route of administration. J Infect Dis. 2010；201（9）：1361 - 70.

［191］ Seaman MS，Wilck MB，Baden LR，Walsh SR，Grandpre LE，Devoy C，et al. Effect of vaccination with modified vaccinia Ankara（ACAM3000）on subsequent challenge with Dryvax. J Infect Dis. 2010；201（9）：1353 - 60.

［192］ Parrino J，McCurdy LH，Larkin BD，Gordon IJ，Rucker SE，Enama ME，et al. Safety，immunogenicity and efficacy of modified vaccinia Ankara（MVA）against Dryvax challenge in vaccinia - naive and vaccinia - immune individuals. Vaccine. 2007；25（8）：

1513 - 25.

[193] Tartaglia J, Perkus ME, Taylor J, Norton EK, Audonnet JC, Cox WI, et al. NYVAC: a highly attenuated strain of vaccinia virus. Virology. 1992; 188 (1): 217 - 32.

[194] Midgley CM, Putz MM, Weber JN, Smith GL. Vaccinia virus strain NYVAC induces substantially lower and qualitatively different human antibody responses compared with strains Lister and Dryvax. J Gen Virol. 2008; 89 (Pt 12): 2992 - 7.

[195] Hochstein - Mintzel V. Oral and nasal immunization with Poxvirus vacciniae. I. Criteria for smallpox immunity and immunology of the conventional cutaneous reaction to vaccination. Zentralbl Bakteriol Orig B. 1972; 156 (1): 1 - 14.

[196] Hochstein - Mintzel V, Hanichen T, Huber HC, Stickl H. An attenuated strain of vaccinia virus (MVA). Successful intramuscular immunization against vaccinia and variola (author's transl). Zentralbl Bakteriol Orig A. 1975; 230 (3): 283 - 97.

[197] Davies DH, McCausland MM, Valdez C, Huynh D, Hernandez JE, Mu Y, et al. Vaccinia virus H3L envelope protein is a major target of neutralizing antibodies in humans and elicits protection against lethal challenge in mice. J Virol. 2005; 79 (18): 11724 - 33.

[198] Fogg C, Lustig S, Whitbeck JC, Eisenberg RJ, Cohen GH, Moss B. Protective immunity to vaccinia virus induced by vaccination with multiple recombinant outer membrane proteins of intracellular and extracellular virions. J Virol. 2004; 78 (19): 10230 - 7.

[199] Sakhatskyy P, Wang S, Chou TH, Lu S. Immunogenicity and protection efficacy of monovalent and polyvalent poxvirus vaccines that include the D8 antigen. Virology. 2006; 355 (2): 164 - 74.

[200] Golovkin M, Spitsin S, Andrianov V, Smirnov Y, Xiao Y, Pogrebnyak N, et al. Smallpox subunit vaccine produced in Planta confers protection in mice. Proc Natl Acad Sci U S A. 2007; 104 (16): 6864 - 9.

[201] Buchman GW, Cohen ME, Xiao Y, Richardson - Harman N, Silvera P, DeTolla LJ, et al. A protein - based smallpox vaccine protects non - human primates from a lethal monkeypox virus challenge. Vaccine. 2010; 28 (40): 6627 - 36.

[202] Sakhatskyy P, Wang S, Zhang C, Chou TH, Kishko M, Lu S. Immunogenicity and protection efficacy of subunit - based smallpox vaccines using variola major antigens. Virology. 2008; 371 (1): 98 - 107.

[203] Heraud JM, Edghill - Smith Y, Ayala V, Kalisz I, Parrino J, Kalyanaraman VS, et al. Subunit recombinant vaccine protects against monkeypox. J Immunol. 2006; 177 (4): 2552 - 64.

[204] Hooper JW, Custer DM, Schmaljohn CS, Schmaljohn AL. DNA vaccination with vaccinia virus L1R and A33R genes protects mice against a lethal poxvirus challenge. Virology.

2000；266（2）：329－39.

[205] Hooper JW，Custer DM，Thompson E. Four－gene－combination DNA vaccine protects mice against a lethal vaccinia virus challenge and elicits appropriate antibody responses in nonhuman primates. Virology. 2003；306（1）：181－95.

[206] Hooper JW，Thompson E，Wilhelmsen C，Zimmerman M，Ichou MA，Steffen SE，et al. Smallpox DNA vaccine protects nonhuman primates against lethal monkeypox. J Virol. 2004；78（9）：4433－43.

[207] Golden JW，Josleyn M，Mucker EM，Hung CF，Loudon PT，Wu TC，et al. Side－by－side comparison of gene－based smallpox vaccine with MVA in nonhuman primates. PLoS One. 2012；7（7）：e42353.

[208] Pulford DJ，Gates A，Bridge SH，Robinson JH，Ulaeto D. Differential efficacy of vaccinia virus envelope proteins administered by DNA immunisation in protection of BALB/c mice from a lethal intranasal poxvirus challenge. Vaccine. 2004；22（25－26）：3358－66.

[209] Bielinska AU，Chepurnov AA，Landers JJ，Janczak KW，Chepurnova TS，Luker GD，et al. A novel，killed－virus nasal vaccinia virus vaccine. Clin Vaccine Immunol. 2008；15（2）：348－58.

[210] Amies CR. Loss of immunogenic properties of vaccinia virus inactivated by formaldehyde. Can J Microbiol. 1961；7：141－52.

[211] Madeley CR. The immunogenicity of heat－inactivated vaccinia virus in rabbits. J Hyg（Lond）. 1968；66（1）：89－107.

[212] Turner GS，Squires EJ，Murray HG. Inactivated smallpox vaccine. A comparison of inactivation methods. J Hyg（Lond）. 1970；68（2）：197－210.

[213] Onishchenko GG，Maksimov VA，Vorob'ev AA，Podkuiko VN，Mel'nikov SA. The topicality of return to smallpox vaccination：problems and prospects. Vestn Ross Akad Med Nauk. 2006；（7）：32－8.

[214] Organization WH. Report of the meeting of the Ad Hoc Committee on Orthopoxvirus Infections，Geneva，Switzerland 31 August－1 September 2004. Geneva，Switzerland：WHO；2004.

[215] Yen C，Hyde TB，Costa AJ，Fernandez K，Tam JS，Hugonnet S，et al. The development of global vaccine stockpiles. Lancet Infect Dis. 2015；15（3）：340－7.

[216] Lederman ER，Davidson W，Groff HL，Smith SK，Warkentien T，Li Y，et al. Progressive vaccinia：case description and laboratory－guided therapy with vaccinia immune globulin，ST－246，and CMX001. J Infect Dis. 2012；206（9）：1372－85.

[217] Feery BJ. The efficacy of vaccinial immune globulin. A 15－year study. Vox Sang. 1976；31（1 Suppl）：68－76.

[218] Sharp JC，Fletcher WB. Experience of anti－vaccinia immunoglobulin in the United

Kingdom. Lancet. 1973; 1 (7804): 656 - 9.

[219] Marennikova SS. The use of hyperimmune antivaccinia gamma - globulin for the prevention and treatment of smallpox. Bull World Health Organ. 1962; 27: 325 - 30.

[220] Kinet JP, Jouvin MH. inventorSmallpox monoclonal antibody. USA patent 7, 811, 568. 2010.

[221] Lustig S, Fogg C, Whitbeck JC, Eisenberg RJ, Cohen GH, Moss B. Combinations of polyclonal or monoclonal antibodies to proteins of the outer membranes of the two infectious forms of vaccinia virus protect mice against a lethal respiratory challenge. J Virol. 2005; 79 (21): 13454 - 62.

[222] Parker S, Handley L, Buller RM. Therapeutic and prophylactic drugs to treat orthopoxvirus infections. Futur Virol. 2008; 3 (6): 595 - 612.

[223] Magee WC, Hostetler KY, Evans DH. Mechanism of inhibition of vaccinia virus DNA polymerase by cidofovir diphosphate. Antimicrob Agents Chemother. 2005; 49 (8): 3153 - 62.

[224] Baker RO, Bray M, Huggins JW. Potential antiviral therapeutics for smallpox, monkeypox and other orthopoxvirus infections. Antivir Res. 2003; 57 (1 - 2): 13 - 23.

[225] Huggins JW, Martinez MJ, et al, editors. Successful cidofovir treatment of smallpox - like disease in variola and monkeypox primate models. The Seventeenth International Conference on Antiviral Research; Antiviral Research; 2004.

[226] Stittelaar KJ, Neyts J, Naesens L, van Amerongen G, van Lavieren RF, Holy A, et al. Antiviral treatment is more effective than smallpox vaccination upon lethal monkeypox virus infection. Nature. 2006; 439 (7077): 745 - 8.

[227] Lanier R, Trost L, Tippin T, Lampert B, Robertson A, Foster S, et al. Development of CMX001 for the treatment of poxvirus infections. Viruses. 2010; 2 (12): 2740 - 62.

[228] Painter W, Robertson A, Trost LC, Godkin S, Lampert B, Painter G. First pharmacokinetic and safety study in humans of the novel lipid antiviral conjugate CMX001, a broad - spectrum oral drug active against double - stranded DNA viruses. Antimicrob Agents Chemother. 2012; 56 (5): 2726 - 34.

[229] Narayanan A, Bailey C, Kashanchi F, Kehn - Hall K. Developments in antivirals against influenza, smallpox and hemorrhagic fever viruses. Expert Opin Investig Drugs. 2011; 20 (2): 239 - 54.

[230] Sliva K, Schnierle B. From actually toxic to highly specific -- novel drugs against poxviruses. Virol J. 2007; 4: 8.

[231] Quenelle DC, Keith KA, Kern ER. In vitro and in vivo evaluation of isatin - betathiosemicarbazone and marboran against vaccinia and cowpox virus infections. Antivir Res. 2006; 71 (1): 24 - 30.

[232] Charity JC，Katz E，Moss B. Amino acid substitutions at multiple sites within the vaccinia virus D13 scaffold protein confer resistance to rifampicin. Virology. 2007；359（1）：227－32.

[233] Altmann SE，Smith AL，Dyall J，Johnson RF，Dodd LE，Jahrling PB，et al. Inhibition of cowpox virus and monkeypox virus infection by mitoxantrone. Antivir Res. 2012；93（2）：305－8.

[234] Deng L，Dai P，Ciro A，Smee DF，Djaballah H，Shuman S. Identification of novel antipoxviral agents：mitoxantrone inhibits vaccinia virus replication by blocking virion assembly. J Virol. 2007；81（24）：13392－402.

[235] Pollara JJ，Laster SM，Petty IT. Inhibition of poxvirus growth by Terameprocol，a methylated derivative of nordihydroguaiaretic acid. Antivir Res. 2010；88（3）：287－95.

[236] Yang G，Pevear DC，Davies MH，Collett MS，Bailey T，Rippen S，et al. An orally bioavailable antipoxvirus compound（ST－246）inhibits extracellular virus formation and protects mice from lethal orthopoxvirus challenge. J Virol. 2005；79（20）：13139－49.

[237] Jordan R，Goff A，Frimm A，Corrado ML，Hensley LE，Byrd CM，et al. ST－246 antiviral efficacy in a nonhuman primate monkeypox model：determination of the minimal effective dose and human dose justification. Antimicrob Agents Chemother. 2009；53（5）：1817－22.

[238] Huggins J，Goff A，Hensley L，Mucker E，Shamblin J，Wlazlowski C，et al. Nonhuman primates are protected from smallpox virus or monkeypox virus challenges by the antiviral drug ST－246. Antimicrob Agents Chemother. 2009；53（6）：2620－5.

[239] Grosenbach DW，Jordan R，Hruby DE. Development of the small－molecule antiviral ST－246 as a smallpox therapeutic. Futur Virol. 2011；6（5）：653－71.

[240] Reeves PM，Bommarius B，Lebeis S，McNulty S，Christensen J，Swimm A，et al. Disabling poxvirus pathogenesis by inhibition of Abl－family tyrosine kinases. Nat Med. 2005；11（7）：731－9.

[241] Reeves PM，Smith SK，Olson VA，Thorne SH，Bornmann W，Damon IK，et al. Variola and monkeypox viruses utilize conserved mechanisms of virion motility and release that depend on abl and SRC family tyrosine kinases. J Virol. 2011；85（1）：21－31.

[242] Yang H，Kim SK，Kim M，Reche PA，Morehead TJ，Damon IK，et al. Antiviral chemotherapy facilitates control of poxvirus infections through inhibition of cellular signal transduction. J Clin Invest. 2005；115（2）：379－87. https：//doi. org/10. 1172/JCI23220.

[243] Langhammer S，Koban R，Yue C，Ellerbrok H. Inhibition of poxvirus spreading by the antitumor drug Gefitinib（Iressa）. Antivir Res. 2011；89（1）：64－70.

[244] Kindrachuk J，Falcinelli S，Wada J，Kuhn JH，Hensley LE，Jahrling PB. Systems

kinomics for characterizing host responses to high - consequence pathogens at the NIH/NIAID Integrated Research Facility - Frederick. Pathog Dis. 2014；71（2）：190 - 8.

[245] Kindrachuk J，Arsenault R，Kusalik A，Kindrachuk KN，Trost B，Napper S，et al. Systems kinomics demonstrates Congo Basin monkeypox virus infection selectively modulates host cell signaling responses as compared to West African monkeypox virus. Mol Cell Proteomics. 2012；11（6）：M111 015701.

[246] Kinch MS，Yunus AS，Lear C，Mao H，Chen H，Fesseha Z，et al. FGI - 104：a broad - spectrum small molecule inhibitor of viral infection. Am J Transl Res. 2009；1（1）：87 - 98.

[247] Johnston SC，Lin KL，Connor JH，Ruthel G，Goff A，Hensley LE. In vitro inhibition of monkeypox virus production and spread by Interferon - beta. Virol J. 2012；9：5.

[248] Alkhalil A，Strand S，Mucker E，Huggins JW，Jahrling PB，Ibrahim SM. Inhibition of monkeypox virus replication by RNA interference. Virol J. 2009；6：188.

[249] Hayden EC. Biodefence since 9/11：The price of protection. Nature. 2011；477（7363）：150 - 2.

[250] Reardon S. Infectious diseases：smallpox watch. Nature. 2014；509（7498）：22 - 4. https：//doi. org/10. 1038/509022a.

第 4 章　病毒治疗学

Martin Richter

4.1　引言

不考虑与抗病毒策略和药物开发相关的困难，一般的抗病毒策略主要包括：1）抑制病毒粒子附着到宿主细胞膜或膜受体，2）抑制病毒进入细胞，3）抑制病毒核酸合成和复制，4）抑制病毒蛋白质合成，5）抑制病毒粒子释放[1,2]。

按照本书的框架结构，在接下来的章节中，我们将专门集中针对那些被归类为具有高度滥用风险以及被用于生物攻击会产生严重后果的病毒的治疗方案展开讨论。然而，这一说法的矛盾之处在于，将病毒归入这一类别的一个重要标准是缺乏有效的治疗（即抗病毒药物）或预防（即接种疫苗）方式。目前，成熟有效的治疗方案主要针对一些能够造成重大公共卫生负担的病毒，如人类免疫缺陷病毒 1 型（HIV－1）、甲型流感病毒（FLUAV）或丙型肝炎病毒（HCV）等，而不是那些少见但极易导致非常严重后果的病毒（见表 4－1）。缺乏针对那些可用于生物攻击的病毒医学对策的一个原因是欠缺处理病毒的设施（生物安全级别 3 级和 4 级）。这些设施运行起来既困难又昂贵，因为它们必须具备最高的安保和安全标准。因此，目前这种设施的数量十分有限。此外，社会经济差距在很大程度上导致过去治疗方案选择的缺乏[3,4]。最近在结构和经济薄弱地区发生的事件表明，如果几乎不存在包括治疗在内的医疗对策，一种罕见但致命的疾病会以多快的速度成为全球主要的公共卫生问题。特别是 2013—2016 年西非的埃博拉病毒危机就是这一困境的一个重要例子。当地和国际社会花了 3 年多的时间才控制和结束了这场疫情。

M. Richter (✉)
Center for Biological Threats and Special Pathogens，Federal Information Center for Biological Threats and Special Pathogens，Robert Koch Institute，Berlin，Germany
e－mail：RichterMar@rki. de；Martin. Richter@bfr. bund. de

表 4－1　用于所选高后果病毒的示例性[a]治疗选项

生物剂	疾病	治疗选项(抗病毒药物组)
天花病毒	天花	西多福韦(核苷类似物)[b] 布林多福韦(核苷类似物)[b] Tecovirimat(核苷类似物)[b]
埃博拉病毒属[c]	埃博拉病毒病	恢复期人体血浆高免疫血清[d] 重组人单抗(如 ZMapp)。 TKM－埃博拉和小干扰 RNA(SiRNA) 磷二酸吗啉低聚物(PMO) Aphidicolin(DNA 聚合酶抑制剂) 布林多福韦(无环核苷磷酸核苷类似物) 法韦拉韦(吡嗪甲酰胺－核苷类似物) 雷米西韦和伽利西韦(腺苷类似物－核苷类似物) 细胞进入和融合抑制剂也可被认为是暴露后预防选择，当提供和授权用于同情用途时
引起 VHF 或严重疾病的病毒(克里姆－刚果出血热病毒、汉坦病毒、安第斯病毒、辛诺布雷病毒)	克里米亚－刚果出血热	利巴韦林(核苷类似物)[e] 被动抗体转移干扰素治疗[f]
导致出血热的病毒(如 Lassa 病毒、胡宁病毒、Machupo 病毒和 Chapare 病毒、Sabiá 病毒、Guanarito 病毒)	拉沙热、阿根廷出血热、玻利维亚出血热、巴西出血热、委内瑞拉出血热	利巴韦林(核苷类似物)[e] 恢复期人体血浆[d]
尼帕病毒	急性脑炎	利巴韦林(核苷类似物)[e]

a 所描述的治疗方案堪称典范，重点关注在攻击中使用时被归类为生物威胁的制剂。该列表不一定详尽无遗。括号和代表中给出了总体物质组。请注意，具体的代表在国际上可能因衍生品和品牌而异。有关剂量、剂量间隔、组合、治疗时间和给药途径，请参阅相关的国家或国际指南(例如 WHO)。请注意，某些描述的物质可能只有限制性批准或没有相应负责的国家机构的批准。请注意，除药物治疗外，重症监护/支持治疗可改善严重疾病结局，应始终予以考虑。在严重肺部受累的病例中，积极通气和体外膜肺氧合 (ECMO) 治疗也被用来改善预后。

b 在实验室环境和动物实验中对天花有效；在健康人中耐受；对人群的天花疗效未知。

c 这里描述的治疗方案部分地在感染人群中取得了一些成功，在以往的埃博拉病毒病暴发期间，主要是在西非暴发期间(2013—2016 年)，病原体 EBOV 在同情使用尝试中。此外，所有物质在动物研究中都显示出有希望的效果，部分导致一些国家的国家制药机构批准临时、快速通道或孤儿药状态指定。全面的临床试验正在进行中或最近已经完成，但完整结论通常仍悬而未决。

d 治疗效果取决于特异性中和抗体的滴度水平。

e 在某些国家(例如美国)未获准用于静脉注射。

f 实验性，由于一些患者的严重副作用而终止治疗。

导致严重疾病发生增加的其他重要因素是栖息地碎片化、栖息地改变、人类扩张、城市化和全球化[5,6]。特别是，全球化可能是跨国界和跨大陆疾病传播的一个因素[5,7]。因此，制定和建立对策以及全面运作的卫生保健基础设施，对于遏制病原体传播并最终控制疾病以提高生存机会至关重要。

然而，西非的所谓埃博拉危机随后导致科学界和制药界加大努力，将现有的治疗概念转化为药物配方和有前途的新方法，以开发针对埃博拉病毒病的有效治疗方法。针对可用于生物攻击并造成严重后果的病毒疾病的其他现有治疗选择相当稀少，除此之外，本章将特别侧重于埃博拉病毒病的这些治疗概念。

在讨论针对可能用于生物攻击的病毒剂引起的严重后果疾病的可能药物对策时，重要的是要记住，目前可以考虑的物质很少。如果它们可用于特定的治疗，这种治疗更多是基于单一物质的方法，而不能实现像我们看到的比如成功治疗危险细菌或艾滋病毒感染那样。鉴于多物质方法在多靶向和抗药性开发方面的积极经验，随着更多药物的出现，还应考虑针对这些高后果病毒感染的可能治疗方案。

无论具体治疗方法如何，必须指出的是，最近在受埃博拉病毒疾病影响地区的研究和经验表明，重症支持性护理或者重症监护就可以改善埃博拉病的预后和存活率[8,9]。一项关于埃博拉病毒疾病支持性护理管理的重要研究始于 2016 年，由重症监护、急救医学、传染病和普通医学等学科相关的医生、从业人员和医护人员组成研究小组，基于以往的报告、访谈以及出版物等指南文件[10]，建立了依据证据质量分级概念 GRADE（建议分级评估、发展和评价工作组）。此外，小组还包括公共卫生专家和卫生研究方法学家，以及一名心理学家、律师和生物伦理学家。世卫组织代表查究了这项研究。研究结果是对适用于 EVD 患者的特定循证护理指南进行了彻底的评估[10]。根据这项研究，治疗高后果病毒性疾病的第一步是迅速启动危重护理措施，如输液管理等，并在可能的情况下，同时或随后进行特定的抗病毒治疗。

由于疫苗接种不被认为是一种经典的治疗方法，现有的针对相关病毒的疫苗在本书的具体章节中进行了讨论。

4.2 核酸合成的抑制剂

核酸合成抑制剂组是治疗病毒的最大和最重要的药物组，因此也是治疗那些可能用于生物攻击的病毒的药物组。在这一组中，我们根据物质的化学特征和它们如何干扰核酸复制过程来区分物质：1）核苷类似物，2）非核苷抑制剂，3）焦磷酸类似物[1,2]。

核苷类似物的所有代表都具有抗代谢物的功能，此外，其中一些还具有核酸链末端的作用。最终，这些作用模式分别导致病毒核酸聚合酶的竞争性抑制和随后酶的完全失活以及 3′-5′链延长的抑制。在结构上，核苷类似物分别改变了嘧啶或嘌呤碱基或糖成分的组成。核苷激酶通过磷酸化它们各自的三磷酸盐，激活这些抗代谢产物，这些三磷酸被聚合酶识别并结合到合成的新生链中。掺入后，聚合酶不能分离，因此酶被灭活。链终止剂之所以得名，是因为它们还通过在分子结构中糖的 3′位缺少羟基来抑制链的伸长，而羟基是核苷酸与新生的核酸链结合所必需的。

这一组的新代表还干扰病毒粒子的释放，导致病毒突变，从而降低病毒的传染性以及对宿主压倒性免疫反应的干扰。

非核苷抑制剂在其底物结合侧附近，变构抑制核酸聚合酶。这种抑制阻止底物进入酶的催化活性中心，从而阻止了核酸的合成。

焦磷酸盐类似物通过与焦磷酸盐受体结合来抑制核酸聚合酶，焦磷酸盐受体通常负责焦磷酸盐的裂解。原则上，这种裂解能够使核苷酸与合成链结合，如果结合侧被阻断，则不能执行这一操作。

这些物质的副作用可能非常严重，包括呼吸功能障碍、血压下降、心脏骤停、严重的皮肤刺激（如 Stevens - Johnson 和 Lyell 综合征）、肝毒性和贫血。副作用因药物和使用途径不同而不同，因此有必要密切监测患者。这一组的许多病毒抑制剂也是细胞色素的底物，如 CYP3A4。细胞色素是单加氧酶，在外源性物质代谢中起着关键作用。特别是如果联合使用的也是 CYP 底物的其他药物，则有必要了解这种副作用，因为一种药物可能会竞争性地抑制另一种药物的降解，从而导致潜在的毒性药物浓度升高。

核苷类似物的一个特别代表是利巴韦林。这里特别提到这种化合物，因为它已成功地用于治疗能够导致严重出血热的哺乳动物病毒感染，如拉沙热[11]，并用于治疗某些正汉坦病毒感染。此外，利巴韦林用于治疗克里米亚-刚果出血热（CCHF）的潜力受到了激烈的讨论[12]。拉沙病毒、正汉坦病毒和克里米亚-刚果出血热病毒被认为是非国家行为者秘密使用的潜在生物武器制剂和潜在来源。因此，由于利巴韦林似乎对至少三个分类上不同的病毒组有作用，其可能的作用模式需要进一步评估。然而，利巴韦林的确切作用机制仍不清楚。目前已经提出了一些建议，比如 RNA 的帽子结构原则上是在转录后将修饰的鸟苷附着到 mRNA 上，而该药则可通过显著干扰 RNA 帽子结构的形成来抑制鸟苷和病毒蛋白质的合成。在蛋白质合成中，帽子结构对启动翻译过程非常重要。该药可以进一步抑制体液和细胞免疫反应。此外，最近的研究还表明，当利巴韦林转化为三磷酸时，能更好地被病毒 RNA 依赖的 RNA 聚合酶识别，而不是细胞聚合酶，从而导致 RNA 病毒基因组的突变[13]。在很长一段时间里，利巴韦林是唯一被证明同时对双链（主要是 DNA）和单链（主要是 RNA）病毒有效的药物，这支持了多种作用机制的理论。利巴韦林被考虑列入国家储存抗病毒药物的计划，用于暴露后的预防和治疗。

4.3 最近批准药物和用于预防可能造成严重后果的病毒感染临时使用药物

Tecovirimat（ST-246）是一种用于治疗正痘病毒感染的 4-三氟甲基苯酚衍生物。它通过靶向正痘病毒的 F13L 基因来抑制病毒颗粒外部结构的形成。F13L 编码 p37，是一种高度保守的外周膜蛋白。p37 是病毒包膜复合体的组成部分，该复合体主要介导病毒包膜的融合以及分泌[14,15]，如果该蛋白不存在或没有功能，就不能形成这种复合体。因此，Tecovirimat 不是通过抑制核酸聚合酶或作为链终止剂来发挥典型的核苷类似物的功能，而是作为病毒粒子释放的抑制剂。Tecovirimat 对包括天花病毒（天花病原体）在内的多数正痘病毒有效[16,17]，是国家储备计划的一部分，作为暴露后预防和治疗的资源。Tecovirimat 是第一个，也是迄今为止唯一根据 2002 年获批的 FDA 动物规则批准的抗病毒药物。这项规定规范了在新药研发中不符合伦理道德以及现场试验不可行的情况下（例如在故意开始暴露之后）的人体功效研究。因此，药物审批完全基于动物模型研究。

布林多福韦（BCV，CMX001）是西多福韦的核苷类似物和脂质结合物。西多福韦于 1996 年获得美国食品药品监督管理局（FDA）批准，用于治疗艾滋病患者的巨细胞病毒（CMV）视网膜炎。同样，BCV 最初被开发为对抗双链病毒的抗病毒药物[18]，目前正在进行临床试验，以研究对 CMV、腺病毒或天花病毒感染的疗效。BCV 在体外也有抗埃博拉病毒的活性，并已获得 FDA 认可，处在用于治疗的药物研究状态，临床试验正在进行中。

法韦拉韦（T-705）最初是作为一种抗甲型流感病毒的药物[19]而开发的，在体外和体内实验中对埃博拉病毒（EBOV）具有活性[20,21]。法韦拉韦是一种吡嗪甲酰胺衍生物，基于其核苷类似物的结构，最初被建议作为一种病毒 RNA 聚合酶抑制剂[19,22]。另一种被提出的作用机制是法韦拉韦诱导病毒突变，导致病毒复制受限和传染性降低[23]。在这些数据的支持下，在西非埃博拉病毒疾病流行期间（2013—2016 年），法韦拉韦一直被考虑用于埃博拉病毒暴露后预防治疗以及出现症状后感染的治疗，随后接受了广泛的概念研究和临床试验[24]。因此，这项研究表明，对于中到高度病毒血症的患者，法韦拉韦单一疗法值得进一步研究，但不适用于病毒滴度非常高的患者。

其他有希望的代表是化合物 galidesivir（BCX4430）和 redesivir（GS－5734)。两者都是核苷类似物，跟其他药物类似，都可以抑制病毒 RNA 聚合酶功能并导致链终止。在动物实验中，即使在病毒暴露后肌肉注射，它们也能预防 EBOV 感染[25-27]。从药物安全性的角度来看，值得注意的是，如果临床试验证实动物实验的话，伽利西韦和瑞美西韦没有合并进入人的 RNA 或 DNA 中，这突显了该药物获得批准的潜力。目前，使用伽利西韦和瑞美西韦可能是对潜在暴露于病毒的个人进行同情性用药的一种选择[26,28]。有趣的是，瑞美西韦最近还被发现对更远亲的病毒，如胡宁病毒和拉沙病毒[26]显示出合理的抗病毒活性，而这两种病毒都会导致严重的疾病并有可能被滥用。

4.4　病毒附着宿主细胞膜和膜受体抑制物与细胞进入抑制物

针对宿主细胞感染的第一道防御措施是防止病毒粒子附着在细胞膜上，并抑制其进入细胞。这一概念已成功地用于 HIV－1 感染的暴露后预防，并在抗逆转录病毒药物治疗期间作为一种支持性治疗方案。因此，抑制宿主细胞膜附着和进入细胞的选项在治疗其他烈性病毒感染中也是有用的概念，例如由丝状病毒（埃博拉病毒、马尔堡病毒）和一些传染性或高毒力的病毒（例如拉沙病毒、胡宁病毒)、黄病毒（例如登革病毒）和布尼亚病毒（例如克里米亚-刚果出血热病毒）或几个汉坦病毒科的代表（例如汉坦病毒、安第斯病毒、辛诺布雷病毒）引起的病毒感染。

FGI－103、FGI－104 和 FGI－106 都是病毒进入细胞的小分子抑制剂。在结构上，它们共享杂环芳香族结构（即吲哚、苯并呋喃、苯并咪唑或苯并噻吩基)，通过脂族连接物连接或直接连接到苯基上，并具有两个可正电离的酰胺基或咪唑烷基)[29]。FGI－103 和 FGI－106 在结构上与胺碘喹相关，胺碘喹是一种抗疟疾化合物，与氯喹一起在体外具有抗埃博拉病毒的活性[30]。这两种化合物即使在动物模型中也对广泛的病毒具有活性，但它们的作用方式仍不清楚[31,32]。一些报道表明，这些化合物与宿主液泡蛋白分选（vps）机制相互作用，埃博拉病毒使用这种机制高效地出芽[33]。EBOV 在感染早期在巨噬细胞/单核细胞中复制。FGI－103 和 FGI－106 的另一种或额外的作用模式被认为是改变这些免疫细胞，导致病毒复制的效率降低，从而为宿主提供更多的时间来协调抗原特异性的免疫原性反应[29]。

此外，从先导化合物 LJ-001（例如 dUY11）衍生出一类新的所谓融合抑制剂。这类化合物通过产生单线态氧（$^1O_2$）作为病毒膜的光敏剂，使它们无法与宿主细胞膜融合，从而防止宿主细胞的感染[32,34]。这些基于噻唑烷的亲脂性广谱抗病毒化合物仅对包膜病毒有效，但由于大多数烈性病毒都有包膜，这些化合物可能是一种有前途的治疗选择。

建议进一步阅读 Picazo 和 Giordanetto 的报告[35]，特别是关于小分子抑制剂对抗埃博拉病毒感染的研究进展。

4.5 RNA 沉默与反义寡聚物治疗

另一种有希望的方法是通过 RNA 沉默来抑制病毒信使 RNA，这种方法也被称为 RNA 干扰（RNAi）。RNAi 是一种生理上存在于大多数真核细胞中的途径，它使用小的双链 RNA，以达到基因去调控、基因敲除或基因沉默等目的。RNA 干扰的核心是两种类型的分子：小干扰 RNA（siRNA）和微型 RNA（miRNA）。更一般地说，RNAi 系统可以被视为特定基因的“开关”。RNAi 通路在病毒感染时被激活，以干扰病毒复制，这是宿主机体固有反应的一部分。

siRNAs 是一种长约 21～22bp 的双链 RNA 分子，3′端有两个延伸或突出，可被 RNAi 的酶机制识别，从而诱导一种所谓的 RNA 诱导沉默复合体（RISC）。RISC 的激活通过直接靶向互补的 mRNA 结构启动降解，最终导致基因被敲除。

参与 RNAi 的另一个重要分子是 microRNA（miRNA）。miRNA 是一种内源性双链结构，通过与 RISC 构建复合体来转录后调节基因表达，并随后与靶序列的 3′端非翻译区（UTRs）结合[36]。总的来说，miRNA 的主要作用机制可以描述为翻译抑制。更详细地说，miRNA 在细胞核中被处理，从而产生前体 miRNA。这些前体随后被输出到细胞质，并进一步加工成活性和功能性的 miRNA。miRNA 主要通过不完全的 Watson-Crick 碱基配对抑制靶向 mRNAs 的 3′端非翻译区的翻译[36]。miRNA 和 siRNA 路径是可以互换的。

RNAi 是一种高保真的有效选择性过程，它已成为哺乳动物细胞中靶向沉默基因表达的一种重要方法。

在脊椎动物中，特别是在哺乳动物中，一些病毒通过编码所谓的 RNA 沉默抑制因子（RSS）来主动抑制 RNA 沉默功能。因此，这些病毒可以以更高的滴度复制，证明了完整 RNAi 系统的抗病毒功能。编码 RSS 的病毒的例子是 HIV－1 和 EBOV，它们编码具有同等活性的 RSS[37,38]。利用所描述的方法和作用模式，已开发出专门针对病毒 mRNA 并因此抑制病毒蛋白合成和病毒复制的 RNAi 分子，并成功地在动物研究中进行了测试。然而，一些在非人灵长类动物研究中看起来很有希望的候选药物，如基于纳米颗粒的 siRNAs（TKM－埃博拉），在人类临床试验中几乎没有显示出有益的效果，因此它们的开发被中止了。然而，这种方法是有希望的，应该在复杂的生物体中进一步澄清和评估，以激发其作为人类治疗方案的潜力。

4.6　磷酸二酯吗啉低聚物（PMO）

特别是在针对致病性丝状病毒物质的药物发现领域，一种小分子治疗方法在动物实验和人体实验中也取得了成功。磷酸二酯吗啉低聚物（PMO）是一种反义寡聚物，它针对病毒 mRNA 上的特定区域，分别翻译成丝状病毒蛋白 VP24、VP35 和 RNA 聚合酶 L，从而抑制病毒粒子的产生[39-41]。

4.7　针对出血性疾病成分

Aphidicolin 属于四环二萜类化合物，是从头孢菌素中分离得到的。Aphidicolin 是一种有效的细胞周期抑制剂，可以阻断 DNA 复制。抑制特性通过特定靶向 B－家族 DNA 聚合酶，从而在 G1/S 期步骤抑制细胞周期转变[42]。这一特征导致 EBOV 感染细胞的剂量依赖性减少。2016 年，获得了 FDA 批准成为一种治疗埃博拉病毒感染的单独药物[43]。

4.8　免疫疗法

采用分离免疫球蛋白进行被动免疫治疗或恢复期血浆治疗的方式在过去已取得了成功，前者以动物咬伤暴露后预防狂犬病而闻名。此外，有报告称成功地将其用于治疗 CCHF 和 EVD 等烈性传染病，并在某种程度上还用于治疗肉毒杆菌毒素等生物毒素中毒。然而，许多研究缺乏适当的疗效评估，往往是因为样本有限，无法得出合理的结论[12]。此外，在获取和管理血液传播产品时，需要制定严格的安全指南和措施。特别是在 HIV-1、丙型肝炎病毒或其他慢性血液传播病原体流行的地区，获取足够数量的未受污染的免疫球蛋白或恢复期血浆的可能性可能存在问题，必须经过密集的捐赠者筛选和实验室测试。

与单独使用一种类型的单抗相比，联合使用针对某一特定制剂的单抗通常会导致更好、更快的成功治疗。一种名为 ZMapp 的免疫疗法代表了这种治疗 EVD 的方法。ZMapp 是两种单抗的组合，它们都与 EBOV 糖蛋白的核心结合[44]。ZMapp 在治疗 EVD 患者方面有很好的效果，ZMapp 的成分可以通过转基因烟草植物生产[45]。

4.9 未来发展方向

烈性病毒性疾病的发病机制通常涉及宿主免疫系统的过度炎症反应，这可显著影响疾病的严重程度，通常是疾病的标志之一，也是致死性的重要预测因子[例如 CCHF 或汉坦病毒肺综合征（HPS）]。当宿主免疫反应清除病毒颗粒不成功时，随后的反应可能是促炎细胞因子的过度募集，有时被称为细胞因子风暴。这个过程是宿主免疫系统的一种猛烈的、往往危及生命的反应，是对抗受病毒感染细胞的压倒性尝试。在感染后，下调肿瘤坏死因子 α（TNF-α）或干扰素（IFNs）等关键促炎细胞因子的过高浓度，可能是一种预防这一危及生命的巨大事件的有前途的方法。然而，适当强度的先天和适应性免疫反应都是对宿主的首要保护措施，出于治疗目的对两者的抑制都需要仔细评估。

参考文献

[1] Mutschler E, Geisslinger G, Kroemer HK, Menzel S, Ruth P. Mutschler. Arzneimittel - wirkungen: Lehrbuch der Pharmakologie und Toxikologie; mit einführenden Kapiteln in die Anatomie, Physiologie und Pathophysiologie. 10th ed. Stuttgart: Wissenschaftliche Verlagsgesellschaft; 2012.

[2] Verspohl EJ. E. Mutschler, H. Derendorf. Drug Actions. Basic Principles and Therapeutic Aspects. Medpharm Scientific Publishers, CRC Press Stuttgart 1995, 799 S. , 516 Abb. , DM 124, - . ISBN 3 - 88763 - 021 - 1. Pharm Unserer Zeit. 1996; 25: 350 - 350. doi: https: //doi. org/10. 1002/pauz. 19960250618

[3] Adler NE, Newman K. Socioeconomic disparities in health: pathways and policies. Health Aff. 2002; 21: 60 - 76.

[4] Hotez PJ, Kamath A. Neglected tropical diseases in Sub - Saharan Africa: review of their prevalence, distribution, and disease burden. PLoS Negl Trop Dis. 2009; 3: e412. https: //doi. org/10. 1371/journal. pntd. 0000412.

[5] Cascio A, et al. The socio - ecology of zoonotic infections. Clin Microbiol Infect. 2011; 17: 336 - 42.

[6] Wilcox BA, Ellis B. Forests and emerging infectious diseases of humans Unasylva No, vol. 224; 2006. p. 11 - 8.

[7] Le Duc JW, Sorvillo TE. A quarter century of emerging infectious diseases - where have we been and where are we going? Acta Med Acad. 2018; 47: 117 - 30.

[8] Rojek A, Horby P, Dunning J. Insights from clinical research completed during the west Africa Ebola virus disease epidemic. Lancet Infect Dis. 2017; 17: e280 - 92. https: // doi. org/10. 1016/S1473 - 3099 (17) 30234 - 7.

[9] Torabi - Parizi P, Davey RT Jr, Suffredini AF, Chertow DS. Ethical and practical considerations in providing critical care to patients with Ebola virus disease. Chest. 2015; 147: 1460 - 6. https: //doi. org/10. 1378/chest. 15 - 0278.

[10] Lamontagne F, et al. Evidence - based guidelines for supportive care of patients with Ebola virus disease. Lancet. 2018; 391 (10121): 700 - 8.

[11] Schieffelin J. Treatment of Arenavirus Infections. Curr Treat Options Infect Dis. 2015; 7:

261 – 70. https：//doi. org/10. 1007/s40506 – 015 – 0058 – 0.

[12] Keshtkar – Jahromi M，Kuhn JH，Christova I，Bradfute SB，Jahrling PB，Bavari S. Crimean – Congo hemorrhagic fever：current and future prospects of vaccines and therapies. Antivir Res. 2011；90：85 – 92. https：//doi. org/10. 1016/j. antiviral. 2011. 02. 010.

[13] Cameron CE，Castro C. The mechanism of action of ribavirin：lethal mutagenesis of RNA virus genomes mediated by the viral RNA – dependent RNA polymerase. Curr Opin Infect Dis. 2001；14：757 – 64.

[14] Husain M，Moss B. Similarities in the induction of post – Golgi vesicles by the vaccinia virus F13L protein and phospholipase D. J Virol. 2002；76：7777 – 89.

[15] Smith GL，Vanderplasschen A，Law M. The formation and function of extracellular enveloped vaccinia virus. J Gen Virol. 2002；83：2915 – 31. https：//doi. org/10. 1099/0022 – 1317 – 83 – 12 – 2915.

[16] Jordan R，Leeds JM，Tyavanagimatt S，Hruby DE. Development of ST – 246（R）for treatment of poxvirus infections. Viruses. 2010；2：2409 – 35. https：//doi. org/10. 3390/v2112409.

[17] Yang G，et al. An orally bioavailable antipoxvirus compound（ST – 246）inhibits extracellular virus formation and protects mice from lethal orthopoxvirus Challenge. J Virol. 2005；79：13139 – 49. https：//doi. org/10. 1128/JVI. 79. 20. 13139 – 13149. 2005.

[18] Florescu DF，Keck MA. Development of CMX001（Brincidofovir）for the treatment of serious diseases or conditions caused by dsDNA viruses. Expert Rev Anti – Infect Ther. 2014；12：1171 – 8. https：//doi. org/10. 1586/14787210. 2014. 948847.

[19] Furuta Y，et al. In vitro and in vivo activities of anti – influenza virus compound T – 705. Antimicrob Agents Chemother. 2002；46：977 – 81.

[20] Oestereich L，Ludtke A，Wurr S，Rieger T，Munoz – Fontela C，Gunther S. Successful treatment of advanced Ebola virus infection with T – 705（favipiravir）in a small animal model. Antivir Res. 2014；105：17 – 21. https：//doi. org/10. 1016/j. antiviral. 2014. 02. 014.

[21] Smither SJ，Eastaugh LS，Steward JA，Nelson M，Lenk RP，Lever MS. Post – exposure efficacy of oral T – 705（Favipiravir）against inhalational Ebola virus infection in a mouse model. Antivir Res. 2014；104：153 – 5. https：//doi. org/10. 1016/j. antiviral. 2014. 01. 012.

[22] Furuta Y，Gowen BB，Takahashi K，Shiraki K，Smee DF，Barnard DL. Favipiravir（T – 705），a novel viral RNA polymerase inhibitor. Antivir Res. 2013；100：446 – 54.

[23] Arias A，Thorne L，Goodfellow I. Favipiravir elicits antiviral mutagenesis during virus replication in vivo. elife. 2014；3：e03679. https：//doi. org/10. 7554/eLife. 03679.

[24] Sissoko D，et al. Experimental treatment with Favipiravir for ebola virus disease（the JIKI Trial）：a historically controlled，single – arm proof – of – concept trial in Guinea. PLoS

Med. 2016; 13: e1001967. https://doi.org/10.1371/journal.pmed.1001967.

[25] Warren TK, et al. Protection againstfilovirus diseases by a novel broad - spectrum nucleoside analogue BCX4430. Nature. 2014; 508: 402 - 5. https://doi.org/10.1038/nature13027.

[26] Warren TK, et al. Therapeutic efficacy of the small molecule GS - 5734 against Ebola virus in rhesus monkeys. Nature. 2016; 531: 381 - 5.

[27] Wong G, Qiu X, Olinger GG, Kobinger GP. Post - exposure therapy offilovirus infections. Trends Microbiol. 2014; 22: 456 - 63. https://doi.org/10.1016/j.tim.2014.04.002.

[28] Falzarano D, Feldmann H. Possible leap ahead infilovirus therapeutics. Cell Res. 2014; 24: 647 - 8. https://doi.org/10.1038/cr.2014.49.

[29] Warren TK, et al. Antiviral activity of a small - molecule inhibitor offilovirus infection. Antimicrob Agents Chemother. 2010; 54: 2152 - 9.

[30] Madrid PB, et al. A systematic screen of FDA - approved drugs for inhibitors of biological threat agents. PLoS One. 2013; 8: e60579. https://doi.org/10.1371/journal.pone.0060579.

[31] Aman MJ, et al. Development of a broad - spectrum antiviral with activity against Ebola virus. Antivir Res. 2009; 83: 245 - 51. https://doi.org/10.1016/j.antiviral.2009.06.001.

[32] De Clercq E. A cutting - edge view on the current state of antiviral drug development. Med Res Rev. 2013; 33: 1249 - 77. https://doi.org/10.1002/med.21281.

[33] Kinch MS, et al. FGI - 104: a broad - spectrum small molecule inhibitor of viral infection. Am J Transl Res. 2009; 1: 87 - 98.

[34] Vigant F, Hollmann A, Lee J, Santos NC, Jung ME, Lee B. The rigid amphipathic fusion inhibitor dUY11 acts through photosensitization of viruses. J Virol. 2014; 88: 1849 - 53. https://doi.org/10.1128/JVI.02907 - 13.

[35] Picazo E, Giordanetto F. Small molecule inhibitors of ebola virus infection. Drug Discov Today. 2015; 20: 277 - 86. https://doi.org/10.1016/j.drudis.2014.12.010.

[36] Kim DH, Rossi JJ. RNAi mechanisms and applications. Biotechniques. 2008; 44: 613 - 6.

[37] Haasnoot J, de Vries W, Geutjes E - J, Prins M, de Haan P, Berkhout B. The Ebola Virus VP35 protein is a suppressor of RNA silencing. PLoS Pathog. 2007; 3: e86. https://doi.org/10.1371/journal.ppat.0030086.

[38] Zhu Y, et al. Characterization of the RNA silencing suppression activity of the Ebola virus VP35 protein in plants and mammalian cells. J Virol. 2012; 86: 3038 - 49.

[39] Choi JH, Croyle MA. Emerging targets and novel approaches to ebola virus prophylaxis and treatment. BioDrugs. 2013; 27: 565 - 83. https://doi.org/10.1007/s40259 - 013 - 0046 - 1.

[40] Enterlein S, et al. VP35 knockdown inhibits ebola virus amplification and protects against

lethal infection in mice. Antimicrob Agents Chemother. 2006；50：984 - 93.

[41] Warfield KL，et al. Gene - specific countermeasures against Ebola virus based on antisense phosphorodiamidate morpholino oligomers. PLoS Pathog. 2006；2：e1. https：//doi. org/10. 1371/journal. ppat. 0020001.

[42] Baranovskiy AG，Babayeva ND，Suwa Y，Gu J，Pavlov YI，Tahirov TH. Structural basis for inhibition of DNA replication by aphidicolin. Nucleic Acids Res. 2014；42：14013 - 21. https：//doi. org/10. 1093/nar/gku1209.

[43] Kota KP，Benko JG，Mudhasani R，Retterer C，Tran JP，Bavari S，Panchal RG. High content image based analysis identifies cell cycle inhibitors as regulators of Ebola virus infection. Viruses. 2012；4：1865 - 77. https：//doi. org/10. 3390/v4101865.

[44] Murin CD，et al. Structures of protective antibodies reveal sites of vulnerability on Ebola virus. Proc Natl Acad Sci U S A. 2014；111：17182 - 7. https：//doi. org/10. 1073/pnas. 1414164111.

[45] Olinger GG Jr，et al. Delayed treatment of Ebola virus infection with plant - derived monoclonal antibodies provides protection in rhesus macaques. Proc Natl Acad Sci U S A. 2012；109：18030 - 5. https：//doi. org/10. 1073/pnas. 1213709109.

第 5 章 炭疽芽孢杆菌生物威胁剂的挑战

Haim Levy，Itai Glinert，Assa Sittner，Amir Ben－Shmuel，
Elad Bar－David，David Kobiler，and Shay Weiss

5.1 引言

炭疽病是由一种革兰氏阳性芽孢菌——炭疽芽孢杆菌引起的人畜共患病[1]。在自然界中，炭疽病通常是一种动物传染性疾病，可以传播给以受感染动物为食的食肉动物[2]。人类感染通常发生在发展中国家，在那里，生病的农场动物被迅速屠宰以挽救肉类[2,3]。通常在这些情况下，主人会用这些肉喂食家人、邻居，在某些情况下还会喂养家里的宠物，导致胃肠道炭疽病，如果不及时治疗，会导致死亡[4,5]。在同样的情况下，皮肤直接接触受污染的血液通常会导致皮肤炭疽病。这是一种相对温和的疾病，如果不治疗，只有大约 30％的病例是致命的[2]。第三种罕见的“自然”感染炭疽病的方式是吸入芽孢[6]。吸入性炭疽病非常罕见，被认为是一种职业病，主要发生在山羊毛加工厂的工人中，他们因受感染的动物产品中含有的炭疽杆菌气雾化芽孢而感染这种疾病[6,7]。很难诊断以及较为罕见，导致吸入性炭疽病在大多数病例中是致命的[2]。这种形式的炭疽是对接触到恶意释放的炭疽芽孢人群的主要威胁。

炭疽杆菌、蜡状芽孢杆菌和苏云金杆菌关系密切，蜡状芽孢杆菌是一种人类病原体，通常与食物中毒有关，苏云金芽孢杆菌是感染昆虫的一种特殊病原体[8]。像许多密切相关的细菌一样，炭疽杆菌是一种土壤细菌，通常以稳定的芽孢形式存在，而不是营养细菌[8]。当芽孢进入易感宿主时，它们萌发并开始感染循环，导致宿主死亡或细菌（专性病原体）的死亡[2]，因为没有慢性炭疽病的报告。宿主（非人类）的死亡通常伴随着大量的鼻腔和直肠出血，这会将大量的杆

H. Levy (✉) · I. Glinert · A. Sittner · A. Ben－Shmuel · E. Bar－David · D. Kobiler · S. Weiss
Department of Infectious Diseases，Israel Institute for Biological Research，Ness Ziona，Israel
e－mail：haiml@iibr. gov. il；itaig@iibr. gov. il；assas@iibr. gov. il；amirb@iibr. gov. il；eladb@iibr. gov. il；shayw@iibr. gov. il

菌分布到环境中[9]。一旦暴露在氧气和环境温度下，杆菌就开始产生芽孢，形成高抗性的芽孢，在环境中持续存在，等待感染下一个宿主[9]。

当芽孢通过破损的皮肤或穿过肺上皮细胞时，宿主就会感染[2]。在皮肤中，芽孢在入口点萌发，诱导局部免疫反应，抑制细菌发展为全身感染。当芽孢被吞噬细胞吞噬并转移到淋巴结时，系统感染就开始了。萌发的细菌通过包埋和毒素分泌来战胜免疫细胞，逃出淋巴结并随淋巴循环扩散至全身，引起致命的全身感染。在胃肠道途径中，宿主被受污染肉类的杆菌或环境中的芽孢感染。然后细菌穿过肠道进入血液，导致全身感染和死亡[2]。

炭疽杆菌的毒力依赖于两个主要的毒力因子：三方毒素[10]（由毒力质粒 pXO1 编码）和抗吞噬荚膜[11]（由毒力质粒 pXO2 编码）。毒素由两种酶和一种成孔蛋白组成：金属蛋白酶致死因子（LF）、钙调蛋白依赖的腺苷环化酶水肿因子（EF）和成孔保护性抗原（PA）。PA 是这三种蛋白中含量最丰富的一种，它与位于所有哺乳动物细胞表面的特定受体结合，被宿主蛋白酶（Furin）处理并寡聚形成七聚体，呈现三个 LF/EF 结合位点。这种七聚体通常以 2∶1 的比例与 LF 和 EF 结合。然后，该复合体被内化为吞噬小体，在溶酶体融合后被酸化。这种酸化导致 PA 七聚体结构的构象变化，将结合的 LF 和 EF 注入宿主细胞的细胞质。LF 裂解大部分 MAP 激酶，而 EF 是最有效的腺苷环化酶之一，导致 cAMP 浓度显著增加。其结果是细胞信号和调控的严重中断。这些毒素活性最显著的两个结果是宿主免疫反应的失活和内皮通透性的改变[10,12]。

自 20 世纪初以来，记录了几起意外的人类炭疽事件。在最近才被认为是炭疽的案例中，用受感染动物的毛发制成的马毛剃须刷被供应给美国和英国军队，导致严重感染[13]。记录最完整的案例是宾夕法尼亚州和新罕布夏州山羊毛发加工厂爆发的炭疽病[14]。对这些病例进行了仔细检查，这些事件的数据目前仍然是安全且不会引起炭疽的芽孢每日最大暴露剂量（约 600/天）的数据来源[14]。在这一事件之后，实施了具体的方案，包括戴口罩和为高危工人接种疫苗[15]。这些事件之后的研究为确定感染颗粒的物理性质奠定了基础，表明最具感染性的颗粒直径约为 3 微米[14,16,17]，这一大小表明感染部位是下呼吸道。导致 50%受感染人群死亡的剂量（定义为 50%致死剂量，或 LD_{50}）仍不清楚。事实上，在动物模型中报告的吸入芽孢的 LD_{50} 在 10^4～10^5 CFU 之间，且与动物的大小（从豚鼠到非人灵长类动物）无关[17]，这可能意味着人类属于同样的范围。人类最常见的估计半数致死剂量约为 10^4 CFU[18]。世界卫生组织估计，在一座拥有 210 万人口的城市上空故意排放 20 千克芽孢将导致大约 25 万人死亡，并造成 200 亿美元的损失[18]。在生物恐怖袭击的情况下，预计释放量要低得多，伤亡人数也会低得多。然而，经济损失可能是相同的[19]，甚至更高，因为假设生物恐怖袭击将在更长的时间内不被发现，从而导致遏制行动的延迟。这种延迟将导致更多的芽孢产生，特别是在人口稠密的城市，导致更大的污染区域。1979 年，苏联城市斯维尔德洛夫斯克（现为叶卡捷琳堡）的一个军事设施意外释放了炭疽芽孢，由此可以得出与一次炭疽芽孢在人口稠密的城市上空排放有关的后勤问题[20,21]。据推测，其中一个通风系统的高效空气过滤器放错了位置，导致含有数量不详的武器级芽孢的气溶胶被排放到大气中。幸运的是，风向远离了城市。尽管当局知道这起事故，并认识到感染了炭疽热的患者数量不断增长，尽管接受了抗生素治疗，仍有至少 66 人死亡。在距离城市 50 多千米的农场出现动物死亡。为此启动了一项针对 18 至 55 岁被视为高危人群的普通疫苗接种计划（约 55000 名平民）[20]。

炭疽芽孢在至少两次有记录的生物恐怖事件中被使用。第一次是日本奥姆真理教释放炭疽芽孢[22]。他们从东京教堂建筑的顶部排放炭疽芽孢，这一事件没有引起相关注意，因为所使用的菌株是一种疫苗用非囊化菌株（Sterne）[22]。这种菌株对人类没有致病性，但会杀死小鼠，可能是该邪教用来测试炭疽杆菌菌株的动物模型。

在 2001 年第二次（也是致命的）生物恐怖袭击中，炭疽芽孢粉末被装在大约七个密封的信封中分两次邮寄给佛罗里达州、纽约和华盛顿特区的各种报纸和政府办公室（“美国炭疽事件”）[23]。自动邮件分拣机提高了这种简单攻击的效率，它产生的芽孢气溶胶污染了邮件分拣大楼，交叉污染了其他邮件项目[24]，扩大了攻击的影响。首批受害者是打开信封的人，其次是暴露在气雾剂和受污染邮件中的邮政工作人员[23]。只有四个信封被找回，而该行为的幕后黑手的身份仍然存在争议[25]。

对芽孢暴露的直接反应之一是对高危人群进行抗生素治疗。所有形式的炭疽病都可以用抗生素有效地治疗，最好是在临床症状出现之前及早开始治疗[18,26]。在 2001 年的袭击中，第一例炭疽病诊断为 8 号患者，他患有吸入性炭疽[23]。这名患者患有脑膜炎，并接受了细菌性脑膜炎的治疗，当时脑脊液（CSF）样本显示出革兰氏阳性杆菌，并提醒护理人员可能感染炭疽[27]。在此之前，有 6 个皮肤病例（病例 1－3 和 5－7）比较容易诊断[23]。由于炭疽病很罕见，参与其中的医务人员都没有见过炭疽病人，也没有人确切知道如何诊断或治疗这种疾病。该事件总共包括 22 名患者，11 名吸入性炭疽病患者和 11 名皮肤炭疽病患者。大约

50%的吸入性炭疽病患者由于确诊时间太晚，导致治疗效果不佳，最终死于这种疾病；一些人在早期被误诊并出院[27]。标准有效的诊断和治疗方案的实施大大减少了伤亡人数[28]。快速检测、识别接触者以及绘制受污染地区地图的方法，使暴露后预防性治疗和清洁程序得以启动，从而可能防止这一事件升级和进一步感染更多人[29]。这些洗消工作因炭疽芽孢的性质而变得复杂，即它们对高温和干旱等极端环境条件的极端抵抗力，以及它们在环境中存活多年而不失去生存能力和传染性的能力。因此，确定和限制受污染区域对于确保适当和有效的洗消至关重要。美国参议院或美国全国广播公司（NBC）纽约办公室等公共场所需要持续数月的快速而昂贵的洗消程序。中央邮局的洗消工作耗时数年[29]。

搜寻发动这起袭击的人也花了数年时间，涉及开发敏感的基因工具，并对美国各地实验室的数百种菌株进行分析。最终没有人被定罪，在美国陆军传染病医学研究所（USAMRIID）的一名高级科学家自杀后，有争议的证据被公布，暗示他就是邮寄炭疽信件的人。调查人员挑选了USAMRIID的一批细菌作为芽孢的来源[25]。

在这里，我们将讨论与使用炭疽芽孢作为生物恐怖制剂相关的挑战以及应对这些挑战的方法。我们将经历病人诊断和治疗的不同挑战。我们将讨论监测环境和洗消的挑战。我们将描述现有的法医工具，并讨论在传播之前识别芽孢产生的挑战。

5.2 诊断（临床）

医生面临的一个主要挑战是对吸入性炭疽的“首发病例”的诊断。在没有典型的皮肤损伤（焦痂）或胃肠道型腹泻的情况下，吸入性疾病的最初临床症状使人联想到流感[6,27]。吸入性炭疽是一种两期疾病[2,18,30]。在暴露于病原体之后，在潜伏期内，患者出现流感样临床体征和症状，包括发热、乏力、疲劳、肌痛、咳嗽、头痛、呕吐、寒战以及腹部和胸部疼痛。这一阶段持续数小时至数天（通常为2至5天），偶尔会有短暂的恢复期。随后的急性期包括水肿、呼吸困难、喘鸣、发绀、出汗、严重呼吸窘迫、休克，最后死亡。动物模型数据显示低钙血症、极端低血糖、高钾血症、呼吸中枢抑制、低血压、缺氧、呼吸性碱中毒和终末期酸中毒等体征。2001年[27]的11名吸入性炭疽患者中有10人的病例报告显示淋巴结病和纵隔肿大导致喘鸣。报告的10例病例均有胸片异常，7例纵隔扩张，7例浸润，8例胸腔积液。斯维尔德洛夫斯克事件的尸检数据显示，大量的坏死性出血性肺炎、出血性纵隔炎、胸腔积液（平均 1000 毫升）和出血性脑膜炎[31]。

由于吸入性炭疽少见，临床资料大多来源于动物模型实验。尽管为了不同的目的开发了实验炭疽模型，包括实验小鼠、豚鼠、兔子和非人灵长类动物(NHP)[32,33]，但美国 FDA 仅仅认定兔子和 NHP 是[34]该疾病的相关动物模型。动物模型中炭疽引起的临床症状与人类临床症状并不完全相同。与人类的两期疾病不同[32,33,35]，在兔子和 NHP 的病例中，炭疽表现为潜伏期没有任何症状，仅仅在死亡前数小时出现单一急性期。这些症状包括疲劳和导致死亡的严重呼吸窘迫。兔子和 NHP 的尸检显示，内部器官严重受损，经常出现出血性脑膜炎[36-38]。与人类相似，动物中炭疽的最佳标记是血液中菌血症杆菌的存在[35,39]。菌血症是感染到达全身阶段的标志，其水平高低是疾病严重程度的参数，至少在动物模型中是这样。在兔子和 NHP 上的实验表明，对菌血症高达 10^4 CFU/mL 的动物施用抗生素治疗非常有效。治疗效果随着菌血症的增加而降低，直至抗生素不再有效[39-42]。治疗无效的菌血症滴度阈值取决于抗生素。在家兔中，剂量范围为 10^5 CFU/mL 至 6×10^6 CFU/mL[41]。使用菌血症作为炭疽指征的主要缺点是，经典的检测手段需要 12 至 16 小时的培养才能显示阳性结果，而在此期间，疾病继续发展，治疗窗口关闭。克服这一问题的一种方法是在动物模型中识别易于检测并与菌血症滴度相关的特定生物标记物。几种细菌源性蛋白质的血液水平似乎与菌血症滴度有很好的相关性，其中两种是毒素成分 PA 和 LF。PA 可以使用基于抗体的检测方法检测，在菌血症开始时以 ng/mL 的浓度存在，在疾病晚期时以 μg/mL 的浓度存在[35]。另一方面，可通过基于活性的测试来检测 LF[43]。由于 LF 是一种金属蛋白酶，在目标 MAP 激酶中具有特定的裂解位点，因此该测试是基于质谱分析检测到的短肽的特定裂解产物。该活性试验的灵敏度在 ng/mL 范围内，在患者中可检测到的活性水平在 10 ng/mL 至 1μg/mL[43]范围内。典型的 δ-聚 d-谷氨酸荚膜（虽然不是炭疽芽孢杆菌特有的）是炭疽的潜在标记物。这种荚膜聚合物被释放到血清中，可以通过简单的免疫检测，如横向流动[44]。密切相关的芽孢杆菌菌株产生类似的聚合物，这一事实并不影响该标记的特异性，因为这些菌株是非致病性的，使得它们在血液中的存在极不可能。

美国疾病控制与预防中心对吸入性炭疽病的诊断，是基于胸部 X 光或 CT 扫描确认纵隔增宽和胸腔积液[18,30]。确认炭疽病诊断的唯一方法是检测血液中的循环毒素和/或直接在以下任何样本中识别炭疽杆菌：血液、皮损拭子、脊髓液或呼吸道分泌物。这些样本必须在抗生素治疗开始之前采集。2010 年，美国疾控中心病例定义[45]定义了三种病例分类：疑似病例、可能病例和确诊病例。疑似炭疽病指的是一种已知的炭疽病临床形式，但没有炭疽杆菌的任何证据或与炭疽病有关的流行病学证据。可能病例是指未经确认但在流行病学上与记录的炭疽杆菌环境暴露有关的病例，或在通常无菌的临床样本中发现炭疽杆菌 DNA、LF 活性、特异性细胞壁抗原或 PA 特异性抗体阳性。所有这些检测都必须由经过认证的实验室进行（PCR、快速 ELISA 炭疽- PA 试剂盒、LF 质谱以及红线警报检测）。确诊病例的定义是出现下列情况之一：1）与美国实验室反应网络（LRN）约 140 个实验室中的一个从临床样本中培养和鉴定炭疽杆菌有关；2）通过组织标本的特异性免疫组织化学染色显示炭疽杆菌；3）使用疾病控制与预防中心的定量酶联免疫吸附试验证明抗 PA 特异性免疫球蛋白增加四倍的证据[46]；4）记录了炭疽杆菌在环境中的暴露情况，以及通常无菌样本（血液或脑脊液）的炭疽杆菌 DNA 证据（通过 LRN 验证的聚合酶链式反应）。

将病例定义为“疑似”是这一过程中的关键步骤，因为在这一阶段错误的诊断可能导致病人受到错误的治疗甚至死亡。除了不是炭疽特异性的纵隔扩大和胸腔积液的指征外，护理人员除了自己的经验之外没有其他工具来怀疑炭疽病。在 2001 年的病例中，除了纵隔增宽和胸腔积液，炭疽病的主要指标之一是革兰氏阳性杆菌血培养阳性[27]。作为美国的一级生物战剂，由未经认证的实验室进行的诊断测试的假阳性结果至少是不受欢迎的。然而，快速诊断和开始正确的治疗对炭疽病人的生存至关重要。临床检测炭疽杆菌分泌性抗原，如 PA、LF 和/或荚膜，可以为血液样本中是否存在细菌提供阳性、特异的指示，帮助护理人员为患者提供最好的护理。

毫无疑问，在生物恐怖事件中炭疽杆菌释放后对首发病例确诊的挑战将取决于医务人员的意识，在没有相反迹象的情况下，直观地将最初的吸入性炭疽症状与常见的季节性疾病联系起来。这一挑战需要不断向急救人员通报情况，以提高对不同生物威胁症状的认识，因为首发病例可能是此类事件的第一个迹象。

5.3 治疗

暴露后治疗可根据症状发作分为两类。“暴露后预防（PEP）”是一种预防性治疗，适用于暴露风险较高或已接触过但尚未出现症状的个人。“治疗”通常指的是治疗有症状的患者[18,47]。

治疗的疗效与暴露和治疗开始之间的时间呈负相关；治疗开始的时间越接近

暴露，治疗就越有可能有效。2001 年，暴露后接受口服环丙沙星或多西环素等预防性治疗的患者均未出现系统性炭疽[23]。不幸的是，11 名在疾病急性期到达医院的患者中，有 5 人因来不及有效治疗而死亡[23,27]。在某些病例中，死亡是由于广泛的全身损伤或无效的抗生素治疗未能防止病情恶化。不幸的是，一些人去看了医生，却被误诊为流感，因而没有得到治疗就出院了[27]。幸存的患者在大约一个月后出院，其中只有一人回到了以前的工作地点。

根据体外试验[48]，迄今为止从自然界分离出来的所有炭疽芽孢杆菌菌株对大多数抗生素都敏感。在从实验室小鼠、豚鼠到兔子和非人灵长类动物的动物模型中测试了不同抗生素治疗的疗效[18,40-42,49]。多西环素和环丙沙星对暴露后的预防效果在所有动物模型中都得到了证实。虽然短暂的抗生素治疗在预防死亡方面非常有效，但在停止治疗后，约 50%的动物复发并死亡[39,40,42]。这种复发是典型的吸入性炭疽，是由于在抗生素治疗期间留在肺部的“芽孢库”，在循环抗生素浓度停止和降低时萌发。因此，美国疾病控制与预防中心对 PEP 的建议是持续使用环丙沙星或多西环素 60 天，并强烈建议接种基于 PA 的疫苗（AVA，biothrrax）[30]。

在相关动物模型（兔和 NHP）中测试治疗效果是基于炭疽杆菌感染的唯一可靠指征——血液菌血症[35,39]。在动物模型中，体温也可以用作全身性疾病的标志，但有两个主要限制/保留：首先，应该持续测量温度，因为在全身性疾病的最后阶段，偶尔会出现体温下降[50,51]。其次，体温可以指示全身杆菌的传播，但不能指示菌血症滴度或疾病的严重程度。在大多数动物实验中，对单一药物的治疗进行了评估。氟喹诺酮类药物在所有动物模型中的疗效都很高，其中环丙沙星、莫西沙星和左氧氟沙星是该家族测试的主要药物。这些药物具有较高的预防性和合理的全身治疗效果[39,42,52]。在人类中，2001 年，环丙沙星被用于炭疽确诊患者或暴露于炭疽芽孢的风险人群，以预防炭疽病发病[53]。在 1979 年斯维尔德洛夫斯克事件期间，四环素是治疗暴露人群的首选抗生素[20]。在这两个病例中，预防性治疗都非常有效。在历史上，炭疽首先用磺胺类药物治疗，后来用链霉素、青霉素 G 和红霉素[54]治疗。炭疽杆菌编码的 β-内酰胺酶的发现限制了青霉素 G（和其他 β-内酰胺类）在敏感菌株感染病例中的使用[47]。因此，β-内酰胺类药物只是预防治疗的第二选择，美国疾控中心推荐的暴露后预防措施是氟喹诺酮类药物（主要是环丙沙星），或四环素类药物（主要是多西环素）[47]。全身性患者的治疗更为复杂。由于炭疽可以并且被诊断为非典型肺炎，所以选择的药物通常是头孢菌素[27]。炭疽杆菌作为 β-内酰胺类抗生素的亚家族，由于存在可诱导的耐药基因，对头孢菌素类药物普遍耐药。因此，如果药物不改变，在体内诱导这些耐药基因会导致治疗失败和死亡[27]。2001年，环丙沙星和克林霉素联合治疗全身性炭疽病成功。因此，美国疾控中心推荐的治疗方案是这种组合[27,55]。在2001年的许多病例中，这种药物联合使用了额外的药物[55]。在某些病例中，治疗方案包括多达9种药物。环丙沙星/克林霉素联合用药虽然非常有效，但也有其缺陷；一个主要的缺陷是艰难梭菌感染的出现。此外，中枢神经系统（CNS）感染在动物模型[36,37,51]和人类中被证实，通常是在验尸后发现的[18,31,56]。2001年，至少有一名患者（病例8）通过生化测试和脑脊液样本的革兰氏染色判断为中枢神经系统感染[27]。在1979年斯维尔德洛夫斯克事件中恢复的数据中，42例尸检中有39例记录了脑出血（“红衣主教帽”）[31]。在NHP中也出现了同样的现象[36]，表明炭疽治疗必须包括对中枢神经系统感染的治疗，即脑膜炎。疾控中心最近的建议强调了这一点[47,57]，并指出，除非明确排除，否则必须将所有炭疽病人视为脑膜炎患者。然而，与以前至少部分依赖于炭疽病人病例报告的建议不同，新的建议包括用于其他非炭疽中枢神经系统感染的治疗[47]。这些建议包括将两到三种抗生素与抗毒素治疗和地塞米松结合使用，以治疗脑膜炎。抗生素治疗依赖于氟喹诺酮（左氧氟沙星或环丙沙星）和蛋白质抑制剂（利奈唑胺或克林霉素）的联合使用。对于脑膜炎，治疗中应加入第三种抗菌药β-内酰胺（美罗培南或亚胺培南）[47,57]。抗毒素抗体的使用以前在吸入性炭疽病患者中有记录。在这种情况下，从接种BioThrax（AVA）疫苗的志愿者中提纯的多克隆抗体制剂作为抗毒素。最近，FDA批准了至少三种新的抗毒素药物用于治疗炭疽病，它们都是抗PA中和人单克隆抗体[58]。虽然在动物模型中进行了广泛的测试，但添加抗毒素对联合抗生素治疗的贡献从未得到证实[59]。然而，我们在兔身上证明，在炭疽病的全身阶段，毒素是多余的，因此应该根据成本效益重新考虑抗毒素的使用，特别是当这些治疗的失败与中枢神经系统损害相关时[60]。

首选的抗生素治疗是左氧氟沙星和利奈唑胺的联合[47,57]。左氧氟沙星与其他抗生素联合使用的疗效在2001年被证明，但从未被证明优于价格较低的环丙沙星。另一方面，利奈唑胺从未用于炭疽病人。此外，被推荐为第二选择的克林霉素成功治疗了多例炭疽患者[27]。利奈唑胺治疗炭疽病的疗效在动物模型中得到了证实，但从未类似于与克林霉素联合使用那样与氟喹诺酮类药物联合使用[41]。在脑膜炎的治疗中加入碳青霉烯类（美罗培南或亚胺培南）作为β-内酰胺类药物，同样从未进行过试验。由于较高的血脑屏障渗透率，β-内酰胺类药物被认为是治疗中枢神经系统感染的良好药物。氨苄西林和碳青霉烯类抗生素之间的选择从来没有被讨论过，在炭疽杆菌病例的治疗中，新一代药物的使用可能不会优于前一代药物。

炭疽杆菌在基因上是稳定的。从感染到血流入侵的快速感染过程引发全身同源感染，导致宿主迅速死亡，然后返回休眠芽孢阶段（芽孢形成），限制了其通过水平转移方式从通常驻留在肠道中的其他细菌获得抗生素耐药性基因的机会。因此，推荐的抗生素治疗方法，可以依赖于在人类或相关动物模型中治疗炭疽的已证实有效的清单。幸运的是，与自然产生的多重耐药鼠疫菌株不同，在这种情况下，清单足够长，足以涵盖特定菌株的自发或故意的抗生素耐药性[41]。

尽管抗生素治疗似乎发挥了重要作用，但 2001 年的病例报告表明，当患者没有得到适当的支持性治疗时，抗生素治疗的有效性大大降低[27]。所有入院的患者都有胸腔积液。其中 7 例胸腔积液被引流，每个患者的胸腔积液总量约为 3L。在这 7 名接受炭疽杆菌敏感抗生素治疗的患者中，有 6 名患者康复了[27]。

自然界中没有抗药性炭疽杆菌菌株[48]，并不能保证抗药性菌株不会被用于生物恐怖袭击。产生抗药性菌株相对简单，但需要微生物学技能和设备。然而，这一过程可能会导致新菌株的减弱，这是恐怖分子不希望看到的变化。因此，必须努力开发包括抗生素和非抗生素治疗在内的联合程序，以确定对抗生素敏感和耐药菌株的有效方案。靶点可能包括抑制特定的金属转运蛋白，例如铁，或参与蛋白质在细菌表面定位的特定粘附素或分类酶，这些抑制剂必须是针对细菌的，不应该干扰哺乳动物细胞的类似过程。

5.4 流行病学和环境诊断学

2001 年，第一批含有芽孢的信件于 9 月 18 日邮寄，导致 9 例皮肤炭疽病和只有 2 例吸入性炭疽病[23]。这两名患者分别于 10 月 1 日和 2 日住进了佛罗里达州一家医院。其中一名患者死于 10 月 5 日，成为首例与炭疽相关的死亡病例。所有的皮肤病例都是在纽约和新泽西州报告的。第二批也是最致命的一批信件大概是在 10 月 9 日寄出的。这批病例直接导致了 7 例（推测可能为 9 例）吸入性炭疽病例和 1 例（推测可能为 2 例）皮肤病例[23]。所有吸入性炭疽病例都被送往纽约地区的医院。症状早在 10 月 14 日就被记录在案，第一例病例在 10 月 19 日被送往医院[27]。其中 3 例寻求医疗救助，但由于诊断错误而出院[27]。这些病例中只有一例进行了血液培养，在收到阳性生长结果后，患者开始在家中接受抗生素治疗。这种治疗只是部分有效，因为患者在开始治疗两天后因病情恶化而再次入院[27]。另外两名患者返回医院太晚，于10月21日和22日死于感染[27]。第四例是纽约市一家医院的工作人员，她于10月25日开始出现症状，并一直持续到10月28日住进医院。该病例被误诊为非典型肺炎而接受治疗。她于10月31日去世后，经血培养阳性确诊为炭疽病。

由于吸入性炭疽病例极其罕见，任何报告的病例都必须发出警报，立即启动流行病学调查。同时，必须通知卫生保健界和医疗中心，确保这样的情况已经被记录在案。这些机构必须了解疾病的特定和非特定症状，并应向当局报告任何疑似病例[61]。回过头来看，如果采取这种措施，2001年美国炭疽邮件事件中五名伤亡人员中的三名本可以获救。流行病学研究显示，大多数吸入性病例在美国邮政设施工作，这强烈表明这些设施是接触地点[62]。这一发现使得在其他有暴露风险的工人出现症状之前开始有效的预防性治疗[29]。同时，确定暴露地点使遏制和洗消工作得以启动。

对攻击的识别度依赖于生物恐怖事件的类型：是沉默的还是公开的。在无声释放芽孢的情况下，这一事件的第一个迹象将是病人出现在医疗点寻求医疗护理（如2001年）。考虑到潜伏期的人与人之间的差异，交叉参考不同患者的行踪可能会提供受袭地点的指示。例如，在2001年的事件中，患者是在两个设施工作的邮政工作人员，他们在同一时间段内住院，这表明邮政设施受到污染，并成为暴露场所[23,62]。另一方面，来自纽约市医院和康涅狄格州的患者与任何其他病例都没有关联，也与任何已知的炭疽邮件没有关联[23]，因此他们接触的地点未知[25]。此外，这些炭疽邮件显然是互相关联的，因为它们都含有粉末和一封恐吓信[25]。在一个病例中，在信中明确指出了建议的治疗方法，以防接受者不知道如何回应。在这种情况下，炭疽芽孢的分离和鉴定相对直截了当（对重点粉末鉴定工作具有明显的威胁）。此外，法医工作应允许识别发送者。尽管10月9日发出的信件造成了重大的经济附带损害，但参议院办公室没有人感染炭疽[29]。含有粉末的邮件的到达提醒了收件人，并启动了抗生素预防，防止了任何形式的疾病的发展[29,63]。随之而来的公众意识和世界范围内对这一事件的新闻报道如此之多，以至于直到今天，收到一封含有粉末的信件很可能会在任何地方引起危险信号。这一认识导致立即采取遏制措施，并且开始了解暴露人员信息，从而能够迅速和有效地进行治疗。

作为流行病学调查的一部分，在洗消程序的后续行动和验证期间进行的环境监测是以炭疽芽孢的检测为基础的。由于芽孢在环境中可以存活多年[64]，挑战是定位受污染的地区并收集足够数量的芽孢以进行检测。在与可见粉末残留物相关的情况下，采样通常涉及各种采样拭子——棉、聚酯、尼龙或不同的大泡沫材料[23,29]。最有效的采样方法是使用真空吸尘器将芽孢捕获在 HEPA 过滤器上[29]。用含有盐和/或洗涤剂的液体溶液从这些材料中提取芽孢[24]。经典的微生物检测方法将包括在不同的选择性的琼脂平板或富含血的培养基上进行培养，以检测炭疽杆菌[56,65]。或者鉴定工作可以依赖于测试分离物对 γ -噬菌体的敏感性，这是一种针对炭疽杆菌的噬菌体[56]。因为这些测试依赖于芽孢的活力和生长，所以微生物方法速度很慢，需要长达 48 小时才能得到最终的阳性结果。虽然微生物检测对于确定是否发生了有活性的炭疽芽孢故意排出是必不可少的，但快速检测将依赖于聚合酶链式反应（PCR）[66]或特定的抗芽孢抗体[67]。快速检测的挑战在于特异性。炭疽杆菌与蜡状芽孢杆菌/苏云金杆菌组中的其他杆菌在基因组上几乎相同。基于 DNA 的检测通常依赖于一般毒力质粒（pXO1 和 pXO2）的检测，特别是毒素（Pag、lef 和 cyA）和衣壳（Capa－E）基因的检测[66,68]。两者的结合能够区分炭疽减毒活疫苗（$pXO1^+$，$pXO2^-$）和含有这两种质粒的炭疽强毒株。重要的是要记住，聚合酶链式反应检测的特异性是基于引物序列及其在不识别其他生物的 DNA 的情况下增强炭疽杆菌基因的特异性能力。这种特异性是通过对 GenBank 中基因组的序列分析确定的，忽略了环境中存在但可能没有在 GenBank 中出现的其他生物。此外，聚合酶链式反应检测的主要优势也是其脆弱性。由于检测非常敏感，部分同源 DNA 造成污染或假阳性结果的风险很高。因此，这项测试必须由进行标准化测试的认证实验室进行，并采用适当的阴性和阳性对照[18,30]。

基于抗体的检测在各种应用中很常见，从妊娠检测到在不同环境、食品和临床样本中鉴定病原体[69,70]。这种检测的关键是试剂（抗体）的特异性。由于炭疽杆菌上的大多数芽孢蛋白在其他杆菌中是常见的，因此分离炭疽杆菌特异的抗血清是具有挑战性的。由于多克隆抗血清最有可能与其他密切相关的芽孢发生反应，因此必须使用单特异性抗体。这些抗体可以并入简单的横向流动型装置[70,71]或通常耦合到磁性装置[67]的复杂的机器人化学发光系统中。当用于检测芽孢时，这些基于抗体的设备相对不如聚合酶链式反应敏感；然而，与基于聚合酶链式反应的检测相比，这些检测是可靠的，对污染也不那么敏感[67]。它们使用方便，急救人员也能轻松操作。与聚合酶链式反应的情况一样，抗体的特异性仅限于芽孢库和接受物理测试的样本数量，通常不超过几百个。因此，在最好的情况下，这种测试的结果是一种可能性，而不是一种确诊。

建议使用一种快速检测获得的阳性结果，再用另一种检测方法加以确认，应用完全不同的技术（例如，聚合酶链式反应和免疫检测），如果一种检测结果为阳性，另一种检测结果为阴性，则等待基于微生物生长的经典和权威检测的结果[18,30]。快速检测呈阳性结果，但未能在生长培养基上得到培养样本，这种检测结果值得怀疑，因为这表明样本含有炭疽芽孢，但它们很可能不具有生命活性。

5.5 洗消和风险评估

对经证实的炭疽芽孢污染的第一反应必须是对受灾地区（确认或疑似）疏散和检疫。这一行动既有短期影响，也有长期影响，具体取决于该地点的性质。2001 年，受污染地区由城市环境中相对容易监测和控制的建筑物和办公空间组成（例如，纽约和佛罗里达的广播公司或国会山的参议院办公室）[19,29,72]。事实证明，位于新泽西州特伦顿、华盛顿特区和康涅狄格州沃林福德的加工和配送中心非常复杂。尽管所有这些设施都得到了控制，但进出这些设施的文件及物品非常频繁。交叉污染导致其他中心、当地邮局以及分发的邮件都受到污染，使得准确确定受污染地区变得极其复杂[62,73]。在某种程度上，这种类型的污染代表着在机场或火车和公共汽车中心站等主要交通枢纽的小规模芽孢释放。据估计，寄给参议员汤姆·达施勒和帕特里克·莱希的信在密封的信封中只含有 1～2 克芽孢粉末[25,74]。由于这些信封很可能是加工中心的污染源，如果粉末直接排入这些分拣机，难以想象会导致何种程度的交叉污染。

2001 年，根据受污染的建筑物的作用和将所需功能迁至其他地点的可行性，在不同的时间进行了洗消[29]。佛罗里达州博卡拉顿的美国传媒公司是第一个检测到炭疽芽孢的地方。虽然没有找到装有芽孢的信封，但这座建筑受到了广泛的污染。在这种情况下，大楼被疏散，工人们被永久重新安置。该建筑是由修复公司购买的，该公司计划并执行修复过程，花了四年时间才宣布成功清除污染[19]。其他公司和参议院大楼则不是这样，永久搬迁是不可取的或不可能的[19,29]。在这种情况下，使用了一种快速程序，只针对受污染的区域，而不是整个楼层甚至整个建筑物[75]。这通常是一个密集的过程，每周 7 天，每天 24 小时，持续 3 个月[19,29,75]。污染洗消包括安全移走家具和地毯进行场外熏蒸，然后对设施进行重复的二氧化氯熏蒸，直到测试确认建筑物是清洁的[19,29,75,76]。

美国的这三个邮政处理和配送中心，是炭疽芽孢在高交通流量地区潜在生物恐怖传播的很好例子。除了这三个主要地点外，美国还有 20 个邮政设施中也检测到炭疽杆菌阳性样本[25,74]。这些地点的污染程度明显较低，在某些情况下，当只检测到少数阳性样本时，对可疑地点周围的区域进行简单的清洁或处置受污染物品就足够了[76,77]。三大配送中心的洗消要复杂得多，持续了 2 年多[19,29]。这些配送中心被疏散和关闭，随后进行密集的采样和熏蒸循环，直到它们被宣布清洁为止。洗消过程包括用二氧化氯或多聚甲醛对整个设施或分拣机器区域进行熏蒸[19]。2001 年炭疽杆菌生物恐怖事件造成的损失估计为 10 亿美元，这笔钱包括实际的洗消费用、污染检测和设施修复[18,19,25]。这一数额不包括治疗 11 名吸入性炭疽病患者的医疗费用。

将洗消区域确定为安全，在过去和现在仍然是一项重大挑战。通过吸入杀死 50％的人类感染者所需的芽孢剂量尚不清楚[18,78]。由于大多数可用的人类数据通常是间接的，因此该估算依赖于从动物模型数据的外推[18,78]。斯维尔德洛夫斯克事故表明，人类对炭疽病的敏感性明显低于家畜，因为在距排放点下风向最远 50 千米处发现了与炭疽病有关的家畜死亡，而人类死亡只发生在 4 千米外[20,43]。在所有其他类型的炭疽中，芽孢和/或营养细菌通过接触皮肤伤口或通过摄入进入宿主[2]。在这些情况下，污染颗粒的大小无关紧要。吸入性炭疽病被证明是一种下呼吸道感染，需要吸入芽孢的肺泡沉积[14,16,17]。因此，感染颗粒的直径必须为 5 μm 或更小，才能有效地沉积肺泡。在非人灵长类动物中，将气溶胶颗粒尺寸增加到 10 μm 会导致致死所需剂量至少增加一个数量级[16]。因此，从动物数据进行外推必须考虑到气溶胶颗粒大小和动物模型与人类之间的相对保留系数[6,14,16,18,50]。令人惊讶的是，报道的气雾剂或鼻内滴注接种芽孢的 LD_{50} 值相对相似：在豚鼠、兔和 NHP 中的 LD_{50} 值在 10^4 ～ 10^5 CFU 的范围内[78,79]。因此，美国国防部（DOD）估计，人体内芽孢气雾剂对＜5 μm 粒子的 LD_{50} 为 8×10^3 ～ 1×10^4 CFU[18]。这一估计是针对急性单次暴露，但留在污染地区，不断吸入低芽孢量的风险有多大？在兔和 NHP 上进行重复暴露实验，没有迹象表明重复低芽孢剂量的累积效应[50,79]。然而，这些兔子实验使用的是每日剂量，而不是持续暴露。20 世纪 50 年代末，美国新英格兰的羊毛加工厂记录了人类的持续接触，1957 年，在新罕布什尔州的一家工厂记录了一起致命的吸入性炭疽热病例。该病例之后又发生了 4 例，其中 3 例死亡[6,80]。在此之前，只有皮肤病病例被报道：这家工厂 16 年来有 140 例病例，宾夕法尼亚州一家工厂 10 年内有 24 例病例，那里没有吸入性病例报告。作为调查的一部分，在这两个工厂的两个部分采样了炭疽芽孢；梳理区被认为污染严重，编织区被认为是干净的[14]。对这些地点的空气在两个不同的场合（当磨机活动时）进行了芽孢总数（所有直径大小颗粒）和含有直径为<5 μm 的颗粒的芽孢分数的分析。宾夕法尼亚州工厂<5 μm 粒子测量值低于新罕布什尔州工厂。根据这些测量，在 8 小时轮班期间吸入 1300 个各种大小的芽孢，其中 510 个大小为<5 μm，没有在未接种疫苗的工人中引起感染[14,18,79]。此外，2001 年，对被认为有暴露风险的人进行了血清学测试，没有发现任何血清转换，这意味着要么没有感染，要么感染不成功[81]。

尽管如此，NBC 管理层首先确定并适用于所有其他设施的限制是，只有在设施中收集的所有环境样本对炭疽杆菌完全阴性时，对污染区的洗消才是达标的[29]。虽然在这种情况下，这可能是一个合理的决定，因为污染得到了控制，而且在大多数情况下，时间和资源的因素不是问题，但在中心机场或火车站发生重大污染的情况下，这一标准不成立。在重大环境污染的情况下也是如此，例如斯维尔德洛夫斯克的事件，在那里启动了对高危人群的大规模疫苗接种工作，以消除二次感染的可能性[20]。2016 年夏季西伯利亚驯鹿炭疽疫情期间，俄罗斯也实施了类似的方案，在此期间，该地人群与牲畜同时接种了疫苗[82]。

5.6 法医学

生物恐怖事件一旦得到证实，其法医鉴定需要将收集犯罪证据的刑事实验室调查和研究感染病原体的生物实验室调查相结合。2001 年，调查人员花了将近一年的时间才确定这些炭疽信件被邮寄的确切地点[25]。在联邦调查局的实验室里，研究人员分析了这些信件的墨水类型、纤维、DNA、纸张性质和笔迹，但没有任何重大发现可以揭示寄信人的身份[25]。据证实，9 月 18 日纽约邮局或 NBC 寄出的信件上的墨水与 10 月 9 日寄给国会办公室的信件上使用的墨水不同。除此之外，没有其他重大发现的报道。对芽孢粉末的初步物理分析使用了不同类型的显微镜：扫描电镜（SEM）、透射电镜（TEM）、光学显微镜和高分辨率扫描电子显微镜/能量色散 X 射线显微分析（EDX）；提供有关芽孢粉末的元素组成信息的电感耦合等离子体光学发射光谱（ICP－OES）；分析样品中是否存在生长介质的气相色谱质谱（GC/MS）。加速器质谱法通过 C^{12}/C^{14} 同位素比值和稳定同位素比值来确定物质的相对年龄，以提供有关可能的地理来源的信息[25]。根据美国司法部和美国联邦调查局调查 2001 年炭疽杆菌邮件事件的科学方法审查委员会的报告[74]，分析揭示了两个主要的发现：1）调查结果“与国家支持的进攻性生物武器项目产生的武器级炭疽不一致”，这意味着这很可能是一次恐怖袭击；2）定位于芽孢衣（芽孢内层）的硅和氧信号以及锡和铁，它们都指示特定的生长条件。这些发现都不能指出芽孢的确切来源或恐怖分子的身份[74]。

由于炭疽是一种在世界大部分地区流行的人畜共患病，没有蓄意传播的直接证据（即含有芽孢的粉末或喷洒装置）时，任何人感染炭疽的病例都必须迅速归类为自然病例或恐怖行为。正如前面广泛讨论的那样，流行病学调查可以为感染源提供最初的指示。从临床、环境或含有芽孢的人工样本（如邮件）中鉴定炭疽芽孢杆菌可以表明感染的原因是否为地方性疾病，并有望将分离出来的菌种与特定来源联系起来。2001 年，研究人员利用相对基本的遗传分型系统，通过与临床分离株平行检查含有芽孢的包膜，成功地鉴定出该芽孢杆菌菌株为 Ames[25,74]。尽管 Ames 菌株是 1981 年从得克萨斯州萨里塔的一头死牛身上分离出来的，但这种菌株目前主要在美国大陆的实验室用作防御计划的金标准[74]。这一发现表明，美国的一个实验室可能是芽孢的来源。为了确定其来源，需要进行广泛而可靠的遗传分析。基本上，2001 年使用的方法与现在的通用方法相同，而主要的区别是时间尺度[74]。全基因组测序用于最终确定填充信封的菌株的遗传变异，并将菌株与特定实验室联系起来，当时花费了几个月的时间，而在今天则只需要几天的时间[83]。2001 年，由于佛罗里达临床分离物的基因组序列与保存在 GenBank 中的 Ames 基因组几乎相同，因此研究人员重点使用经典微生物学技术对芽孢粉进行了研究[25,74]，并在普通群体中寻找在将粉末样品放在琼脂平板上后生长的具有改变形态或不同产孢率的菌落[84]。虽然这一努力最终使四种独特的遗传标记得以鉴定，但这一过程非常耗时，并延误了研究[25,74]。2001 年的调查在 2008 年随着 FBI 主要嫌疑人布鲁斯・艾文斯（Bruce Ivins）自杀而结束。2010 年，美国司法部发布了一份调查摘要[25]，2011 年，被任命审查调查科学结果的美国国家科学院（NAS）科学委员会发表了其审查报告[74]。科学委员会指出：“仅凭现有的科学证据，不可能对邮件中的炭疽芽孢杆菌的起源得出明确的结论。”

总的来说，在联邦调查局调查了 60 万个小时后，对于艾文斯博士是否对这次袭击负责，以及对这次恐怖袭击负有责任的人是否仍逍遥法外，仍然存在争议[74]。新一代测序技术（NGS）能够在相对较短的时间内对数百至数千个基因组进行测序。这样的分析可以提供粉末中的芽孢与特定芽孢来源的更强的谱系[74]，但同样不确定它是否可以作为起诉的唯一证据。

5.7 媒体与公共关系

恐怖行为依赖于开放的媒体，通过迅速和长期地让世界各地的公众舆论对事件进行曝光来扩大其影响。没有公众关注的恐怖行为，即使是成功的恐怖行为，对恐怖分子来说通常也是无用的。例如，ISIS利用互联网和社交媒体公开曝光远程斩首西方人质的事件，从而在世界各地引发恐惧。对新闻报道行为进行谴责是不可能的，或者至少是非常不受欢迎的，特别是在民主国家。目前面临的挑战是能够与媒体合作，通过提供关于可能的风险、疾病迹象和所需行动方案的准确信息，包括采取遏制进一步传播的预防措施，从而控制和遏制恐怖事件的影响。在斯维尔德洛夫斯克，苏联政府控制着媒体，使用“不需要知道”的政策限制向公众发布信息，将绝大多数人口排除在外[20,21]。这一政策可能并没有起到遏制有关该地区已经在传播疾病和死亡的谣言，相反，它可能会加剧恐慌。如今，即使在大多数独裁国家，这样的信息控制也是不可能的。2001年，位于纽约洛克菲勒大楼的NBC办公室是受污染的地点之一[29]。为了安抚和确保员工的安全，NBC管理层决定疏散受污染的三楼，同时对二楼和四楼进行广泛抽样检测，以确保它们是干净的[29]。虽然鼻拭子采样被证明无效，但仍对1200名员工进行了测试，以向所有员工证明他们的担忧得到了认真对待。事实上，没有一名要求接受检测的员工被拒绝。NBC管理层公开宣布，“即使他们只发现了一个芽孢，他们也会继续洗消”，他们“希望能够面无表情地对我们的员工说，我们进行了采样检测，直到我们没有发现更多的芽孢为止”。此外，一旦洗消工作完成，管理人员就在现场，与员工一起用餐并交谈，以确保该地区的安全。根据NBC官员的说法，这些行动“在任何时候都没有引起恐慌”[29]。

对在受污染地区工作的美国邮政总局（USPS）和国会山员工进行了广泛的鼻拭子采样，其中大多数人开始进行暴露后预防（PEP）。尽管美国疾病控制与预防中心估计有10000人面临接触风险，但为了确保公众对其关注的问题得到解决，30000人接受了PEP[63]。更多的人直接从他们的医生那里获得PEP，通常没有任何真实的暴露迹象，所有这些都是为了确保他们的恐惧没有被忽视[63]。这些措施在安抚公众方面取得了一定的成功。在此期间，美国疾控中心和实验室反应网络的其他成员测试了超过125000个环境和临床样本[63]；在某些情况下，工作量如此之大，以至于必须对样本按照优先级进行分类排序。实验室不得不测试各种东西，从看起来可疑的白色粉末（例如糖）到植物种子再到毛绒玩具[18,63]。尽管分配了特定的现场诊所来治疗来自受污染设施的人，但在参议院案件的新闻报道后的头两周，801 名患者因可能接触炭疽杆菌而到华盛顿特区的一个主要急诊科就诊[18,85]。因此，2001 年的炭疽热事件常常被称为具有“大规模破坏武器”的袭击[18]。

在这样的恐怖事件中面临的挑战是尽可能多地与公众互动，解释暴露的风险和预期的症状。社区医生可以被用作识别患病者的第一筛查，并为相关的非患病者提供预防措施。新闻频道上出现的专家应随时待命，防止自称“专家”的人和/或未经证实的信息误导公众。除非存在禁忌症的特殊情况，否则当局永远不能拒绝治疗，即使这些治疗显然没有必要，并尽最大努力确保当局正在尽其所能保护国家。

5.8 物质

显然，要引起恐慌，恐怖分子并不需要制造芽孢，只要去最近的五金店或杂货店去购买任何类型的粉末（石膏或面粉）就足够了。2001 年后，任何装有粉末的信封都可被视为“生物恐怖事件”，特别是如果寄给大使馆、政府办公室或贵宾[63]。一张写有“炭疽”字样的纸条会大大增加效果。然而，对这类虚假袭击的新闻报道将会受到限制，因为现在的应急人员配备了快速炭疽杆菌检测试剂盒，结果通常表明现场没有发生任何恐怖事件[67,69]。生产炭疽杆菌芽孢比仅仅发送假信要复杂得多。展望芽孢生产的挑战，我们必须区分两种情况，大规模、高质量的芽孢制剂和小规模、低质量的“基础”生产。国家或类似国家的实体有时间和资源建立实验室和设施来培养和提纯芽孢。他们可以招募技术熟练的工人，生产一种（半）武器级物质，然后将其转移到恐怖组织使用。由于炭疽杆菌的芽孢可以存活数十年，这种高级别物质的另一个来源可能来自现有的生物武器库存，或者来自生物战能力被部分摧毁的国家，这些国家成为一个失败的、功能混乱的国家。在这种情况下，追踪炭疽杆菌菌株的来源将相对简单，从而阻止功能性国家向恐怖分子提供生物武器材料[84,86]。日本奥姆真理教能够获取并生产炭疽芽孢，然后将其作为气雾剂从建筑物的顶部排放[22]。

与一些化学或植物毒素不同，生产具有感染性的炭疽芽孢需要进行微生物学培训。这方面的知识并不是炭疽杆菌所特有的，对任何一种杆菌的实验室培训都可以。这些协议可以在互联网上获得，甚至可以从政府来源获得。通常，在任何一家医院或大学的生物系都可以找到高压灭菌器和孵化器。在这种情况下，通常生产规模和质量都会较低。然而，这种制剂可能具有感染性，如果生产正确，足以在指定的攻击地点的少数人群中引发吸入性炭疽病和大量伤亡。几乎不可能确定一名实验室工作人员利用研究所的设施生产芽孢的动机。最近，来自肯尼亚的一份报告发现了一个关于计划利用炭疽杆菌发动袭击的恐怖组织，其中三名嫌疑人是医学实习生[87]。炭疽芽孢杆菌菌株作为一种潜在的可选择战剂，在美国其获取途径受到限制。然而，在牲畜中不断有炭疽暴发的报告，虽然在西方世界，人类炭疽病例很少，并受到严格监测，但在亚洲和非洲的大部分地区，这种监测并不是常规进行的，这些地方不断有野生动物、牲畜和人类暴发的报告。这些地点可能是炭疽杆菌菌株的便利来源，这些菌株可能会在当地使用，也可能被运往不同的地点。因此，防止炭疽杆菌芽孢的进口或生产主要依靠情报。

5.9 结论

应对生物恐怖事件的最好方法是预防。通过确认获得必要的生长介质和设备来确定生产生物恐怖剂的准备工作并不是微不足道的，因为这些介质和设备都不是唯一用于邪恶的目的。炭疽杆菌不是一级生物战剂列表上最具感染性的生物恐怖制剂[18]。皮肤炭疽很容易诱发，但也是最容易诊断的炭疽病，也是最不可能致命的炭疽病。然而，炭疽杆菌芽孢的持久性和吸入性炭疽病的非特异性症状，再加上未经治疗时的高致死性，使炭疽杆菌成为恐怖袭击的主要候选战剂。在与炭疽杆菌有关的恐怖事件中，公众对含有粉末的邮件的风险意识非常高，正如新闻中许多关于恶作剧的报道所证明的那样。问题是，芽孢粉末的生产具有挑战性，很可能超出了当地大多数恐怖组织的能力范围。大多数应对方案都依赖于2001年的经验。“问题”是，在2001年，“恐怖分子”通过双重密封信封来尽最大努力避免“附带伤害”[25]。如果高等级的炭疽杆菌粉末被装在正常的、有漏洞的信封中邮寄的话，会严重污染途径的每封邮件，造成的污染将是巨大的。然而，高品质等级的炭疽芽孢粉末的生产很复杂，需要特殊的技能和专业知识，而这些技能和专业知识通常只有国家研究计划的专家才能掌握[25,74]。恐怖袭击一旦发生，最大的挑战就是如何识别它。这可以通过环境检测设备来实现，或者更有可能的是，患者出现在当地诊所或急诊室寻求医疗护理。2001年，第一个恐怖事件的迹象是在佛罗里达州发现了致命的吸入性炭疽病例。之前的6例皮肤病例被误诊。如果死亡病例被误诊为细菌性脑膜炎（最初的诊断），伤亡人数很可能会更高。应对生物恐怖事件的处理方案应从发现炭疽芽孢杆菌的那一刻开始实施，包括对污染地区进行定位和采样，绘制高危人群的地图并对其进行治疗，以及启动洗消过程。总而言之，这些努力应该可以将伤亡人数减少到最低限度，并使其能够尽快恢复正常的日常生活。

声明：文中表达或暗示的观点、结论和建议仅代表作者的观点，不一定代表以色列生物研究所或任何其他以色列政府机构的观点。

参考文献

[1] Hanna P. Anthrax pathogenesis and host response. Curr Top Microbiol Immunol. 1998；225：13－35.

[2] Dixon TC，et al. Anthrax. N Engl J Med. 1999；341（11）：815－26.

[3] Sitali DC，et al. Awareness and attitudes towards anthrax and meat consumption practices among affected communities in Zambia：a mixed methods approach. PLoS Negl Trop Dis. 2017；11（5）：e0005580.

[4] Sirisanthana T，Brown AE. Anthrax of the gastrointestinal tract. Emerg Infect Dis. 2002；8（7）：649－51.

[5] Owen JL，Yang T，Mohamadzadeh M. New insights into gastrointestinal anthrax infection. Trends Mol Med. 2015；21（3）：154－63.

[6] Brachman PC. Inhalation anthrax. Ann N Y Acad Sci. 1980；353：11.

[7] Spencer RC. Bacillus anthracis. J Clin Pathol. 2003；56（3）：182－7.

[8] Okinaka RT，Keim P. The Phylogeny of Bacillus cereus sensu lato. Microbiol Spectr. 2016；4（1）：TBS－0012－2012.

[9] Ganz HH，et al. Interactions between Bacillus anthracis and plants may promote anthrax transmission. PLoS Negl Trop Dis. 2014；8（6）：e2903.

[10] Liu S，Moayeri M，Leppla SH. Anthrax lethal and edema toxins in anthrax pathogenesis. Trends Microbiol. 2014；22（6）：317－25.

[11] Fouet A. The surface of Bacillus anthracis. Mol Asp Med. 2009；30（6）：374－85.

[12] Moayeri M，Leppla SH. Cellular and systemic effects of anthrax lethal toxin and edema toxin. Mol Asp Med. 2009；30（6）：439－55.

[13] Szablewski CM，et al. Anthrax cases associated with animal－hair shaving brushes. Emerg Infect Dis. 2017；23（5）：806－8.

[14] Dahlgren CM，et al. Bacillus anthracis aerosols in goat hair processing mills. Am J Hyg. 1960；72：24－31.

[15] Kissling E，et al. B. anthracis in a wool－processing factory：seroprevalence and occupational risk. Epidemiol Infect. 2012；140（5）：879－86.

[16] Glassman HN. Discussion. Bacteriol Rev. 1966；30（3）：657－9.

[17] Druett HA, et al. Studies on respiratory infection: II. The influence of aerosol particle size on infection of the guinea - pig with Pasteurella pestis. J Hyg. 1956; 54 (1): 37 - 48.

[18] WHO. Anthrax in humans and animals. World Health Organization, 2008.

[19] Schmitt K, Zacchia NA. Total decontamination cost of the anthrax letter attacks. Biosecur Bioterror. 2012; 10 (1): 98 - 107.

[20] Meselson M, et al. The Sverdlovsk anthrax outbreak of 1979. Science. 1994; 266 (5188): 1202 - 8.

[21] Consequences of alleged 1979 Sverdlovsk Anthrax outbreak explored, 1990.

[22] Keim P, et al. Molecular investigation of the Aum Shinrikyo anthrax release in Kameido, Japan. J Clin Microbiol. 2001; 39 (12): 4566 - 7.

[23] Jernigan DB, et al. Investigation of bioterrorism - related anthrax, United States, 2001: epidemiologicfindings. Emerg Infect Dis. 2002; 8 (10): 1019 - 28.

[24] Dull PM, et al. Bacillus anthracis aerosolization associated with a contaminated mail sorting machine. Emerg Infect Dis. 2002; 8 (10): 1044 - 7.

[25] Justice, T. U. S. D. o. , Amerithrax investigative summary, T. U. S. D. o. Justice, Editor, 2010; p. 96.

[26] Brookmeyer R, Blades N. Prevention of inhalational anthrax in the U. S. outbreak. Science. 2002; 295 (5561): 1861.

[27] Jernigan JA, et al. Bioterrorism - related inhalational anthrax: thefirst 10 cases reported in the United States. Emerg Infect Dis. 2001; 7 (6): 933 - 44.

[28] Heller MB, et al. Laboratory response to anthrax bioterrorism, New York City, 2001. Emerg Infect Dis. 2002; 8 (10): 1096 - 102.

[29] Council NR. Reopening public facilities after a biological attack: a decision making framework, vol. 224. Washington, DC: The National Academies Press; 2005.

[30] CDC. Anthrax. Available from: https: //www. cdc. gov/anthrax/index. html

[31] Abramova FA, et al. Pathology of inhalational anthrax in 42 cases from the Sverdlovsk outbreak of 1979. Proc Natl Acad Sci USA. 1993; 90 (6): 2291 - 4.

[32] Goossens PL. Animal models of human anthrax: The Quest for the Holy Grail. Mol Asp Med. 2009; 30 (6): 467 - 80.

[33] Welkos S, et al. Animal models for the pathogenesis, treatment, and prevention of infection by Bacillus anthracis. Microbiol Spectr. 2015; 3 (1): TBS - 0001 - 2012.

[34] Beasley DWC, Brasel TL, Comer JE. First vaccine approval under the FDA animal rule. NPJ Vaccines. 2016; 1: 16013.

[35] Kobiler D, et al. Protective antigen as a correlative marker for anthrax in animal models. Infect Immun. 2006; 74 (10): 5871 - 6.

[36] Twenhafel NA. Pathology of inhalational anthrax animal models. Vet Pathol. 2010; 47

(5): 819 - 30.

[37] Levy H, et al. The central nervous system as target of Bacillus anthracis toxin independent virulence in rabbits and guinea pigs. PLoS One. 2014; 9 (11): e112319.

[38] Vasconcelos D, et al. Pathology of inhalation anthrax in cynomolgus monkeys (Macaca fascicularis). Lab Investig. 2003; 83 (8): 1201 - 9.

[39] Vietri NJ, et al. A short course of antibiotic treatment is effective in preventing death from experimental inhalational anthrax after discontinuing antibiotics. J Infect Dis. 2009; 199 (3): 336 - 41.

[40] Altboum Z, et al. Postexposure prophylaxis against anthrax: evaluation of various treatment regimens in intranasally infected guinea pigs. Infect Immun. 2002; 70 (11): 6231 - 41.

[41] Weiss S, et al. Efficacy of single and combined antibiotic treatments of anthrax in rabbits. Antimicrob Agents Chemother. 2015; 59 (12): 7497 - 503.

[42] Weiss S, et al. Antibiotics cure anthrax in animal models. Antimicrob Agents Chemother. 2011; 55 (4): 1533 - 42.

[43] Boyer AE, et al. Detection and quantification of anthrax lethal factor in serum by mass spectrometry. Anal Chem. 2007; 79 (22): 8463 - 70.

[44] Gates - Hollingsworth MA, et al. Immunoassay for capsular antigen of Bacillus anthracis enables rapid diagnosis in a rabbit model of inhalational anthrax. PLoS One. 2015; 10 (5): e0126304.

[45] CDC, Anthrax (Bacillus anthracis) 2010 Case Definition 2010, CDC.

[46] Quinn CP, et al. Specific, sensitive, and quantitative enzyme - linked immunosorbent assay for human immunoglobulin G antibodies to anthrax toxin protective antigen. Emerg Infect Dis. 2002; 8 (10): 1103 - 10.

[47] Hendricks KA, et al. Centers for disease control and prevention expert panel meetings on prevention and treatment of anthrax in adults. Emerg Infect Dis. 2014; 20 (2).

[48] Turnbull PCB, et al. MICs of selected antibiotics for Bacillus anthracis, Bacillus cereus, Bacillus thuringiensis, and Bacillus mycoides from a range of clinical and environmental sources as determined by the etest. J Clin Microbiol. 2004; 42 (8): 3626 - 34.

[49] Heine HS, et al. Evaluation of combination drug therapy for treatment of antibiotic - resistant inhalation anthrax in a murine model. Antimicrob Agents Chemother. 2017; 61 (9).

[50] EPA, multiple daily low - dose Bacillus anthracis Ames inhalation exposures in the rabbit, T. U. S. E. P. Agency, Editor. 2012.

[51] Henning LN, et al. Development of an inhalational Bacillus anthracis exposure therapeutic model in cynomolgus macaques. Clin Vaccine Immunol. 2012; 19 (11): 1765 - 75.

[52] Friedlander AM, et al. Postexposure prophylaxis against experimental inhalation anthrax. J Infect Dis. 1993; 167 (5): 1239 - 43.

[53] Bresnitz EA. Lessons learned from the CDC's post - exposure prophylaxis program following the anthrax attacks of 2001. Pharmacoepidemiol Drug Saf. 2005; 14 (6): 389 - 91.

[54] Knudson GB. Treatment of anthrax in man: historical and current concepts. U. S. A. M. R. I. o. I. Diseases, Editor. 1985.

[55] Pillai SK, et al. Antimicrobial treatment for systemic anthrax: analysis of cases from 1945 to 2014 identified through a systematic literature review. Health Secur. 2015; 13 (6): 355 - 64.

[56] Riedel S. Anthrax: a continuing concern in the era of bioterrorism. Proc (Bayl Univ Med Cent) . 2005; 18 (3): 234 - 43.

[57] Bower WA, et al. Clinical framework and medical countermeasure use during an anthrax masscasualty incident. MMWR Recomm Rep. 2015; 64 (4): 1 - 22.

[58] Cunha AB. Anthrax treatment & management. Medscape, 2016.

[59] Xu W, et al. A systematic review and meta - analysis of preclinical trials testing anti - toxin therapies for B. anthracis infection: a need for more robust study designs and results. PLoS One. 2017; 12 (8): e0182879.

[60] Glinert I, et al. Revisiting the concept of targeting only Bacillus anthracis toxins as a treatment for anthrax. Antimicrob Agents Chemother. 2016; 60 (8): 4878 - 85.

[61] CDC. Update: investigation of bioterrorism - related anthrax and interim guidelines for clinical evaluation of persons with possible anthrax, in MMWR. Centers for disease control and prevention, 2001; p. 8.

[62] Greene CM, et al. Epidemiologic investigations of bioterrorism - related anthrax, New Jersey, 2001. Emerg Infect Dis. 2002; 8 (10): 1048 - 55.

[63] CCR. Anthrax in America: a chronology and analysis of the fall 2001 attacks. Center for Counterproliferation Research; 2002.

[64] Pile JC, et al. Anthrax as a potential biological warfare agent. Arch Intern Med. 1998; 158 (5): 429 - 34.

[65] CDC, Sentinel level clinical microbiology laboratory guidelines for suspected agents of bioterrorism and emerging infectious diseases - Bacillus anthracis 2010.

[66] Ozanich RM, et al. Evaluation of PCR systems forfield screening of Bacillus anthracis. Health Secur. 2017; 15 (1): 70 - 80.

[67] Bartholomew RA, et al. Evaluation of immunoassays and general biological indicator tests forfield screening of Bacillus anthracis and Ricin. Health Secur. 2017; 15 (1): 81 - 96.

[68] Riojas MA, et al. Multiplex PCR for species - level identification of Bacillus anthracis and detection of pXO1, pXO2, and related plasmids. Health Secur. 2015; 13 (2): 122 - 9.

［69］ Koczula KM，Gallotta A. Lateral flow assays. Essays Biochem. 2016；60（1）：111－20.

［70］ Fisher M，et al. A combined immunomagnetic separation and lateral flow method for a sensitive on－site detection of Bacillus anthracis spores－assessment in water and dairy products. Lett Appl Microbiol. 2009；48（4）：413－8.

［71］ Tetracore. BioThreat Alert® Reader. Available from：http：//www. tetracore. com/bio－warfare/index. html

［72］ Weis CP，et al. Secondary aerosolization of viable Bacillus anthracis spores in a contaminated US Senate Office. JAMA. 2002；288（22）：2853－8.

［73］ Ferrari N，et al. Bone marrow－derived，endothelial progenitor－like cells as angiogenesis－selective gene－targeting vectors. Gene Ther. 2003；10（8）：647－56.

［74］ Council NR. Review of the scientific approaches used during the FBI's investigation of the 2001 anthrax letters. Washington，DC：The National Academies Press，2011；p. 232.

［75］ GAO. Capitol Hill Anthrax Incident，C. o. F. Report to the Chairman，U. S. Senate，Editor，2003.

［76］ EPA. Federal on－scene coordinator's report for the Capitol Hill Site Washington，DC，P. United States Environmental Protection Agency Region 3 Philadelphia，Editor，2002.

［77］ Office，U. S. G. A.，Capitol hill anthrax incident EPA's cleanup was successful；opportunities exist to enhance contract oversight，C. o. F. Report to the Chairman，U. S. Senate，Editor，2003.

［78］ Canter DA. Addressing residual risk issues at anthrax cleanups：how clean is safe? J Toxicol Environ Health A. 2005；68（11－12）：1017－32.

［79］ Brief，E. t.，review of Bacillus anthracis（anthrax）studies for dose－response modeling to estimate risk，U. S. E. P. Agency，Editor，2012.

［80］ Brachman PS，et al. An epidemic of inhalation anthrax：The first in the twentieth century epidemiology. Am J Epidemiol. 1960；72（1）：6－23.

［81］ Medicine，I. o.，Prepositioning antibiotics for anthrax，ed. C. Stroud，et al. Washington，DC：The National Academies Press，2012；p. 358.

［82］ PriMED，Anthrax－Russia（10）：（Yamal－Nenets）Human，Reindeer Vaccinated，2016.

［83］ illumina，An introduction to next－generation sequencing technology.

［84］ Rasko DA，et al. Bacillus anthracis comparative genome analysis in support of the Amerithrax investigation. Proc Natl Acad Sci USA. 2011；108（12）：5027－32.

［85］ Sammon C，et al. A survey of use of the emergency department during a local public health crisis. Ann Emerg Med. 2002；40（2）：1.

［86］ Keim P，et al. The genome and variation of Bacillus anthracis. Mol Asp Med. 2009；30（6）：397－405.

［87］ ProMED，Anthrax－Kenya：foiled anthrax attack，suspected Islamic State，2016.

第6章 布鲁氏菌：潜在的生物威胁因子

Mehmet Doganay，Gizem Dinler－Doganay，Aysegul Ulu－Kilic，
and Rebecca J. Ingram

6.1 引言

布鲁氏菌病是一种古老的疾病，其病原体是布鲁氏菌属。虽然该病在人类和动物中的分布是全球性的，但大多数病例集中在地中海、中东、中亚、非洲、中美洲和拉丁美洲等地区[1,2]。由于布鲁氏菌属存在被滥用的风险，因而被美国疾病预防控制中心和美国国家过敏症和传染病研究所列为B组优先级生物制剂。该制剂也被世界卫生组织（WHO）、《生物和毒素武器公约》（BTWC）和北大西洋公约组织（NATO）列入潜在的生物战剂清单[3-5]。

在2001年，美国通过邮件传播炭疽事件后，科学界和公众对生物制剂威胁的认识发生了巨大的变化。有诸多因素导致人们对生物威胁的恐惧感持续增加。世界各地仍存在着许多冲突，诸如在北非、中东和阿富汗的冲突，以及许多非法的反叛组织在世界各地非常活跃。由于持续的内战、冲突和/或恐怖活动，大量的人离开了他们的家园，被迫迁移到邻国，或成为难民。叙利亚内战被广泛认为是二战以来最严重的人道主义灾难之一[6]。据报道，2013年8月21日，沙林毒气在叙利亚散布，有超过1400名平民被杀，另有数千人受染[7]。国际媒体报道

M. Doganay (✉) · A. Ulu－Kilic
Department of Infectious Diseases，Faculty of Medicine，Erciyes University，Kayseri，Turkey
e－mail：mdoganay@erciyes. edu. tr

G. Dinler－Doganay
Department of Molecular Biology and Genetics，Istanbul Technical University，Istanbul，Turkey
e－mail：gddoganay@itu. edu. tr

R. J. Ingram
Wellcome Wolfston Institute of Experimental Medicine，Queens University，Belfast，UK
e－mail：b. ingram@qub. ac. uk

称，沙林毒气或芥子气等化学制剂，自 2011 年内战暴发以来，已经使用了四次。有传言称炭疽杆菌或天花病毒等生物制剂可能会被中东恐怖组织用作生物制剂。

布鲁氏菌很容易从医院的常规诊断实验室获得，该病原体易于传播，导致中等程度的发病率和低死亡率。然而，布鲁氏菌感染在一些国家的流行导致了巨大的经济损失，而且目前仍没有获得许可的人类布鲁氏菌疫苗。商业食品链是非常复杂的，涉及广泛的全球生产商和销售商，是一个特别脆弱的领域。布鲁氏菌对食品供应链的蓄意污染可能会导致公众的严重焦虑和恐惧。此外，布鲁氏菌属能通过气溶胶传播，具有高度传染性，因此，它很容易被滥用为生物战剂。全球生物攻击的风险每年都在增加，由于移民、越来越多的难民、全球旅行和贸易、恐怖分子对大规模杀伤性武器的兴趣，以及技术的进步，使不法分子很容易获得病原体操纵所需的技能和技术资源[4,8-10]。

6.2 微生物学特征

布鲁氏菌是需氧的、革兰氏阴性的细胞内球菌或短杆菌，直径 0.5～0.7 μm，长度 0.6～1.5 μm。布鲁氏菌属是布鲁氏菌科的一个成员，目前，已经报道了 11 个公认的种，6 个陆生种，3 个海洋种，2 个拟制种。到 1985 年为止，布鲁氏菌属被分为 6 个种：羊布鲁氏菌（B. melitensis），流产布鲁氏菌（B. abortus），猪布鲁氏菌（B. suis），犬布鲁氏菌（B. canis），绵羊布鲁氏菌（B. ovis）和沙林鼠布鲁氏菌（B. neotomae）。这些被称为 6 个经典的种，并且遗传上有关联。羊布鲁氏菌和猪布鲁氏菌与流产布鲁氏菌和犬布鲁氏菌相比，对人类的致病性更高。这几个种又进一步细分生物型，羊布鲁氏菌 3 个，流产布鲁氏菌 7 个，猪布鲁氏菌 5 个[11-14]。除了这 6 个经典种外，布鲁氏菌还有 5 个新种已被确认，分别为鲸型布鲁氏菌（B. ceti），鳍型布鲁氏菌（B. pinnipedialis），田鼠种布鲁氏菌（B. microti），两栖动物布鲁氏菌（B. inopinata）和狒布鲁氏菌（B. papionis）。

布鲁氏菌属无包囊，不产生芽孢或鞭毛。它们很容易在微生物实验室中的普通培养基上生长。在胰酶大豆琼脂、布鲁氏菌琼脂和血清葡萄糖琼脂上进行最佳培养，使用经典的双相培养（固体和液体）、血液培养技术，温度为 35～37 ℃，pH 值为 6.6～7.4。而传统的培养需要延长 6 至 27 天的培养时间。使用自动血培养系统可以缩短这一时间（最多培养 5 天）。流产布鲁氏菌（B. abortus）和猪布鲁氏菌（B. suis）的一些生物亚型需要补充二氧化碳，特别是在初级分离时。

当这些细菌在血琼脂上生长时，通常可以看到直径为 0.5～1.0 mm 的突起菌落[1,11]。

这些细菌能够在环境中持续很长时间（几周或几个月），这取决于细菌的数量、光照、温度、湿度、pH 值、营养物质，以及细菌内容物的存在（见表 6-1）。人们还知道，这些细菌在干燥的制剂中能保持其毒力很多年[1,11,15,16]。然而，它们对最常用的消毒剂、巴氏消毒法、加热和电离辐射很敏感。

6.3 布鲁氏菌：一种生物威胁制剂

生物战剂已经被用于“生物战”“生物恐怖主义”或“生物犯罪”。对于这些概念的定义，目前没有公论，我们定义如下：生物战是指政府对军事目标使用武器化的生物制剂；生物恐怖主义是指个人或团体威胁或使用生物制剂/毒素，以达到其目的（政治、宗教、民族或其他意识形态目标）；生物犯罪是指使用生物制剂以达到谋杀、报复或勒索的目的。恐怖袭击可根据其主要目标与犯罪攻击区分开来[3,17]。世卫组织或疾控中心列出的潜在生物制剂又分为三类：杀伤人的、杀伤动物的、杀伤植物的。由于布鲁氏菌属能够引起人类和动物的疾病，因此有可能被用来杀伤人类和动物[3,5,10]。

在第二次世界大战期间，即 1932 年至 1945 年期间，德国启动了一项生物战计划，即主要是用炭疽杆菌和伯克霍尔德菌感染牲畜和污染动物饲料的生物战计划。在二战期间，德国科学家对纳粹集中营中的囚犯进行了生物战剂研究，测试了立克次体、甲型肝炎病毒和疟原虫的活体制剂。在已发表的报告中，尚不清楚是否使用了布鲁氏菌[4,17,18]，二战期间，日本在中国东北也进行了广泛的生物武器计划（731 和 100 部队），用各种生物战剂进行人体实验，至少有 10000 人因感染而死亡[3,18]。在 1941 年对湖南常德的细菌战中，有 1700 人死亡，约 10000 人的伤亡；大多数病例是由霍乱引起的。尽管日本的生物战研究计划一直持续到第二次世界大战结束，但野外实验于 1942 年终止[18]。

1942 年，美国启动了一项进攻性生物战计划，该计划在朝鲜战争期间（1950 年至 1953 年）得到了扩大。在 20 世纪 60 年代，美国军方开发了一系列的生物武器，包括各种细菌和布鲁氏菌属。在这一时期，布鲁氏菌被武器化，并被配制成能保持长期稳定和活力的制剂。在 1944 年至 1945 年之间，布鲁氏菌被装入炸弹，并进行了野外实验，以测试其对动物目标的杀伤效果。大约 10 年后，对军队和平民志愿者进行了人体实验，让志愿者暴露在生物弹药爆炸时产生的球形气雾化的微生物中。到 1969 年，美国宣布终止进攻性布鲁氏菌计划，所有的生物弹药都被销毁。他们还宣称，所开发的弹药从未在冲突中使用过[17,18]

表 6-1　布鲁氏菌在不同环境和底物中的存活时间[1,13,15,16]

营养底物	温度和环境	存活时间
	羊布鲁氏菌	
肉汤	pH＞5.5	＞4 周
肉汤	pH 5	＜3 周
肉汤	pH4	1 天
肉汤	pH＜4	＜1 天
软奶酪	37 ℃	48～72 小时
酸奶	37 ℃	48～72 小时
酸奶	5 ℃，脂肪率：10%，1.5%，3.5% pH4.2～4.3	分别为 2，3 及 5 天(对应脂肪率)
布法罗酸奶	4 ℃	20 天
奶油	4 ℃	＞4～17 周
牛奶	37 ℃	7～24 小时
超高温灭菌乳	20 ℃	＞12 周
灰尘	取决于环境湿度	15～40 天
	流产布鲁氏菌	
固体表面	＜31 ℃，日光下	4～5 小时
自来水	－4 ℃	114 天
湖水	37 ℃，pH 7.5	＞1 天
湖水	8 ℃，pH 6.5	＞57 天
干燥土壤	≈20 ℃	＜4 天
湿润土壤	＜10 ℃	66 天
粪肥	夏天	1 天
粪肥	冬天	53 天
农场泥浆动物排泄物	常温储罐	7 周
农场泥浆动物排泄物	12 ℃	＞8 个月
奶油	2～4 ℃	＞6～16 周
超高温灭菌乳	20 ℃	＞87 天
无菌牛奶	室温	10 个月
布法罗酸奶	4 ℃	30 天

续表

营养底物	温度和环境	存活时间
酸奶	5 ℃，脂肪率：10%，1.5%，3.5% pH4.2～4.3	分别为 2，3 及 5 天（对应脂肪率）
布鲁氏菌属[a]		
水	20 ℃	75 天
无汽矿泉水	20 ℃	63 天
生奶	8 ℃	3 天
冰激凌	4 ℃	30 天
奶油	室温	3～12 周
黄油	8 ℃	142 天
肉	冻肉	＜ 3 周

[a]没有给出具体物种

苏联曾有一个进攻性生物武器计划。布鲁氏菌是他们研究的生物制剂之一。1992 年移居美国的前副局长 Ken Alibek 说，抗生素耐药性的布鲁氏菌菌株已经被开发出来，并以干粉和液体的形式被制成武器，其生产能力高达数百吨[4]。他还描述了一个复杂的细菌投放系统，该系统已在咸海进行了大规模的野外测试[4]。到 20 世纪末，人们对布鲁氏菌的兴趣已经减弱。在生物武器计划中，布鲁氏菌被类鼻疽伯克氏菌所取代[4,18]。

布鲁氏菌的一些微生物学特征使其可以作为生物恐怖主义或生物战争的潜在制剂。这些细菌，特别是羊布鲁氏菌（B. melitensis）和猪布鲁氏菌（B. suis），通过气溶胶途径具有高度的传染性，而且人类的感染剂量相对较低，大约是 10 到 100 个微生物即可引起感染。这些病原菌可通过呼吸道黏膜和胃肠道、生殖器黏膜、皮肤和皮肤组织进入体内，潜伏期从 1 周到几个月不等。可引起感染性或非感染性疾病。在人类中，布鲁氏菌病是一种长期的消耗性疾病，有急性、亚急性和慢性三种形式。布鲁氏菌病需要长期的抗生素治疗，目前用于该病治疗的抗生素很有限[4,9]。

计算机模拟表明，在受到羊布鲁氏菌（B. melitensis）气溶胶攻击后，4%的暴露对象将在 0～7 天内发病，6%在 8～14 天内发病，14%在 15～28 天内发病，40%在 29～56 天内发病，26%在 57～112 天内发病，10%在 113 天以上发病。据计算，在这种攻击下，每 10 万名暴露者将导致 4.777 亿美元的经济损失[19]。据此估计，从一架飞机上沿 2 千米长的线路，在距离上风向 10 千米处，向一个有 50 万人口的城市释放 50 千克的猪布鲁氏菌（B. suis），将导致 12.5 万人被感染，

500 人死亡[18]。

使用布鲁氏菌的另一个生物攻击途径是故意污染商业食品或动物饲料。这种污染有可能在生产、包装、储存、运输或交付过程中的任何一个环节发生。1950年至2008年期间，一个食品供应链故意或恶意污染记录的情报显示，在此期间，共记录了464起污染事件，导致4187人死亡和19545人受伤[20]。据报道，其中12起事件和190例死亡是由生物制剂引起的[20]。根据一份题为《针对食品行业的化学和生物事件年表》的报告，在1946年至2006年期间，损失超过1亿美元[21]。

到目前为止，布鲁氏菌还没有被用来攻击平民或军事目标。然而，这并不能减轻在疾病流行或非流行国家（特别是西方国家）故意使用布鲁氏菌的潜在威胁。鉴于其人畜共患的性质，使用布鲁氏菌的攻击可能导致在人或农场动物中暴发严重的疾病。目前，人们对农场动物的农业恐怖主义的危险性越来越关注，如绵羊、牛、猪和鱼、加工食品和食品储存设施。

6.4 布鲁氏菌病是一种人畜共患的疾病

布鲁氏菌病是一种人畜共患疾病，人的自然感染源是受感染的动物。布鲁氏菌属的天然宿主是绵羊和山羊（B. melitensis）、牛（B. abortus）、猪（B. suis）和狗（B. canis）。表 6 - 2 中概述了布鲁氏菌属的宿主和潜在对人的致病性。最近报道的多种布鲁氏菌属是在野生动物宿主中发现的，包括啮齿动物、海洋哺乳动物和狒狒。这些种还没有在人的感染中被广泛发现，因此还不完全了解它们的感染性和毒性[11,12]。

表 6 - 2　布鲁氏菌的宿主选择性及对人类的致病性[11,12,14,22]

物种	宿主	人类致病性程度	世界上人类病例
羊布鲁氏菌	羊，山羊，骆驼	高度	＋＋＋＋
流产布鲁氏菌	牛、水牛、牦牛、野牛	高度	＋＋＋
猪布鲁氏菌	猪	高度	＋＋
犬布鲁氏菌	狗	中度	极少
绵羊布鲁氏菌	公羊	无	无报道病例
沙林鼠布鲁氏菌	沙漠鼠和林鼠	无	无报道病例
鲸型布鲁氏菌	海豚、江豚、鲸	轻度	很少病例

续表

物种	宿主	人类致病性程度	世界上人类病例
鳍型布鲁氏菌	海豹	轻度	很少病例
田鼠种布鲁氏菌	田鼠、狐狸、土壤	未知	无报道病例
两栖动物布鲁氏菌	未知	轻度	很少病例
猴布鲁氏菌	狒狒	未知	无报道病例

一般来说，布鲁氏菌属的动物宿主（见表 6-2）是无症状的携带者，尽管亚急性或慢性疾病的表现也可能出现在被感染的动物身上。在感染的动物宿主体内，细菌以器官和组织为靶标，特别是生殖系统，包括胎盘、乳腺、睾丸和附睾。布鲁氏菌感染导致胎盘炎，怀孕的最后三个月引起流产。附睾炎和睾丸炎见于雄性，动物布鲁氏菌病没有具体的临床指征，诊断的依据是细菌的分离、临床样本中细菌抗原的检测或特定抗体反应的证明。传播可以直接在动物之间传播，这可能导致流产，或者在交配过程中由生殖器分泌物传播，或通过牛奶传播给后代。在家畜中，如果谷仓、牧场、动物饲料和/或水源被污染，就会发生感染。布鲁氏菌感染会导致流产、死胎、生育能力下降和产奶量低下。因此，布鲁氏菌感染导致经济损失，并可能在流行国家构成严重的公共卫生威胁[12,14,22]。

人类可通过直接接触受感染的动物和/或其排泄物（尿液、精液和乳汁、生殖器分泌物）而被感染，或者通过接触污染的血液或尸体，或乳制品（牛奶、新鲜奶酪、奶油、黄油）受染。自然发生的布鲁氏菌病被认为是一种食源性疾病，或一种职业性感染，很少是实验室感染。本病主要是通过食用生/未经消毒的牛奶或其他未经消毒的乳制品获得的，特别是新鲜奶酪。另一个常见感染来源是与受感染动物的职业性接触，如农场工人、牧羊人、屠夫、兽医和肉类包装员工被认为是高危人群[1,12,22]。实验室工作人员（特别是那些流行国家的医院诊断实验室或人畜共患病参考实验室的工作人员）也有感染布鲁氏菌的风险[23,24]，而且有报道称，实验室的意外感染在全世界均有发生。虽然人与人之间的传播很罕见，但由性传播或输血导致的布鲁氏菌病已有报道[25,26]。

布鲁氏菌病仍然是全世界最常见的细菌性人畜共患疾病之一。世卫组织估计，每年有 50 万个新增人类布鲁氏菌感染病例[2]，而且牲畜的感染导致了巨大的经济损失，特别是在发展中国家[22]。

6.5 人布鲁氏菌病的临床表现

人可通过摄入或吸入的途径感染布鲁氏菌，比如接触受染动物破损的皮肤或体液。感染宿主后，布鲁氏菌会穿透黏膜屏障，进入血液，从而引起全身感染[12]。布鲁氏菌属，是细胞内细菌，在单核吞噬细胞（单核细胞、巨噬细胞和树突状细胞）内居住和繁殖；它们能够逃逸宿主的细胞内杀伤[27]。细菌在吞噬细胞内传播到网状内皮系统（RES，主要分布在关节处）、中枢神经系统（CNS）、心脏系统和泌尿生殖系统等。疾病的潜伏期因以下因素而异：菌株的毒力、进入途径和感染剂量。潜伏期通常为1～4周，也可长达数月，因而很难准确地确定何时发生了感染（见表6-3）。

表6-3　2000年后报道的患者临床表现[28-35]

临床表现	发生率(%)
发热	55～100
不适	68～90
关节痛	66～87
出汗	19～96
肌痛	36～49
背痛	6～58
恶心/呕吐	21～30
腹痛	6～28
肝肿大	6～50
脾肿大	7～60
骨关节受累	19～54
心血管受累	0.4～1.8

布鲁氏菌病是一种影响多种器官或身体系统的全身性疾病。该病一般表现为间歇性发热、寒战、关节痛、肌痛和浑身乏力。尽管最常见的是系统性感染，但布鲁氏菌病也可能导致特定器官系统的局部感染，如骨骼系统、中枢神经系统、心脏、肝脏和肺部。它还与局灶性脓肿有关，特别是发生在网状内皮系统和骨骼系统。布鲁氏菌病的局部感染常发生在未经治疗的急性或慢性疾病中，其发生率大约占30%。

不管涉及的是何种布鲁氏菌感染，布鲁氏菌病的症状是相似的。然而，这些症状的严重程度各不相同；羊布鲁氏菌（B. melitensis）和猪布鲁氏菌（B. suis）导致严重感染，而流产布鲁氏菌（B. abortus）与较大比例的亚临床病例有关，犬布鲁氏菌（B. canis）感染通常只引起轻微的疾病[15]。

尽管目前还没有因蓄意释放引起布鲁氏菌病的临床经验，但自然发生的布鲁氏菌病和因蓄意释放引起的布鲁氏菌病都可能有类似的表现。因此，因蓄意释放引起布鲁氏菌病的临床症状和实验室结果可以被认为与自然获得性布鲁氏菌病的表现一致。

布鲁氏菌病根据症状持续时间被划分为不同临床类型。当症状持续时间少于 8 周时，该病被归类为“急性”，8～52 周的疾病被视为“亚急性”，超过 52 周的称之为“慢性”[16]。

大约 50%的患者会出现急性疾病；他们会出现一系列的非特异性症状，包括发热（85%的患者超过 38.5 ℃，有的患者甚至超过 40 ℃，可呈间歇性的）、盗汗、虚弱、疲劳、乏力、头痛、恶心、呕吐、关节痛和肌痛[28]。体检时，临床体征也存在可变性和非特异性；最常见的体征包括肝脏肿大、脾脏肿大和骨关节受累[28]。患者的症状通常在 2～4 周内缓解，但有少数患者会发展为慢性疾病或复发。

如果在治疗结束后 3～6 个月，疾病再次发生，这被称为复发性疾病，发生率为 5%～30%。复发的布鲁氏菌病往往是一种比初次发作更温和的疾病[36]。虽然抗生素耐药性目前不是治疗布鲁氏菌病的一个重要问题，但复发性疾病往往与使用抗生素有关。疾病的复发往往与初始治疗时抗生素使用不恰当有关[37,38]。

布鲁氏菌病的亚临床病例通常没有症状；其特点是血清学阳性，滴度低，细菌培养阴性。亚临床形式经常发生在流行地区的屠宰场工人、农民和兽医身上[16]。

慢性布鲁氏菌病通常与未诊断和未治疗的疾病有关，通常表现有发热、疲劳、抑郁、肌痛和关节痛。这种临床形式类似于“慢性疲劳综合征”，一般发生在成年人（尤其 30 岁以上）身上，很少发生在儿童身上。在慢性布鲁氏菌病中，局部疾病通常表现为脊柱炎、肝炎、附睾炎或心内膜炎[39]。

一项关于布鲁氏菌病临床表现的 meta 分析，对 1990 年至 2010 年间发表的科学文献进行了全面评估[40]。发热被认为是最常见的症状，在 80%的患者中观察到，不分年龄。鉴于这一高比例，应将布鲁氏菌病作为不明原因发热的一个鉴别诊断。最常见的疾病表现是肌肉骨骼系统受累，65%的患者会出现关节痛；相比之下只有 26%的病人报告有关节炎。关节炎一般涉及大关节，最常受累的关节依次是骶髂关节、膝关节、髋关节、脊椎和踝关节。虽然滑囊炎、腱鞘炎和骨髓炎也有描述，但很少见。脊柱受累是导致衰弱和致残并发症的首要原因，发生率在 6%～12%。肌肉骨骼受累在年轻病人中更为常见，而老年病人则更容易出现脊柱受累和并发症，如椎旁、硬膜外和腰部脓肿的形成，腰部是最常受累的部位。但众所周知，该病可以影响整个椎体[41]。布鲁氏菌属感染人工关节极为罕见，但在流行国家应予以考虑。

泌尿生殖系统受累可表现为表皮睾丸炎、膀胱炎、肾盂肾炎、间质性肾炎、肾小球肾炎、前列腺炎和肾脓肿。这些并发症发生率在 2%～20%。表皮睾丸炎发生于十分之一的男性，因此似乎是受影响最大的器官[40]。

布鲁氏菌病中有 2%～7%的病例会出现神经系统受累，其表现为头痛、行为改变、精神错乱、神经功能障碍、急性/慢性脑膜炎、脑炎、根管炎和脊髓炎。虽然病人报告有抑郁症、精神病和精神疲劳，但这些症状在神经布鲁氏菌病的诊断中被大大低估了[42]。

布鲁氏菌病的肺部受累可能是由于吸入传染性气溶胶或血源性传播造成的。这种表现很罕见，只有 7%的布鲁氏菌病患者出现这种情况[40]。肺部受累的体征和症状可以是温和的、非特异性的，如咳嗽、黏液性痰液和流感样症状，严重的发生支气管炎、间质性肺炎、大叶性肺炎、肺结节、胸腔积液、肝脏淋巴结病和肺水肿。

消化不良、厌食和腹痛等胃肠道症状比较常见，在高达 50%的布鲁氏菌病患者中出现。然而，严重的并发症包括肝脏或脾脏脓肿、胆囊炎、胰腺炎、回肠炎、结肠炎和自发性腹膜炎，相对不常见。可观察到转氨酶的轻度至中度升高；38%～53% 的病人有天门冬氨酸和丙氨酸转氨酶的基线值升高[43]。可能出现轻度黄疸，在布鲁氏菌病患者中很少见到重度黄疸。

布鲁氏菌病可导致血液学异常，特别是与贫血和白细胞减少有关。该病还可能导致血小板减少症、全血细胞减少症和/或弥散性血管内凝血。偶尔，布鲁氏菌病也有报告说会诱发严重的自身免疫性疾病，且传统的皮质类固醇治疗无效[44]。

眼睛和耳朵可能会受累。眼部受累常在疾病的慢性期出现，最常见的表现是葡萄膜炎。也可能发生更严重的并发症：角膜溃疡、虹膜睫状体炎、软骨角膜炎、脉络膜炎、视神经炎、乳头水肿和眼内炎。急性布鲁氏菌病期间，听觉系统会受累。所有确诊的患者都应进行听力损失的评估[45]。

疾病的皮肤表现通常是非特异性的，只发生在 1%～14%的布鲁氏菌病患者身上。这些表现包括斑丘疹或斑丘疹皮疹、瘢痕疙瘩、丘疹和结节性红斑样皮疹、溃疡、瘀斑、紫癜、肉芽肿性血管炎和脓肿[46]。

尽管布鲁氏菌病本身不是一种致命的疾病，但与该病有关的一些并发症可能是致命的。与布鲁氏菌病有关的死亡的主要原因是心脏和中枢神经系统并发症。心内膜炎、心肌炎、心包炎、动脉内膜炎、血栓性静脉炎和/或主动脉或心室的霉菌性动脉瘤的发生率很低。据报道，它们只发生在1%的病例中。外科手术的最新进展，结合有效的医学治疗，证明能成功地防止因内膜炎引起的死亡[47]。

布鲁氏菌病是一种严重的、使人衰弱的、有时是慢性的疾病，有可能影响到身体的各种系统。与布鲁氏菌病有关的死亡率为2%，适当的治疗通常可以完全康复，没有并发症。由于布鲁氏菌病的临床特征没有特异性，该病类似于一些综合征，因此被称为“模仿性疾病”。感染性疾病，如结核病、疟疾、伤寒和传染性单核细胞增多症或其他非感染性疾病，如慢性疲劳综合征、胶原血管疾病、自身免疫性疾病和肿瘤等，都应在布鲁氏菌病的鉴别诊断中予以考虑。

6.6 布鲁氏菌病的诊断和治疗

由于布鲁氏菌病的临床表现在人类中是非特异性的，诊断需要通过病史、体格检查和适当的实验室检查来支持。在询问病史的同时，应询问潜在的职业接触、前往流行区、食用未经消毒的生鲜牛奶等情况。

诊断布鲁氏菌病的金标准是从血液培养物或其他组织中分离出细菌。布鲁氏菌可以从骨髓、组织（肝脏、脾脏）、脑脊液（CSF）中分离出来。由于布鲁氏菌是一种生长缓慢的细菌，因此需要长时间的培养。目前大多数临床实验室常规使用的自动化血培养系统可以在 1 周内检测出细菌[48]。血培养的检测灵敏度在50%～90%之间，这取决于几个因素，包括疾病的阶段、使用的培养基和使用抗生素情况。因为其感染的风险很高，布鲁氏菌属的鉴定和抗生素敏感度测试需要在生物安全 3 级（BSL－3）实验室中进行。亚种级别的鉴定，需要详细的表型或分子检测，虽然对流行病学研究很重要，但在治疗时却不需要[49]。

由于培养的敏感性低，布鲁氏菌病的诊断主要是基于血清学。在过去的 100 年里，人们从简单的凝集试验开始，设计了各种血清学试验。一系列的检测用于诊断该疾病，其中包括虎红平板凝集试验（RBPT）、血清凝集试验（SAT）、补体结合试验（CFT）和酶联免疫吸附试验（ELISA）[1,42]。

虎红平板凝集试验（RBPT）是使用 Rose Bengal 染色的流产布鲁氏菌

(B. abortus) 悬浮液进行的。它是基于抗体对光滑脂多糖（S-LPS）的反应性的一种简单而快速的滑动式凝集试验，其灵敏度为93%，是首选的筛选试验。该试验的局限性是对慢性病例的敏感性要低得多，而且在流行区的特异性较低。为了解决这些局限性，世界卫生组织的指南建议用血清凝集试验（SAT）确认阳性样本[1,42]。

布鲁氏菌病血清学诊断的金标准是血清凝集试验（SAT），这种检测方法也是基于对光滑脂多糖（S-LPS）的抗体检测。该试验是在试管中对血清连续（加倍）稀释，与一定量的布鲁氏菌抗原反应。检测出的凝集滴度反映了血清中抗体的浓度，通常从1∶20到1∶1280不等。血清凝集试验滴度升高到1∶160，或者急性期到恢复期滴度增加四倍，都被认为具有诊断意义。为了减少假阳性的发生，在布鲁氏菌病流行地区，推荐的临界值是1∶320。被认为是“封闭抗体”的高非凝集性免疫球蛋白的存在可能导致SAT的假阴性结果。值得注意的是，血清凝集试验滴度低于1∶160的患者不能排除活动性布鲁氏菌病，因为在感染的早期阶段，滴度可能低于临界值；因此可能需要多次检测[1,50]。较低的血清凝集试验滴度也可能出现在慢性病和复发病例中，因此抗人球蛋白试验（Coombs试验）更适合用于慢性和复发病例的诊断确认。

使用酶联免疫吸附试验（ELISA）可以实现对布鲁氏菌病进行快速、灵敏和准确的诊断[51]。通过ELISA检测IgM和IgG特异性抗体，已被证明与SAT和Coombs试验有很好的一致性，并且在慢性病例中更为灵敏[52,53]。在布鲁氏菌病流行地区，ELISA比传统的凝集法应用更多[52]。然而，也存在着相互矛盾的观点，一些研究表明，在检测抗布鲁氏菌抗体方面，酶联免疫吸附试验不如更传统的血清凝集试验灵敏[54]。

一种新的血清学检测方法是基于抗布鲁氏菌总抗体的免疫捕获凝集法[55]。这种检测方法在人类布鲁氏菌病的诊断中有很高的灵敏性和特异性，不仅在疾病的早期阶段，而且在长期演变和再感染的病例中也是如此。在成功的治疗和临床治愈后，此法检测的布鲁氏菌抗体滴度的下降比SAT和Coombs试验更快更明显。因此，布鲁氏菌抗体滴度可以被认为是感染的一个很好的标志，特别是在患者随访期间检测时[50]。

布鲁氏菌DNA可通过聚合酶链式反应（PCR）检测，无论是培养物还是临床标本。在急性和慢性布鲁氏菌病中，PCR已被证明比血液培养更敏感，比血清学检测更具特异性。使用高感染性的活细菌培养会带来实验室感染的风险，而PCR法检测DNA时，这种风险会大大降低[56]。

虽然全血细胞计数、血沉、C 反应蛋白和肝功能检测对诊断没有特异性，但它们在疾病的诊断和监测中也是有用的。结合两种或两种以上的诊断试验和相适应的临床症状，可提高布鲁氏菌病诊断的敏感性和特异性[1,16]。

布鲁氏菌病抗菌治疗的目的是减轻疾病症状，缩短发病期，减少或防止并发症或复发。鉴于布鲁氏菌都是胞内微生物，必须使用能够达到较高胞内浓度的抗生素。为防止复发，建议长期服用两种或两种以上药物[1,11,16]。

世界卫生组织推荐了一种抗生素方案：口服多西环素 100 毫克，每日两次，持续 6 周；同时每日口服利福平 600～900 毫克，连续 6 周，或链霉素每天 1 克，肌肉注射，持续 2～3 周，用于治疗单纯布鲁氏菌病[1]。对 1985 年至 2012 年间发表的临床试验进行的 meta 分析发现，这是使用最广泛的治疗方案[36]。然而，也有其他治疗方案，如多西环素-利福平方案具有口服的优势，而多西环素和链霉素联合使用的方案在对治疗失败和复发方面都有优势[57]。几项研究报道了其他替代方案有效：喹诺酮类药物和利福平、复方新诺明和利福平，以及多西环素、利福平和氨基糖苷三联疗法[58]。儿童和孕妇禁用四环素类药物，特别推荐联合使用复方新诺明和利福平。布鲁氏菌病的治疗，通常不采用单一抗生素疗法和短期疗程（<6 周）疗法[1]。

对于复杂性布鲁氏菌病，没有好的推荐治疗方案。对于心内膜炎、脊柱炎或脑膜炎，选择的药物是相似的。三联疗法，包括氨基糖苷类药物联合多西环素和利福平，被认为是一线治疗方案，因为它们具有良好的疗效和低的治疗失败和复发率。复杂病例的疗程应延长至 8 周以上[58]。

布鲁氏菌心内膜炎是一种罕见的并发症，死亡率高。现在仍然没有相应抗生素和最佳治疗方案。许多文献报道其围手术期抗生素治疗和外科治疗（人工瓣膜置换术）取得令人满意的结果[47,59]。

脊柱布鲁氏菌病是导致虚弱和致残的主要原因。脊柱炎可能会蔓延到邻近的椎骨。椎旁间隙和硬膜外间隙出现脓肿，需要较长时间的抗生素治疗，有时还需要手术。尽管有足够的抗菌治疗，但仍有持续的全身症状如椎体塌陷或间隔脓肿时，建议将手术治疗作为最后的手段[60]。

世界卫生组织推荐的神经布鲁氏菌病的治疗方案是多西环素加链霉素，加用利福平或复方新诺明。还建议延长疗程，最短疗程为 6～8 周，并根据临床反应可能进一步延长[1]。在一项 215 名成年神经布鲁氏菌病患者的多中心研究中，平均治疗时间约为 4.5～6.5 个月。这项研究还提供了支持使用头孢曲松联合多西环素和利福平治疗一个月的数据。他们发现，以头孢曲松为基础的治疗方案比口服疗法提供的疗程要短得多[61]。

即使使用推荐的抗菌药物方案，也有5%～30%的布鲁氏菌病患者出现治疗失败和复发；这通常与治疗时间较短或抗生素方案效果不佳有关[37]。对抗菌药，特别是一线疗法的抗菌药的耐药性，是很少见的。到目前为止，土耳其只报告了头孢曲松和链霉素的最低抑菌浓度增加[62]。布鲁氏菌病的复发病例尚未被证明与耐药性有关。

布鲁氏菌病地理分布广泛，但主要影响发展中国家。为了预防疾病，找出简单、廉价、有效的治疗方法并设计有效的控制方案是至关重要的。

6.7 生物技术在布鲁氏菌检测和鉴定中的应用

生物武器是一个严重的全球关切问题[9,63,64]。生物技术的进步可能被滥用于研发一些具备抗生素和疫苗耐受性、不可检测、更稳定、更易于处理及致命性等特点的生物制剂，从而用以发动生物恐怖袭击。如果发生生物恐怖事件，不管是临床医生、病理学家还是微生物学家，首要的目标将是确定病原体。然而，由于复杂的基因工程技术的应用，准确检测微生物可能并不容易。因此，需要从各种类型的标本中采用多种方法进行快速和灵敏的检测，以便正确识别病原菌。目前，每种细菌检测方法都有自己的缺点，通常需要进一步检测才能确认结果。

目前有多种生物技术手段可用于布鲁氏菌属的检测和鉴定。样本中布鲁氏菌的诊断通常依赖于细菌培养和血清学检测。细菌培养取决于样本中是否有足够数量的活菌。在实现布鲁氏菌属的阳性分离后，可采用生物分型、血清分型、噬菌体分型、核酸测序、限制性内切酶片段分析和杂交等方法对布鲁氏菌的种类进行详细鉴定。未能分离出布鲁氏菌并不一定排除它是致病菌。另一个经常使用的诊断方法是血清学检测，主要是基于检测感染布鲁氏菌后产生的抗体。在世界各实验室，凝集试验、沉淀试验和免疫印迹试验是主要用于布鲁氏菌的血清学检测方法。从羊布鲁氏菌（B. melitensis）和流产布鲁氏菌（B. abortus）获得的光滑S脂多糖抗原，通常用于布鲁氏菌属的血清学诊断。由于犬布鲁氏菌（B. canis）和绵羊布鲁氏菌（B. ovis）以粗糙菌落形式存在，对这些物种的抗体检测只能利用外膜蛋白抗原。血清学检测的一个局限性是需要进行多重检测，以准确判断布鲁氏菌的种类，而且需要确定新型目标抗原。例如，目前还没有检测小反刍动物中布鲁氏菌感染的特异性血清学抗原[65]。血清学检测的另一个局限是缺乏标准化的参考抗原，导致检测结果一致性不好[42]。为了准确区分亚种和生物群，血清学检测与聚合酶链式反应（PCR）技术结合使用，如肠道细菌重复基因间一致序列 PCR、重复基因回文序列 PCR、扩增片段长度多态分析、单点序列分析和多位点变数串联重复分析[9,42]。这些技术能够准确检测布鲁氏菌，且灵敏度高和特异性强，但依赖于实验室条件和高度熟练的实验技术人员。

尽管分离出布鲁氏菌被认为是诊断布鲁氏菌病的金标准，但由于分离技术和血清学检测的困难，正在努力使基于 PCR 的诊断技术标准化并得到验证。PCR 技术是布鲁氏菌属敏感而可靠的检测方法。这些常规检测方法的开发和验证也将尽可能规避细菌污染有关的问题，最常见的污染是耶尔森氏菌。已经开发了数百种基于 PCR 的方法，用于直接从牛奶、全血、血清、精液、体液以及流产胎儿的组织中检测布鲁氏菌并进行分型[9,42,56]。它们都涉及使用现有的商品化试剂盒提取 DNA，根据样本来源的不同，试剂盒的 DNA 提纯效率也会有所不同[56]。由于抑制剂的存在，从血液中提取 DNA 可能会有问题；这就需要用水或裂解缓冲液反复清洗血液，去除其中的血红蛋白。1 对 PCR 引物可以用于检测人类血样中的布鲁氏菌；但多对引物（尤其是针对 bcsp31、omp2a、omp2b 基因的引物组合），可获得更高的灵敏度[56,66]。此外，还有多重 PCR 和实时荧光定量 PCR 能够进一步改进布鲁氏菌的检测[66]，这两种方法已被证明对检测布鲁氏菌属的生物群水平非常有效[56]。然而，可能会有一些误导性的结果，例如，在 PCR 检测上，猪布鲁氏菌（B. suis）生物型 4 和犬布鲁氏菌（B. canis）生物型水平相似[67]。分子方法比传统方法更快、更灵敏；尽管如此，常规应用这些方法检测布鲁氏菌，目前是有限的。在实验室常规运用之前，有必要对这些检测进行验证，以满足临床样本中布鲁氏菌感染诊断的质量控制和保证标准。此外，由于这些基于 PCR 的检测方法完全依赖于目前布鲁氏菌的基因组情况，这些方法应该随着布鲁氏菌基因组的变化而更新。

血清学和 PCR 的方法正在改进中，同时人们正在努力寻找其他途径，比如利用生物传感器或布鲁氏菌特异性纳米抗体来定量检测布鲁氏菌病。这些检测手段有可能为检测环境或临床样本中布鲁氏菌提供快速、经济和易于使用的方法[9,68-70]。基于生物传感器的细菌检测技术对生物反应转换为电信号后产生的信号进行量化。大多数生物传感器是基于标记技术的，其中靶标分子在靶标与传感表面相互作用之前或结合之后进行标记。由于基于标记的生物传感器时间长、成本高，因此人们正在研究无标记的光学生物传感器，同时，后者也具备实时检测的潜力。针对布鲁氏菌属细菌已设计了多种类型的生物传感器检测，其中一些具有特异性识别[9,68-70]。最近，设计了两种纳米级生物传感器，利用金纳米颗粒和寡核苷酸探针直接检测布鲁氏菌，灵敏度在 pg/μL[69]。有些研究还在钯纳米颗粒上设计了一种基于无标记 DNA 杂交的电化学基因传感器，可以灵敏地定量检测布鲁氏菌[68]。利用两种不同的探针共价连接在不同的 4 - MBA/Au SPR 芯片上，研制了一种针对羊布鲁氏菌（B. melitensis）的表面等离子体共振免疫生物传感器[70]。这种基于 SPR 的生物传感器允许对羊布鲁氏菌（B. melitensis）进行无标签的纳摩尔范围的检测；这有望成为病理实验室的一种快速和敏感的检测技术。另一种新的检测策略是基于纳米抗体，纳米抗体是经过基因工程改造的单结构域骆驼衍生抗体片段，具有高度的溶解性和稳定性。将基因重新克隆到蛋白质表达载体中，随后对纳米抗体进行纯化；使用噬菌体显示技术从布鲁氏菌免疫的骆驼（NbBruc02 和 03 构建体）中获取纳米抗体[71]。这些纳米抗体可以鉴定流产布鲁氏菌（B. abortus）和羊布鲁氏菌（B. melitensis）抗原，能够提供这两个主要且高度相似物种的鉴别能力[71]。

6.8 预防控制

公共卫生预案、早期响应和应对措施对于预防生物恐怖非常重要。生物威胁分析和公共卫生预案需要多学科融合，其中应包括执法部门、政府组织、医疗和科研人员。公共卫生预案包括医疗意识、监测、实验室技能和检测能力，以加强我们在发展中国家和发达国家识别潜在生物制剂的能力。平民和大多数医护人员对包括布鲁氏菌在内的生物制剂所引起的潜在疾病知之甚少或一无所知。因此，在事件发生的早期阶段，他们可能不会怀疑是故意释放的生物制剂。有必要对医护人员进行生物事件识别和初步处理的培训。教育和培训计划必须涵盖生物制剂的特点、临床表现、诊断、治疗和预防、医护人员的感染控制程序、可疑样本的收集和受污染样本的处理以及洗消程序。还需要政府部门之间的快速通信系统，以便在可疑情况下立即分享信息[1,5,9,10]。

故意释放布鲁氏菌不会导致疾病的突然暴发。疾病暴发规律起初是一条平滑的曲线，在 2～3 个月的时间内逐渐增加，然后减少[19]。因此，地方官员和安全人员必须了解其所在地区的可疑事件。初级保健和社区医生、公共卫生工作者、急诊服务医生、传染病医生和医院流行病学家应注意布鲁氏菌病的群发病例。布鲁氏菌故意释放的迹象包括大规模暴发或异常环境下的群发病例，特别是在非疫源地感染布鲁氏菌，或者没有疫源地旅行史或进食可疑的食物，没有职业或实验室接触史。兽医和兽医卫生工作者也应注意本地区动物病例的增加。必须从流行病学的角度分析意外的布鲁氏菌感染和聚集的人类和动物病例来源。在疾病流行国家，区分自然发生的布鲁氏菌感染和故意释放的感染将是非常困难的。许多普通医生并不熟悉布鲁氏菌病的临床表现，病例的诊断可能会被推迟[4,8,9]。

如果发生生物袭击，环境采样和快速检测是至关重要的，以便迅速采取适当的预防和医疗措施。干预措施应包括对疑似或已知暴露的受害者进行转运，保护医护人员和其他工作者，防止公众恐慌，启动消毒程序，进行预防和监测疫情。对于包括布鲁氏菌在内的生物制剂的早期检测，目前已经有了遗传探针分析、核酸扩增、免疫分析和利用硅基生物传感器进行酶抑制等分子技术。最近研发的一些生物传感器也可以用于检测环境中的布鲁氏菌[1,4,9,14]。

在发生生物袭击事件时，医护人员、技术人员和其他工作者应佩戴 N95 口罩、护目镜、防护服、手套和靴子，以保护他们免受空气中布鲁氏菌的感染。所有受害者都应从污染区域撤离。尽管布鲁氏菌属无法穿透完整的皮肤，但应使用水或肥皂水清除人体皮肤上的生物污染；应处理好受染者的衣服，以尽量减少感染扩大的风险。所有受染者衣物都应当消毒或销毁[1,5,9,72]。对于住院病人，由于人与人之间传播的风险很低，所以不需要对病人进行隔离[1]。

被污染的食物应该由接受过生物安全培训的人员在安全区内销毁。布鲁氏菌在环境中生存的时间见表 6－1，对建筑物可以使用含氯消毒喷雾剂、甲醛蒸汽或其他消毒剂熏蒸进行消毒处理。在污染区，工作人员在全身防护状态下使用 3％的苯酚或 10％的次氯酸溶液进行消毒。在发生生物恐怖袭击后，目前很难去证明建筑物是安全的[1,5]。

接种疫苗是预防个人受染的重要措施。尽管目前还没有获得许可的人类布鲁氏菌疫苗，但苏联等已经分别使用了流产布鲁氏菌 19－BA 菌株和羊布鲁氏菌 104 M 菌株[22,73]的人用活疫苗。人类疫苗正在研究中，它们的效价有限，并产生了严重的医学反应。另一方面，亚单位疫苗研究有望取得成功[73,74]。大多数兽用疫苗都是基于减毒的活菌株；它们在控制牲畜感染方面是成功的。最常用的预防布鲁氏菌感染的兽用疫苗是牛的流产布鲁氏菌 19 菌株和 RB51 菌株，绵羊和山羊的羊布鲁氏菌的 Rev1 菌株，以及猪的猪布鲁氏菌 2 菌株。尽管 Rev1 疫苗对人类有很强的传染性，但它被认为是控制绵羊和山羊布鲁氏菌病的最佳疫苗菌株[22]。目前，对于故意释放引起布鲁氏菌病，抗生素治疗是控制疾病唯一选择，对布鲁氏菌的抗生素使用，没有相关经验，目前的建议是根据实验室意外暴露的数据得出的。表 6－4 概述了目前推荐的抗生素预防措施。

表 6-4 布鲁氏菌病暴露后预防的建议[1,4,8,9,72]

	方案（给药途径和每日剂量）
成人	多西霉素：口服，每次 100 毫克，一天两次；利福平：口服，每次 600～900 毫克，每日一次
哺乳妇女：建议停止母乳喂养	多西霉素：口服，每次 100 毫克，一天两次；利福平：口服，每次 600～900 毫克，每日一次
＞8 岁的儿童	＞45kg，同成人； ＜45kg，多西霉素：2.2 mg/kg，口服，一天两次；利福平：10～15 mg/kg，口服，一天 1～2 次
＜8 岁的儿童	甲氧苄啶：6～8 mg/kg，口服，一天 1～2 次；磺胺甲恶唑：30～40 mg/kg，口服，一天 1～2 次；利福平：10～15 mg/kg，口服，一天 1～2 次
建议的用药时间	3～6 周

总之，布鲁氏菌可通过气溶胶途径传播，具有高度传染性，使其成为具有吸引力的生物恐怖病原体。由于各种原因，全球生物袭击的风险正在增加。科学家们需要集中精力研发新的安全有效的人类布鲁氏菌疫苗和治疗布鲁氏菌感染的新药物。在构建生物防御系统时，各国应考虑针对布鲁氏菌属和其他生物制剂的应对措施。

参考文献

[1] Corbel MJ, Alton GG, Ariza J et al. Brucellosis in humans and animals. World Health Organization, Geneva; 2006.

[2] Pappas G, Papadimitriou P, Akritidis N, et al. The new global map of human brucellosis. Lancet Infect Dis. 2006; 6: 91-9.

[3] Cirincione J, Wolfsthal JB, Rajkumar M. Deadly Arsenal: nuclear, biological and chemical threat. 2nd ed. Washington: Carnegie Endowment for International Peace; 2005.

[4] Pappas G, Panagopoulou P, Christou L, Akritidis N. Brucella as a biological weapon. Cell Mol Life Sci. 2006; 63: 2229-36.

[5] Robinson JPP, Cosivi O, Davey BJ, et al. Public health response to biological and chemical weapons; WHO guidance. Geneva: World Health Organization; 2004.

[6] Doganay M, Demiraslan H. Refugees of the Syrian Civil War: impact on reemerging infections, health services, and biosecurity in Turkey. Health Secur. 2016; 14: 220-5.

[7] Rosman Y, Eisenkraft A, Milk N, et al. Lessons learned from the Syrian sarin attack: evaluation of a clinical syndrome through social media. Ann Intern Med. 2014; 160: 644-8.

[8] Bossi P, Tegnell A, Baka A, et al. Bichat guidelines for the clinical management of brucellosis and bioterrorism-related brucellosis. Euro Surveill. 2004; 9 (12): 1-5.

[9] Dinler-Doganay G, Doganay M. Brucella as a potential agent of bioterrorism. Recent Pat Antiinfect Drug Discov. 2013; 8: 27-33.

[10] Gyles C. Agroterrorism. Can Vet J. 2010; 51: 347-8.

[11] Araj GE. Brucella. In: Jorgensen JH, Pfaller MA, Carroll KC, et al., editors. Manual of clinical microbiology. 11th ed. Washington, DC: ASM Press; 2015. p. 863-72.

[12] Atluri VL, Xavier MN, Maarten FJ, et al. Interactions of the human pathogenic Brucella species with their hosts. Annu Rev Microbiol. 2011; 65: 523-41.

[13] Falenski A, Mayer-Scholl A, Filter M, et al. Survival of Brucella spp. in mineral water, milk and yogurt. Int J Food Microbiol. 2011; 145: 326-30.

[14] Godfroid J, Scholz HC, Barbier T, et al. Brucellosis at the animal/ecosystem/human interface at the beginning of 21st century. Prev Vet Med. 2011; 102: 118-31.

[15] Bosilkovski M. Microbiology, epidemiology, and pathogenesis of Brucella, 2017. Accessed

September 13, 2017. https://www.uptodate.com/contents/microbiology-epidemiology-and-path ogenesis-of-brucella? source=search_result&search=brucellosis&selected Title=2~102

[16] Doganay M, Aygen B. Human brucellosis: an overview. Int J Infect Dis. 2003; 7: 173-82.

[17] Morse AM. Historical perspective of microbial bioterrorism. In: Anderson B, Friedman H, Bendinelli M, editors. Microorganism and bioterrorism. Florida: Springer; 2006. p. 15-29.

[18] Christopher GW, Cieslak TJ, Pavlin JA, et al. Biological warfare: A historical perspective. JAMA. 1997; 278 (5): 412-7.

[19] Kaufmann AF, Meltzer MI, Schmid GP. The economic impact of a bioterrorist attack: are prevention and postattack intervention programs justifiable? Emerg Infect Dis. 1997; 3: 83-94.

[20] Dalziel GR. Food defence incidents 1950-2008: a chronology and analysis of incidents involving the malicious contamination of the food supply chain. Singapore: Nanyang Technological University; 2009.

[21] Agriculture related CBW activity. Chronology of chemical and biological incidents targeting the food industry 1946-2006. Accessed January 2012. http://cns.miis.edu/cbw/foodchron.htm

[22] Seleem MN, Boyle SM, Sriranganathan N. Brucellosis: a re-emerging zoonoses. Vet Microbiol. 2010; 140: 392-8.

[23] Noviella S, Gallo R, Kelly M, et al. Laboratory-acquired brucellosis. Emerg Infect Dis. 2004; 10: 1848-50.

[24] Yagupsky P, Peled N, Riesenberg K, Banai M. Exposure of hospital personnel to Brucella melitensis and occurrence of laboratory-acquired disease in an endemic area. Scand J Infect Dis. 2000; 32: 31-5.

[25] Doganay M, Aygen B, Esel D, et al. Brucellosis due to blood transfusion. J Hosp Infect. 2001; 49: 151-2.

[26] Kato Y, Masuda G, Itoda I, et al. Brucellosis in a returned traveler and his wife: probable person-to-person transmission of Brucella melitensis. J Travel Med. 2007; 14: 343-5.

[27] Franco MP, Mulder M, Gilman RH, Smits HL. Human brucellosis. Lancet Infect Dis. 2007; 7 (12): 775-86.

[28] Andriopoulos P, Tsironi M, Deftereos S, et al. Acute brucellosis: presentation, diagnosis, and treatment of 144 cases. Int J Infect Dis. 2007; 11: 52-7.

[29] Aygen B, Doganay M, Sumerkan B, et al. Clinical manifestations, complications and treatment of brucellosis: a retrospective evaluation of 480 patients. Med Mal Infect. 2002; 32: 485-93.

[30] Bosilkovski M, Krteva L, Dimzova M, et al. Human brucellosis in Macedonia - 10 years of clinical experience in endemic region. Croat Med J. 2010; 51 (4): 327 - 36.

[31] Buzgan T, Karahocagil MK, Irmak H, et al. Clinical manifestations and complications in 1028 cases of brucellosis: a retrospective evaluation and review of the literature. Int J Infect Dis. 2010; 14 (6): e469 - 78.

[32] Demiroglu YZ, Turunc T, Aliskan H, et al. Brucellosis: retrospective evaluation of the clinical, laboratory and epidemiological features of 151 cases. Mikrobiyol Bul. 2007; 41: 517 - 27.

[33] Memish Z, Mah MW, Al Mahmoud S, et al. Brucella bacteraemia: clinical and laboratory observations in 160 patients. J Infect. 2000; 40: 59 - 63.

[34] Pourbagher MA, Pourbagher A, Savas L, et al. Clinical pattern and abdominal sonographic findings in 251 cases of brucellosis in southern Turkey. AJR Am J Roentgenol. 2006; 187: W191 - 4.

[35] Tasbakan MI, Yamazhan T, Gökengin D, et al. Brucellosis: a retrospective evaluation. Trop Dr. 2003; 33: 151 - 3.

[36] Solera J. Update on brucellosis: therapeutic challenges. Int J Antimicrob Agents. 2010; 36 (Suppl 1): S18 - 20.

[37] Ariza J, Corredoira J, Pallares R, et al. Characteristics of and risk factors for relapse of brucellosis in humans. Clin Infect Dis. 1995; 20 (5): 1241 - 9.

[38] Maves RC, Castillo R, Guillen A, et al. Antimicrobial susceptibility of Brucella melitensis isolates in Peru. Antimicrob Agents Chemother. 2011; 55 (3): 1279 - 81.

[39] Herrick JA, Lederman RJ, Sullivan B, et al. Brucella arteritis: clinical manifestations, treatment, and prognosis. Lancet Infect Dis. 2014; 14 (6): 520 - 6.

[40] Dean AS, Crump L, Greter H, et al. Clinical manifestations of human brucellosis: a systematic review and meta - analysis. PLoS Negl Trop Dis. 2012; 6 (12): e1929.

[41] Ulu - Kilic A, Sayar MS, Tütüncü E, et al. Complicated brucellar spondylodiscitis: experience from an endemic area. Rheumatol Int. 2013; 33 (11): 2909 - 12.

[42] Araj GF. Update on laboratory diagnosis of human brucellosis. Int J Antimicrob Agents. 2010; 36 (Suppl 1): S12 - 7.

[43] La Spada E, Micalizzi A, La Spada M, et al. Abnormal liver function in brucellosis. Infez Med. 2008; 16 (3): 148 - 53.

[44] Bourantas LK, Pappas G, Kapsali E, et al. Brucellosis - induced autoimmune hemolytic anemia treated with rituximab. Ann Pharmacother. 2010; 44 (10): 1677 - 80.

[45] Kaygusuz TO, Kaygusuz I, Kilic SS, et al. Investigation of hearing loss in patients with acute brucellosis by standard and high - frequency audiometry. Clin Microbiol Infect. 2005; 11 (7): 559 - 63.

［46］ Karaali Z，Baysal B，Poturoglu S，Kendir M. Cutaneous manifestations in brucellosis. Indian J Dermatol. 2011；56（3）：339－40.

［47］ Sasmazel A，Baysal A，Fedakar A，et al. Treatment of Brucella endocarditis：15 years of clinical and surgical experience. Ann Thorac Surg. 2010；89（5）：1432－6.

［48］ Sagi M，Nesher L，Yagupsky P. The Bactec FX blood culture system detects Brucella melitensis bacteremia in adult patients within the routine 1－week incubation period. J Clin Microbiol. 2017；55（3）：942－6.

［49］ Mohamed Zahidi J，Bee Yong T，Hashim R，et al. Identification of Brucella spp. isolated from human brucellosis in Malaysia using high－resolution melt（HRM）analysis. Diagn Microbiol Infect Dis. 2015；81（4）：227－33.

［50］ Al Dahouk S，Nöckler K. Implications of laboratory diagnosis on brucellosis therapy. Expert Rev Anti－Infect Ther. 2011；9（7）：833－45.

［51］ Osoba AO，Balkhy H，Memish Z，et al. Diagnostic value of Brucella ELISA IgG and IgM in bacteremic and non－bacteremic patients with brucellosis. J Chemother. 2001；13（Suppl 1）：54－9.

［52］ Mantur B，Parande A，Amarnath S，et al. ELISA versus conventional methods of diagnosing endemic brucellosis. Am J Trop Med Hyg. 2010；83（2）：314－8.

［53］ Memish ZA，Almuneef M，Mah MW，et al. Comparison of the Brucella standard agglutination test with the ELISA IgG and IgM in patients with Brucella bacteremia. Diagn Microbiol Infect Dis. 2002；44（2）：129－32.

［54］ Gómez MC，Nieto JA，Rosa C，et al. Evaluation of seven tests for diagnosis of human brucellosis in an area where the disease is endemic. Clin Vaccine Immunol. 2008；15（6）：1031－3.

［55］ Orduña A，Almaraz A，Prado A，Gutierrez MP，et al. Evaluation of an immunocaptur－eagglutination test（Brucellacapt）for serodiagnosis of human brucellosis. J Clin Microbiol. 2000；38（11）：4000－5.

［56］ Yu WL，Nielsen K. Review of detection of Brucella spp. by polymerase chain reaction. Croat Med J. 2010；51：306－13.

［57］ Solís García del Pozo J，Solera J. Systematic review and meta－analysis of randomized clinical trials in the treatment of human brucellosis. PLoS One. 2012；7（2）：e32090.

［58］ Alavi SM，Alavi L. Treatment of brucellosis：a systematic review of studies in recent twenty years. Caspian J Intern Med. 2013；4（2）：636－41.

［59］ Keles C，Bozbuga N，Sismanoglu M，et al. Surgical treatment of Brucella endocarditis. Ann Thorac Surg. 2001；71（4）：1160－3.

［60］ Ulu－Kilic A，Karakas A，Erdem H，et al. Update on treatment options for spinal brucellosis. Clin Microbiol Infect. 2014；20（2）：O75－82.

[61] Erdem H, Ulu-Kilic A, Kilic S, et al. Efficacy and tolerability of antibiotic combinations in neurobrucellosis: results of the Istanbul study. Antimicrob Agents Chemother. 2012; 56 (3): 1523-8. https://doi.org/10.1128/AAC.05974-11.

[62] Tanyel E, Coban AY, Koruk ST, et al. Actual antibiotic resistance pattern of Brucella melitensis in central Anatolia. An update from an endemic region. Saudi Med J. 2007; 28 (8): 1239-42.

[63] Cannons A, Amuso P, Anderson B. Biotechnology and the public health response to bioterrorism. In: Anderson B, Friedman H, Bendinelli M, editors. Microorganisms and bioterrorism. Infectious agents and pathogenesis. Boston, MA: Springer; 2006.

[64] Jernigan DB, Raghunathan PL, Bell BP, the National Anthrax Epidemiologic Investigation Team, et al. Investigation of Bioterrorism-Related Anthrax, United States, 2001: epidemiologic findings. Emerg Infect Dis. 2002; 8 (10): 1019-28.

[65] Refai M. Application of biotechnology in the diagnosis and control of brucellosis in the Near East Region. World J Microbiol Biotechnol. 2003; 19: 443-9.

[66] Hinic V, Brodard I, Thomann A, et al. Novel identification and differentiation of Brucella melitensis, B. abortus, B. suis, B. ovis, B. canis and N. neotomae suitable for both conventional and real-time PCR systems. J Microbiol Methods. 2008; 75: 375-8.

[67] Vizcaino N, Cloeckaert A, Verger J, et al. DNA polymorphism in the genus Brucella. Microbes Infect. 2000; 2: 1089-100.

[68] Rahi A, Sattarahmady N, Heli H. An ultrasensitive electrochemical genosensor for Brucella based on palladium nanoparticles. Anal Biochem. 2016; 510: 11-7.

[69] Sattarahmady N, Tondro GH, Gholchin M, Heli H. Gold nanoparticles biosensor of Brucella spp. genomic DNA: visual and spectrophotometric detections. Biochem Eng J. 2015; 97: 1-7.

[70] Sikarwar B, Singh VV, Sharma PK, et al. DNA-probe-target interaction based detection of Brucella melitensis by using surface plasmon resonance. Biosens Bioelectron. 2017; 87: 964-9. https://doi.org/10.1016/j.bios.2016.09.063.

[71] Abbady AQ, Al-Mariri A, Zarkawi M. Expression and purification of Brucella-specific nanobodies. Iran J Biotechnol. 2013; 11 (2): 80-8.

[72] Yagupsky P, Baron EJ. laboratory exposure to Brucellae and implications for bioterrorism. Emerg Infect Dis. 2005; 11: 1180-5.

[73] Perkins SD, Smither SJ, Atkins HS. Towards a Brucella vaccine for humans. FEMS Microbiol. 2010; 34: 379-94.

[74] Avila-Calderon ED, Lopez-Merino A, Sriranganathan N, et al. A history of the development of Brucella vaccines. Biomed Res Int. 2013; 2013: 743509. https://doi.org/10.1155/2013/743509.

第 7 章　鼻疽伯克氏菌和鼻疽病

Nittaya Khakhum, Daniel Tapia, and Alfredo G. Torres

7.1　鼻疽病的历史

7.1.1　鼻疽伯克霍尔德菌和鼻疽病的历史

鼻疽病是一种由革兰氏阴性细菌鼻疽伯克氏菌（B. mallei）引起的专性哺乳动物传染病[1-4]，主要影响马科动物（马、骡子和驴），人类也可以通过吸入或经皮接触而感染鼻疽病[2-5]。鼻疽伯克氏菌是伯克霍尔德菌属的成员，该菌属包括60多个不同的亚种，广泛存在于自然环境中[6-9]。在这个属的成员里，有植物病原体和其他腐生细菌，以及人类病原体，如类鼻疽病的病原体类鼻疽伯克氏菌（B. pseudomallei）、泰国伯克霍尔德菌（B. thailandensis），以及囊性纤维化患者的重要病原体洋葱伯克霍尔德菌（B. cepacia）[6-8,10,11]。鼻疽伯克氏菌不能在宿主之外长时间生存，被认为是其近亲类鼻疽伯克氏菌还原进化的结果，后者可以在自然环境中长期生存[2-4,12]。

鼻疽病，当该病表现为皮肤形式时，有时被称为皮肤型鼻疽（farcy），是有记载的最古老的疾病之一[4]。对鼻疽病临床症状的最初描述可以追溯到公元前425年，由希腊医生 Hippocrates 完成[2,4]。这一描述可以追溯到人们认为疾病是

Authors "Nittaya Khakhum" and "Daniel Tapia" contributed equally to this work

N. Khakhum · D. Tapia

Department of Microbiology and Immunology, University of Texas Medical Branch, Galveston, TX, USA

e-mail: nikhakum@utmb.edu; datapia@utmb.edu

A. G. Torres (✉)

Department of Microbiology and Immunology, University of Texas Medical Branch, Galveston, TX, USA

Department of Pathology, University of Texas Medical Branch, Galveston, TX, USA

e-mail: altorres@utmb.edu

体内体液不平衡的结果。这一概念解释了感染是由四种重要液体的不平衡引起的，直到 19 世纪 60 年代末仍是西方医学的核心思想[13]。最初描述的鼻疽病治疗方法是在鼻孔中涂抹葡萄酒和橄榄油[13]。近 100 年后，Aristotle 将鼻疽归入感染动物和人类的疾病（人畜共患疾病），并将其命名为“melis”，在希腊语中意为“严重的疾病”（或拉丁语中意为“恶性疾病”）[3,13]。古罗马历史学家 Vegetius 在公元 5 世纪首次承认鼻疽病是一种传染性疾病，他建议将受感染的马匹分开，以防止该疾病的传播[14]。关于鼻疽病是否具有传染性的争论一直存在很大分歧，直到 1797 年 Viborg 证明了该病的传播性[3]。后来，在 1876 年，在皮埃尔·弗朗索瓦·奥利弗·雷尔（Pierre Francois Olive Rayer）的开创性工作之后，该病被接受为传染性疾病，他用死于鼻疽病的马夫的脓液接种马匹，该动物患上了该病[13]。

现代微生物学领域在 19 世纪末发生了根本性的变化，当时罗伯特·科赫（Robert Koch）提出了他的猜想，认为人类的鼻疽病是一种微生物疾病。正是这场革命使弗雷德里希·卢弗勒（Frederich Loeffler）从一匹受感染的马的肺部和脾脏中分离出了鼻疽的病原体，从而结束了关于鼻疽病病原体的争论[2,5]。在美国内战期间，John R. Page 和 John J. Terrell 医生对鼻疽病进行了第一次广泛的临床研究，这两位医生都是美国联邦军医[2,13]。自最初分离以来，鼻疽伯克氏菌已被重新分类为不同的属，包括芽孢杆菌属、棒状杆菌属、分枝杆菌属、吕弗勒氏菌属、普费弗氏菌属、马勒酵母属、放线菌和假单胞菌[3-5]。在 1992 年，根据 16S DNA 序列、DNA－DNA 同源性、生理特征（如细胞脂质和脂肪酸组成）以及表型特征，将鼻疽伯克氏菌归入伯克霍尔德菌属[15]。包括美国、加拿大和英国在内的许多国家在 20 世纪后期开展了广泛的疾病控制计划，通过增加有关病理学、流行病学和诊断学的信息，使该疾病在这些国家得到了根除[2,4]。美国最后一次人感染鼻疽病是在 2000 年，此后，他们很少有人感染鼻疽病的报告。然而，鼻疽病的感染持续发生在亚洲部分地区、南美、北非，并且在伊拉克、巴基斯坦、印度、蒙古和巴西部分地区流行[3,16]。由于最近 10～20 年有过多次生物威胁事件（如中国、俄罗斯、日本、韩国等），或出现过多次地方性鼻疽病病例（印度、蒙古等），甚至暴发过鼻疽疫情（印度、部分非洲国家等），鼻疽病仍被列为重新出现的疾病[3,4,17,18]。

7.1.2　历史的视角：作为生物武器的鼻疽伯克氏菌

鼻疽伯克氏菌作为生物武器的历史使用非常广泛，可以追溯到 4 世纪君士坦丁大帝（Constantine the Great）统治时期[3]。鉴于鼻疽病主要影响作为主要运输工具的马匹，因此给社会带来了巨大的经济负担[13]。鼻疽病影响了十字军，使他们的马匹受到感染[3,13]。路易十五认为这种疾病非常危险，所以他在里昂建立了第一所兽医学校，目的是研究鼻疽病对法国骑兵的影响[13]。鼻疽病在美国的最早记录是在美国革命期间的英国骑兵中出现的，不过直到 1835 年至 1842 年的第二次塞米诺尔战争期间，它才具有重要的意义[13]。虽然没有蓄意使用的记录，但美国动物工业局在 1890 年承认在美墨战争期间通过美军的病马将鼻疽病引入墨西哥。在美国内战期间，南方军队在战后留下了几匹受感染的马，造成了马、骡子和平民的大量感染[13]。然而，与鼻疽病有关的最令人印象深刻的死亡人数来自于联邦军队对受感染马匹的错误处理和销售。1864 年，联邦陆军最大的马匹供应商吉斯伯勒仓库为联邦军队出售受感染的马匹。这次事件是第一次大规模的动物感染，尽管流行病学记录不完整，但估计有近 25 万只动物暴露在疾病中，一天内有 188 只动物死亡[13]。内战结束后，留在这些仓库里的许多动物以及士兵的马匹要么被分发，要么被卖给公众，关于它们之后的结果几乎没有记录[13]。

直到 20 世纪初第一次世界大战期间，与战争有关的鼻疽病例再次出现，其中超过 58000 匹法国军马被鼻疽伯克氏菌感染，主要是通过捕获的俄罗斯的军马传播的[4,8,19,20]。一战还标志着德国首次将鼻疽伯克氏菌作为生物武器故意释放给协约国军队；德国向几个协约国派出了携带微生物培养物的特工，运送盟军的马、骡子、牛和羊[19]。二战期间，日本军队继续将鼻疽伯克氏菌作为生物武器使用，当时该细菌被用来对付位于中国伪满地区平房基地的马匹、平民和战争囚犯[4,21]。关于鼻疽伯克氏菌作为生物武器的报告一直到 20 世纪后半叶才出现，声称苏联在 1982—1984 年的阿富汗战争中利用这种细菌对付穆贾赫丁的马[4,12]。在这份报告之后，没有进一步的证据表明鼻疽伯克氏菌被用作生物武器。然而，鉴于其对人类的易感性、缺乏有效的治疗方法、对治疗的抵抗性以及其作为生物武器的潜在用途，自 2000 年起，鼻疽伯克氏菌被美国卫生与公众服务部和疾病控制与预防中心列为一级特定生物制剂[2,20]。

7.2 致病机制

7.2.1 黏附和侵袭

鼻疽伯克氏菌的基因组（5.8 Mb）包含两条环形染色体，即 1 号染色体

(3.51 Mb) 和 2 号染色体 (2.32 Mb)[22,23]。鼻疽伯克氏菌的大部分基因与类鼻疽伯克氏菌的 DNA 序列有 99%的同源性；然而，有 1000 多个注释基因在鼻疽伯克氏菌中缺失[23]。

鼻疽伯克氏菌是一种兼性的细胞内病原体，可以在吞噬细胞和上皮细胞内附着、入侵和繁殖。在 Memisevic 等人的研究中，对宿主-病原体相互作用有关的鼻疽伯克氏菌蛋白进行了比对分析，结果显示其基因组中含有编码 PilA 和 VgrG 蛋白的 BMA0278 和 BMA0446 基因[24]。预测这两种蛋白的作用与细胞粘附和促进细菌生存有关[24]。PilA 是第四型蛋白，在类鼻疽伯克氏菌感染中起作用。PilA 的缺失导致线虫和小鼠感染模型中的细菌毒力下降，这表明它在粘附上皮细胞中发挥作用[25]。鼻疽伯克氏菌 VgrG 蛋白的作用被预测为细胞粘附、促进细菌的生存和复制[24]。

一项使用人类呼吸道上皮细胞系 A549 和小鼠呼吸道上皮细胞系 LA－4 的体外研究表明，鼻疽伯克氏菌粘附性差，未能侵入这两种细胞系[26]。鼻疽伯克氏菌被小鼠肺泡巨噬细胞系 MH－S 吞噬，细胞内存活率下降[26]。鼻疽伯克氏菌的粘附效率也在人肺泡Ⅱ型细胞 (ATⅡ) 的顶端表面结合中得到了评估，其对 ATⅡ细胞的粘附力比类鼻疽伯克氏菌低得多。同样，鼻疽伯克氏菌被人类单核细胞衍生的巨噬细胞 (hMDM) 所吞噬的程度很低，它在 ATⅡ细胞系中的入侵和复制能力也很差[27]。鼻疽伯克氏菌 boaA 基因的蛋白产物在大肠杆菌中表达时，对人类上皮细胞系 (HEp2)、A549 和正常人类支气管上皮细胞 (NHBE) 的粘附性明显增加。相反，在大肠杆菌 ATCC 23344 boaA 突变体菌株中，粘附力降低了约 50%[28]。

7.2.2　分泌

7.2.2.1　Ⅲ型分泌系统 (T3SS)

通过与类鼻疽伯克氏菌 T3SS 基因座的基因序列比对，分析了鼻疽伯克氏菌 ATCC 23344 的 T3SS 基因座。鼻疽伯克氏菌 ATCC 23344 的 T3SS 基因突变大大降低了 BALB/c 小鼠的毒力[29]。已有报道称，已知的鼻疽伯克氏菌 T3SS 在动物感染模型中的毒力蛋白有：BMAA1521 (BopA)、BMAA1528 (BipD)、BMAA1530 (BipC)、BMAA1531 (BipB)、BMAA1523 (BopE)、BMAA1538 (BsaU)、BMAA1525 (BapB) 和 BMAA1865[29]。BopA 是细菌内化和促进细菌生存所需的效应蛋白[26,30]。与野生型鼻疽伯克氏菌感染相比，给予鼻疽伯克氏菌

bopA 基因缺失菌感染后，BALB/c 小鼠的存活率有所增加[26]。

BipD 蛋白参与转录调控和分泌小体蛋白的形成，且和类鼻疽伯克氏菌的毒性相关，它可以促进该细菌侵入非吞噬细胞。BipD 突变株在 BALB/c 和 C57BL/6 小鼠中都被发现有明显的毒力减弱[31]。分泌的效应物和易位蛋白 BipB，在类鼻疽伯克氏菌的多核巨细胞形成中具有重要作用。在缺乏 BipB 效应蛋白的类鼻疽伯克氏菌中，多核巨细胞的形成减少。此外，据预测，鼻疽伯克氏菌 BipB 在细菌内化中具有一定的作用[32]。

在 BALB/c 小鼠的类鼻疽伯克氏菌感染期间，BopE 的缺失并没有表现出毒力减弱[30,31]。BsaU 和 BapB 蛋白分别在细菌逃离内细胞囊泡[33]，以及干扰宿主泛素化方面有重要作用[24]。

此外，利用宿主与病原体的相互作用分析，预测了 BMAA0429（细胞苷酸激酶，Cmk）、BMA2469（转基因酶，Tkt）、BMA3281（flagella M 环蛋白，FliF）和 BMAA1619 的可能作用。Cmk 预测为 T3SS 分泌的调节器，而 Tkt 和 FliF 则被认为在细菌内化、干扰宿主细胞骨架和促进细菌生存期间具有毒力作用[24]。

7.2.2.2　VI 型分泌系统

鼻疽伯克氏菌 ATCC 23344 T6SS 基因簇 1（T6SS－1）被认为是鼻疽病发病机制中的一个重要毒力因子。该基因簇包含 T6SS 相关基因（BMAA0744－0730)：tssA－tssN 位点基因，以及溶血素共控蛋白 1 基因（hcp1）、clpV1、vgrG1（编码缬氨酸甘氨酸重复蛋白 1）和 icmF1[34]。在仓鼠的感染模型中，所有的 T6SS 基因都是鼻疽伯克氏菌全部毒力所必需的。此外，T6SS 受 VirAG 双组分系统的调节[34]。VirAG 相关基因包括 bimA、tssA、hcp1 和 tssM，它调节 T6SS－1 在基本养基（M9G）以及 M9G 加酪氨酸中的表达[35]。Hcp 和 VgrG 蛋白是 T6SS 装置的主要成分。此外，Hcp 和 VgrG 的结构分别与噬菌体尾管和 T4－噬菌体基盘蛋白同源[36]。Hcp1 在类鼻疽伯克氏感染期间小鼠巨噬细胞的多核巨细胞形成中起着重要的作用[37]。同样，该蛋白也是一种结构成分和分泌蛋白，在鼻疽伯克氏菌的发病机制中起着重要作用[34,38]。

通过生物信息学的分析，提出 tssN 在干扰宿主信号传递和泛素化方面起作用[24]。随后在体内模型中，对 tssN 的功能进行了评估，其突变体在细胞内存活率下降，多核巨细胞的形成减少或延迟[39]。此外，67％的小鼠暴露在野生型鼻疽伯克氏菌后，接触气溶胶化的 tssN 突变体菌株，显示存活时间长达 21 天[39]。

T6SS－1 的邻接基因 tssM，被证明对鼻疽伯克氏菌感染的小鼠巨噬细胞胞内生存或多核巨细胞的形成没有影响[40,41]。

7.2.3　群体感应效应（QS）

鼻疽伯克氏菌的 QS 系统被称为 BmaI/R，由两个 luxI（bmaI1 和 bmaI3）和四个 luxR（bmaR1 和 bmaR3）基因组同源物组成[42]。bmaI1 和 bmaI3 产生 N－辛酰-L－高丝氨酸内酯（C8－HSL），而 bmaR1 和 bmaR3 响应 luxI 同源物产生的信号[43]。鼻疽伯克氏菌的 QS 系统基因在 2 号染色体上。首先，BmaI1/R1 存在于所有鼻疽伯克氏菌株中，与类鼻疽伯克氏菌的 BpsI1/R1 有相似性[43]。BmaI3 产生 N－3－羟基己酰-HSL（$3OHC_6$－HSL）、N－3－羟基辛酰-HSL（$3OHC_8$－HSL）和 N－3－羟基癸酰-HSL（$3OHC_{10}$－HSL）。BmaR3 对 $3OHC_8$－HSL 有反应，这是在大肠杆菌中重组表达时产生的最丰富的化合物[42]。另一个 QS 系统，LuxR 的同源物 BmaR4 和 BmaR4 还没有完全定性。

7.2.4　自体转运蛋白

自体转运体家族是一个多样化的、在很大程度上具有毒性的蛋白质群，影响着革兰氏阴性细菌的致病机制[44]。鼻疽伯克氏菌 ATCC 23344 基因组有两个类鼻疽伯克氏菌经典自体转运体的同源物（BMA1647 和 BMAA1263）和六个三聚体自体转运体粘附蛋白（BMA1027、BMA0840、BMAA0649、BMAA1324、BMAA0810 和 BMAA0749）。经典的自体转运体 BMA1647 和 BMAA1263 被预测为具有假定的脂肪酶/酯酶和丝氨酸蛋白酶的生物学特性[45]，而所有六个三聚体自体转运体粘附蛋白都被证明具有鼻疽血清的免疫原性[45]。鼻疽伯克氏菌 ATCC 23344 基因座 BMAA0649 被注释为 boaA，该基因被证明在宿主细胞粘附过程中具有重要作用[28]。BMAA0810 蛋白的 C 端序列包含一个耶尔森菌粘附蛋白 A（YadA）结构域，该结构域被认为是一种细胞表面结合蛋白，可调节宿主细胞的相互作用[45]。

鼻疽伯克氏菌 ATCC 23344 的 BimA 同源物在感染小鼠巨噬细胞样 J774.2 细胞系时，具有刺激肌动蛋白组装和恢复尾巴形成的能力[46]。有趣的是，据报道，在用鼻疽伯克氏菌感染的马血清进行的试验中，鼻疽伯克氏菌的 bimA 基因产物没有免疫原性[45]，而且在叙利亚仓鼠急性腺炎模型中没有毒性[34]。

7.3 流行病学

7.3.1 宿主

鼻疽病是由鼻疽伯克氏菌引起的人畜共患传染病，是一种需要动物宿主才能生存的病原体。鼻疽伯克氏菌的主要天然宿主是马科动物（马、骡子、驴），这种传染病的急性形式最常发生在驴和骡子身上，有高烧和呼吸道症状，而马一般呈现更慢性的过程，它们可能存活数年，尤其在流行地区[4]。有趣的是，鼻疽病这个名字起源于马的淋巴管炎和淋巴结病，与马的疾病有关。在有皮肤表现的情况下，该病被称为皮肤型鼻疽。尽管不如马科动物那么易感，但人类，偶尔还有猫科动物、骆驼、熊、狼和狗，都能够受到感染。其他食肉动物可能会因为吃了受感染的肉而被感染；然而，牛和猪对鼻疽病有抵抗力[4]。

7.3.2 感染源和传播源

从马或单蹄兽到人类的鼻疽伯克氏菌传播似乎并不常见，即使经常与受感染的动物密切接触也是如此[47]。尽管动物向人类传播的发生率很低，但动物饲养员的职业暴露仍然是一个关键的风险因素，特别是兽医、士兵、屠宰场人员、农民和其他处理马匹的专业人员。同时，它可能在医疗实践中的职业性接触或尸检时发生[47]。就实验室工作人员而言，他们很少被感染；然而，与高浓度毒力细菌的密切接触可能使他们处于感染的高风险之中。在动物间传播的情况下，最常见的感染源似乎是食用被污染的食物或水，可能是通过呼吸道的排放物或带菌动物的溃疡性皮肤病[47]。动物的密度、距离以及与压力有关的宿主因素易造成鼻疽病的传播。

7.3.3 发生的事件

20 世纪初，鼻疽病仍然广泛存在于世界各地；然而，有效使用干预措施（大规模扑杀）和 20 世纪 40 年代及 20 世纪 50 年代启动的国家控制计划，大大降低了这种疾病的流行。不管这些干预措施的实施情况如何，在巴西、印度、伊朗、伊拉克、巴基斯坦、土耳其和阿拉伯联合酋长国仍有鼻疽病的报告，并且被认为在亚洲、非洲和南美洲的不同地区流行[3,5]。在这些国家，经济和文化环境可能阻碍了对无症状动物的扑杀，使鼻疽病持续存在。

多年来，在亚洲，包括西亚（阿富汗、科威特、伊朗、伊拉克、巴基斯坦、叙利亚）、非洲和南美（巴西）的马群中发生了几次疫情。此外，最近马匹中的鼻疽病病例增加，再加上世界范围内的马匹交易，导致该病有可能在以前被根除的国家重新出现（鼻疽病现在被认为是一种重新出现的疾病）[3]，并给人类感染带来新的风险。

7.3.3.1　巴林的鼻疽疫情

据报道，2010 年 4 月，巴林暴发了一场大规模的鼻疽疫情。巴林是一个由 36 个岛屿组成的群岛，位于沙特阿拉伯东海岸附近的波斯湾，大约有 6500 匹马居住在这里。巴林被认为是一个没有鼻疽病的国家，直到从叙利亚经科威特进口马匹被怀疑引入了鼻疽病[48]。到 2010 年 9 月，该疫情已经得到控制。然而，2011 年 1 月，该疾病在该国同一地区再次发生，在调查结束时，50 匹马和一只骆驼的检测结果呈阳性，并从 8 匹马和这只骆驼身上分离出了细菌。

2010 年分离出的细菌菌株与 2004 年阿拉伯联合酋长国（UAE）暴发的鼻疽伯克氏菌的基因型分析和比较分析表明，巴林暴发的样本被分成两个不同的集群，这表明有两个独立但同时发生的菌株引入并导致了暴发[48]。为了进一步证实这一点，对分离出的鼻疽伯克氏菌菌株进行了多焦点变数串联重复分析。从巴林一只患病的骆驼身上分离出的鼻疽伯克氏菌菌株与阿联酋的迪拜 7 号菌株在遗传上非常接近，这证明该动物的鼻疽病是疫情的结果，但由第二种菌株引起[16]。

7.3.3.2　巴西的鼻疽疫情

巴西被认为是一个鼻疽病流行的国家，历史上，鼻疽病疫情更频繁地发生在国家的北部和东北地区，例如，在伯南布哥州和阿拉戈斯州的“Zona da Mata ”的马类中[49]。在这个国家，至少有 18 个州有鼻疽病疫情，这导致向世界动物卫生组织（OIE；http：//www.oie.int/en/animal - health - in - the - world/animal - diseases/）通报了鼻疽病的发病情况，该组织建议对被感染的动物实施安乐死。

最近，在 2016 年里约奥运会期间，巴西的鼻疽病流行情况成为人们关注的焦点[50]。2015 年 7 月底，证实至少有 17 匹马被诊断出患有鼻疽病，所有动物在圣保罗附近的卡纳尼亚岛被隔离或安乐死。这一信息在奥运会马术比赛开始之前意义重大，因为人们认为卡纳尼亚岛的一些马匹来自 Deodoro 军事建筑群，那里有陆军马术学校，离奥运会马术中心（COH）非常近（约 560 米）。卫生部证实，尽管里约热内卢附近有鼻疽病的威胁，但这种情况并没有威胁到奥运赛事的卫生安全；因为自 2015 年 2 月起，奥林匹克马术中心被置于卫生隔离状态，由于采取了这些行动，所有马术赛事继续进行，没有发生任何事件[51]。

7.3.3.3 印度的鼻疽疫情

在印度，20 世纪 80 至 90 年代发现了零星的鼻疽病病例，出现在某些地理区域的马、驴和骡子中。这些动物被用作运输用途，由于工作压力和跨境接触，这种疾病在马匹中的重新出现存在着持续的、可预知的威胁。鉴于这种疾病在印度只限于某些零星病例，因此现场检测和报告新的病例非常重要。在这种监测下发现了 2006 年至 2010 年印度各邦暴发的疫情[52]，最终在马哈拉施特拉邦暴发了大规模的鼻疽病疫情[18]。在这些疫情中，共有 164 匹马被发现呈阳性，根据《2009 年动物传染病预防和控制法》的规定，对受感染的动物实施了安乐死，并采取了控制措施[52,53]。

最近，人类有可能暴露在这种疾病威胁下，因为运送前往玛塔·瓦伊什诺·德维吉的神圣洞穴神殿（the Holy Cave Shrine of Mata Vaishno Devi Ji）朝圣者的动物，在从 Ban Ganga 到 Bhawan 往返的途中发现鼻疽病，这引起了人们对朝圣者以及生活在圣地 Katra 镇的人们的安全的担忧[54]。在朝圣期间，大量的工作动物被用来运送朝圣者（估计约有 5000 头骡子），这表明一个单一的病例可以迅速传播给其他动物和人类。总的来说，从动物身上采集的 1704 个血样中，有 17 个血样呈阳性，所有动物都被安乐死了[54]。这次暴发是一个采取控制行动从而阻止传播的例子，因为这种情况下，大量的骡子在通往玛塔·瓦伊什诺·德维吉神庙的 13 千米的道路上产生了大量的骡子粪便，可能对居民和游客构成重大威胁，因为他们一直在使用被污染的水源。

7.4 治疗和疫苗

7.4.1 抗生素治疗和新的治疗方法

对鼻疽伯克氏菌病治疗的了解不如与其对应的类鼻疽伯克氏菌那样深入[1,55-57]。这是由于对鼻疽伯克氏菌的发病机制了解不够[1,55,57]。因此，治疗鼻疽就像治疗类鼻疽一样，新方法的开发往往基于我们对类鼻疽伯克氏菌发病机制的认识[57]。在临床病例中，鼻疽伯克氏菌的抗生素敏感性和耐药性往往与类鼻疽伯克氏菌同等对待[57]。快速准确地诊断出鼻疽伯克氏菌后，对人类鼻疽病的治疗主要是联合抗生素治疗[55-57]。我们对临床治疗的认识存在相当大的差距，部分原因是报告的病例数量很少[57]。

鼻疽病的治疗包括静脉注射亚胺培南、头孢他啶和多西环素，持续 2 周，然后在根除阶段使用阿奇霉素和多西环素口服，再持续 6 个月[2,4,57]。这种治疗方案效果温和，同时，也会出现复发[2,58]。鼻疽伯克氏菌耐药变种的挑战越来越大，常常需要支持性治疗，包括脓肿引流，以减轻局部感染[2,57]。与类鼻疽伯克氏菌不同，鼻疽伯克氏菌对亚胺培南、头孢噻肟、环丙沙星和哌拉西林以及氨基糖苷类药物敏感，因为没有 ArmAB－OprA 抗生素耐药泵[2,57]。新的抗鼻疽病药物主要是缩短治疗时间、改善用药途径和治疗严重感染。Granulysin 是一种广谱的抗菌肽，是以前评估过的针对鼻疽伯克氏菌的皂苷类蛋白质家族的成员[57,59,60]。鉴于其对细菌细胞活力的活性，Granulysin 的传递可作为针对鼻疽伯克氏菌的治疗药物[57,59,60]。另一种针对鼻疽伯克氏菌的新型治疗方法是碳化银化合物[57]。银对革兰氏阳性和阴性细菌的抗菌活性已被广泛研究和证实[57,61-63]。两种碳化银化合物对鼻疽伯克氏菌具有抗菌性，鼻疽伯克氏菌对这些复合物的敏感性高于类鼻疽伯克氏菌[57]。然而，金属化合物的系统管理仍未被批准用于临床。总之，对鼻疽伯克氏菌的致病机制和药物敏感性的了解有限，阻碍了新型药物和治疗方法的研究进展。

7.4.2　疫苗

目前，还没有针对鼻疽病的人类或动物许可疫苗[1,56,64]。然而，针对鼻疽伯克氏菌的不同疫苗平台可以保护小鼠不患急性疾病[56,64]。尽管如此，除了极低剂量的接触外，大多数预防感染的尝试都不能在广泛的接触途径上提供对慢性病的完全保护[56,64]。在许多针对鼻疽伯克氏菌的疫苗接种方法中，疫苗保护往往取决于通过与感染相同的途径进行免疫接种[1,55,56]。

7.4.3　全细胞疫苗

7.4.3.1　减毒活疫苗

迄今为止，针对鼻疽病的活疫苗是最有效的候选疫苗，在没有佐剂的情况下，可以提供快速、广泛和持久的保护[1]。然而，对人类使用减毒活疫苗会引起安全问题，因为有可能出现病原体逆转导致不良反应，特别是在免疫功能低下的人身上[1,17,64,65]。尽管如此，如果在设计疫苗株时包含多种突变、缺失或机制，以防止逆转并限制宿主持续存在，那么使用这种疫苗的担忧就可能得到改善[1,64]。一些创造减毒活疫苗的诱变方法包括 tonB 铁运输系统[66]、内蛋白酶（cptA）[67]、群体感应效应（bmal3）[68]和氨基酸的生物合成（ilvl）[69]。这些突变株以前在小鼠鼻疽病模型中进行过实验，其毒力减弱和保护效果不一[29,66,67]。鼻疽伯克氏菌 ilvl（氨基酸合成）缺失菌株对高、低剂量鼻疽伯克氏菌暴露具有短期抵抗力，25％～50％的小鼠在感染后存活 1 个月[69]。用鼻疽伯克氏菌 Δbmal3 突变体（群体感应效应）接种的小鼠在感染后 11 天（dpi），暴露于野生型鼻疽伯克氏菌时，表现出 30％的存活率[29]。鼻疽伯克氏菌 ctpA（内蛋白酶）突变株在鼻饲模型中显示出部分保护作用，小鼠在感染后 15 天（dpi）有 75％的存活率[67]。最有希望的候选疫苗之一是鼻疽伯克氏菌 CLH001 菌株[17]。该菌株包括 tonB（铁运输）和溶血素核心调控蛋白 1（hcp1）的缺失[17]。用 CLH001 接种疫苗可获得长达 21 天的完全保护，没有肝脏或肺部定植[17]。然而，在较高的接触剂量下，一些细菌可从脾脏中被回收。综合来看，许多这些减毒疫苗通过不同的暴露途径对鼻疽的急性气溶胶感染显示出部分到完全的保护，但未能对慢性疾病提供完全的保护[17]。有趣的是，对致死性鼻疽和类鼻疽感染的最佳保护是使用减毒的鼻疽伯克氏菌 tonB 突变体[64,66]。尽管这种单一的突变可以提供对两种病原体的保护，但还需要进一步的安全性和有效性研究。

7.4.3.2 灭活疫苗

灭活疫苗是减毒活疫苗的一种替代方法，但它们通常不能诱导细胞免疫，在产生灭菌免疫方面处于劣势[1,56]。使用佐剂可以提供有效的免疫反应，同时保持其安全性[56]。Amemiya 等人证明，用灭活的鼻疽伯克氏菌接种可诱导小鼠产生 Th1 和 Th2 混合免疫反应[70]。用热灭活的鼻疽伯克氏菌通过静脉注射途径接种的小鼠显示平均存活时间为原来的 40％，而致死量约为 20 LD_{50}[71]。使用热辐照、辐照灭活以及辐照胶囊-突变体灭活的鼻疽伯克氏菌对小鼠进行皮下注射（s. c.）[71]。这些不同的灭活疫苗方案在感染低剂量 21 天后的保护率大约在 80％到 100％不等[1]，但不能抵抗高剂量的暴露[1]。然而，将 IL－12 纳入皮下注射的辐照疫苗可使保护率提高到 60％[72]。此外，将 IL－12 作为佐剂以及产生 IFNγ 的 T 细胞和 Th1 反应的激活剂纳入并共同传递，可能是提高对灭活鼻疽伯克氏菌的体液和细胞免疫反应的必要条件[72]。俄罗斯使用野生型鼻疽伯克氏菌（11 号菌株）开发了一种福尔马林灭活疫苗[65]。在几内亚猪中用氢氧化铝佐剂时，这种疫苗保护了 70％的动物免受鼻疽伯克氏菌感染[65]。以 4×10^9 CFU 的剂量单次注射该疫苗株，旨在防止局部皮肤鼻疽炎，至接种后 1 年后，引起 27.3%的人类血清中抗体的升高[65]。

7.4.4 亚单位疫苗

亚单位疫苗历来被用作全细胞疫苗接种的安全替代品，但其效价水平不一[1,2,56]。亚单位疫苗接种诱导了对单一蛋白质或未结合的 LPS 的 Th2 偏向的免疫反应[1]。该反应被认为对像鼻疽伯克氏菌这样能够在细胞内复制的细菌无效[1,56]。这种反应在结合多种抗原的多价疫苗中可能更有效，并且能够产生对异源菌株和不同感染途径的保护[1,73,74]。

7.4.4.1 蛋白质亚单位疫苗

基于亚单位的针对鼻疽伯克氏菌的疫苗主要是利用最知名的毒力因子中的单一蛋白研制的[1]。用单个或组合的鼻疽伯克氏菌蛋白 Hcp1、BimA、BopA 或类鼻疽伯克氏菌 LolC 给小鼠接种疫苗，其存活率在 75%～100%之间[75]。用 BopA 和 BimA 免疫的小鼠的效果最明显，这导致肺部的细菌被清除，但脾脏中的细菌没有被清除，小鼠在感染后 21 天（dpi）暴露于 2 LD_{50} 的野生型鼻疽伯克氏菌中，存活率为 100%[75]。最佳的蛋白质亚单位候选者仍然是 BopA，它可以交叉保护，防止鼻腔内的鼻疽伯克氏菌和类鼻疽伯克氏菌[75]。

7.4.4.2 合成疫苗

其中最引人注目的合成疫苗是金纳米粒子（AuNP）糖结合物，它被用作输送与泰国伯克霍尔德菌 LPS 结合的蛋白质亚单位的平台[76]。利用小鼠和恒河猴的气溶胶暴露感染模型，以前使用金纳米粒子递送系统对鞭毛蛋白 FliC 进行了实验[76]。受到野生型鼻疽伯克氏菌感染的小鼠在 21 天内，对鼻疽伯克氏菌约 3.5 LD_{50} 的鼻内暴露有近 80%～100%的保护[77]。当用 1×10^4 CFU 鼻疽伯克氏菌剂量对恒河猴皮下免疫进行试验时，发现了保护性得到增强[76]。另一种安全的抗原传递方式是使用质粒编码的细菌蛋白在真核细胞中表达 DNA 疫苗。然而，在动物研究中，由于抗原的低表达，结果显示出不同的有效性[1,64]。为了进一步确定对鼻疽伯克氏菌的保护性抗原，在暴露于约 2 LD_{50} 的鼻疽伯克氏菌之前，通过传递鼻疽伯克氏菌 ORFs 来进行表达库遗传免疫[78]。几种 ORFs 在延长死亡时间方面有明显的差异，暴露的小鼠在感染 20 天后（dpi）有 87.5%的存活率。从这些保护性 ORFs 的特征中，确定了 12 种新的候选疫苗[78]。

7.5 诊断方法

仅凭临床症状诊断鼻疽病是不可行的，需要从临床样本（如血液、渗出物或脓液）中培养出阳性的鼻疽伯克氏菌[79]。病原微生物培养是常用的方法，通常认为是诊断的金标准。然而，由于细菌生长缓慢，建议将分离出来的培养物在37 摄氏度下培养 72 小时，然后用生化试验或 PCR 确认[80]。为了提高诊断鼻疽的敏感性和特异性，研发了替代的血清学检测和分子技术。

7.5.1 血清学检测

7.5.1.1 凝集试验

乳胶凝集试验目前在东南亚和澳大利亚北部等流行地区用于鉴定类鼻疽伯克氏菌和相关细菌。这种试验是基于暴露在表面的外多糖的单克隆抗体(MAbs)[81-84]。Duval 等人研发了基于 4B11MAb 的抗体-乳胶悬浮液，该抗体专门针对类鼻疽伯克氏菌的胞外多糖。从中国、美国、印度、土耳其、缅甸、匈牙利、英国和伊朗分离的 33 株鼻疽伯克氏菌经单菌落鉴定为阳性（100%敏感)[85]。

7.5.1.2 补体结合试验（CFT）和鼻疽菌素接种

CFT 试验已被用于检测鼻疽病，后来被世界动物卫生组织（OIE）推荐用于国际动物贸易的血清学试验。CFT 的特异性和敏感性受到所用鼻疽伯克氏菌抗原质量[86]和孵化温度[87]的显著影响。使用 410 份动物血清样本对来自 c. c. pro (c. c. pro GmH，Oberdorla，Germany)、瓦赫宁根大学中央兽医研究所（CIDC）和美国农业部（USDA）的三种市售 CFT 抗原进行了比较。通过免疫印迹法的实验结果发现，CIDC 抗原的灵敏度最高（97.5%），其次是 c. c. pro（96.5%），与 USDA 的形成鲜明对比，后者其抗原的灵敏度降低至 61.19%，但特异性高达 100%[88]。然而，CIDC 和 c. c. pro 抗原在动物身上都表现出低的特异性检测。因此，CFT 和免疫印迹的结合已被强烈推荐用于鼻疽病的血清诊断[89]。鼻疽菌素过敏试验经常与 CFT 一起用于感染动物的鼻疽病鉴定（见图 7 - 1)。鼻疽菌素纯化蛋白衍生物从鼻疽伯克氏菌培养物中提取出来，用作诱导动物细胞免疫反应的抗原[86,90]。在美国，CTF 仍被用于筛选动物中的鼻疽，而鼻疽菌素化试验则用于确认 CFT 的阳性动物[91]。

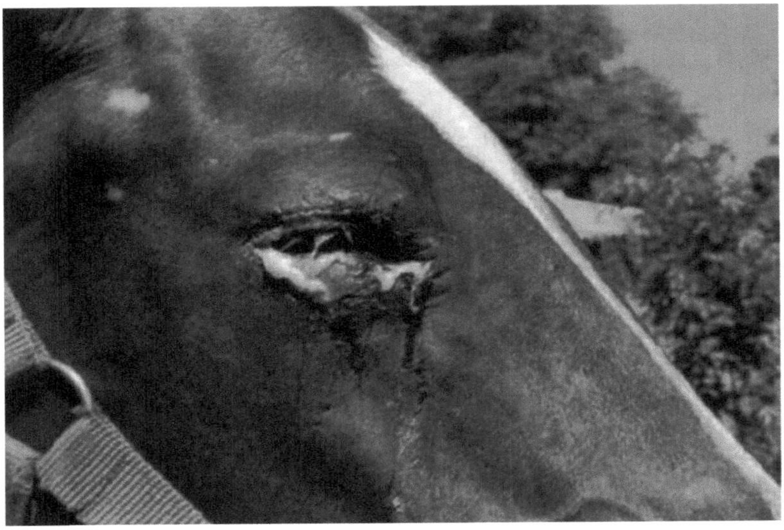

图 7-1　绝育公马严重的鼻疽菌素反应（图片由一位身份不明的巴基斯坦兽医提供）

7.5.1.3　酶联免疫吸附试验（ELISA）

由于鼻疽菌素接种试验在临床晚期病例中敏感性较低，并出现假阳性/阴性结果，因而出现鼻疽病的 ELISA 诊断法[86]。鼻疽伯克氏菌特异的重组蛋白被用来通过间接 ELISA 检测抗体。BimA 特有的 DNA 序列 5′端有一个特异性的重组抗原，并被用于间接 ELISA 法检测抗鼻疽菌抗体，结果显示 100％的敏感性和 98.88％的特异性。此外，BimA 与类鼻疽病患者或健康人的血清样本没有反应[92]。再者，用间接 ELISA 法评估了纯化于鼻疽伯克氏菌 NCTC10230 的两个完整的蛋白（0375H 和 A0350H）和两个截短的蛋白（0376TH 和 0375TH）的抗原性和在马血清中检测鼻疽伯克氏菌特定抗体的能力。重组蛋白 0375TH 和 035TH 在诊断鼻疽病方面表现出 100％的敏感性和特异性。重要的是，这些蛋白没有与类鼻疽病患者的血清发生交叉反应[93]。同样，使用来自鼻疽伯克氏菌的重组截短 TssB 蛋白作为包被蛋白时，非鼻疽伯克氏菌病患者血清样本也没有出现交叉反应结果。这种间接 ELISA 诊断法显示了 99.7％的特异性和 100％的敏感性[94]。

7.5.2 PCR 检测

对疾病的及时诊断仍然是提高患者感染后生存率的一个重要因素。由于 PCR 法的敏感性、特异性和准确性，被用于检测临床中各种低细菌浓度标本[95]。

以鼻疽伯克氏菌特定 DNA 序列为基础，选择特定的单个和多个目标基因来加以鉴别区分。来自不同地理区域、不同年份和不同产地的 56 个类鼻疽伯克氏菌和 23 个鼻疽伯克氏菌基因组的 16S rRNA 基因被克隆并使用特定引物进行测序。23 个鼻疽伯克氏菌分离物中的 22 个显示了序列的一致性。这项工作表明，16S rRNA 基因序列与适当的引物一起使用可以识别和区分鼻疽伯克氏菌和类鼻疽伯克氏菌，与生化试验和传统的菌落形态学观察相比，可以更快地进行诊断[96]。2004 年，鼻疽伯克氏菌 16S rRNA 基因的目标序列被用来证实巴林的单峰驼感染了鼻疽伯克氏菌[16]。

作为一种非运动性细菌，鼻疽伯克氏菌的鞭毛蛋白（fliC）基因序列已被确定，与类鼻疽伯克氏菌相比，它在 798 位含有一个从 G 到 C 的截断序列[97]。将 fliC 基因与以 16S rDNA 为靶点的 TaqMan 探针结合使用，但不能实现对鼻疽伯克氏菌和类鼻疽伯克氏菌的区分[98-100]。

我们研发了快速的 5′端核酸酶实时荧光定量 PCR 检测方法，用于检测鼻疽伯克氏菌的 DNA。引物是根据鼻疽伯克氏菌 ATCC 23344 和类鼻疽伯克氏菌 K96243 的已知鞭毛素 P（fliP）序列设计的。这些引物对鼻疽伯克氏菌的 fliP-IS 407A 区域具有特异性。用这种方法，所有 19 个鼻疽伯克氏菌株分离物都被扩增了（100%的灵敏度）。应用 fliP 靶向基因进行 PCR 检测，用于检测阿联酋鼻疽病纯培养物和临床样本中的鼻疽伯克氏菌 DNA 片段。从该国不同环境或临床标本中分离出的所有 20 个鼻疽伯克氏菌菌株都能被扩增（100%灵敏度），而其他密切相关的布氏杆菌则是阴性结果（100%特异性）[101]。

针对鼻疽伯克氏菌细胞内运动性 A 基因（bimA）的 PCR 研究，是根据鼻疽伯克氏菌 $bimA_{ma}$5′端区域内的独特 DNA 序列开发的[46]。与所有野生型鼻疽伯克氏菌分离物中高度保守的其他独特核苷酸序列相比，针对 $BimA_{ma}$ 设计的 PCR 引物显示出对 31 个鼻疽伯克氏菌分离物中的 29 个（94%）具有特异性[102]。此外，设计了两种不同的引物对，它们可以通过实时荧光定量 PCR 检测鼻疽伯克氏菌 bimA 基因，准确率为 100%。这两种检测方法还能在被感染的 BALB/C 小鼠的肺部、脾脏和肝脏中检测到鼻疽伯克氏菌，而在血液样本中却检测不到[102]。

鼻疽伯克氏菌和类鼻疽伯克氏菌的基因组分别编码了大约 40～50 个拷贝和 5

个拷贝的转座酶 ISBma2。该转座酶序列被用作引物设计的特征序列，与鼻疽伯克氏菌的特征序列 mau 结合，后者是噬菌体整合酶家族的成员。特征序列通过 qPCR 对来自鼻疽伯克氏菌菌株的纯化 DNA 进行扩增。该检测方法对鼻疽伯克氏菌和类鼻疽伯克氏菌具有很高的灵敏度。通过使用苏云金杆菌的 cry1 基因作为内部对照，这种多重 qPCR 方法被证明是可靠的[103]。

Bowers 等人用实时荧光定量 PCR 方法鉴别鼻疽伯克氏菌和类鼻疽伯克氏菌，并被命名为 Burkdiff。该方法用来区分鼻疽伯克氏菌和类鼻疽伯克氏菌的小核苷酸多态性。所有被检测的 469 个类鼻疽伯克氏菌分离物都被证明含有一个等位基因 SNP 标记为 A，而所有 49 个鼻疽伯克氏菌分离物都被证明含有一个等位基因 SNP 标记为 C。然而，在检测的 390 个非目标物种中没有扩增出来[104]。

7.5.3 新的诊断方法

由于鼻疽伯克氏菌和类鼻疽伯克氏菌之间的关系密切，特别是在常规的实验室诊断中，基于生物标志物的特异性区分并不成功。基质辅助激光解吸/电离飞行时间质谱（MALDI - TOF MS）分型技术被用来鉴别它们。当使用由 10 个类鼻疽伯克氏菌和 17 个鼻疽伯克氏菌产生的库作为参考光谱时，鼻疽伯克氏菌显示出比类鼻疽伯克氏菌更高的同质性。这种修改后的 MALDI - TOF MS 方法需要高质量的参考集来区分这两种细菌[105]。

尽管通过 PCR 方法对鼻疽伯克氏菌进行目标检测的分子分析具有很高的准确性，但许多此类技术需要专门的高成本设备，对于低收入流行地区的诊断来说仍然是一个挑战。Mirzai 等人开发了通过环介导的等温扩增（LAMP）快速检测鼻疽伯克氏菌的简单技术，该技术使用三对针对鼻疽伯克氏菌整合酶基因的引物和一对针对 is407 基因的引物来扩增并验证 LAMP 产物。检测结果显示，经过 60 分钟等温扩增，来自鼻疽伯克氏菌菌株 ATCC 23344 的 DNA，形成 22ng/μL 的 LAMP 产物，通过浊度变化和 SYBER Green I 的荧光染料进行检测。该检测方法的特异性显著提高，在检测条件有限的低收入国家和流行地区，可作为诊断鼻疽伯克氏菌的一种准确和经济有效的替代方法[106]。

7.6 结论性意见

鼻疽伯克氏菌是一种适应哺乳动物的细菌，自其最初发现以来，已经在不同的属之间被重新分类了无数次。这种病原体仍然是一种潜在的生物威胁，与军事和地方病病例有关。鼻疽伯克氏菌出现新近暴发，导致鼻疽伯克氏菌被列为一种重新出现的病原体，特别是在流行地区。这种重新出现的疾病，其病原体与人类和马类的高死亡率有关。与鼻疽伯克氏菌有关的这些特点促使人们研发适当的诊断方法、疫苗和治疗方法。然而，对鼻疽病发病机制的了解有限，使得针对这一重新出现的威胁制定有效的对策任重而道远。

致谢 本稿件由美国国立卫生研究院 NIAID 基金 AI12660101 支持。

参考文献

[1] Aschenbroich SA, Lafontaine ER, Hogan RJ. Melioidosis and glanders modulation of the innate immune system: barriers to current and future vaccine approaches. Expert Rev Vaccines. 2016; 15: 1163 - 81.

[2] Dvorak GD, Spickler AR. Glanders. J Am Vet Med Assoc. 2008; 233: 570 - 7.

[3] Kettle AN, Wernery U. Glanders and the risk for its introduction through the international movement of horses. Equine Vet J. 2016; 48: 654 - 8.

[4] Khan I, Wieler LH, Melzer F, Elschner MC, Muhammad G, Ali S, Sprague LD, Neubauer H, Saqib M. Glanders in animals: a review on epidemiology, clinical presentation, diagnosis and countermeasures. Transbound Emerg Dis. 2013; 60: 204 - 21.

[5] Whitlock GC, Estes DM, Torres AG. Glanders: off to the races with Burkholderia mallei. FEMS Microbiol Lett. 2007; 277: 115 - 22.

[6] Caballero - Mellado J, Onofre - Lemus J, Estrada - de Los Santos P, Martinez - Aguilar L. The tomato rhizosphere, an environment rich in nitrogen - fixing Burkholderia species with capabilities of interest for agriculture and bioremediation. Appl Environ Microbiol. 2007; 73: 5308 - 19.

[7] Chen WM, James EK, Coenye T, Chou JH, Barrios E, de Faria SM, Elliott GN, Sheu SY, Sprent JI, Vandamme P. Burkholderia mimosarum sp. nov., isolated from root nodules of Mimosa spp. from Taiwan and South America. Int J Syst Evol Microbiol. 2006; 56: 1847 - 51.

[8] Coenye T, Vandamme P. Diversity and significance of Burkholderia species occupying diverse ecological niches. Environ Microbiol. 2003; 5: 719 - 29.

[9] Suarez - Moreno ZR, Caballero - Mellado J, Venturi V. The new group of non - pathogenic plantassociated nitrogen - fixing Burkholderia spp. shares a conserved quorum - sensing system, which is tightly regulated by the RsaL repressor. Microbiology. 2008; 154: 2048 - 59.

[10] Burns JL, Jonas M, Chi EY, Clark DK, Berger A, Griffith A. Invasion of respiratory epithelial cells by Burkholderia (Pseudomonas) cepacia. Infect Immun. 1996; 64: 4054 - 9.

[11] Glass MB, Gee JE, Steigerwalt AG, Cavuoti D, Barton T, Hardy RD, Godoy D, Spratt

BG, Clark TA, Wilkins PP. Pneumonia and septicemia caused by Burkholderia thailandensis in the United States. J Clin Microbiol. 2006; 44: 4601 - 4.

[12] Wagg DM, DeShazer D. Glanders, new insights into an old disease. In: Lindler LE, Lebeda FJ, Korch GW, editors. Biological Weapons Defense: Infectious Diseases and Counterbioterrorism. Totowa: Hamana Press; 2004. p. 209 - 38.

[13] Sharrer GT. The great glanders epizootic, 1861 - 1866: a Civil War legacy. Agric Hist. 1995; 69: 79 - 97.

[14] Shimshony A. Glanders: an ancient zoonosis revisited. Infectious Disease News. 2008; 21: 10 - 1.

[15] Yabuuchi E, Kosako Y, Oyaizu H, Yano I, Hotta H, Hashimoto Y, Ezaki T, Arakawa M. Proposal of Burkholderia gen. nov. and transfer of seven species of the genus Pseudomonas homology group II to the new genus, with the type species Burkholderia cepacia (Palleroni and Holmes 1981) comb. nov. Microbiol Immunol. 1992; 36: 1251 - 75.

[16] Wernery U, Wernery R, Joseph M, Al - Salloom F, Johnson B, Kinne J, Jose S, Jose S, Tappendorf B, Hornstra H, Scholz HC. Natural Burkholderia mallei infection in Dromedary. Bahrain. Emerg Infect Dis. 2011; 17: 1277 - 9.

[17] Hatcher CL, Mott TM, Muruato LA, Sbrana E, Torres AG. Burkholderia mallei CLH001 attenuated vaccine strain is immunogenic and protects against acute respiratory glanders. Infect Immun. 2016; 84: 2345 - 54.

[18] Malik P, Khurana SK, Dwivedi SK. Re - emergence of glanders in India - Report of Maharashtra state. Indian J Microbiol. 2010; 50: 345 - 8.

[19] Geissler EM, van Courtland JE. Biological and toxin weapons: Research, development and use from the middle ages to 1945. [Stockholm International Peace Institute] SIPRI Chemical and Biological Warfare Studies no. 18, 1999.

[20] Wheelis M. First shots fired in biological warefare. Nature. 1998; 395: 213.

[21] Harris SH. Human experiments: "secrets of secrets". In: Factories of Death: Japanese biological warfare 1932 - 1945, and the American cover - up. 2nd ed. New York: Routledge; 2002. p. 59 - 66.

[22] Holden MT, Titball RW, Peacock SJ, Cerdeno - Tarraga AM, Atkins T, Crossman LC, Pitt T, Churcher C, Mungall K, Bentley SD, Sebaihia M, Thomson NR, Bason N, Beacham IR, Brooks K, Brown KA, Brown NF, Challis GL, Cherevach I, Chillingworth T, Cronin A, Crossett B, Davis P, DeShazer D, Feltwell T, Fraser A, Hance Z, Hauser H, Holroyd S, Jagels K, Keith KE, Maddison M, Moule S, Price C, Quail MA, Rabbinowitsch E, Rutherford K, Sanders M, Simmonds M, Songsivilai S, Stevens K, Tumapa S, Vesaratchavest M, Whitehead S, Yeats C, Barrell BG, Oyston PC, Parkhill J. Genomic plasticity of the causative agent of melioidosis, Burkholderia pseudomallei.

Proc Natl Acad Sci USA. 2004; 101: 14240 - 5.

[23] Nierman WC, DeShazer D, Kim HS, Tettelin H, Nelson KE, Feldblyum T, Ulrich RL, Ronning CM, Brinkac LM, Daugherty SC, Davidsen TD, Deboy RT, Dimitrov G, Dodson RJ, Durkin AS, Gwinn ML, Haft DH, Khouri H, Kolonay JF, Madupu R, Mohammoud Y, Nelson WC, Radune D, Romero CM, Sarria S, Selengut J, Shamblin C, Sullivan SA, White OY, Yu Y, Zafar N, Zhou L, Fraser CM. Structural flexibility in the Burkholderia mallei genome. Proc Natl Acad Sci USA. 2004; 101: 14246 - 51.

[24] Memisevic V, Zavaljevski N, Rajagopala SV, Kwon K, Pieper R, DeShazer D, Reifman J, Wallqvist A. Mining host - pathogen protein interactions to characterize Burkholderia mallei infectivity mechanisms. PLoS Comput Biol. 2015; 11: e1004088.

[25] Essex - Lopresti AE, Boddey JA, Thomas R, Smith MP, Hartley MG, Atkins T, Brown NF, Tsang CH, Peak IR, Hill J, Beacham IR, Titball RW. A type IV pilin, PilA, contributes to adherence of Burkholderia pseudomallei and virulence in vivo. Infect Immun. 2005; 73: 1260 - 4.

[26] Whitlock GC, Valbuena GA, Popov VL, Judy BM, Estes DM, Torres AG. Burkholderia mallei cellular interactions in a respiratory cell model. J Med Microbiol. 2009; 58: 554 - 62.

[27] Lu R, Popov V, Patel J, Eaves - Pyles T. Burkholderia mallei and Burkholderia pseudomallei stimulate differential inflammatory responses from human alveolar type II cells (ATII) and macrophages. Front Cell Infect Microbiol. 2012; 2: 165.

[28] Balder R, Lipski S, Lazarus JJ, Grose W, Wooten RM, Hogan RJ, Woods DE, Lafontaine ER. Identification of Burkholderia mallei and Burkholderia pseudomallei adhesins for human respiratory epithelial cells. BMC Microbiol. 2010; 10: 250.

[29] Ulrich RL, DeShazer D. Type III Secretion: a Virulence Factor Delivery System Essential for the Pathogenicity of Burkholderia mallei. Infect Immun. 2004; 72: 1150 - 4.

[30] Sun GW, Gan YH. Unraveling type III secretion systems in the highly versatile Burkholderia pseudomallei. Trends Microbiol. 2010; 18: 561 - 8.

[31] Stevens MP, Haque A, Atkins T, Hill J, Wood MW, Easton A, Nelson M, Underwood Fowler C, Titball RW, Bancroft GJ, Galyov EE. Attenuated virulence and protective efficacy of a Burkholderia pseudomallei bsa type III secretion mutant in murine models of melioidosis. Microbiology. 2004; 150: 2669 - 76.

[32] Suparak S, Kespichayawattana W, Haque A, Easton A, Damnin S, Lertmemongkolchai G, Bancroft GJ, Korbsrisate S. Multinucleated giant cell formation and apoptosis in infected host cells is mediated by Burkholderia pseudomallei type III secretion protein BipB. J Bacteriol. 2005; 187: 6556 - 60.

[33] Pilatz S, Breitbach K, Hein N, Fehlhaber B, Schulze J, Brenneke B, Eberl L, Steinmetz I. Identification of Burkholderia pseudomallei genes required for the intracellular life cycle

and in vivo virulence. Infect Immun. 2006; 74: 3576 - 86.

[34] Schell MA, Ulrich RL, Ribot WJ, Brueggemann EE, Hines HB, Chen D, Lipscomb L, Kim HS, Mrazek J, Nierman WC, Deshazer D. Type VI secretion is a major virulence determinant in Burkholderia mallei. Mol Microbiol. 2007; 64: 1466 - 85.

[35] Burtnick MN, Brett PJ. Burkholderia mallei and Burkholderia pseudomallei cluster 1 type VI secretion system gene expression is negatively regulated by iron and zinc. PLoS One. 2013; 8: e76767.

[36] Leiman PG, Basler M, Ramagopal UA, Bonanno JB, Sauder JM, Pukatzki S, Burley SK, Almo SC, Mekalanos JJ. Type VI secretion apparatus and phage tail - associated protein complexes share a common evolutionary origin. Proc Natl Acad Sci USA. 2009; 106: 4154 - 9.

[37] Burtnick MN, Brett PJ, Harding SV, Ngugi SA, Ribot WJ, Chantratita N, Scorpio A, Milne TS, Dean RE, Fritz DL, Peacock SJ, Prior JL, Atkins TP, Deshazer D. The cluster 1 type VI secretion system is a major virulence determinant in Burkholderia pseudomallei. Infect Immun. 2011; 79: 1512 - 25.

[38] Burtnick MN, DeShazer D, Nair V, Gherardini FC, Brett PJ. Burkholderia mallei cluster 1 type VI secretion mutants exhibit growth and actin polymerization defects in RAW 264. 7 murine macrophages. Infect Immun. 2010; 78: 88 - 99.

[39] Bozue JA, Chaudhury S, Amemiya K, Chua J, Cote CK, Toothman RG, Dankmeyer JL, Klimko CP, Wilhelmsen CL, Raymond JW, Zavaljevski N, Reifman J, Wallqvist A. Phenotypic characterization of a novel virulence - factor deletion strain of Burkholderia mallei that provides partial protection against inhalational glanders in mice. Front Cell Infect Microbiol. 2016; 6: 21.

[40] Shalom G, Shaw JG, Thomas MS. In vivo expression technology identifies a type VI secretion system locus in Burkholderia pseudomallei that is induced upon invasion of macrophages. Microbiology. 2007; 153: 2689 - 99.

[41] Shanks J, Burtnick MN, Brett PJ, Waag DM, Spurgers KB, Ribot WJ, Schell MA, Panchal RG, Gherardini FC, Wilkinson KD, Deshazer D. Burkholderia mallei tssM encodes a putative deubiquitinase that is secreted and expressed inside infected RAW 264. 7 murine macrophages. Infect Immun. 2009; 77: 1636 - 48.

[42] Duerkop BA, Herman JP, Ulrich RL, Churchill ME, Greenberg EP. The Burkholderia mallei BmaR3 - BmaI3 quorum - sensing system produces and responds to N - 3 - hydroxy - octanoyl homoserine lactone. J Bacteriol. 2008; 190: 5137 - 41.

[43] Duerkop BA, Ulrich RL, Greenberg EP. Octanoyl - homoserine lactone is the cognate signal for Burkholderia mallei BmaR1 - BmaI1 quorum sensing. J Bacteriol. 2007; 189: 5034 - 40.

[44] Dautin N, Bernstein HD. Protein secretion in gram - negative bacteria via the autotransporter pathway. Annu Rev Microbiol. 2007; 61: 89 - 112.

[45] Tiyawisutsri R, Holden MT, Tumapa S, Rengpipat S, Clarke SR, Foster SJ, Nierman WC, Day NP, Peacock SJ. Burkholderia Hep _ Hag autotransporter (BuHA) proteins elicit a strong antibody response during experimental glanders but not human melioidosis. BMC Microbiol. 2007; 7: 19.

[46] Stevens JM, Ulrich RL, Taylor LA, Wood MW, Deshazer D, Stevens MP, Galyov EE. Actinbinding proteins from Burkholderia mallei and Burkholderia thailandensis can functionally compensate for the actin - based motility defect of a Burkholderia pseudomallei bimA mutant. J Bacteriol. 2005; 187: 7857 - 62.

[47] Van Zandt KE, Greer MT, Gelhaus HC. Glanders: an overview of infection in humans. Orphanet J Rare Dis. 2013; 8: 131.

[48] Scholz HC, Pearson T, Hornstra H, Projahn M, Terzioglu R, Wernery R, Georgi E, Riehm JM, Wagner DM, Keim PS, Joseph M, Johnson B, Kinne J, Jose S, Hepp CM, Witte A, Wernery U. Genotyping of Burkholderia mallei from an outbreak of glanders in Bahrain suggests multiple introduction events. PLoS Negl Trop Dis. 2014; 8: e3195.

[49] Mota RA, da Fonseca Oliveira AA, da Silva AM, Junior JW, da Silva LB, de Farias Brito M, Rabelo SS. Glanders in donkeys (Equus Asinus) in the state of pernambuco, Brazil: a case report. Braz J Microbiol. 2010; 41: 146 - 9.

[50] Lesté - Lasserre C. Glanders detected at 2016 Olympic equestrian facilities. The Horse, 2015. http: //www. thehorse. com/articles/36220/glanders - detected - at - 2016 - olympic - equestrianfacilities

[51] Jurga F. Glanders: Rio 2016 Olympic equestrian site latest hot spot for world - stopping disease. Equus, 2015. http: //equusmagazine. com/blog - equus/glanders - rio - 2016 - olympic - equestriansite - 29349

[52] Malik P, Singha H, Khurana SK, Kumar R, Kumar S, Raut AA, Riyesh T, Vaid RK, Virmani N, Singh BK, Pathak SV, Parkale DD, Singh B, Pandey SB, Sharma TR, Chauhan BC, Awasthi V, Jain S, Singh RK. Emergence and re - emergence of glanders in India: a description of outbreaks from 2006 to 2011. Vet Ital. 2012; 48: 167 - 78.

[53] Malik P, Singha H, Goyal SK, Khurana SK, Tripathi BN, Dutt A, Singh D, Sharma N, Jain S. Incidence of Burkholderia mallei infection among indigenous equines in India. Vet Rec Open. 2015; 2: e000129.

[54] Dailyexcelsior. Serious disease 'Glanders' detected in horses carrying Vaishno Devi yatris, 2015. DailyExcelsior. comhttp: //www. dailyexcelsior. com/serious - disease - glanders - detectedin - horses - carrying - vaishno - devi - yatris/.

[55] Bondi SK, Goldberg JB. Strategies toward vaccines against Burkholderia mallei and

Burkholderia pseudomallei. Expert Rev Vaccines. 2008；7：1357－65.

［56］ Choh LC，Ong GH，Vellasamy KM，Kalaiselvam K，Kang WT，Al－Maleki AR，Mariappan V，Vadivelu J. Burkholderia vaccines：are we moving forward? Front Cell Infect Microbiol. 2013；3：5.

［57］ Estes DM，Dow SW，Schweizer HP，Torres AG. Present and future therapeutic strategies for melioidosis and glanders. Expert Rev Anti－Infect Ther. 2010；8：325－38.

［58］ Skyberg JA. Immunopotentiation for bacterial biodefense. Curr Top Med Chem. 2014；14：2115－26.

［59］ Andreu D，Carreno C，Linde C，Boman HG，Andersson M. Identification of an antimycobacterial domain in NK－lysin and granulysin. Biochem J. 1999；344：845－9.

［60］ Endsley JJ，Torres AG，Gonzales CM，Kosykh VG，Motin VL，Peterson JW，Estes DM，Klimpel GR. Comparative antimicrobial activity of granulysin against bacterial biothreat agents. Open Microbiol J. 2009；3：92－6.

［61］ Cannon CL，Hogue LA，Vajravelu RK，Capps GH，Ibricevic A，Hindi KM，KascatanNebioglu A，Walter MJ，Brody SL，Youngs WJ. In vitro and murine efficacy and toxicity studies of nebulized SCC1，a methylated caffeine－silver（I）complex，for treatment of pulmonary infections. Antimicrob Agents Chemother. 2009；53：3285－93.

［62］ Hindi KM，Ditto AJ，Panzner MJ，Medvetz DA，Han DS，Hovis CE，Hilliard JK，Taylor JB，Yun YH，Cannon CL，Youngs WJ. The antimicrobial efficacy of sustained release silvercarbene complex－loaded L－tyrosine polyphosphate nanoparticles：characterization，in vitro and in vivo studies. Biomaterials. 2009；30：3771－9.

［63］ Kascatan－Nebioglu A，Melaiye A，Hindi K，Durmus S，Panzner MJ，Hogue LA，Mallett RJ，Hovis CE，Coughenour M，Crosby SD，Milsted A，Ely DL，Tessier CA，Cannon CL，Youngs WJ. Synthesis from caffeine of a mixed N－heterocyclic carbene－silver acetate complex active against resistant respiratory pathogens. J Med Chem. 2006；49：6811－8.

［64］ Titball RW，Burtnick MN，Bancroft GJ，Brett P. Burkholderia pseudomallei and Burkholderia mallei vaccines：Are we close to clinical trials? Vaccine［Epub ahead of print］Mar 20；2017.

［65］ Feodorova VA，Sayapina LV，Corbel MJ，Motin VL. Russian vaccines against especially dangerous bacterial pathogens. Emerg Microbes Infect. 2014；3：e86.

［66］ Mott TM，Vijayakumar S，Sbrana E，Endsley JJ，Torres AG. Characterization of the Burkholderia mallei tonB mutant and its potential as a backbone strain for vaccine development. PLoS Negl Trop Dis. 2015；9：e0003863.

［67］ Bandara AB，DeShazer D，Inzana TJ，Sriranganathan N，Schurig GG，Boyle SM. A disruption of ctpA encoding carboxy－terminal protease attenuates Burkholderia mallei and induces partial protection in CD1 mice. Microb Pathog. 2008; 45: 207 - 16.

[68] Ulrich RL, Deshazer D, Hines HB, Jeddeloh JA. Quorum sensing: a transcriptional regulatory system involved in the pathogenicity of Burkholderia mallei. Infect Immun. 2004; 72: 6589 - 96.

[69] Ulrich RL, Amemiya K, Waag DM, Roy CJ, DeShazer D. Aerogenic vaccination with a Burkholderia mallei auxotroph protects against aerosol - initiated glanders in mice. Vaccine. 2005; 23: 1986 - 92.

[70] Amemiya K. Nonviable Burkholderia mallei induces a mixed Th1 - and Th2 - like cytokine response in BALB/c mice. Infect Immun. 2002; 70: 2319 - 25.

[71] Whitlock GC, Lukaszewski RA, Judy BM, Paessler S, Torres AG, Estes DM. Host immunity in the protective response to vaccination with heat - killed Burkholderia mallei. BMC Immunol. 2008; 9: 55.

[72] Amemiya K, Meyers JL, Trevino SR, Chanh TC, Norris SL, Waag DM. Interleukin - 12 induces a Th1 - like response to Burkholderia mallei and limited protection in BALB/c mice. Vaccine. 2006; 24: 1413 - 20.

[73] Scott AE, Ngugi SA, Laws TR, Corser D, Lonsdale CL, D'Elia RV, Titball RW, Williamson ED, Atkins TP, Prior JL. Protection against experimental melioidosis following immunization with a lipopolysaccharide - protein conjugate. J Immunol Res. 2014; 2014: 392170.

[74] Su YC, Wan KL, Mohamed R, Nathan S. Immunization with the recombinant Burkholderia pseudomallei outer membrane protein Omp85 induces protective immunity in mice. Vaccine. 2010; 28: 5005 - 11.

[75] Whitlock GC, Deeraksa A, Qazi O, Judy BM, Taylor K, Propst KL, Duffy AJ, Johnson K, Kitto GB, Brown KA, Dow SW, Torres AG, Estes DM. Protective response to subunit vaccination against intranasal Burkholderia mallei and B. pseudomallei challenge. Procedia Vaccinol. 2010; 2: 73 - 7.

[76] Torres AG, Gregory AE, Hatcher CL, Vinet - Oliphant H, Morici LA, Titball RW, Roy CJ. Protection of non - human primates against glanders with a gold nanoparticle glycoconjugate vaccine. Vaccine. 2015; 33: 686 - 92.

[77] Gregory AE, Judy BM, Qazi O, Blumentritt CA, Brown KA, Shaw AM, Torres AG, Titball RW. A gold nanoparticle - linked glycoconjugate vaccine against Burkholderia mallei. Nanomedicine. 2015; 11: 447 - 56.

[78] Whitlock GC, Robida MD, Judy BM, Qazi O, Brown KA, Deeraksa A, Taylor K, Massey S, Loskutov A, Borovkov AY, Brown K, Cano JA, Torres AG, Estes DM, Sykes KF. Protective antigens against glanders identified by expression library immunization. Front Microbiol. 2011; 2: 227.

［79］ Cheng AC, Currie BJ. Melioidosis: epidemiology, pathophysiology, and management. Clin Microbiol Rev. 2005; 18: 383－416.

［80］ Hatcher CL, Muruato LA, Torres AG. Recent advances in Burkholderia mallei and B. pseudomallei research. Curr Trop Med Rep. 2015; 2: 62－9.

［81］ Amornchai P, Chierakul W, Wuthiekanun V, Mahakhunkijcharoen Y, Phetsouvanh R, Currie BJ, Newton PN, van Vinh Chau N, Wongratanacheewin S, Day NP, Peacock SJ. Accuracy of Burkholderia pseudomallei identification using the API 20NE system and a latex agglutination test. J Clin Microbiol. 2007; 45: 3774－6.

［82］ Anuntagool N, Naigowit P, Petkanchanapong V, Aramsri P, Panichakul T, Sirisinha S. Monoclonal antibody－based rapid identification of Burkholderia pseudomallei in blood culture fluid from patients with community－acquired septicaemia. J Med Microbiol. 2000; 49: 1075－8.

［83］ Samosornsuk N, Sirisinha S, Lulitanond A, Saenla N, Anuntagool N, Wongratanacheewin S. Short report: evaluation of a monoclonal antibody－based latex agglutination test for rapid diagnosis of septicemic melioidosis. Am J Trop Med Hyg. 1999; 61: 735－7.

［84］ Wuthiekanun V, Anuntagool N, White NJ, Sirisinha S. Short report: a rapid method for the differentiation of Burkholderia pseudomallei and Burkholderia thailandensis. Am J Trop Med Hyg. 2002; 66: 759－61.

［85］ Duval BD, Elrod MG, Gee JE, Chantratita N, Tandhavanant S, Limmathurotsakul D, Hoffmaster AR. Evaluation of a latex agglutination assay for the identification of Burkholderia pseudomallei and Burkholderia mallei. Am J Trop Med Hyg. 2014; 90: 1043－6.

［86］ Neubauer H, Sprague LD, Zacharia R, Tomaso H, Al Dahouk S, Wernery R, Wernery U, Scholz HC. Serodiagnosis of Burkholderia mallei infections in horses: state－of－the－art and perspectives. J Vet Med B Infect Dis Vet Public Health. 2005; 52: 201－5.

［87］ Khan I, Wieler LH, Saqib M, Melzer F, Santana VL, Neubauer H, Elschner MC. Effect of incubation temperature on the diagnostic sensitivity of the glanders complement fixation test. Rev Sci Tech. 2014; 33: 869－75.

［88］ Khan I, Wieler LH, Melzer F, Gwida M, Santana VL, de Souza MM, Saqib M, Elschner MC, Neubauer H. Comparative evaluation of three commercially available complement fixation test antigens for the diagnosis of glanders. Vet Rec. 2011; 169: 495.

［89］ Khan I, Elschner MC, Melzer F, Gwida M, Wieler LH, Ali R, Saqib M, Neubauer H. Performance of complement fixation test and confirmatory immunoblot as two－cascade testing approach for serodiagnosis of glanders in an endemic region of South East Asia. Berliner Und Munchener Tierarztliche Wochenschrift. 2012; 125: 117－21.

［90］ Verma RD, Venkateswaran KS, Sharma JK, Agarwal GS. Potency of partially purified malleoproteins for mallein test in the diagnosis of glanders in equines. Vet Microbiol. 1994; 41: 391 - 7.

[91] Hagebock JM, Schlater LK, Frerichs WM, Olson DP. Serologic responses to the mallein test for glanders in solipeds. J Vet Diagn Investig. 1993; 5: 97 - 9.

[92] Kumar S, Malik P, Verma SK, Pal V, Gautam V, Mukhopadhyay C, Rai GP. Use of a recombinant Burkholderia intracellular motility a protein for immunodiagnosis of glanders. Clin Vaccine Immunol. 2011; 18: 1456 - 61.

[93] Pal V, Kumar S, Malik P, Rai GP. Evaluation of recombinant proteins of Burkholderia mallei for serodiagnosis of glanders. Clin Vaccine Immunol. 2012; 19: 1193 - 8.

[94] Singha H, Malik P, Goyal SK, Khurana SK, Mukhopadhyay C, Eshwara VK, Singh RK. Optimization and validation of indirect ELISA using truncated TssB protein for the serodiagnosis of glanders amongst equines. ScientificWorldJournal. 2014; 2014: 469407.

[95] Lowe W, March JK, Bunnell AJ, O'Neill KL, Robison RA. PCR - based methodologies used to detect and differentiate the Burkholderia pseudomallei complex: B. pseudomallei, B. mallei, and B. thailandensis. Curr Issues Mol Biol. 2014; 16: 23 - 54.

[96] Gee JE, Sacchi CT, Glass MB, De BK, Weyant RS, Levett PN, Whitney AM, Hoffmaster AR, Popovic T. Use of 16S rRNA gene sequencing for rapid identification and differentiation of Burkholderia pseudomallei and B. mallei. J Clin Microbiol. 2003; 41: 4647 - 54.

[97] Sprague LD, Zysk G, Hagen RM, Meyer H, Ellis J, Anuntagool N, Gauthier Y, Neubauer H. A possible pitfall in the identification of Burkholderia mallei using molecular identification systems based on the sequence of the flagellin fliC gene. FEMS Immunol Med Microbiol. 2002; 34: 231 - 6.

[98] Tomaso H, Pitt TL, Landt O, Al Dahouk S, Scholz HC, Reisinger EC, Sprague LD, Rathmann I, Neubauer H. Rapid presumptive identification of Burkholderia pseudomallei with real - time PCR assays using fluorescent hybridization probes. Mol Cell Probes. 2005; 19: 9 - 20.

[99] Tomaso H, Scholz HC, Al Dahouk S, Eickhoff M, Treu TM, Wernery R, Wernery U, Neubauer H. Development of a 5′- nuclease real - time PCR assay targeting fliP for the rapid identification of Burkholderia mallei in clinical samples. Clin Chem. 2006; 52: 307 - 10.

[100] Tomaso H, Scholz HC, Al Dahouk S, Pitt TL, Treu TM, Neubauer H. Development of 5′ nuclease real - time PCR assays for the rapid identification of the Burkholderia mallei/Burkholderia pseudomallei complex. Diagn Mol Pathol. 2004; 13: 247 - 53.

[101] Scholz HC, Joseph M, Tomaso H, Al Dahouk S, Witte A, Kinne J, Hagen RM, Wernery R, Wernery U, Neubauer H. (2006) . Detection of the reemerging agent Burkholderia mallei in a recent outbreak of glanders in the United Arab Emirates by a

newly developed fliP - based polymerase chain reaction assay. Diagn Microbiol Infect Dis. 2006；54：241 - 7.

[102] Ulrich MP，Norwood DA，Christensen DR，Ulrich RL. Using real - time PCR to specifically detect Burkholderia mallei. J Med Microbiol. 2006；55：551 - 9.

[103] Janse I，Hamidjaja RA，Hendriks AC，van Rotterdam BJ. Multiplex qPCR for reliable detection and differentiation of Burkholderia mallei and Burkholderia pseudomallei. BMC Infect Dis. 2013；13：86.

[104] Bowers JR，Engelthaler DM，Ginther JL，Pearson T，Peacock SJ，Tuanyok A，Wagner DM，Currie BJ，Keim PS. BurkDiff：a real - time PCR allelic discrimination assay for Burkholderia pseudomallei and B. mallei. PLoS One. 2010；5：e15413.

[105] Karger A，Stock R，Ziller M，Elschner MC，Bettin B，Melzer F，Maier T，Kostrzewa M，Scholz HC，Neubauer H，Tomaso H. Rapid identification of Burkholderia mallei and Burkholderia pseudomallei by intact cell matrix - assisted laser desorption/ionisation mass spectrometric typing. BMC Microbiol. 2012；12：229.

[106] Mirzai S，Safi S，Mossavari N，Afshar D，Bolourchian M. Development of a loop - mediated isothermal amplification assay for rapid detection of Burkholderia mallei. Cell Mol Biol（Noisy - le - Grand）. 2016；62：32 - 6.

第 8 章　类鼻疽伯克氏菌

Kathryn J. Pflughoeft, Derrick Hau, Peter Thorkildson,
and David P. AuCoin

8.1 引言

类鼻疽病是一种由类鼻疽伯克氏菌引起的传染病，类鼻疽伯克氏菌（Burkholderia pseudomallei）是热带和亚热带地区土壤及水中常见的一种运动性的革兰氏阴性腐生菌。类鼻疽伯克氏菌是东南亚和澳大利亚北部地区的地方病。自 1991 年以来，印度、西亚、中国、撒哈拉以南非洲、加勒比海地区和美洲都有类鼻疽病的病例报道[1]。类鼻疽病的临床症状呈现出非特异性和不典型，常常导致误诊，因而被称为“伟大的模仿者”[2]。感染类鼻疽伯克氏菌后可导致肺炎、败血症、骨髓炎、脓肿形成和器官衰竭[3]。由于对许多一线抗菌药物的内在耐药性，对其治疗受到阻碍，导致病死率（CFR）升高[4]。由于医疗服务的适用性、地区流行菌种的毒性以及患者的基本健康状况，常导致临床诊疗结果存在较大差异。类鼻疽病是一种机会致病性疾病，糖尿病、过度饮酒、慢性肾衰竭和肺部疾病可增加感染该病的风险[5]。

由于非特异性的临床表现和感染检测诊断的困难，人们认为类鼻疽病在许多地区实际患病数要高于报道的确诊数。类鼻疽伯克氏菌可引起人类和动物的严重疾病；预计每年有 165000 人感染，病死率约为 53%[6]。发展中国家，如泰国和老挝，报告了在没有治疗的情况下，其 CFR 超过 70%[6]；通过孢他啶和美罗培南的治疗，已将 CFR 降至约 40%[3,7]。在澳大利亚和新加坡，即使具备现代医疗水平和疾病监测体系，仍然报告有高达 20%的 CFR[8-10]。类鼻疽病诊断困难，缺乏获准的疫苗，而且治疗方案有限，这些因素共同决定了需要采取医学应对措施。

K. J. Pflughoeft · D. Hau · P. Thorkildson · D. P. AuCoin (*)
Department of Microbiology and Immunology, University of Nevada, Reno School of Medicine, Reno, NV, USA
e-mail: kpflughoeft@med.unr.edu; Hau@nevada.unr.edu; pthorkildson@med.unr.edu; daucoin@med.unr.edu

8.2 历史

8.2.1 首次报告的案例

Melioidosis（类鼻疽病）一词源于希腊语“melis”，意为“瘟疫”，词中“oid”意为“相似”，后缀“osis”表示疾病[11]。1912 年，病理学家 Alfred Whitmore 和其助手 C. S. Krishnaswami 在缅甸仰光综合医院报告了第一批类鼻疽病[12]。病例 1 是一名 40 岁的男子，因发烧 7 天而被送入医院。他是一个瘾君子，大腿上布满了注射痕迹，注射部位有脓肿形成。他的肺部显示出与大叶性肺炎和肺结核不同的炎症迹象。细菌培养的结果是无运动性的革兰氏阴性杆菌，表明感染是由鼻疽伯克氏菌引起的，是鼻疽病的致病菌。Whitmore 和 Krishnaswami 认为病例 1 患有鼻疽病，但是该患者最近刚从监狱出来，没有与马密切接触，因此诊断的可能性不大[12]。

Whitmore 和 Krishnaswami 进行了施特劳斯豚鼠睾丸反应，以确定培养的细菌是否为鼻疽伯克氏菌[12]。施特劳斯反应是一种用于检测鼻疽伯克氏菌的皮肤试验，通过腹腔注射可疑物质，导致睾丸出现延迟性坏死性炎症[13]。使用病例 1 的培养分离物，对豚鼠进行腹腔注射该细菌。令人惊讶的是，这些豚鼠在注射后 36 小时内就被感染了，并且在睾丸中没有明显的炎症迹象。Whitmore 和 Krishnaswami 观察到急性淋巴炎、肝周炎和肠道损伤。来自豚鼠的细菌培养物是高度运动的革兰氏阴性杆菌，表明培养物受到了污染，因为已知鼻疽伯克氏菌是不运动的。由于对这一结果不满意，Whitmore 和 Krishnaswami 对病例 1 患者肺部的细菌进行了再培养，发现新鲜的再培养物具有高度运动性，但在人工培养基中几天后就失去了运动性。这种运动能力确定了一种新的病原体。由于肺部感染的性质和与鼻疽伯克氏菌引起的鼻疽病相似，Whitmore 提出了类鼻疽伯克氏菌的名称。随后用豚鼠进行的研究发现，皮下注射类鼻疽伯克氏菌导致注射部位出现病变，并在 4～5 天内死亡[12]。使用受污染的食物进行喂养实验，发现豚鼠出现败血症和肺部病变，与在人类患者身上观察到的情况相似[12]。

1913 年，马来亚吉隆坡（今天的马来西亚）的医学研究所发生了一起实验室动物的致命疫情[14]。几只动物黏膜上出现乳白色分泌物，并死于肺部并发症。细菌学家 Ambrose Thomas Stanton 和病理学家 William Fletcher 直到 1917 年才确定暴发的原因是类鼻疽伯克氏菌，当时 Stanton 在人类、野生啮齿类动物和一只家猫的类鼻疽病例中观察到类似的临床症状。从 1913 年暴发的疫情中分离出的杆菌随后被确定为类鼻疽伯克氏菌。Stanton 和 Fletcher 进一步测试了各种动物对类鼻疽病的易感性。豚鼠、兔子和大鼠在接种新鲜培养物后很快就被感染了。三只食蟹猴口服类鼻疽伯克氏菌，其中有一只死于感染，原因是肺部发现了病变。Stanton 和 Fletcher 还观察到在鼻疽伯克氏菌感染中幸存的马对类鼻疽伯克氏菌有免疫力[14]。

8.2.2 属的变化

第六版《Bergey 手册》将类鼻疽伯克氏菌重新分类为假单胞菌[15]。假单胞菌属由 Migula 在 1895 年描述为“具有极性运动器官的细胞”[16]。将其重新归类为假单胞菌是因为其较强的运动能力、能够在基本培养基上生长、可利用几种有机化合物作为能量和碳源[17]。该细菌还被发现通过 Entner & Doudoroff 途径代谢葡萄糖，与几个需氧假单胞菌相似[18]。

1992 年，几个类鼻疽菌被重新归类为伯克霍尔德菌属。根据 16S rRNA 序列的差异，类鼻疽菌属被分为五个亚群[19]。这一变化涵盖整个同源组Ⅱ，包括类鼻疽菌、类鼻疽伯克氏菌、表皮类鼻疽菌和其他四个细菌[20]。Yabuuchi 等人发现这些细菌能够代谢和利用几种二糖和多元醇，这是其他类鼻疽菌没有观察到的现象。此外，该类群的脂质组成、16S rRNA 序列和 GC 含量与铜绿假单胞菌（典型的假单胞菌）有很大的不同[20]。

菌属的变化

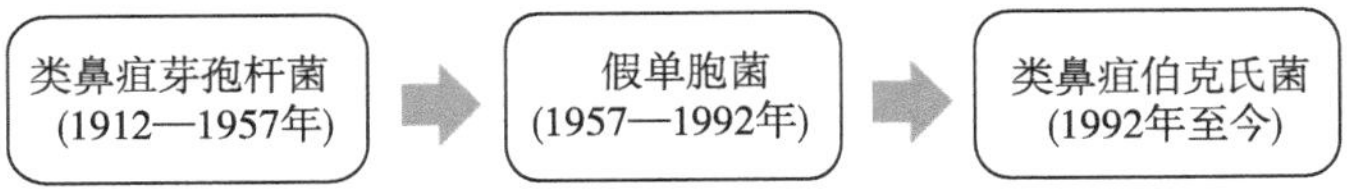

8.3 流行病学

类鼻疽病被认为是最容易被忽视的热带疾病之一。类鼻疽伯克氏菌在亚洲东南部和澳大利亚北部地区流行。1994 年发表的一项研究估计，泰国的类鼻疽病流行率约为每年每 10 万人中有 4.4 例[21]。相比之下，澳大利亚北部的患病率约为每 10 万人 19.6 例[22]。泰国公共卫生部每年报告约 2000～3000 个病例，这个数字可能低于实际病例数[6,23]。泰国的两家医院报告说，每年与细菌性类鼻疽病有关的总费用为 15 万美元和 45 万美元，该地区每个死亡病例的经济负担平均约为 15000 美元[24]。

8.3.1 空间分布

为了预测真正的全球负担，Limmathurotsakul 等人建立了一个模型来确定类鼻疽伯克氏菌的全球分布。该模型可用于预测每年的类鼻疽病例，其依据是环境对该细菌的适宜性指数、可能导致较高发病率的人群风险因素，以及 1910—2014 年的人类和动物感染记录（美国、加拿大及很多欧洲国家等基本完全不存在类鼻疽病例，其次是中国、俄罗斯等国较少出现，而印度、澳大利亚北部及非洲的部分东部地区国家等完全存在类鼻疽病例）。该模型认为在 2015 年全球有 16.5 万例类鼻疽病感染病例，8.9 万例因感染而死亡[6]。该模型预测的病例数与澳大利亚、文莱达鲁萨兰国和新加坡（拥有资金充足的国家监测项目的国家）收集的数据一致，为其预测提供了动力。根据预测模型，在 45 个类鼻疽伯克氏菌流行的国家，类鼻疽病的病例数可能会下降[6]。南亚和东南亚，包括印度和印度尼西亚，被预测为承担了 44%的类鼻疽病感染的负担[6]。此外，有 34 个被认为是类鼻疽伯克氏菌流行的国家，却从未报告过当地出现的感染[6]。

预测模型还表明，美国和日本这些被认为没有类鼻疽伯克氏菌的国家，可能支持该病原体的生长。美国和法国也有零星病例的报道，尽管在这些国家还没有发现类鼻疽伯克氏菌[25, 26]。这些病例最可能的原因是往返于流行区的旅行。支持类鼻疽伯克氏菌生长的可行性，使人们对病原体的恶意分布感到担忧。此外，在认为没有这种细菌的国家里，也不可能诊断出类鼻疽病。

全基因组测序为菌株的起源提供了一个进化的视角。据认为，类鼻疽伯克氏菌的第一个分离株起源于澳大利亚，在历史的冰川期，澳大利亚和亚洲的菌株发生了分化[27]。临床分离物的生物地理分布可能是影响疾病结果的一个因素。最近的一项研究通过序列分型（ST）绘制了在亚洲和澳大利亚发现的基因不同的类鼻疽伯克氏菌分离物[28]。结果表明，尽管不同的序列类型菌株在整个样本历史中一直在隔离，但与亚洲相关的有限数量的菌株已经被引入澳大利亚，并且流行程度在增加。然而，目前还不清楚亚洲菌株，即澳大利亚的新菌株，是否因为更高的或不同的毒力潜力而推动了最近的感染模式[29]。

8.4 传播方式

虽然人与人之间的传播罕有报道，通过环境感染却很常见，因为该病原体在流行地区的水和土壤中很普遍[30,31]。作为一种土壤传播的细菌，类鼻疽伯克氏菌可以在土壤中存活数年，最适合其存活的土壤特点是富含铁、pH 值为酸性、含水量为 40%[32,33]。其他能提高类鼻疽伯克氏菌存活率的土壤因素包括高盐度、富含粘土和人类活动[6]。风、雨或动物（包括人类）对土壤的破坏导致病原体气溶胶化，使其在水中或空气中的分布更加广泛。流行地区的雨季会导致吸入性类鼻疽病病例的增加，可能是由于土壤化学性质的变化以及土壤中病原体的气溶胶化[6,34]。季风期和大雨也与高密度人口地区（如新加坡）的吸入性类鼻疽病有关，这表明湿度可能有助于细菌的气溶胶化[35]。同样，中国台湾的一项研究也支持病原体可以气溶胶化，风向可以预测类鼻疽病的局部情况[36]。该细菌的微环境与城市所在位置有关，可能有助于增加感染率，正如在中国台湾和澳大利亚达尔文周边地区看到的那样[36,37]。人口密度和类鼻疽病感染率之间没有明确的关系，在澳大利亚北部和新加坡，城市地区的感染率较高，而在泰国，农村人口的感染率更高[38]。在流行地区，通常大概 5%～20%农业工作者有该细菌的抗体滴度，但可能没有临床症状[39]。当出现临床症状时，类鼻疽病经常导致菌血症、肺炎或皮下/内部脓肿。在临床症状不明确的情况下，初步诊断可以依靠职业病史或旅行史[40,41]。感染源可以极大地预测疾病的发展情况（见表 8－1），但是，如果不进行治疗，该病的总体死亡率可以超过 70%[6,41]。

表 8－1　类鼻疽伯克氏菌的传播方式和相关疾病后果

感染途径	常见症状	感染源
皮肤接触感染	皮损、菌血症	接触污染水（如水稻种植时）
吸入	肺炎、易误诊为结核病	污染的气溶胶；接触强风/大雨
食入	菌血症	食入污染的水和食物
其他感染途径	因感染源不同而不同	实验室暴露；垂直传播/母乳；性传播

8.4.1　皮肤接触传播

开放性伤口暴露于土壤或水中的类鼻疽伯克氏菌，被认为是流行地区的主要感染源。流行病学研究发现，患者接触土壤或水与最终呈现阳性培养结果之间存在关联[31,33]。皮肤接种可引起皮肤溃疡，进而导致菌血症[42]。有皮肤擦伤的人接触当地疫水很容易被感染。东南亚流行地区，农作物种植方法以水稻田为主，加之土壤和水中细菌的普遍存在，使稻农处于皮肤感染的高风险中。

8.4.2　消化道摄入

作为一种环境细菌，类鼻疽伯克氏菌经常出现在流行地区的水源中，这使得摄入成为一种可获得的感染途径。最近在泰国的一项研究表明，在流行地区，12%的家庭供水，无论是自来水还是井水，都被类鼻疽伯克氏菌所污染[33]。在澳大利亚北部的农村地区，未经处理的钻井是一个常见的水源。通过钻井水接触到类鼻疽伯克氏菌是有季节性的，在雨季和旱季，分别有33%和20%取样水源的病原体检测呈阳性[37]。与摄入受污染的水或土壤有关的人，其细菌性肺炎的发病率较高[31]。目前还不了解摄入的类鼻疽伯克氏菌是否能在人类的肠道内定植。然而，泰国10%的住院类鼻疽病患者的粪便和/或直肠样本类鼻疽伯克氏菌检测呈阳性，表明该病原菌通过了一些患者的肠道[43]。类鼻疽伯克氏菌不是正常消化道微生物群的一部分，因此，粪便样本中存在该细菌表明与疾病进展有一定的关系[40]。

8.4.3 呼吸道吸入

通过吸入性感染途径导致类鼻疽病可能与应对生物恐怖主义事件最为相关，必须满足以下5个标准：1）呼吸道症状；2）败血症；3）肺部浸润炎症；4）没有皮肤接种，有吸入性暴露的迹象；5）从病人身上分离出病原体[40]。与皮肤接种和消化道摄入传播的情况一样，吸入类鼻疽伯克氏菌与接触定植有该细菌的土壤或水有关。就临床结果而言，吸入与水或土壤气溶胶有关的细菌，与肺病病例的相关性高于菌血症[31,40,44]。尽管细菌的来源是自然环境储库或临床分离物的污染，但气溶胶的形式使类鼻疽伯克氏菌进入肺部的风险升高，导致发病率和致死率升高。

8.4.4 其他传播途径

尽管大多数病例被认为是由于呼吸道吸入、消化道摄入或皮肤接触引起的，但也有其他感染途径被报道证明在人与人之间传播，如，通过摄入受感染的母乳[42]、垂直传播[45]和性传播等[30]。此外，通过实验室接触感染也有报道[30]。

8.5 临床表现

8.5.1 临床症状和转归

在20世纪初，Whitmore认为类鼻疽病是伴随瘾君子的一种感染。然而，这种疾病已经在非瘾君子中观察到[12]。类鼻疽伯克氏菌被认为是一种机会性致病菌，类鼻疽病的危险因素包括：糖尿病、慢性肝脏或肾脏疾病、酗酒、长期使用类固醇、血液系统恶性肿瘤、中性粒细胞减少或中性粒细胞功能障碍、慢性肺部疾病、地中海贫血或免疫抑制（见表 8－2）[5]。糖尿病是急性类鼻疽病的主要风险因素，但没有发现糖尿病与慢性类鼻疽病之间的相关性[38,50]。肝脏和肾脏疾病，以及大量饮酒，也是类鼻疽病的主要风险因素[5,38]。糖尿病、肝脏和肾脏疾病表明，先天免疫反应的损害有助于类鼻疽病发病[38]。然而，与健康人相比，感染人类免疫缺陷病毒 1（HIV－1）的人患类鼻疽病的风险不高[51]。患者在哪个国家感染并被诊断为类鼻疽病，可能与患者之前的病史一样，对临床结果有很大影响。类鼻疽病患者临床转归的巨大差异可能归因于医疗服务水平，以及这些地区不同的类鼻疽伯克氏菌菌株[6,28]。

表 8－2　类鼻疽病的治疗、危险因素、耐药性和诊断[5,46-49]

治疗 美国疾控中心推荐的治疗方案： 1)暴露后的前 10～14 天： 头孢他啶或美罗培南 2)接下来 3～6 个月： 甲氧氨苄嘧啶-磺胺甲恶唑或多西环素	**内源性抗生素耐药性** 类鼻疽伯克氏菌对以下抗生素耐药： 1)氨基糖苷类； 2)氨苄阿莫西林； 3)头孢菌素类； 4)红霉素； 5)庆大霉素； 6)大环内酯类； 7)青霉素； 8)多黏菌素； 9)利福平
危险因素 类鼻疽病的危险因素： 1)糖尿病； 2)慢性肝肾疾病； 3)长期饮酒； 4)长期服用揸甾类药物； 5)血液恶性肿瘤； 6)中性白细胞减少症/中性粒细胞功能障碍； 7)慢性肺疾病； 8)地中海贫血； 9)其他形式的免疫抑制	**诊断** 金标准： 1)细菌培养； 2)革兰氏染色。 次选方法： 1)质谱分析； 2)PCR； 3)免疫检测

类鼻疽病患者表现出一系列的临床症状，从皮肤病变到肺炎和菌血症。宿主体内的定植部位和转归可能部分归因于传播方式。通过皮肤擦伤获得的皮肤感染，可引起皮肤溃疡，进而导致菌血症。有趣的是，食入类鼻疽伯克氏菌导致的菌血症发生率比肺炎高[31,42]。通过吸入的方式感染通常导致肺炎（约 50%的病例），导致败血症的病例较少[40,44]。虽然有严重疾病表现（如肺炎或菌血症）的病例总体比例很高，但导致肺炎和菌血症的儿科病例比成人低，分别为 20%和 16%[42]。有趣的是，类鼻疽病检测阳性的儿童与类鼻疽病阳性的成人相比，糖尿病等疾病的危险因素较少。疾病的危险因素与疾病表现之间的相关性表明，有危险因素可能会导致更严重的疾病转归。软组织脓肿的形成是类鼻疽病的一个不太常见但不可忽视的结果，它与肺炎状态无关（见图 8－1）[31,44]。疾病的复杂性和快速发展可以从看似很短的潜伏期（平均 9 天）到最初出现的严重疾病后果来证明[38,52]。

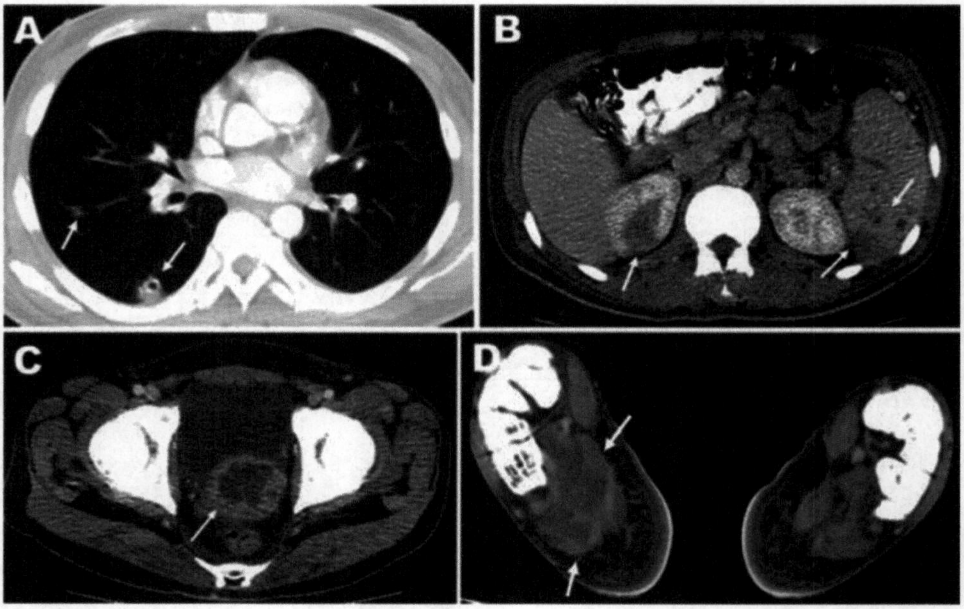

图 8－1　泰国一名农民的 CT 结果显示多处脓肿形成（箭头所指）：右肺（A）、脾和右肾上极（B）、前列腺（C）和右脚足底（D）[52]

8.5.2　病理生理学

类鼻疽病被称为“伟大的模仿者”，因为患者表现为非特异性的临床症状，表现得像罹患其他感染病一样。临床症状可从无症状到慢性感染不等（见表 8-1)。类鼻疽病的潜伏期为 1～21 天，平均为 9 天[5]。急性期可呈现无症状的感染或局部皮肤脓肿[53]。肺炎类鼻疽病通常被误诊为结核病[54]。类鼻疽病和结核病的白细胞和中性粒细胞计数、红细胞沉降率（ESR）及血糖水平都相似[54]。此外，类鼻疽病还有其他临床表现，包括败血症、脓肿形成、骨髓炎和器官感染[55]。脓肿形成和器官衰竭最常见于肺、肝、脾和前列腺。在泰国东北部，20％的社区获得性败血症是由类鼻疽病引起的[56]。

类鼻疽伯克氏菌可以通过逃避吞噬细胞的吞噬体或利用非吞噬细胞的Ⅲ型分泌系统诱导侵袭来逃避宿主免疫系统[57,58]。内化时，细菌可以利用细胞的肌动蛋白在细胞内移动（见图 8-2)。肌动蛋白介导的运动促进了类鼻疽伯克氏菌在细胞间扩散，导致多核巨细胞（MNGC）的形成[60]。这可能导致细胞凋亡或细胞膜破裂，进而引起细菌传播。在感染期间，类鼻疽伯克氏菌能调节宿主代谢物的变化，如钙蛋白，以此可作为类鼻疽病的诊断指标[61]，近期的研究发现了一组代谢物在感染类鼻疽伯克氏菌后上调[62]。与其他细菌引起的败血症和健康人的对照组相比，从 22 名败血症患者身上采集的血浆显示出不同的代谢组图（见图 8-3)。宿主细胞使用模式识别受体（PRRs)，如 Toll 样受体（TLRs）和 Nod 样受体，来识别感染。大多数革兰氏阴性菌是由 TLR4 识别的；然而，TLR4 基因敲除的小鼠感染类鼻疽伯克氏菌后表现出与野生株相似的表型[63]。TLR2 是一种革兰氏阳性细菌识别受体，被类鼻疽伯克氏菌表面的脂多糖（LPS）激活[63]。据报道，这种激活会损害宿主对败血症的反应[63]。感染类鼻疽伯克氏菌的细胞表达低水平的诱导性一氧化氮合成酶（iNOS）和肿瘤坏死因子 α（TNF-α)，对巨噬细胞的激活很重要[64]。此外，取自泰国东北部阳性患者的血清与类鼻疽伯克氏菌体外共培养时，抗炎细胞因子白细胞介素-10（IL-10）的浓度增加[65]。值得注意的是，IL-10 抑制促炎细胞因子干扰素-α（TNF-α)、干扰素-γ（IFN-γ）和白细胞介素-6（IL-6）的产生[65]。血液中 IL-10 的水平增加可能会抑制免疫反应，因此导致对败血症的易感性。

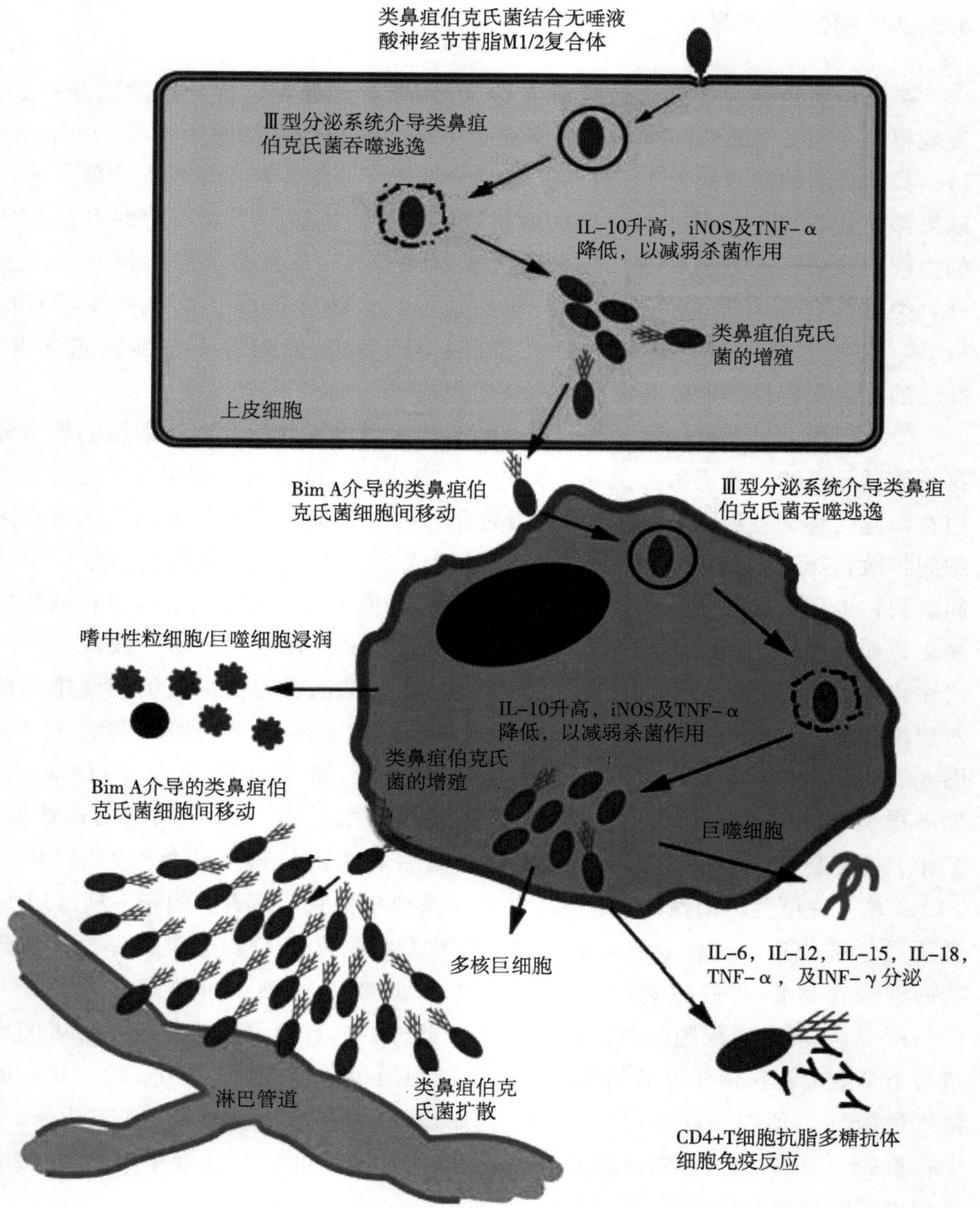

图 8-2　类鼻疽伯克氏菌的内化机制。类鼻疽伯克氏菌利用宿主肌动蛋白进行细胞内运动和入侵邻近细胞，导致多核巨细胞的形成。宿主出现先天和获得性免疫反应；然而，病原体可以通过调节细胞宿主反应来减弱宿主免疫系统的作用（修改自 Bocan 等人）[59]

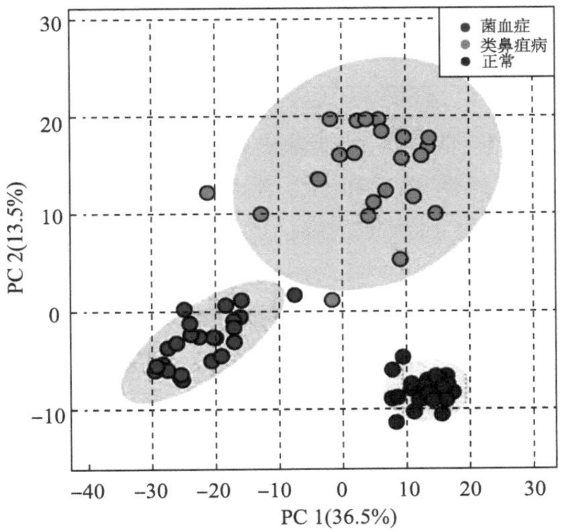

图 8－3　76 例患者代谢组谱的主成分分析。超高效液相色谱-四极杆飞行时间质谱仪（UHPLC－QTOFMS）收集的数据显示，与其他细菌引起的败血症组及对照组相比，败血症类鼻疽病患者有一种明显的模式。12 种宿主代谢产物在类鼻疽病患者体内表达上调，可作为败血症类鼻疽病的生物标志物[62]

8.6　疾病的分子层面

类鼻疽伯克氏菌有一个很大的基因组，使其拥有较强的毒力，而且能够在不同的环境中生存。对其 7Mb 基因组的分析表明，有些菌株有超过 4300 个编码 DNA 序列（CDS）。使用比较基因组学方法，类鼻疽伯克氏菌的核心基因组显示有 2339 个保守的 CDS[66]。该病原菌致病性的因素包括基因组岛和原噬菌体、内在的抗生素抗性机制、多个多糖编码操纵子以及形态上的变异。

8.6.1　基因组岛（GI）和原噬菌体

虽然类鼻疽伯克氏菌与它的分类学上的近邻不同，但菌株之间存在高度的多样性，其中大部分可归因于基因组岛和原噬菌体。这些 DNA 片段保持了 GC 含量变化等特征，将 GI 与周围序列区分开来。GI 的长度各不相同，通常包含一些能够获得稳定优势的因子，如致病性岛或代谢岛[67]。虽然基因组序列作为一个整体是保守的，但基因组岛更容易在菌株之间转移，引入种群多样性。一项利用比较基因组学评估土壤或临床菌株之间差异的研究发现，类鼻疽伯克氏菌的泛基因组中至少包含 15 个 GI[68]。虽然存在的 GI 组合可以作为菌株来源的预测因素，但它不能用来预测毒力[68]。许多 GI 包括参与新陈代谢或细胞结构的基因，使每一株菌株得以个性化[68]。原噬菌体对染色体上携带的基因组岛有相当一部分贡献[69]。这些序列以噬菌体附着点和 tRNA 编码基因为标志[69]。一项研究表明，在比较类鼻疽伯克氏菌和密切相关物种的基因组时，类似于噬菌体或原生质体编码的 DNA 对种间多样性有贡献[69]。有趣的是，在密切相关的物种——鼻疽伯克氏菌的基因组中却没有发现原噬菌体的相关证据[69]。

8.6.2　菌落形态学

类鼻疽伯克氏菌菌落的一个特点是多态性。当检查一株类鼻疽伯克氏菌在固体表面的生长情况时，通常会出现多种菌落形态（见图 8-4）。表型的排列可能归因于在不同微环境中发现的环境压力，因为该细菌改变了其细胞大小以应对环境中存在的不同化合物质[32]。类鼻疽伯克氏菌的菌株在 Ashdown 琼脂上生长时产生多达 24 种形态变异[70]。代谢组分析表明，与体外培养的菌株相比，在体内生长条件下的类鼻疽伯克氏菌使用更简洁的氨基酸组，这一变化与形态学表型的缩减相吻合[70]。此外，对来自不同形态的菌落细胞进行蛋白质组学对比，发现碳水化合物的使用、新陈代谢以及在宿主体内持续存在的因素（即粘附和宿主细胞侵入）所需的相关蛋白表达水平发生了变化[71]。在单核细胞内化研究中，细胞内化的百分比发生变化；细胞表面定位的蛋白质和碳水化合物的变化，可能随后导致在宿主中的存活率增加[72]。细胞形态的变化似乎是对环境变化的一种适应性机制[73]。

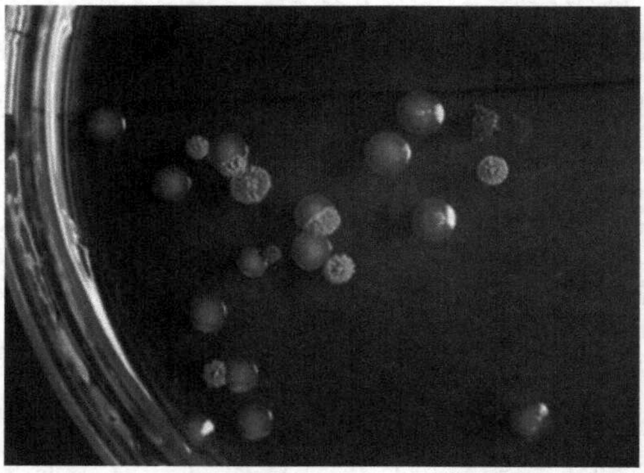

图 8-4　类鼻疽伯克氏菌在 37 ℃的阿什当琼脂上培养 4 天时表现出多种菌落形态[44]

8.6.3 抗生素耐药性

美国 CDC 建议对被诊断为类鼻疽病的病人进行两阶段的强化治疗。类鼻疽伯克氏菌对许多抗生素具有内在的耐药性，包括一些被认为是治疗其他细菌感染的最终手段的抗生素[74]。多种机制决定了类鼻疽伯克氏菌的耐药性，包括药物的流动性、青霉素结合蛋白编码基因的最低数量以及β-内酰胺酶的表达水平[75]。虽然抗性编码基因通常存在于质粒上，但类鼻疽伯克氏菌的抗性编码基因是染色体基因编码的，表明基因表达产物可能会增强生物体的适应性[75]。类鼻疽伯克氏菌的抗药性包括对庆大霉素、多种β-内酰胺类药物、利福平和红霉素的抗性（见表 8-2）。在大多数情况下，类鼻疽伯克氏菌对广谱头孢类药物头孢噻肟（CAZ）保持敏感，这使得头孢噻肟成为大多数类鼻疽病病例的第一线治疗药物[76]。然而，对头孢噻肟的耐药性目前正在上升，对体内诱导的耐药分离物的分子分析表明 penA 基因发生了突变[76]。此外，对多西环素的耐药性也有记录，多西环素是一种常用于治疗类鼻疽病的第二种抗生素。澳大利亚北部的一个研究小组最近的一项研究利用比较基因组学评估了从一名患者身上分离出的两种类鼻疽伯克氏菌在使用多西环素治疗前后的遗传差异。作者描述了两个基因座上的点突变，一个是 EFL 泵的抑制器，另一个是 S-腺苷蛋氨酸（SAM）依赖的甲基转移酶基因[77]。尽管治疗类鼻疽病的有效抗生素似乎已经严重缺乏，但最近开发的一种氟喹诺酮类药物非那沙星（finafloxacin），低 pH 环境中具有活性，在小鼠感染模型中被发现对类鼻疽伯克氏菌有效[78]。内在抗生素耐药性和对其他抗生素的耐药性表明有必要为类鼻疽病寻找替代治疗方案。

8.6.4 荚膜多糖（CPS）

类鼻疽伯克氏菌形成了一个由多糖组成的荚膜，以有效地抑制吞噬作用并增加在哺乳动物宿主中的生存。利用基因组学方法，在类鼻疽伯克氏菌基因组中发现了四个独立的操纵子（CPS Ⅰ-Ⅳ），上述表型归属于 CPS Ⅰ[79-81]。转录组研究表明，CPS Ⅰ操纵子在哺乳动物宿主中上调；CPS Ⅲ在水中表达，而在正常人血清下调[81]。虽然 CPS Ⅱ和 CPS Ⅳ的空间表达没有报道，但四个大的 CPS 编码操纵子的存在表明荚膜的结构随环境条件改变而可变。已发现体内的荚膜（CPS Ⅰ）在感染中发挥多种作用，这些作用包括限制补体沉积和促进生物膜的生长，后者可能在病原体引起复发性感染中发挥作用[82,83]。此外，在小鼠感染模型中，CPS Ⅰ编码的菌株在肺部定植和传播的能力都有所增强，从而使荚膜多糖成为一种毒力因子[84,85]。

细菌的调理作用提高了吞噬细胞的吞噬速度。在最近的一项评估 CPS I 对体外调理和吞噬作用的研究中，荚膜降低了类鼻疽伯克氏菌的调理作用，但对吞噬细胞内的吞噬或存活没有显著影响[86]。虽然 CPS 在体外研究中对生存没有积极作用，但在小鼠感染模型中，当 CPS 抗体与 LPS（脂多糖）抗体混合时，CPS 抗体确实能保护宿主[87]。由于缺乏针对类鼻疽病的疫苗，针对类鼻疽伯克氏菌产生的碳水化合物的抗体疗法，可能是提高感染者存活率的一种选择。

8.7 发病机制

类鼻疽伯克氏菌编码基因表达蛋白质的多样性，使该病原体能够在体外环境和哺乳动物宿主中生存。最近的一项蛋白质组学研究中，发现宿主体内外差异表达的蛋白质，占已鉴定蛋白质的 10%以上，这表明该细菌已经进化出了哺乳动物内和体外环境中生存的不同机制[88]。同样，类鼻疽伯克氏菌可能产生不同的蛋白质或糖类，对宿主体内不同病灶的感染至关重要。类鼻疽伯克氏菌能够在细胞外生存，黏附并侵入非吞噬细胞，或在吞噬细胞内生存并逃出吞噬细胞。

8.7.1 细胞黏附和侵袭

宿主-细菌相互作用的一个关键步骤是细菌黏附在宿主细胞受体上，进而细菌被宿主细胞吸收。类鼻疽伯克氏菌和非吞噬细胞之间的相互作用还没有得到很好的界定；然而，有证据表明，各种细菌大分子可能在这个过程中发挥类似的作用。两个同源蛋白质，BoaA 和 BoaB，被预测为共享一个结构域，是 Oca 家族的自动运输器和粘附器的成员。具有 boaA 和/或 boaB 基因缺失的类鼻疽伯克氏菌菌株表现出对上皮细胞系的粘附缺陷。此外，当这些基因在大肠杆菌中外源性表达时，细菌对上皮细胞的粘附性增加[89]。虽然敲除 boaA 和 boaB 基因并不能消除粘附性，但粘附性大大降低，表明这些基因并不是类鼻疽伯克氏菌所表达的唯一粘附因子。已被证明有助于宿主细胞粘附的第二个基因家族是 IV 型菌毛编码基因。与亲代菌株（K96243）相比，pilA 基因的缺失导致粘附在人类上皮细胞系上的细菌比例减少[90]。在鼻腔感染的小鼠模型中，pilA 突变体的粘附性降低可能是导致菌株毒力减弱的一个因素[90]。然而，在同一研究中，突变体在通过腹膜内途径接种的小鼠中没有表现出毒力缺陷，这表明在不同的宿主部位或细胞类型中定居的粘附因素不同[90]。

一些研究表明，粘附的机制是通过去唾液神经节苷脂 M1/2 复合物。用纯化的碳水化合物去唾液神经节苷脂 M1（aGM1）和去唾液神经节苷脂 M2（aGM2）预处理类鼻疽伯克氏菌，可限制其随后对原代人类上皮细胞的黏附[91]。aGM1 的作用是剂量依赖性的，但与菌种无关，表明类鼻疽伯克氏菌的粘附部分是通过 aGM1/2 实现的[91]。这项研究证实了之前的报道，即用薄层色谱法获得的类鼻疽伯克氏菌与 aGM1 和 aGM2 相互作用[92]。对相关细菌的类似实验表明，类鼻疽伯克氏菌与 aGM1 受体的结合依赖于 IV 型纤毛[93]。这些研究发现一种黏附机制，从而让细菌在细胞内存活；然而，由于类鼻疽伯克氏菌与宿主细胞相互作用的复杂性，它可能只是许多机制中的一种。

8.7.2　分泌系统：第三型和第六型

三型分泌系统（T3SS）是包括类鼻疽伯克氏菌在内各种病原体明确的毒力因子。效应蛋白 BipC 已被证明是粘附、入侵和生存过程中的一个组成部分。bipC 的缺失不仅导致细菌在细胞内存活率下降，而且在小鼠感染模型中，突变株的毒性更低[94]。从机制上讲，效应蛋白与宿主肌动蛋白结合；BipC 可以在体外聚合宿主蛋白，这与另一个 T3SS 蛋白 BimA 的活性相似[95-97]。通过调节因子的聚合/解聚，细菌可以影响宿主细胞的整合，使其在细胞内和/或细胞间运动。最近的一项研究考察了类鼻疽伯克氏菌突变株库在呼吸道感染模型中的生存和竞争能力，突显了 bipC 突变株和多个其他 T3SS 突变株的适应性缺陷[84]。在呼吸道模型中，六型分泌系统（T6SS）第 5 组突变体也有类似的生存能力下降（见图8－5），这表明类鼻疽伯克氏菌基因组岛存在基因冗余，这有助于其致病性。

类鼻疽伯克氏菌在宿主细胞（吞噬细胞或非吞噬细胞）之间的传播是该病原体传播的一个关键因素（见图 8－3）。类鼻疽伯克氏菌利用几种细菌和宿主细胞因子进行易位，包括移动性、宿主细胞膜的破坏和宿主细胞的融合。类鼻疽伯克氏菌的基因组包含 6 个完整的 T6SS 基因簇（T6SS 1－6），这再次表明，与生态环境相适应的进化路线可能已经在一个生物体内合并[98]。T6SS 蛋白同源物 VgrG 的不同结构域是细胞间融合以及其他 T6SS 效应蛋白分泌机制的组成部分[99,100]。另一个在感染过程中至关重要的 T6SS 效应蛋白是 Hcp－1；该蛋白编码基因的突变导致吞噬细胞感染研究中的细胞毒性降低，并促成多核巨细胞的形成[100]。此外，Hcp－1 蛋白在宿主体内引起了免疫反应[101]。这些发现共同表明，T3SS 和 T6SS 都有助于病原体在宿主体内的生存。

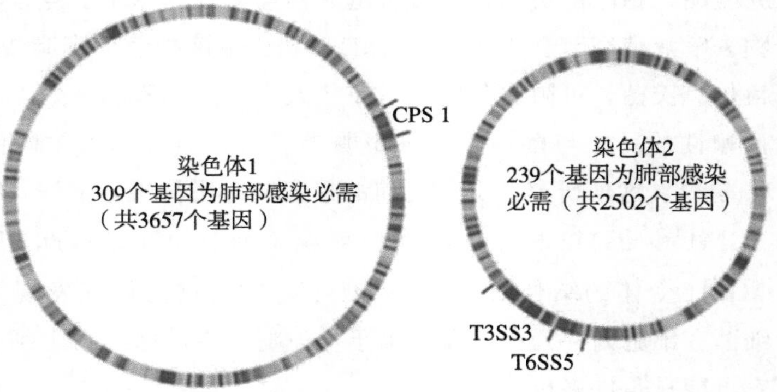

图 8-5　呼吸性类鼻疽病所需基因的邻近热图。在 C57BL/6J 小鼠呼吸道感染模型中，对 Tn 序列文库（覆盖率为 88%）进行了感染必要性的筛选。使用相对于输入池 15 倍的截止值，548 个基因被确定为在肺部感染所必需的。已识别的基因被定位到各条染色体上（309 个基因在第 1 染色体上，239 个基因在第 2 染色体上），颜色表示与下一个识别基因的距离，红色表示 1 个基因距离，绿色表示＞70 基因距离。已确定的三个最大的毒力决定基因簇是 Cps I 簇、T3SS 簇 3 和 T6SS 簇 5。图片修改自 Gutierrez 2015，菌株增加了 1026b 的每条染色体的注释基因总数[84]（见彩插）

8.8　生物恐怖和生物战的应对措施

类鼻疽伯克氏菌被美国农业部（USDA）和卫生与公众服务部（HHS）列为一级生物制剂。由于对人类、动物和植物的威胁，类鼻疽伯克氏菌是少数几个同时被这两个部门列出的病原体之一。目前还不清楚其定植是如何促成人畜共患病和人类病例的传播的[102]。通过目前的模型预测环境对该细菌的适宜性，可以采取先发制人的措施来防止类鼻疽伯克氏菌的恶性使用。

8.8.1　生物威胁

关于对敌方骑兵使用鼻疽伯克氏菌的描述表明，类鼻疽伯克氏菌有可能成为生物战剂[103]。类鼻疽伯克氏菌目前还没有被用作生物战剂，但是美国、苏联以及可能还有埃及都将该细菌作为生物战剂材料进行了研究[103]。历史上，军队成员表现出较高的类鼻疽病发病率，可能是由于在战场上的暴露。在中印战争期间（1946 — 1954）和越南战争期间，几百名部署到越南的法国和美国士兵感染了类鼻疽病[104,105]。同样，在二战后的美国和日本士兵中也发现了零星的类鼻疽病病例[106,107]。此外，新加坡训练有素的武装部队的感染率比普通人群高 4 倍[103,108]。

在流行地区之外，类鼻疽伯克氏菌感染的流行率仍然很低；但是，已经报道的零星病例表明，诊断为类鼻疽病的情况并非没有先例。虽然在类鼻疽伯克氏菌非流行地区报告的大多数病例的来源已经确定，如国外旅行、职业接触或进口被污染的土壤，但一些病例的来源仍未解决[6,30]。在非流行地区缺乏对类鼻疽病的考虑，可能会延误疾病的诊断和报告病原体蓄意释放。有人建议，收紧对流行地区以外类鼻疽病感染的报告规定，可能会减少类鼻疽伯克氏菌作为生物威胁的机会，或至少限制其发病率。

8.8.2　应对措施

诊断类鼻疽病的金标准是病人样本培养阳性，这对生物载量低的病原体来说并非易事[109,110]。诊断后，患者要接受广泛的抗生素治疗，包括静脉注射抗生素。如果不进行治疗，病人有可能出现一些并发症，包括（但不限于）肺炎、败血症、神经系统感染和内部脓肿的形成，这些结果具有长期的影响和高的病死率[111]。减轻与疾病传播有关的风险可以从加强世界各地的监测网络开始，而不仅仅是在流行地区[30]。与类鼻疽伯克氏菌相关的疾病需要快速评估感染状况，以达到最佳的临床效果。目前正在努力研发快速、成本效益高的诊断方法，以便世界上基础设施有限的农村地区能够获得这些诊断方法。简易的诊断方法，如侧向流动免疫测定法（该技术以其在家庭怀孕测试中的易用性而闻名）已被应用于类鼻疽伯克氏菌多糖的检测；该检测已成功地从检测的基础研究阶段转移到流行地区的应用评估[112,113]。用于检测类鼻疽伯克氏菌的实时荧光定量 PCR 和等温扩增的分子检测方法也正在研发和优化阶段。T3SS 相关基因是使用分子检测法检测各种临床样本中的类鼻疽伯克氏菌的特征性和敏感靶位[114-116]。此外，正在研究针对类鼻疽病患者的宿主生物标志物，不仅可以诊断感染，还可以评估疾病的进展[61,62]。

除了研究诊断方法以便更早地进行治疗外，还在开展疫苗研发以预防类鼻疽病。几个小组已经报告了使用小鼠感染模型的候选疫苗。许多疫苗变体都是基于包含一种或多种由类鼻疽伯克氏菌产生的多糖的配方[117-121]。虽然一些疫苗配方中包括病原体特定蛋白，但多糖才是共同的组分，这表明类鼻疽伯克氏菌的荚膜多糖或脂多糖，可能是解开这种破坏性病原体逃避免疫的一个关键。

在讨论减轻类鼻疽伯克氏菌感染的发病率和致死率的策略时，应该解决的最后一个问题是减少或根除流行地区中的环境细菌。由于类鼻疽伯克氏菌是一种无处不在的土壤微生物，想要根除将是一个很大挑战，然而，对陆地微生物组的研究表明，多噬伯克霍尔德菌属（Burkholderia multivorans）可以抑制类鼻疽伯克氏菌的生长[122]。多噬伯克霍尔德菌（B. multivorans）是石油病原体，在环境中的 pH 值和盐度范围比类鼻疽伯克氏菌更稳定；但是，它也被发现在囊肿性肺病患者的肺部定植[122,123]。虽然该微生物本身可能不是抑制环境中类鼻疽伯克氏菌的可行方案，但它确实可以产生一种在土壤中无处不在的化合物，用来将类鼻疽伯克氏菌从问题最严重的农业和城市地区清除。

参考文献

[1] Dance DA. Melioidosis as an emerging global problem. Acta Trop. 2000；74（2－3）：115－9.

[2] Chong VF，Fan YF. The radiology of melioidosis. Australas Radiol. 1996；40（3）：244－9.

[3] White NJ. Melioidosis. Lancet. 2003；361（9370）：1715－22.

[4] Khosravi Y，Vellasamy KM，Mariappan V，Ng SL，Vadivelu J. Antimicrobial susceptibility and genetic characterisation of Burkholderia pseudomallei isolated from Malaysian patients. ScientificWorldJournal. 2014；2014：132971. https：//doi. org/10. 1155/2014/132971.

[5] Peacock SJ，Schweizer HP，Dance DA，Smith TL，Gee JE，Wuthiekanun V，DeShazer D，Steinmetz I，Tan P，Currie BJ. Management of accidental laboratory exposure to Burkholderia pseudomallei and B. mallei. Emerg Infect Dis. 2008；14（7）：e2. https：//doi. org/10. 3201/eid1407. 071501.

[6] Limmathurotsakul D，Golding N，Dance DA，Messina JP，Pigott DM，Moyes CL，Rolim DB，Bertherat E，Day NP，Peacock SJ，Hay SI. Predicted global distribution of Burkholderia pseudomallei and burden of melioidosis. Nat Microbiol. 2016；1（1）：15008. https：//doi. org/10. 1038/nmicrobiol. 2015. 8.

[7] White NJ，Dance DA，Chaowagul W，Wattanagoon Y，Wuthiekanun V，Pitakwatchara N. Halving of mortality of severe melioidosis by ceftazidime. Lancet. 1989；2（8665）：697－701.

[8] Lo TJ，Ang LW，James L，Goh KT. Melioidosis in a tropical city state，Singapore. Emerg Infect Dis. 2009；15（10）：1645－7. https：//doi. org/10. 3201/eid1510. 090246.

[9] Cheng AC，Hanna JN，Norton R，Hills SL，Davis J，Krause VL，Dowse G，Inglis TJ，Currie BJ. Melioidosis in northern Australia，2001－02. Commun Dis Intell Q Rep. 2003；27（2）：272－7.

[10] Wuthiekanun V，Peacock SJ. Management of melioidosis. Expert Rev Anti－Infect Ther. 2006；4（3）：445－55. https：//doi. org/10. 1586/14787210. 4. 3. 445.

[11] Stanton A，Fletcher W. Melioidosis，a new disease of the tropics，1921.

[12] Whitmore A. An account of a Glanders－like disease occurring in Rangoon. J Hyg（Lond）. 1913；13（1）：1－34. 31.

［13］ Frothingham L. The diagnosis of Glanders by the Strauss method. J Med Res. 1901；6（2）：331－40.

［14］ Stanton A. Melioidosis，a disease of rodents communicable to man. Lancet. 1925；205（5288）：10－3. https：//doi. org/10. 1016/S0140－6736（01）04724－9.

［15］ Bergey DH，Breed RS. Bergey's manual of determinative bacteriology. American Society for Microbiology. 7th ed. Baltimore：Williams & Wilkins；1957.

［16］ Sokatch J. The biology of pseudomonas. Elsevier；2012.

［17］ Levine HB，Dowling JH，Evenson M，Lien OG. Growth of Malleomyces pseudomallei in simple chemically defined media. J Bacteriol. 1954；67（3）：350－2.

［18］ Bokman AH，Levine HB，Lusby M. Glucose catabolism in Malleomyces pseudomallei. J Bacteriol. 1957；73（5）：649－54.

［19］ Palleroni N，Kunisawa R，Contopoulou R，Doudoroff M. Nucleic acid homologies in the genus Pseudomonas. Int J Syst Evol Microbiol. 1973；23（4）：333－9.

［20］ Yabuuchi E，Kosako Y，Oyaizu H，Yano I，Hotta H，Hashimoto Y，Ezaki T，Arakawa M. Proposal of Burkholderia gen. nov. and transfer of seven species of the genus Pseudomonas homology group II to the new genus，with the type species Burkholderia cepacia（Palleroni and Holmes 1981）comb. nov. Microbiol Immunol. 1992；36（12）：1251－75.

［21］ Suputtamongkol Y，Hall AJ，Dance DA，Chaowagul W，Rajchanuvong A，Smith MD，White NJ. The epidemiology of melioidosis in Ubon Ratchatani，northeast Thailand. Int J Epidemiol. 1994；23（5）：1082－90.

［22］ Currie BJ，Jacups SP，Cheng AC，Fisher DA，Anstey NM，Huffam SE，Krause VL. Melioidosis epidemiology and risk factors from a prospective whole－population study in northern Australia. Tropical Med Int Health. 2004；9（11）：1167－74. https：//doi. org/10. 1111/j. 1365－3156. 2004. 01328.

［23］ Leelarasamee A. Melioidosis in Southeast Asia. Acta Trop. 2000；74（2－3）：129－32.

［24］ Bhengsri S，Lertiendumrong J，Baggett HC，Thamthitiwat S，Chierakul W，Tisayaticom K，Tanwisaid K，Chantra S，Kaewkungwal J. Economic burden of bacteremic melioidosis in Eastern and Northeastern，Thailand. Am J Trop Med Hyg. 2013；89（2）：369－73. https：//doi. org/ 10. 4269/ajtmh. 13－0148.

［25］ Perumal Samy R，Stiles BG，Sethi G，Lim LHK. Melioidosis：clinical impact and public health threat in the tropics. PLoS Negl Trop Dis. 2017；11（5）：e0004738. https：//doi. org/10. 1371/ journal. pntd. 0004738.

［26］ Dance DA. Melioidosis：the tip of the iceberg? Clin Microbiol Rev. 1991；4（1）：52－60.

［27］ Pearson T，Giffard P，Beckstrom－Sternberg S，Auerbach R，Hornstra H，Tuanyok A，Price EP，Glass MB，Leadem B，Beckstrom－Sternberg JS，Allan GJ，Foster JT，

Wagner DM, Okinaka RT, Sim SH, Pearson O, Wu Z, Chang J, Kaul R, Hoffmaster AR, Brettin TS, Robison RA, Mayo M, Gee JE, Tan P, Currie BJ, Keim P. Phylogeographic reconstruction of a bacterial species with high levels of lateral gene transfer. BMC Biol. 2009; 7: 78. https://doi.org/10.1186/1741-7007-7-78.

[28] Price EP, Sarovich DS, Smith EJ, MacHunter B, Harrington G, Theobald V, Hall CM, Hornstra HM, McRobb E, Podin Y, Mayo M, Sahl JW, Wagner DM, Keim P, Kaestli M, Currie BJ. Unprecedented melioidosis cases in Northern Australia caused by an Asian Burkholderia pseudomallei strain identified by using large-scale comparative genomics. Appl Environ Microbiol. 2016; 82 (3): 954-63. https://doi.org/10.1128/AEM.03013-15.

[29] Vesaratchavest M, Tumapa S, Day NP, Wuthiekanun V, Chierakul W, Holden MT, White NJ, Currie BJ, Spratt BG, Feil EJ, Peacock SJ. Nonrandom distribution of Burkholderia pseudomallei clones in relation to geographical location and virulence. J Clin Microbiol. 2006; 44 (7): 2553-7. https://doi.org/10.1128/jcm.00629-06.

[30] Benoit TJ, Blaney DD, Gee JE, Elrod MG, Hoffmaster AR, Doker TJ, Bower WA, Walke HT, (CDC) CfDCaP. Melioidosis cases and selected reports of occupational exposures to Burkholderia pseudomallei - United States, 2008-2013. MMWR Surveill Summ. 2015; 64 (5): 1-9.

[31] Lim C, Peacock SJ, Limmathurotsakul D. Association between activities related to routes of infection and clinical manifestations of melioidosis. Clin Microbiol Infect. 2016; 22 (1): 79.e1-3. https://doi.org/10.1016/j.cmi.2015.09.016.

[32] Kamjumphol W, Chareonsudjai P, Taweechaisupapong S, Chareonsudjai S. Morphological alteration and survival of Burkholderia pseudomallei in soil microcosms. Am J Trop Med Hyg. 2015; 93 (5): 1058-65. https://doi.org/10.4269/ajtmh.15-0177.

[33] Limmathurotsakul D, Kanoksil M, Wuthiekanun V, Kitphati R, deStavola B, Day NP, Peacock SJ. Activities of daily living associated with acquisition of melioidosis in northeast Thailand: a matched case-control study. PLoS Negl Trop Dis. 2013; 7 (2): e2072. https://doi.org/10.1371/journal.pntd.0002072.

[34] Currie BJ, Jacups SP. Intensity of rainfall and severity of melioidosis, Australia. Emerg Infect Dis. 2003; 9 (12): 1538-42. https://doi.org/10.3201/eid0912.020750.

[35] Liu X, Pang L, Sim SH, Goh KT, Ravikumar S, Win MS, Tan G, Cook AR, Fisher D, Chai LY. Association of melioidosis incidence with rainfall and humidity, Singapore, 2003-2012. Emerg Infect Dis. 2015; 21 (1): 159-62. https://doi.org/10.3201/eid2101.140042.

[36] Chen PS, Chen YS, Lin HH, Liu PJ, Ni WF, Hsueh PT, Liang SH, Chen C, Chen YL. Airborne transmission of melioidosis to humans from environmental aerosols

contaminated with B. pseudomallei. PLoS Negl Trop Dis. 2015；9（6）：e0003834. https：//doi. org/10. 1371/journal. pntd. 0003834.

[37] Mayo M，Kaesti M，Harrington G，Cheng AC，Ward L，Karp D，Jolly P，Godoy D，Spratt BG，Currie BJ. Burkholderia pseudomallei in unchlorinated domestic bore water，Tropical Northern Australia. Emerg Infect Dis. 2011；17（7）：1283 – 5. https：//doi. org/10. 3201/eid1707. 100614.

[38] Currie BJ，Ward L，Cheng AC. The epidemiology and clinical spectrum of melioidosis：540 cases from the 20 year Darwin prospective study. PLoS Negl Trop Dis. 2010；4（11）：e900. https：//doi. org/10. 1371/journal. pntd. 0000900.

[39] Chin J. Control of communicable diseases manual，2000.

[40] Cheng AC，Currie BJ，Dance DA，Funnell SG，Limmathurotsakul D，Simpson AJ，Peacock SJ. Clinical definitions of melioidosis. Am J Trop Med Hyg. 2013；88（3）：411 – 3. https：//doi. org/10. 4269/ajtmh. 12 – 0555.

[41] Domthong P，Chaisuksant S，Sawanyawisuth K. What clinical factors are associated with mortality in septicemic melioidosis? A report from an endemic area. J Infect Dev Ctries. 2016；10（4）：404 – 9.

[42] McLeod C，Morris PS，Bauert PA，Kilburn CJ，Ward LM，Baird RW，Currie BJ. Clinical presentation and medical management of melioidosis in children：a 24 – year prospective study in the Northern Territory of Australia and review of the literature. Clin Infect Dis. 2015；60（1）：21 – 6. https：//doi. org/10. 1093/cid/ciu733.

[43] Teparrukkul P，Kongkasame W，Chitsaeng S，Wongsuwan G，Wuthiekanun V，Peacock SJ，Limmathurotsakul D. Gastrointestinal tract involvement in melioidosis. Trans R Soc Trop Med Hyg. 2017；111（4）：185 – 7. https：//doi. org/10. 1093/trstmh/trx031.

[44] Kelser EA. Melioidosis：a greater threat than previously suspected? Microbes Infect. 2016；18（11）：661 – 8. https：//doi. org/10. 1016/j. micinf. 2016. 07. 001.

[45] Thatrimontrichai A，Maneenil G. Neonatal melioidosis：systematic review of the literature. Pediatr Infect Dis J. 2012；31（11）：1195 – 7. https：//doi. org/10. 1097/INF. 0b013e318265ac62.

[46] Jenney AW，Lum G，Fisher DA，Currie BJ. Antibiotic susceptibility of Burkholderia pseudomallei from tropical northern Australia and implications for therapy of melioidosis. Int J Antimicrob Agents. 2001；17（2）：109 – 13.

[47] Inglis TJ. The treatment of melioidosis. Pharmaceuticals（Basel）. 2010；3（5）：1296 – 303. https：// doi. org/10. 3390/ph3051296.

[48] Thibault FM，Hernandez E，Vidal DR，Girardet M，Cavallo JD. Antibiotic susceptibility of 65 isolates of Burkholderia pseudomallei and Burkholderia mallei to 35 antimicrobial agents. J Antimicrob Chemother. 2004；54（6）：1134 – 8. https：//doi. org/10. 1093/

jac/dkh471.

[49] Wuthiekanun V, Amornchai P, Saiprom N, Chantratita N, Chierakul W, Koh GC, Chaowagul W, Day NP, Limmathurotsakul D, Peacock SJ. Survey of antimicrobial resistance in clinical Burkholderia pseudomallei isolates over two decades in Northeast Thailand. Antimicrob Agents Chemother. 2011; 55 (11): 5388 - 91. https: //doi. org/10. 1128/AAC. 05517 - 11.

[50] Dharakul T, Vejbaesya S, Chaowagul W, Luangtrakool P, Stephens HA, Songsivilai S. HLA - DR and - DQ associations with melioidosis. Hum Immunol. 1998; 59 (9): 580 - 6.

[51] Chierakul W, Wuthiekanun V, Chaowagul W, Amornchai P, Cheng AC, White NJ, Day NP, Peacock SJ. Short report: disease severity and outcome of melioidosis in HIV coinfected individuals. Am J Trop Med Hyg. 2005; 73 (6): 1165 - 6.

[52] Cahn A, Koslowsky B, Nir - Paz R, Temper V, Hiller N, Karlinsky A, Gur I, Hidalgo - Grass C, Heyman SN, Moses AE, Block C. Imported melioidosis, Israel, 2008. Emerg Infect Dis. 2009; 15 (11): 1809 - 11. https: //doi. org/10. 3201/eid1511. 090038.

[53] Mustafa M, Menon J, Robinson F, Rahman M. Clinical manifestations, diagnosis, and treatment of Melioidosis. IOSR Journal Of Pharmacy. 2015; 5 (2): 13 - 19.

[54] Vidyalakshmi K, Chakrapani M, Shrikala B, Damodar S, Lipika S, Vishal S. Tuberculosis mimicked by melioidosis. Int J Tuberc Lung Dis. 2008; 12 (10): 1209 - 15.

[55] Stewart JD, Smith S, Binotto E, McBride WJ, Currie BJ, Hanson J. The epidemiology and clinical features of melioidosis in Far North Queensland: implications for patient management. PLoS Negl Trop Dis. 2017; 11 (3): e0005411. https: //doi. org/10. 1371/journal. pntd. 0005411.

[56] Chaowagul W, White NJ, Dance DA, Wattanagoon Y, Naigowit P, Davis TM, Looareesuwan S, Pitakwatchara N. Melioidosis: a major cause of community - acquired septicemia in northeastern Thailand. J Infect Dis. 1989; 159 (5): 890 - 9.

[57] Gong L, Cullinane M, Treerat P, Ramm G, Prescott M, Adler B, Boyce JD, Devenish RJ. The Burkholderia pseudomallei type III secretion system and BopA are required for evasion of LC3 - associated phagocytosis. PLoS One. 2011; 6 (3): e17852. https: //doi. org/10. 1371/journal. pone. 0017852.

[58] Stevens MP, Friebel A, Taylor LA, Wood MW, Brown PJ, Hardt WD, Galyov EE. A Burkholderia pseudomallei type III secreted protein, BopE, facilitates bacterial invasion of epithelial cells and exhibits guanine nucleotide exchange factor activity. J Bacteriol. 2003; 185 (16): 4992 - 6.

[59] Bocan TM, Panchal RG, Bavari S. Applications of in vivo imaging in the evaluation of the pathophysiology of viral and bacterial infections and in development of countermeasures to BSL3/4 pathogens. Mol Imaging Biol. 2015; 17 (1): 4 - 17. https: //doi. org/10. 1007/

s11307 - 014 - 0759 - 7.

[60] Kespichayawattana W, Rattanachetkul S, Wanun T, Utaisincharoen P, Sirisinha S. Burkholderia pseudomallei induces cell fusion and actin - associated membrane protrusion: a possible mechanism for cell - to - cell spreading. Infect Immun. 2000; 68 (9): 5377 - 84.

[61] Natesan M, Corea E, Krishnananthasivam S, Sathkumara HD, Dankmeyer JL, Dyas BK, Amemiya K, De Silva AD, Ulrich RG. Calprotectin as a biomarker for melioidosis disease progression and management. J Clin Microbiol. 2017; 55 (4): 1205 - 10. https: //doi. org/10. 1128/JCM. 02284 - 16.

[62] Lau SK, Lee KC, Lo GC, Ding VS, Chow WN, Ke TY, Curreem SO, To KK, Ho DT, Sridhar S, Wong SC, Chan JF, Hung IF, Sze KH, Lam CW, Yuen KY, Woo PC. Metabolomic profiling of plasma from melioidosis patients using UHPLC - QTOF MS reveals novel biomarkers for diagnosis. Int J Mol Sci. 2016; 17 (3): 307. https: //doi. org/10. 3390/ijms17030307.

[63] Wiersinga WJ, Wieland CW, Dessing MC, Chantratita N, Cheng AC, Limmathurotsakul D, Chierakul W, Leendertse M, Florquin S, de Vos AF, White N, Dondorp AM, Day NP, Peacock SJ, van der Poll T. Toll - like receptor 2 impairs host defense in gram - negative sepsis caused by Burkholderia pseudomallei (Melioidosis) . PLoS Med. 2007; 4 (7): e248. https: //doi. org/10. 1371/journal. pmed. 0040248.

[64] Utaisincharoen P, Tangthawornchaikul N, Kespichayawattana W, Chaisuriya P, Sirisinha S. Burkholderia pseudomallei interferes with inducible nitric oxide synthase (iNOS) production: a possible mechanism of evading macrophage killing. Microbiol Immunol. 2001; 45 (4): 307 - 13.

[65] Kessler B, Rinchai D, Kewcharoenwong C, Nithichanon A, Biggart R, Hawrylowicz CM, Bancroft GJ, Lertmemongkolchai G. Interleukin 10 inhibits pro - inflammatory cytokine responses and killing of Burkholderia pseudomallei. Sci Rep. 2017; 7: 42791. https: //doi. org/10. 1038/srep42791.

[66] Sahl JW, Vazquez AJ, Hall CM, Busch JD, Tuanyok A, Mayo M, Schupp JM, Lummis M, Pearson T, Shippy K, Colman RE, Allender CJ, Theobald V, Sarovich DS, Price EP, Hutcheson A, Korlach J, LiPuma JJ, Ladner J, Lovett S, Koroleva G, Palacios G, Limmathurotsakul D, Wuthiekanun V, Wongsuwan G, Currie BJ, Keim P, Wagner DM. The effects of signal erosion and core genome reduction on the identification of diagnostic markers. MBio. 2016; 7 (5): e00846 - 16. https: //doi. org/10. 1128/mBio. 00846 - 16.

[67] Hacker J, Carniel E. Ecological fitness, genomic islands and bacterial pathogenicity. A Darwinian view of the evolution of microbes. EMBO Rep. 2001; 2 (5): 376 -

81. https：//doi. org/10. 1093/embo－reports/kve097.

[68] Bartpho T，Wongsurawat T，Wongratanacheewin S，Talaat AM，Karoonuthaisiri N，Sermswan RW. Genomic islands as a marker to differentiate between clinical and environmental Burkholderia pseudomallei. PLoS One. 2012；7（6）：e37762. https：//doi. org/10. 1371/journal. pone. 0037762.

[69] Ronning CM，Losada L，Brinkac L，Inman J，Ulrich RL，Schell M，Nierman WC，Deshazer D. Genetic and phenotypic diversity in Burkholderia：contributions by prophage and phagelike elements. BMC Microbiol. 2010；10：202. https：//doi. org/10. 1186/1471－2180－10－202.

[70] Gierok P，Kohler C，Steinmetz I，Lalk M. Burkholderia pseudomallei colony morphotypes show a synchronized metabolic pattern after acute infection. PLoS Negl Trop Dis. 2016；10（3）：e0004483. https：//doi. org/10. 1371/journal. pntd. 0004483.

[71] Al－Maleki AR，Mariappan V，Vellasamy KM，Tay ST，Vadivelu J. Altered proteome of Burkholderia pseudomallei colony variants induced by exposure to human lung epithelial cells. PLoS One. 2015；10（5）：e0127398. https：//doi. org/10. 1371/journal. pone. 0127398.

[72] Wikraiphat C，Saiprom N，Tandhavanant S，Heiss C，Azadi P，Wongsuvan G，Tuanyok A，Holden MT，Burtnick MN，Brett PJ，Peacock SJ，Chantratita N. Colony morphology variation of Burkholderia pseudomallei is associated with antigenic variation and O－polysaccharide modification. Infect Immun. 2015；83（5）：2127－38. https：//doi. org/10. 1128/IAI. 02785－14.

[73] Shea AA，Bernhards RC，Cote CK，Chase CJ，Koehler JW，Klimko CP，Ladner JT，Rozak DA，Wolcott MJ，Fetterer DP，Kern SJ，Koroleva GI，Lovett SP，Palacios GF，Toothman RG，Bozue JA，Worsham PL，Welkos SL. Two stable variants of Burkholderia pseudomallei strain MSHR5848 express broadly divergent in vitro phenotypes associated with their virulence differences. PLoS One. 2017；12（2）：e0171363. https：//doi. org/10. 1371/journal. pone. 0171363.

[74] Podnecky NL，Rhodes KA，Schweizer HP. Efflux pump－mediated drug resistance in. Burkholderia Front Microbiol. 2015；6：305. https：//doi. org/10. 3389/fmicb. 2015. 00305.

[75] Schweizer HP. Mechanisms of antibiotic resistance in Burkholderia pseudomallei：implications for treatment of melioidosis. Future Microbiol. 2012；7（12）：1389－99. https：//doi. org/10. 2217/fmb. 12. 116.

[76] Sarovich DS，Price EP，Von Schulze AT，Cook JM，Mayo M，Watson LM，Richardson L，Seymour ML，Tuanyok A，Engelthaler DM，Pearson T，Peacock SJ，Currie BJ，Keim P，Wagner DM. Characterization of ceftazidime resistance mechanisms in clinical isolates of Burkholderia pseudomallei from Australia. PLoS One. 2012；7（2）：

e30789. https：//doi. org/10. 1371/journal. pone. 0030789.

[77] Webb JR，Price EP，Currie BJ，Sarovich DS. Loss of methyltransferase function and increased efflux activity leads to doxycycline resistance in Burkholderia pseudomallei. Antimicrob Agents Chemother. 2017；61（6）：e00268 - 17. https：//doi. org/10. 1128/AAC. 00268 - 17.

[78] Barnes KB，Hamblin KA，Richards MI，Laws TR，Vente A，Atkins HS，Harding SV. Demonstrating the protective efficacy of the novel fluoroquinolone finafloxacin against an inhalational exposure to Burkholderia pseudomallei. Antimicrob Agents Chemother. 2017；61（7）：e00082 - 17. https：//doi. org/10. 1128/AAC. 00082 - 17.

[79] Reckseidler - Zenteno SL，DeVinney R，Woods DE. The capsular polysaccharide of Burkholderia pseudomallei contributes to survival in serum by reducing complement factor C3b deposition. Infect Immun. 2005；73（2）：1106 - 15. https：//doi. org/10. 1128/IAI. 73. 2. 1106 - 1115. 2005.

[80] Holden MT，Titball RW，Peacock SJ，Cerdeño - Tárraga AM，Atkins T，Crossman LC，Pitt T，Churcher C，Mungall K，Bentley SD，Sebaihia M，Thomson NR，Bason N，Beacham IR，Brooks K，Brown KA，Brown NF，Challis GL，Cherevach I，Chillingworth T，Cronin A，Crossett B，Davis P，DeShazer D，Feltwell T，Fraser A，Hance Z，Hauser H，Holroyd S，Jagels K，Keith KE，Maddison M，Moule S，Price C，Quail MA，Rabbinowitsch E，Rutherford K，Sanders M，Simmonds M，Songsivilai S，Stevens K，Tumapa S，Vesaratchavest M，Whitehead S，Yeats C，Barrell BG，Oyston PC，Parkhill J. Genomic plasticity of the causative agent of melioidosis，Burkholderia pseudomallei. Proc Natl Acad Sci USA. 2004；101（39）：14240 - 5. https：//doi. org/10. 1073/pnas. 0403302101.

[81] Reckseidler - Zenteno SL，Viteri DF，Moore R，Wong E，Tuanyok A，Woods DE. Characterization of the type III capsular polysaccharide produced by Burkholderia pseudomallei. J Med Microbiol. 2010；59.（Pt 12：1403 - 14. https：//doi. org/10. 1099/jmm. 0. 022202 - 0.

[82] Woodman ME，Worth RG，Wooten RM. Capsule influences the deposition of critical complement C3 levels required for the killing of Burkholderia pseudomallei via NADPH - oxidase induction by human neutrophils. PLoS One. 2012；7（12）：e52276. https：//doi. org/10. 1371/jour nal. pone. 0052276.

[83] Borlee GI，Plumley BA，Martin KH，Somprasong N，Mangalea MR，Islam MN，Burtnick MN，Brett PJ，Steinmetz I，AuCoin DP，Belisle JT，Crick DC，Schweizer HP，Borlee BR. Genomescale analysis of the genes that contribute to Burkholderia pseudomallei biofilm formation identifies a crucial exopolysaccharide biosynthesis gene cluster. PLoS Negl Trop Dis. 2017；11（6）：e0005689. https：//doi. org/10. 1371/journal. pntd.

0005689.

[84] Gutierrez MG, Yoder - Himes DR, Warawa JM. Comprehensive identification of virulence factors required for respiratory melioidosis using Tn - seq mutagenesis. Front Cell Infect Microbiol. 2015; 5: 78. https: //doi. org/10. 3389/fcimb. 2015. 00078.

[85] Dando SJ, Ipe DS, Batzloff M, Sullivan MJ, Crossman DK, Crowley M, Strong E, Kyan S, Leclercq SY, Ekberg JA, St John J, Beacham IR, Ulett GC. Burkholderia pseudomallei capsule exacerbates respiratory melioidosis but does not afford protection against antimicrobial signaling or bacterial killing in human olfactory ensheathing cells. Infect Immun. 2016; 84 (7): 1941 - 56. https: //doi. org/10. 1128/IAI. 01546 - 15.

[86] Mulye M, Bechill MP, Grose W, Ferreira VP, Lafontaine ER, Wooten RM. Delineating the importance of serum opsonins and the bacterial capsule in affecting the uptake and killing of Burkholderia pseudomallei by murine neutrophils and macrophages. PLoS Negl Trop Dis. 2014; 8 (8): e2988. https: //doi. org/10. 1371/journal. pntd. 0002988.

[87] AuCoin DP, Reed DE, Marlenee NL, Bowen RA, Thorkildson P, Judy BM, Torres AG, Kozel TR. Polysaccharide specific monoclonal antibodies provide passive protection against intranasal challenge with Burkholderia pseudomallei. PLoS One. 2012; 7 (4): e35386. https: //doi. org/10. 1371/journal. pone. 0035386.

[88] Mariappan V, Vellasamy KM, Vadivelu J. Host - adaptation of Burkholderia pseudomallei alters metabolism and virulence: a global proteome analysis. Sci Rep. 2017; 7 (1): 9015. https: // doi. org/10. 1038/s41598 - 017 - 09373 - 0.

[89] Balder R, Lipski S, Lazarus JJ, Grose W, Wooten RM, Hogan RJ, Woods DE, Lafontaine ER. Identification of Burkholderia mallei and Burkholderia pseudomallei adhesins for human respiratory epithelial cells. BMC Microbiol. 2010; 10: 250. https: // doi. org/10. 1186/1471 - 2180 - 10 - 250.

[90] Essex - Lopresti AE, Boddey JA, Thomas R, Smith MP, Hartley MG, Atkins T, Brown NF, Tsang CH, Peak IR, Hill J, Beacham IR, Titball RW. A type IV pilin, PilA, contributes to adherence of Burkholderia pseudomallei and virulence in vivo. Infect Immun. 2005; 73 (2): 1260 - 4. https: //doi. org/10. 1128/IAI. 73. 2. 1260 - 1264. 2005.

[91] Gori AH, Ahmed K, Martinez G, Masaki H, Watanabe K, Nagatake T. Mediation of attachment of Burkholderia pseudomallei to human pharyngeal epithelial cells by the asialoganglioside GM1 - GM2 receptor complex. Am J Trop Med Hyg. 1999; 61 (3): 473 - 5.

[92] Kanai K, Suzuki Y, Kondo E, Maejima Y, Miyamoto D, Suzuki T, Kurata T. Specific binding of Burkholderia pseudomallei cells and their cell - surface acid phosphatase to gangliotetraosylceramide (asialo GM1) and gangliotriaosylceramide (asialo GM2). Southeast Asian J Trop Med Public Health. 1997; 28 (4): 781 - 90.

［93］ Comolli JC，Waite LL，Mostov KE，Engel JN. Pili binding to asialo - GM1 on epithelial cells can mediate cytotoxicity or bacterial internalization by Pseudomonas aeruginosa. InfectImmun. 1999；67（7）：3207 - 14.

［94］ Kang WT，Vellasamy KM，Chua EG，Vadivelu J. Functional characterizations of effector protein BipC，a type III secretion system protein，in Burkholderia pseudomallei pathogenesis. J Infect Dis. 2015；211（5）：827 - 34. https：//doi. org/10. 1093/infdis/jiu492.

［95］ French CT，Toesca IJ，Wu TH，Teslaa T，Beaty SM，Wong W，Liu M，Schröder I，Chiou PY，Teitell MA，Miller JF. Dissection of the Burkholderia intracellular life cycle using a photothermal nanoblade. Proc Natl Acad Sci USA. 2011；108（29）：12095 - 100. https：//doi. org/10. 1073/pnas. 1107183108.

［96］ Kang WT，Vellasamy KM，Rajamani L，Beuerman RW，Vadivelu J. Burkholderia pseudomallei type III secreted protein BipC：role in actin modulation and translocation activities required for the bacterial intracellular lifecycle. PeerJ. 2016；4：e2532. https：//doi. org/10. 7717/peerj. 2532.

［97］ Vander Broek CW，Zainal Abidin N，Stevens JM. BipC，a predicted Burkholderia pseudomallei type 3 secretion system translocator protein with actin binding activity. Front Cell Infect Microbiol. 2017；7：333. https：//doi. org/10. 3389/fcimb. 2017. 00333.

［98］ Schell MA，Ulrich RL，Ribot WJ，Brueggemann EE，Hines HB，Chen D，Lipscomb L，Kim HS，Mrázek J，Nierman WC，Deshazer D. Type VI secretion is a major virulence determinant in Burkholderia mallei. Mol Microbiol. 2007；64（6）：1466 - 85. https：//doi. org/10. 1111/j. 1365 - 2958. 2007. 05734. x.

［99］ Toesca IJ，French CT，Miller JF. The Type VI secretion system spike protein VgrG5 mediates membrane fusion during intercellular spread by pseudomallei group Burkholderia species. Infect Immun. 2014；82（4）：1436 - 44. https：//doi. org/10. 1128/IAI. 01367 - 13.

［100］ Burtnick MN，Brett PJ，Harding SV，Ngugi SA，Ribot WJ，Chantratita N，Scorpio A，Milne TS，Dean RE，Fritz DL，Peacock SJ，Prior JL，Atkins TP，Deshazer D. The cluster 1 type VI secretion system is a major virulence determinant in Burkholderia pseudomallei. Infect Immun. 2011；79（4）：1512 - 25. https：//doi. org/10. 1128/IAI. 01218 - 10.

［101］ Chieng S，Mohamed R，Nathan S. Transcriptome analysis of Burkholderia pseudomallei T6SS identifies Hcp1 as a potential serodiagnostic marker. Microb Pathog. 2015；79：47 - 56. https：// doi. org/10. 1016/j. micpath. 2015. 01. 006.

［102］ Kaestli M，Schmid M，Mayo M，Rothballer M，Harrington G，Richardson L，Hill A，Hill J，Tuanyok A，Keim P，Hartmann A，Currie BJ. Out of the ground：aerial and exotic habitats of the melioidosis bacterium Burkholderia pseudomallei in grasses in Australia. Environ Microbiol. 2012；14（8）：2058 - 70. https：//doi. org/10. 1111/j.

1462 - 2920. 2011. 02671. x.

[103] Vietri N, DeShazer D. Melioidosis. Medical Aspects of Biological Warfare, 2007; 147 - 166.

[104] Rubin HL, Alexander AD, Yager RH. Melioidosis - a military medical problem? Mil Med. 1963; 128: 538 - 42.

[105] Sanford JP, Moore WL. Recrudescent melioidosis: a southeast asian legacy. Am Rev Respir Dis. 1971; 104 (3): 452 - 3. https: //doi. org/10. 1164/arrd. 1971. 104. 3. 452.

[106] Cox CD, Arbogast JL. Melioidosis. Am J Clin Pathol. 1945; 15: 567 - 70.

[107] Ngauy V, Lemeshev Y, Sadkowski L, Crawford G. Cutaneous melioidosis in a man who was taken as a prisoner of war by the Japanese during World War II. J Clin Microbiol. 2005; 43 (2): 970 - 2. https: //doi. org/10. 1128/jcm. 43. 2. 970 - 972. 2005.

[108] Lim MK, Tan EH, Soh CS, Chang TL. Burkholderia pseudomallei infection in the Singapore Armed Forces from 1987 to 1994 - an epidemiological review. Ann Acad Med Singap. 1997; 26 (1): 13 - 7.

[109] Limmathurotsakul D, Jamsen K, Arayawichanont A, Simpson JA, White LJ, Lee SJ, Wuthiekanun V, Chantratita N, Cheng A, Day NP, Verzilli C, Peacock SJ. Defining the true sensitivity of culture for the diagnosis of melioidosis using Bayesian latent class models. PLoS One. 2010; 5 (8): e12485. https: //doi. org/10. 1371/journal. pone. 0012485.

[110] Wuthiekanun V, Limmathurotsakul D, Wongsuvan G, Chierakul W, Teerawattanasook N, Teparrukkul P, Day NP, Peacock SJ. Quantitation of B. pseudomallei in clinical samples. Am J Trop Med Hyg. 2007; 77 (5): 812 - 3.

[111] Short B. Melioidosis: an important emerging infectious disease - a military problem, 2002.

[112] Houghton RL, Reed DE, Hubbard MA, Dillon MJ, Chen H, Currie BJ, Mayo M, Sarovich DS, Theobald V, Limmathurotsakul D, Wongsuvan G, Chantratita N, Peacock SJ, Hoffmaster AR, Duval B, Brett PJ, Burtnick MN, Aucoin DP. Development of a prototype lateral flow immunoassay (LFI) for the rapid diagnosis of melioidosis. PLoS Negl Trop Dis. 2014; 8 (3): e2727. https: //doi. org/10. 1371/journal. pntd. 0002727.

[113] Nualnoi T, Norris MH, Tuanyok A, Brett PJ, Burtnick MN, Keim PS, Settles EW, Allender CJ, AuCoin DP. Development of immunoassays for Burkholderia pseudomallei typical and atypical lipopolysaccharide strain typing. Am J Trop Med Hyg. 2017; 96 (2): 358 - 67. https: //doi. org/10. 4269/ajtmh. 16 - 0308.

[114] Chantratita N, Meumann E, Thanwisai A, Limmathurotsakul D, Wuthiekanun V, Wannapasni S, Tumapa S, Day NP, Peacock SJ. Loop - mediated isothermal amplification method targeting the TTS1 gene cluster for detection of Burkholderia pseudomallei and diagnosis of melioidosis. J Clin Microbiol. 2008; 46 (2): 568 - 73. https: //doi. org/ 10. 1128/ JCM. 01817 - 07.

[115] Kaestli M, Richardson LJ, Colman RE, Tuanyok A, Price EP, Bowers JR, Mayo M,

Kelley E，Seymour ML，Sarovich DS，Pearson T，Engelthaler DM，Wagner DM，Keim PS，Schupp JM，Currie BJ. Comparison of TaqMan PCR assays for detection of the melioidosis agent Burkholderia pseudomallei in clinical specimens. J Clin Microbiol. 2012；50（6）：2059－62. https：//doi. org/10. 1128/JCM. 06737－11.

[116] Michel PA，Lascols C，Gee JE，Weigel LM，Sue D. Rapid filter－based detection and culture of Burkholderia pseudomallei from small volumes of urine. J Clin Microbiol. 2017；55（9）：2698－707. https：//doi. org/10. 1128/JCM. 00764－17.

[117] Scott AE，Burtnick MN，Stokes MG，Whelan AO，Williamson ED，Atkins TP，Prior JL，Brett PJ. Burkholderia pseudomallei capsular polysaccharide conjugates provide protection against acute melioidosis. Infect Immun. 2014；82（8）：3206－13. https：//doi. org/10. 1128/IAI. 01847－14.

[118] Scott AE，Ngugi SA，Laws TR，Corser D，Lonsdale CL，D'Elia RV，Titball RW，WilliamsonED，Atkins TP，Prior JL. Protection against experimental melioidosis following immunization with a lipopolysaccharide－protein conjugate. J Immunol Res. 2014；2014：392170. https：//doi. org/10. 1155/2014/392170.

[119] Nieves W，Petersen H，Judy BM，Blumentritt CA，Russell－Lodrigue K，Roy CJ，Torres AG，Morici LA. A Burkholderia pseudomallei outer membrane vesicle vaccine provides protection against lethal sepsis. Clin Vaccine Immunol. 2014；21（5）：747－54. https：//doi. org/10. 1128/CVI. 00119－14.

[120] Tamigney Kenfack M，Mazur M，Nualnoi T，Shaffer TL，Ngassimou A，Blériot Y，Marrot J，Marchetti R，Sintiprungrat K，Chantratita N，Silipo A，Molinaro A，AuCoin DP，Burtnick MN，Brett PJ，Gauthier C. Deciphering minimal antigenic epitopes associated with Burkholderia pseudomallei and Burkholderia mallei lipopolysaccharide O－antigens. Nat Commun. 2017；8（1）：115. https：//doi. org/10. 1038/s41467－017－00173－8.

[121] Zimmerman SM，Dyke JS，Jelesijevic TP，Michel F，Lafontaine ER，Hogan RJ. Antibodies against in vivo－expressed antigens are sufficient to protect against lethal aerosol infection with Burkholderia mallei and Burkholderia pseudomallei. Infect Immun. 2017；85（8）：e00102－17. https：//doi. org/10. 1128/IAI. 00102－17.

[122] Lin HH，Chen YS，Li YC，Tseng IL，Hsieh TH，Buu LM，Chen YL. Burkholderia multivorans acts as an antagonist against the growth of Burkholderia pseudomallei in soil. Microbiol Immunol. 2011；55（9）：616－24. https：//doi. org/10. 1111/j. 1348－0421. 2011. 00365. x.

[123] Loutet SA，Valvano MA. A decade of Burkholderia cenocepacia virulence determinant research. Infect Immun. 2010；78（10）：4088－100. https：//doi. org/10. 1128/ IAI. 00212－10.

第 9 章　贝氏柯克斯体：隐藏在眼前

Patrice Newton, Miku Kuba, Bhavna Padmanabhan, Eleanor A. Latomanski, and Hayley J. Newton

9.1　引言

9.1.1　历史意义

贝氏柯克斯体是一种革兰氏阴性细胞内病原体，是人畜共患病 Q 热的致病因子。这种疾病在 1935 年首次出现在澳大利亚布里斯班一个屠宰场的 9 名工人身上，他们都出现了发烧的症状[1]。尽管导致该病的病原体尚不清楚，但用这些病人的血液注射给豚鼠，可再现病人的临床症状并导致豚鼠脾脏肿大[1]。Frank Macfarlane Burnet 和 Mavis Freeman 从 Edward Derrick 提供的受感染豚鼠的脾脏组织中分离出一种可滤过的"立克次体样"微生物[2]。几乎同期，在美国蒙大拿州对落基山斑疹热的研究中，从蒙大拿州九英里采集的蜱虫里发现了一种未知病原体。当这些蜱虫在豚鼠身上时，让后者出现发热性疾病，但与落基山斑疹热并不相同[3]。九英里发现的病原体是可滤过的，并能在豚鼠体内连续传代，但不能进行繁殖（无宿主细胞）[3]。在实验室获得的九英里病原体感染导致与 Q 热相似的临床症状后，九英里病原体与 Q 热的联系以一种意想不到的方式出现，连续的交叉保护研究证实了这两种生物是同一病原体[4,5]。伯内特（Burnet）和柯克斯（Cox）为确定 Q 热的病原体所做的开创性工作受到人们的尊崇，因此人们将病原体分类为"柯克斯菌"属和"伯内特菌"种。贝氏柯克斯体被归入立克次体家族，尽管没有表现出典型的立克次体特征[6]。许多年后，对贝氏柯克斯体的 16S rRNA 编码基因序列的系统发育分析表明，它与军团菌纲的关系更为密切，

P. Newton · M. Kuba · B. Padmanabhan · E. A. Latomanski · H. J. Newton (✉)
Department of Microbiology and Immunology, University of Melbourne at the Peter Doherty Institute for Infection and Immunity, Melbourne, VIC, Australia
e－mail：hnewton@unimelb. edu. au

从而将该细菌归入变形细菌门、γ-变形细菌纲、军团菌目、柯可斯科[7]。这与属于变形杆菌门、α-立克次体目的立克次体相当遥远[8]。

最近，荷兰发生了有史以来最大的Q热自然暴发，对公共卫生和经济造成严重破坏。这种暴发突出了持续投资于柯克斯体研究的重要性，因为这种疾病在社会上具有广泛的影响，而且有可能被武器化。

9.1.2 贝氏柯克斯体（C. burnetii）

贝氏柯克斯体是一种多形的球状细菌，宽为0.2～0.4微米，长为0.4～1.0微米。贝氏柯克斯体以两种形态不同的细胞类型存在，即环境稳定、不可复制的细胞外小细胞变体（SCV），在侵入宿主细胞后转变为代谢活跃、可复制的大细胞变体（LCV）[9-11]。贝氏柯克斯体有几个先天的特点，增强了这种病原体在生物战中的潜在用途，包括气溶胶传播的潜力、极低的感染剂量、感染引起的巨大发病率、环境稳定性以及SCV细菌对消毒的抵抗力[11]。因此，贝氏柯克斯体已被美国疾病控制与预防中心（CDC）列为B类生物恐怖制剂[12,13]和管制病原[14]。此外，美国国家过敏和传染病研究所已将贝氏柯克斯体归为B类优先病原体[15]。

尽管贝氏柯克斯体不能像A类生物恐怖制剂如炭疽杆菌（炭疽病的致病菌）和埃博拉病毒那样造成大量死亡，但由于一旦释放到环境中会产生持久性后果，贝氏柯克斯体仍然是重要的生物武器[16]。贝氏柯克斯体是否曾被故意用作生物武器尚不清楚；在冷战期间，苏联和美国在其进攻性生物武器计划中都将贝氏柯克斯体作为武器[17]。苏联生物战机构Biopreparat的前副主任Ken Alibek在1992年叛逃到美国后，对苏联生物武器计划的全部内容提出了有价值的见解[17]。1955年，美国陆军在美国德特里克堡“白衣计划 ”的旗帜下进行的研究，有效地证明了贝氏柯克斯体可以很容易地被用作生物武器。“白衣计划”的目的是要确定人类对几种病原体的易感水平[18]。在这个项目中，CD-22行动让人类志愿者感染贝氏柯克斯体，以研究感染剂量、潜伏期和症状发展。出于良心者的反对，即希望不拿起武器为国家服务的基督教复临安息会成员，接触到喷雾化的贝氏柯克斯体，揭示了其最低感染量为一到十个细菌[19]。此外，在犹他州的达格威试验场模拟了一次气溶胶生物攻击，志愿者与豚鼠、灵长类动物一起暴露在离试验场仅900多米远的贝氏柯克斯体中[20]。除了美国和苏联，臭名昭著的日本邪教组织奥姆真理教（因1995年在东京地铁系统中传播致命的神经毒剂沙林而闻名）也曾用许多生物战剂进行实验，包括贝氏柯克斯体[21]。

9.1.3　培养不可培养物：贝氏柯克斯体研究的重大进展

历史上，贝氏柯克斯体的培养需要反复通过动物模型，如豚鼠或胚胎卵。由于无法在无菌培养基中使这种细菌生长，导致贝氏柯克斯体被认定为严格的细胞内病原体，并严重影响了对这种病原体发病机制的研究[22]。然而，人们早就知道，贝氏柯克斯体的毒力潜力与脂多糖（LPS）表达的抗原性变化有关。感染的早期，称为Ⅰ期，其特征是存在光滑的全长 LPS，从自然来源中分离出来，包括被感染的节肢动物、哺乳动物和人类[23]。无毒的Ⅱ期，只有在组织培养细胞或免疫能力强的宿主（包括实验室中的胚胎细胞）中进行广泛的连续传代后才能获得[24]。Ⅱ期贝氏柯克斯体获得了严重截短的、粗糙的 LPS，尽管含有核心糖和脂质 A，但由于染色体大面积缺失而缺少 O 型抗原[25-27]。这对贝氏柯克斯体研究者来说有很大的好处，因为无毒的Ⅱ期贝氏柯克斯体适合在生物安全 2 级实验室使用，而Ⅰ期变体则需要生物安全 3 级[28]。最广泛用于研究宿主与病原体相互作用的菌株是九英里菌株的Ⅱ期变体（NMⅡ），因为其在人类巨噬细胞中的生长动态和细胞内轨迹与Ⅰ期九英里变体没有区别[29,30]。

发现贝氏柯克斯体的代谢激活需要 pH4.5 的适宜酸度，类似于吞噬体[31]，随后利用通路分析、代谢分析和转录组分析对贝氏柯克斯体的代谢要求进行了分析，研发了可以支持贝氏柯克斯体生长的无细胞实验室培养基[32,33]。在这种 pH 值为 4.75 的酸性柠檬酸半胱氨酸培养基（ACCM）中培养时，特别是在 2.5％的氧气环境中培养时，观察到贝氏柯克斯体的大量生长[33]。随后，添加甲基 β-环糊精极大地改善了贝氏柯克斯体在培养基中菌落的生长[34]。这一重大进展对贝氏柯克斯体领域的影响是双重的。培养贝氏柯克斯体的能力推动了遗传工具的发展和应用，这些工具加强了我们对毒力的识别和了解，这些毒力决定因素对细菌与真核宿主细胞的相互作用至关重要[35-38]。然而，实验室培养基的建立，虽然成分相当复杂，但也可能在无意中使贝氏柯克斯体更容易大规模生产，从而提高了其用于生物战和生物恐怖主义的潜力。

9.2　将“疑问”从 Q 热中剥离出来

9.2.1　人感染的流行病学

Q 热在世界各地都有发现，许多国家都有零星的暴发，但在新西兰和法属波利尼西亚没有报告过病例[22,39]。欧洲各地已经进行了一些血清流行率研究，以确定随机人口样本、献血者或参与处理牲畜的高危人群的发病率[40]。各国的血清流行率差别很大，荷兰的一项研究指出，兽医和靠近农场的人等高危人群的血清流行率接近 84%[41]。然而，这些研究可能不能准确地反映贝氏柯克斯体的真实流行情况，因为每项研究都使用了不同的检测方法和抗体滴度临界值来确定血清阳性率[40]。

贝氏柯克斯体的主要宿主是反刍动物，如牛、山羊和绵羊[42]，在其他动物中也检测到贝氏柯克斯体，包括其他哺乳动物、鸟类和节肢动物，如蜱虫[22]。由于大多数研究只注意到血清流行率而没有分离出细菌，所以贝氏柯克斯体在这些动物中的确切流行率并不明确[22]。在不同的动物中观察到广泛的临床症状。例如，实验室小鼠和豚鼠可发生涉及脾肿大、肝炎和肺炎的系统性感染，而反刍动物的感染通常是亚临床的[43]。值得一提的是，贝氏柯克斯体可导致怀孕哺乳动物流产和死胎[44-46]。

Q 热在世界各地均有暴发，包括近年来的美国、波兰和澳大利亚[47-49]。然而，最大规模的 Q 热暴发发生在 2007 年至 2010 年的荷兰[50,51]，超过 4000 名患者被确认感染，实际感染人数可能更多，只是没有得到准确的诊断[52]。2007 年 5 月底，医生首次报告了这一疫情，他们注意到成年患者中肺炎的发病率增加[50]。尽管最初被误诊为肺炎支原体感染，但进一步的检测证实了这些感染确实是由贝氏柯克斯体引起的急性 Q 热[50]。一项研究发现，该疫情的源头是荷兰的一个小地区，该地区有高密度的牲畜，包括牛、羊和山羊[53]。2007 年 4 月，一个农场遭受了牲畜的大规模流产[53]。荷兰当局采取了一些公共卫生措施来控制 Q 热疫情，包括通报畜群中的流产病例，为受影响地区的动物接种疫苗，后来又采取了更严格的措施，包括系统地宰杀妊娠母羊和山羊[52]。疫情最终得到控制，经济损失超过 3 亿欧元[54]，仅在 2009 年 12 月至 2010 年 6 月期间就有超过 5 万只山羊和绵羊被宰杀[51]。这次疫情突显了大规模 Q 热疫情可能带来的巨大风险，荷兰面临的沉重经济和公共卫生负担就是证明。

9.2.2 传播

如前所述，贝氏柯克斯体通常感染反刍动物，许多 Q 热暴发的传染源都追溯到了这些动物[22]。细菌通过乳汁、粪便、尿液从宿主身上脱落到环境中，在感染引起的流产过程中，胎盘和羊水等生殖产品中的细菌浓度也很大（见图 9－1）[22]。山羊胎盘中的细菌滴度可以达到 10^9/g，这表明流产作为一种排泄途径对贝氏柯克斯体的传播非常重要[55]。传播和分娩之间的紧密联系意味着暴发通常发生在反刍动物的分娩季节[56]。一旦排出体外，环境中的贝氏柯克斯体抵抗力很强，不仅能抵抗紫外线辐射，还能抵抗渗透压和干燥[22]。这意味着一旦贝氏柯克斯体污染了某个环境，它们就很难被根除，而且这些细菌有很大的可能在一段时间内引起多种感染。

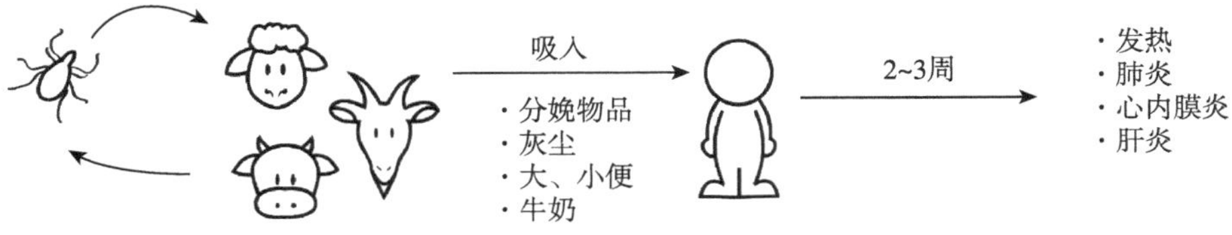

图 9-1 贝氏柯克斯体的传播。蜱虫可以携带贝氏柯克斯体，并将其传播给野生动物，特别是绵羊、牛和山羊，这些都是人类感染的主要宿主。贝氏柯克斯体主要通过吸入来自粉尘、分娩产品、粪便或牛奶的受污染颗粒传播给人类，然后它驻留在个人的肺部。感染者要么保持无症状，要么在 2～3 周内出现发热性疾病或肺炎等后果。在严重情况下，感染可导致心内膜炎或肝炎

贝氏柯克斯体主要通过气溶胶吸入传播给人类宿主（见图 9-1）[57,58]，吸入后，病原体通常感染肺部的肺泡巨噬细胞[29]。贝氏柯克斯体的气溶胶传播意味着即使病人没有接触过动物或动物产品，也会发生感染[53,57]。强风、干燥、温暖的天气是增加传播的重要因素[59]。荷兰 Q 热暴发时就是这种情况，2007 年暴发前的天气异常温暖和干燥，以东风为主[50,53]。进食受污染的产品，如食用受污染的乳制品，也是疫情向人类传播的可能方式[60]。动物之间以及动物对人的传播很常见。然而，人与人之间的 Q 热传播几乎是不可能的。但有一项研究发现，有一个人通过接触人类分娩产品感染了 Q 热[61]。

在极少数情况下，蜱虫等节肢动物可作为传播贝氏柯克斯体的媒介，以受感染的脊椎动物血液为食而感染细菌[22]。然而，许多研究只考察了实验室环境中的蜱虫传播，没有发现人类的暴发与蜱虫传播的来源有关[22,62]。事实上，早期的关于蜱虫携带和传播贝氏柯克斯体的研究，现在已经受到质疑，因为分子技术和测序的进步表明，蜱虫中的细菌不是贝氏柯克斯体[62]。

9.2.3 临床特征

在人类中，大约 40%的感染者会出现急性疾病，症状通常在感染后 2～3 周出现[63]。急性 Q 热有多种临床表现，类似流感，主要的临床症状包括发热、头

痛、寒颤、肌痛和疲劳[53,64,65]。其他急性 Q 热的表现包括肝炎和非典型肺炎，即使病人没有呼吸困难的表现，也可以通过胸部 X 光检查看到[64,65]。Q 热期间的肝炎不一定导致黄疸，但通常可以检测到转氨酶浓度升高[22,64]。这些感染症状为 Q 热急性期常见的临床表现，但不一定每一个患者同时出现所有这些症状[53,64]。怀孕期间的急性 Q 热感染，如果没有适当的治疗，可能导致流产、死胎、生长迟缓和低出生体重[66-68]。

奇怪的是，特定的临床症状在某些地理区域似乎更为普遍。例如，对法国 323 例急性 Q 热的研究表明，61.9％的感染者有肝炎[64]。肝炎也是澳大利亚 Q 热病例中最常报告的临床症状[69]。相反，在荷兰最大的 Q 热暴发期间，肺炎是最常见的体征，肝炎很少见[53,70]。这些差异是否是由于不同菌株的感染造成的，目前尚不清楚。基因组测序可以检测出某些地理位置的地方性菌株，这可能有助于跟踪和了解不同贝氏柯克斯体菌株的致病性和主要临床症状。

急性 Q 热可以持续几天到几周，在某些情况下，感染可以变成慢性[64,71]。导致慢性感染的机制目前尚不清楚，其进展似乎与菌株无关[72]。然而，这些病人通常有潜在的心脏或血管病变和其他免疫缺陷，年龄增长和怀孕是增加慢性病发病可能性的因素[72-75]。慢性 Q 热最常见的临床症状是心内膜炎，症状出现在初次接触后的几个月到几年[76,77]。值得注意的是，荷兰暴发后的慢性 Q 热早期报告显示，284 名慢性 Q 热患者中有 122 人出现血管感染，而心内膜炎仅 75 例[74]。这些临床表现，再加上年龄增长、抗生素治疗不足、潜在的心脏或血管病变，大大增加了致死风险[22,74]。疲劳也是急性或慢性 Q 热患者的主要长期症状[69,78,79]。一项研究发现，多达 37％的 Q 热幸存者在急性发病 2 年后出现疲劳和一般健康受损[80]，收入减少和因慢性疲劳症状导致的病假增加引起的综合成本，在受影响的国家构成了重大的经济负担[54]。

9.2.4 诊断

由于急性 Q 热的临床症状与流感和其他发热性疾病难以区分，美国 CDC 建议采用血清学检测和聚合酶链反应（PCR）来进行明确诊断[81]。间接免疫荧光法是最常用的急性 Q 热的血清学检测方法，特别是在美国[22,81]。对贝氏柯克斯体的血清转换发生在初次感染后的 1 到 2 周，在感染的早期阶段会产生针对Ⅱ期贝氏柯克斯体的抗体[82]。一般来说，随着感染的进展，Ⅰ期抗体变得更加普遍[22]。对感染急性期和恢复期采集的样本进行了比较，针对贝氏柯克斯体抗原的Ⅱ期抗体效价增加了四倍[81]。血清学检测方法的一个主要局限是只能在感染后的几周内进行检测[83]。因此，PCR 对 Q 热的早期检测非常有用[81,83,84]。最常规的检测靶标是 IS1111 插入元件，尽管灵敏度因菌株不同而有所差异[85-87]。血清学检测主要用于慢性 Q 热的诊断，特别是通过检测Ⅰ期贝氏柯克斯体的存在或抗体滴度的增加[81,88]。最近，在荷兰发生 Q 热疫情后，一项系统回顾详细阐述了慢性 Q 热更明确的诊断方法。该新指南建议结合 PCR 和针对Ⅰ期抗体的血清学检测，以及对心内膜炎的诊断或影像学检测[88]。

9.2.5　治疗方法

急性和慢性 Q 热最有效的治疗方法是多西环素，或者同时使用羟氯喹[89,90]。由于多西环素不可用于治疗患有 Q 热的孕妇，因此推荐使用长期的联合曲霉唑治疗方案[66]。对于慢性 Q 热，治疗时间至少为 18 个月，在此期间需要按照急性感染的方式每天服用两次抗生素[89]。副作用是手和鼻子的光敏性，不可逆的皮肤色素沉着，以及羟氯喹的视网膜累积。考虑到这些副作用，加之治疗疗程长、难以长期依从，这意味着需要一种替代的、更有效的方法来治疗慢性 Q 热[89]。

目前，贝氏柯克斯体唯一获准的人类疫苗是含有Ⅰ期 Henzerling 株的福尔马林灭活全细胞疫苗，称为 Q－Vax[91]。这种疫苗在澳大利亚被许可使用，并提供给包括屠宰场工人和农民在内的高危人群[92]。Q－Vax 能够有效地预防高危人群的感染[93]；但是，在使用前需要进行两步筛选。这一筛选过程包括确定是否存在针对 Q 热的抗体，并使用稀释的疫苗进行皮内皮肤测试[93]。筛选致敏性很重要，因为研究发现，已有免疫力的个体可能会对疫苗产生不良副作用[91,94]。确实存在其他 Q 热疫苗，包括减毒活细胞疫苗、无细胞提取疫苗和使用灭活细菌的全细胞疫苗[91]。然而，对这些疫苗的许多研究都没有涉及任何对照组，因此很难确定其真正的有效性[91]。近年来，针对牲畜的疫苗一直在研发中，Coxevac 由灭活Ⅰ期 9 英里贝氏柯克斯体组成，是最有效地防止受感染动物脱菌的疫苗[95-97]。然而，这种疫苗并非在所有国家都能获得，澳大利亚的一项研究指出，由于生物安全问题，研究人员无法获得这种疫苗的进口许可[48]。因此，将努力研发一种用于牲畜的本地疫苗，因为 Q－Vax 用于牲畜的成本太高[48]。

9.3 贝氏柯克斯体的胞内生活：贝氏柯克斯体空泡（CCV）的特征

9.3.1 侵入和细胞内运输

在人类感染期间，贝氏柯克斯体尽管对吞噬细胞，特别是肺泡巨噬细胞有一种趋向性，这种病原体能够侵入并在人的不同类型细胞内复制。贝氏柯克斯体通过依赖肌动蛋白的吞噬作用被动进入吞噬细胞[98]。这一过程涉及病原体和宿主细胞表面的 $\alpha_v\beta_3$ 整合素之间的相互作用[99]。最近，贝氏柯克斯体的外膜蛋白 OmpA 被确定为一种侵袭素，促进了非特异吞噬细胞的拉链式入侵机制，但与 OmpA 相互作用的宿主受体尚未可知[100]。

一旦被内化，含有贝氏柯克斯体的空泡通过与早期内吞体、晚期内吞体和溶酶体的一系列有序的相互作用，通过内吞途径运输（见图 9－2）。与其他细胞内病原体不同的是，它们使用毒力因子来破坏吞噬小体的内吞成熟或逃离吞噬小体，以避开溶酶体的溶菌作用，而贝氏柯克斯体则能在这种恶劣的环境中茁壮成长[101]。早期的研究表明，被吞噬的贝氏柯克斯体的内吞成熟被病原体侵袭延迟后大约需要 2 小时，而惰性颗粒到达溶酶体需要 15 分钟[102]。这种延迟可能与自噬体的相互作用有关[103]，但这种内吞成熟的轻微延迟背后的优势和分子机制尚待确定。将贝氏柯克斯体送入溶酶体以启动毒力的重要性意味着疾病的发展依赖于这种囊泡运输途径和包括 Rab5 和 Rab7 在内的胞内运输关键调节因子[104,105]。同样，许多宿主 SNARE（可溶性 N－乙基马来酰亚胺敏感因子黏附蛋白受体）蛋白也富集在 CCV 上，包括 Vamp3、Vamp7、Vamp8 和 Vti1b[106]。SNARE 家族的蛋白在囊泡运输过程中负责对接和融合（例如，Vamp8 介导晚期内体之间的融合，而 Vamp7 与伴侣分子 Vti1B，帮助晚期内体与溶酶体的异型融合）[107]。siRNA 介导的内源性 Vamp7 沉默导致 CCV 更小，突出这一宿主因子对细菌生长的重要性[106]。

宿主溶酶体内的条件，诱导贝氏柯克斯体的 SCV 过渡到代谢活跃和复制的 LCV 形式[10]。这种转变也包含毒力的转变，病原体指导 CCV 的调节以帮助细菌的繁殖[101]。在 LCV 最终分化回 SCV 之前，贝氏柯克斯体将在这种溶酶体衍生的空泡中复制约 6 天[10]。在整个细胞内复制周期中，CCV 保持溶酶体的低 pH 值和水解特性。贝氏柯克斯体在这些条件下的生存机制尚未确定。与其他细胞内病原体相比，贝氏柯克斯体的基因组主要编码碱性蛋白质，蛋白平均 pH 为

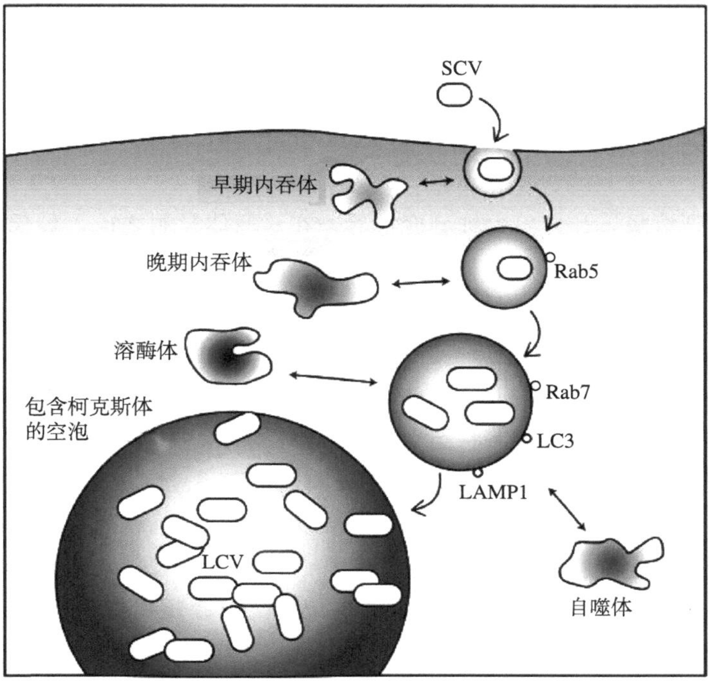

图 9－2　贝氏柯克斯体的胞内转运。贝氏柯克斯体在通过细菌介导的方式或被动吞噬作用进入宿主细胞之前，以稳定的小细胞变体（SCV）的形式存在于环境中。这个含有贝氏柯克斯体的吞噬小体沿着内吞途径成熟，首先与早期的内吞体相互作用，获得 Rab5 标记。成熟的液泡随后与晚期的内吞体和溶酶体相互作用，获得 Rab7 和 LAMP1 等小泡的标记及特征，包括低 pH 和水解性。暴露在这些条件下，病原菌诱导转变为复制型大细胞变体（LCV），并诱导进一步的变化，形成支持复制的贝氏柯克斯体空泡（CCV）。CCV 是高度融合的，与许多囊泡运输途径的组成部分相互作用，并扩展到占据宿主细胞细胞质的大部分。与自噬体的相互作用将 LC3 重新招募到 CCV 的管腔

8.25。据预测，这一特征有助于病原体缓冲 CCV 的低 pH 值[108]。生物信息学分析还确定了四个 Na^+/K^+ 交换器和渗透保护剂的运输器，推测它们有助于抵抗 CCV 中的氧化和渗透压力[108]。

尽管保持着溶酶体的环境特征，但 CCV 表现出由病原体指导的几个有趣的特征，包括 CCV 的快速和急剧扩张，最终占据宿主细胞的大部分细胞质空间，以及在宿主体内强烈诱导抗凋亡信号[101]。此外，最近的研究强调，贝氏柯克斯体利用宿主的胆固醇代谢和运输途径来建立成功的感染能力。CCV 与富含胆固醇的多泡体融合，低密度脂蛋白和内源性胆固醇都转移到 CCV 中[109,110]。有趣

的是，贝氏柯克斯体还招募 ORP1L（氧固醇结合蛋白相关蛋白 1 长链），一种宿主的胆固醇结合蛋白来扩展 CCV[111]。最后，如果宿主细胞的胆固醇代谢受到抑制，贝氏柯克斯体的 CCV 生物生成和复制会受到干扰[112,113]。

9.3.2 贝氏柯克斯体空泡的扩张

在运送到溶酶体和成熟大细胞变体后，在病原体复制之前，贝氏柯克斯体就会引导贝氏柯克斯体空泡的扩张。这种扩张代表了 CCV 和各种类型的细胞囊泡之间的融合[114]。这种融合包括内吞囊泡，表现为内吞物质如乳胶珠或其他非柯克斯体微生物在 CCV 中的凝集，以及与其他 CCV 的同型融合[115]。最近，一些研究证明了 CCV 与吞噬体的融合[116-119]。这些发现表明，成熟的 CCV 最准确的描述是保持一种自噬体的成熟状态[116]。自噬体与 CCV 的相互作用对贝氏柯克斯体毒力的重要性仍不清楚。早期的研究表明，CCV 的扩张依赖于自噬，从而导致自噬体为贝氏柯克斯体复制提供营养源的想法[104,120]。然而，近来一项旨在确定有助于 CCV 发育的宿主因素的全基因组 siRNA 研究表明，沉默自噬过程中核心蛋白的表达并不改变 CCV 的大小或数量[105]。最近还观察到，内涵素在 CCV 膜的细胞质面上富集，这导致内涵素介导的囊泡运输也被转移到 CCV 上，促进了空泡的扩张[121,122]。

9.3.3 抗凋亡的特点

尽管贝氏柯克斯体引导宿主细胞大量重排，CCV 生长到占据了大部分的细胞空间，但被感染细胞的生存能力并没有受到影响。相反，被感染的细胞对凋亡刺激有一定的抵抗力，这种抵抗力依赖于细菌蛋白的合成[123,124]。这是一个重要的毒力特性，因为宿主细胞必须在较长时间内保持活力，以支持贝氏柯克斯体缓慢的细胞内复制。在贝氏柯克斯体感染期间，多种机制参与阻断内在和外在的细胞凋亡作用，包括阻断线粒体的细胞色素 c 释放，诱导有利于生存的激酶，如 Akt 和 cAMP 依赖性蛋白激酶，以及在宿主细胞中诱导有利于生存的转录因子[123,124]。促凋亡因子（如 Bad）和抗凋亡因子（如 Bcl－2）都被招募到 CCV 膜上，这可能改变其功能能力并影响下游信号传导[125,126]。

9.4 贝氏柯克斯体的致病机制研究

9.4.1 感染的实验室模型

一些实验室动物，包括实验小鼠、大鼠、豚鼠、兔子和非人灵长类动物，都可以感染贝氏柯克斯体，引起各种临床表现，从无症状到发热性疾病再到死亡[22]。一般来说，实验室小鼠、豚鼠和非人灵长类动物已经被用来表现贝氏柯克斯体Ⅰ期感染的毒力[127-129]。在最初分离出贝氏柯克斯体后，使用了豚鼠而不是小鼠作为感染模型，因为豚鼠的疾病进展与人类感染非常相似[130,131]。此外，非人灵长类动物模型——猕猴（Macaca fascicularis）在几种疫苗的效力评估中非常有用[132,133]。这些模型的一个重要的缺点是，与人类一样，贝氏柯克斯体Ⅱ期感染是无毒性的。这限制了动物模型在高封闭实验室的应用，也限制了它们在研究最近用贝氏柯克斯体Ⅱ期感染产生的突变体库时的应用。

为了克服这些问题，最近提出了替代的实验室模型，包括使用大蜡蛾（Galleria mellonella）的幼虫，它对Ⅰ期和Ⅱ期贝氏柯克斯体都是易感的[134]。这项研究首次证明了贝氏柯克斯体 NMⅡ基因突变体的活体特征，为贝氏柯克斯体领域的研究创造了一个经济、方便的模型，以确定特定基因突变对贝氏柯克斯体的表型影响[134]。这个模型在研究贝氏柯克斯体感染期间宿主与病原体的相互作用方面仍有局限性，包括没有完整的大蜡蛾基因组，没有产生突变体的方法，以及大蜡蛾不能适当地模仿人类的先天免疫反应[135]。为了克服这些局限性，已成功地利用具有正常天然免疫系统的严重联合免疫缺陷（SCID）小鼠模型，来证明几种贝氏柯克斯体毒力因子的重要性[136,137]。这个实验室小鼠模型有可能表征体内毒力减弱的突变株，尽管在体外没有显示出细胞内生长缺陷[136]。尽管最近取得了这些进展，但用于研究贝氏柯克斯体感染的最常见实验室模型是体外细胞系。许多细胞系支持贝氏柯克斯体的复制，包括 L929 等成纤维细胞，HeLa 和 Vero 等上皮细胞，以及 J774 和 P388D1 等小鼠巨噬细胞样细胞系[31,98,138-142]。

9.4.2 寻找细菌毒力因子

无菌培养基 ACCM 的研发，使贝氏柯克斯体在液体和固体培养中生长，标志着贝氏柯克斯体的研究开启了新曙光[32-34]，不再依赖于宿主细胞内生长，传统的基因操作方法可以应用于贝氏柯克斯体研究。现在可以使用转座子系统进行随机诱变，使用报告表达质粒，并使用 Tn7 系统和定向基因失活技术进行定点基因敲入[35,101,143]。

利用这些技术，Martinez 等人[100]和 Newton 等人[118]的两项独立的随机诱变研究利用 Himar1 转座酶系统来确定贝氏柯克斯体的毒力因子，这些因子是在组织培养细胞内建立成功感染的必要条件。在 Martinez 等人[100]的研究中，对 1082 个突变株进行了测序和注释，并对其在宿主细胞内感染和复制的能力和/或保护宿主细胞免受细胞凋亡的能力进行筛选。同样，Newton 等人[118]筛选了一个由 3200 多个转座子突变体组成的库，以检测细胞内生长缺陷。这两项研究都验证了早期的报告，即 IVB 型 Dot/Icm 分泌系统对贝氏柯克斯体的细胞内复制至关重要[36,37]。此外，这些筛选确定了 PmrAB 双组分调控系统对细胞内复制至关重要，并揭示了几个在 CCV 生物形成中发挥关键作用的 Dot/Icm 底物[100,118]。Martinez 等人[100]还能够发现外膜入侵素 OmpA，能促进贝氏柯克斯体进入非吞噬细胞。

随着 ACCM 的发展，另一个遗传工具是报告表达质粒的应用。发现贝氏柯克斯体支持来自 IncQ 质粒 RSF1010 载体的独立复制，这导致了两个报告质粒 pCBTEM 和 pJB - CAT - BlaM 的产生，从而能够识别通过贝氏柯克斯体的转位系统分泌到宿主细胞中的底物[144,145]。潜在的底物经转录与 β -内酰胺酶（BlaM）融合，如果 β -内酰胺环被 BlaM 裂解，则使用细胞渗透性荧光染料将其从绿色信号变为蓝色信号，从而检测到进入宿主细胞的转位[146-148]。此外，通过修改 pJB - CAT 的骨架生成了其他报告质粒，以包含 N -端或 C -端表位标签，包括 3xFLAG 或 2xHA，促进了对贝氏柯克斯体蛋白的细胞内转运和潜在结合受体的研究[35]。最后，将特定的表型特征分配给单个基因的能力需要一种有效的靶向基因失活方法。有两种方法已被应用于贝氏柯克斯体，第一种是使用 Cre - lox 介导的重组，第二种是环进/环出方法，后一种方法已被一些研究小组成功采用[149-151]。

由于 ACCM 的发展使贝氏柯克斯体的遗传工具箱得以迅速推进和扩展，我们对贝氏柯克斯体的致病机制以及某些蛋白质在此过程中的具体作用的认识也大大加快。

9.4.3 IVB 型分泌系统 Dot/Icm：一个重要的毒力因素

贝氏柯克斯体的第一个完整基因组序列为该病原体的进化和致病机制研究提供了重要线索，特别是揭示了与嗜肺军团菌的 Dot/Icm T4BSS 高度相似的 IVB

型分泌系统（T4BSS）[108]。T4BSS 是一个与连接系统相关的专门装置，能将细菌蛋白（称为效应物）转运到宿主细胞[152]。贝氏柯克斯体的基因组编码了嗜肺杆菌中 25 个 dot/icm 基因的所有同源物，其中几个基因在功能上是等同的，贝氏柯克斯体的基因能够补充相应的嗜肺杆菌突变体[108,153-155]。与嗜肺菌一样[156,157]，贝氏柯克斯体 Dot/Icm T4BSS 是毒力所必需的，这种转运装置的结构成分的突变导致细菌菌株不能进行细胞内的复制[36,37,149]。Martinez 等人[100]和 Newton 等人[118]的上述研究加强了这些结论，他们都在许多独立的 Dot/Icm 转座子突变体中观察到完全的胞内生长缺陷。

尽管嗜肺杆菌和贝氏柯克斯体的毒力都依赖于 Dot/Icm T4BSS，但在激活效应物的转位活动方面存在明显的差异。与嗜肺杆菌不同的是，嗜肺杆菌的预组装装置在与宿主细胞接触时提供效应物[158]，而贝氏柯克斯体的 T4BSS 在细菌进入酸化的溶酶体区之前是不活跃的[159]。事实上，沉默宿主内吞途径的关键成分，包括控制膜与早期和晚期内体融合的蛋白，如 Rab5 和 Rab7，都会扰乱贝氏柯克斯体的转运[148,159]。与嗜肺军团菌[160]类似，贝氏柯克斯体的 PmrAB 双组分系统负责调控 Dot/Icm T4BSS 和许多效应蛋白的表达[161]。重要的是，三项独立研究证明了双组分系统对细胞内复制的重要性[100,118,161]。

9.4.4 识别 IV 型分泌系统的底物

Dot/Icm T4BSS 对贝氏柯克斯体毒力的重要性是由通过该装置导入宿主细胞的大量效应蛋白决定的。总的来说，这些蛋白负责操纵宿主的途径并建立独特的 CCV 复制位。迄今为止，超过 140 个贝氏柯克斯体的 Dot/Icm T4BSS 效应物已被确认[162]。一系列的筛选和生物信息学方法，包括 Dot/Icm C 端转位信号的存在、真核生物类似结构、与已知底物的序列相似性以及候选效应物上游存在的 PmrA 调控图案，都被用来鉴定这些效应物[37,38,144,161,163]。候选 Dot/Icm 效应物的验证必须通过实验进行，如上述的 BlaM 实验，事实上，在贝氏柯克斯体的遗传工具出现之前，许多效应物最初是通过嗜肺军团菌被经验证实的[144,162,164,165]。

9.4.5 阐明效应物的功能

在几项诱变研究中，许多效应物对细胞内生长和 CCV 生物发生的关键重要性得到了强调[38,100,118]。通过突变体研究和个别效应物的异位表达，已经确定特定的效应物蛋白影响宿主的途径，包括囊泡运输、脂质代谢、宿主基因表达、自噬和细胞凋亡。

鉴于 CCV 的高度融合性，贝氏柯克斯体效应物很可能参与调节宿主的囊泡运输途径[166]。事实上，两个效应物 CvpA 和 Cig57 已被证明可以干扰凝缩素介导的囊泡运输，其使用独立的方法将凝缩素招募到扩张的 CCV[121,122]。效应物 CvpA 使用几个内吞结合基序来结合笼蛋白受体复合体 AP2[121]，而 Cig57 只需要一个内吞分选基序就可以结合 FCHO2，FCHO2 是结合凹坑的辅助蛋白[122]。CvpA 或 Cig57 的突变体导致严重的细胞内生长缺陷，表明它们在功能上不是多余的，是 CCV 生物生成所需要的。此外，沉默凝集素、AP2 或 FCHO2 的表达也会导致复制缺陷，突出了凝集素介导的囊泡运输对 CCV 生物生成的重要性[118,121,122]。

除 CvpA 和 Cig57 外，效应蛋白 Cig2（也称为 CvpB）也能调节宿主的膜运输。对复制缺陷的转座子突变体的筛选显示了 Cig2 对 CCVs 同型融合的重要性[118,167]。Cig2 突变体导致一个细胞的 CCVs 不融合的多空泡表型。此外，在没有 Cig2 的情况下，CCVs 在正常招募 LC3（一种自噬蛋白）到 CCV 上方面有缺陷。当关键自噬调节物如 ATG5、ATG12 或突出融合蛋白 17 被沉默时，也同样观察到这种多空泡表型，表明 Cig2 和自噬之间存在功能联系[105,118]。最近的研究结果表明，Cig2 可以影响 PI（3）P 的代谢，促进自噬体和 CCV 的融合[117]。此外，Cig2 维持 CCV 与自噬体融合会降低宿主对感染的耐受性[116,117]。其他几个效应因子也可能影响宿主对贝氏柯克斯体感染的免疫反应。例如，IcaA 抑制半胱氨酸蛋白酶-11 介导的 NLRP3 酶体的非经典激活，可能有助于宿主的生存和贝氏柯克斯体的复制[150]。此外，效应物 Cem9、CetCb4 和 CetCb2 与丝裂原激活蛋白激酶（MAPK）途径的相互作用也可能通过改变宿主的信号传导途径来帮助贝氏柯克斯体感染[168]。

贝氏柯克斯体在宿主细胞内的复制周期相当长，持续时间超过一周，使细菌找到抑制宿主细胞死亡的机制[30]。抗凋亡活动发生在贝氏柯克斯体感染期间，这一过程依赖于 T4BSS[36] 的三个 Dot/Icm 效应物，AnkG、CaeA 和 CaeB[169,170]。AnkG 在异位表达时阻断内在凋亡，并证明表达 AnkG 的小鼠树突状细胞感染嗜肺军团菌后的存活率，证明其在生理水平上具有效力[164,171]。AnkG 的抗凋亡活性取决于与宿主线粒体蛋白 p32 的结合以及随后 AnkG 向细胞核的导入素-α1 依赖性转移[171-173]。CaeA 定位到细胞核，并抑制内生和外生的细胞凋亡[174]。最后，CaeB 似乎干扰了 ER 的平衡，并在线粒体水平上诱导对内生性凋亡的有力保护[170,175]。未来的诱变研究将描绘这些抗凋亡效应分子对贝氏柯克斯体毒力的相对贡献，尽管可能还有其他尚未确定的效应分子也有助于在整个感染过程中维持宿主细胞的活性。

9.5　展望：贝氏柯克斯体——值得关注的原因？

作为 B 类生物恐怖制剂，贝氏柯克斯体不被认为是对社会的灾难性威胁，因为它没有造成重大社区死亡的潜力。然而，最近在荷兰暴发的 Q 热证明了广泛接触贝氏柯克斯体对健康和经济的破坏性影响。这次自然暴发是一个典型的完整疫情，农业和卫生部门之间的沟通出现延误，适时的环境条件促使贝氏柯克斯体通过动物和人类种群造成传播。这次暴发的影响表明，贝氏柯克斯体的武器化将是一个具有非常严重后果的重大事件。同时，这次暴发也为农业和公共卫生部门提供了一个培训机会，以制定控制贝氏柯克斯体传播的策略。需持续关注的问题是：如何从受污染的环境中消除贝氏柯克斯体，以及人类慢性感染的严重后果。这两个因素都导致了故意释放贝氏柯克斯体会产生令人衰弱的长期影响。

最近在无菌培养方面的进展，为阐明贝氏柯克斯体致病机理的一系列重要研究铺平了道路。这些研究破译了由贝氏柯克斯体引导的独特的宿主-病原体相互作用，不仅使我们了解了这种病原体，而且有助于我们更广泛地了解真核细胞生物学和免疫防御。对介导贝氏柯克斯体毒力的独特 Dot/Icm 效应物的功能特征分析，为更广泛的细胞微生物学领域做出了重大贡献。这种研究将有助于我们为未来由故意释放或自然情况引起的 Q 热暴发做好准备。这项研究还将为改进疫苗接种策略的研发提供信息，并可能有助于在暴发时开发新的治疗和预防方法。

参考文献

[1] Derrick EH. "Q" Fever, a new fever entity: clinical features, diagnosis and laboratory investigation. Med J Aust. 1937; 2 (8): 281-99.

[2] Burnet FM, Freeman M. Experimental studies on the virus of "Q" fever. Med J Aust. 1937; 2: 299-305.

[3] Davis GE, Cox HR. A filter-passing infectious agent isolated from ticks. I. Isolation from Dermacentor andersoni, reactions in animals, and filtration experiments. Public Health Rep. 1938; 53 (52): 2259-76.

[4] Dyer RE. Filter-passing infectious agent isolated from ticks. Human infection. Public Health Rep. 1938; 53: 2277-82.

[5] Dyer RE. Similarity of Australian 'Q' fever and a disease caused by an infectious agent isolated from ticks in Montana. Public Health Rep. 1939; 54: 1229-37.

[6] Philip CB. Comments on the name of the Q Fever organism. Public Health Rep. 1948; 63 (2): 58.

[7] Weisburg WG, Dobson ME, Samuel JE, Dasch GA, Mallavia LP, Baca O, Mandelco L, Sechrest JE, Weiss E, Woese CR. Phylogenetic diversity of the Rickettsiae. J Bacteriol. 1989; 171 (8): 4202-6.

[8] Fang R, Blanton LS, Walker DH. Rickettsiae as emerging infectious agents. Clin Lab Med. 2017; 37 (2): 383-400. https://doi.org/10.1016/j.cll.2017.01.009.

[9] Coleman SA, Fischer ER, Cockrell DC, Voth DE, Howe D, Mead DJ, Samuel JE, Heinzen RA. Proteome and antigen profiling of Coxiella burnetii developmental forms. Infect Immun. 2007; 75 (1): 290-8. https://doi.org/10.1128/IAI.00883-06.

[10] Coleman SA, Fischer ER, Howe D, Mead DJ, Heinzen RA. Temporal analysis of Coxiella burnetii morphological differentiation. J Bacteriol. 2004; 186 (21): 7344-52. https://doi.org/10.1128/JB.186.21.7344-7352.2004.

[11] Eldin C, Melenotte C, Mediannikov O, Ghigo E, Million M, Edouard S, Mege JL, Maurin M, Raoult D. From Q fever to Coxiella burnetii infection: a paradigm change. Clin Microbiol Rev. 2017; 30 (1): 115-90. https://doi.org/10.1128/cmr.00045-16.

[12] CDC | Bioterrorism Agents/Diseases (by category) | Emergency Preparedness &

Response，2017. https：//emergency. cdc. gov/agent/agentlist – category. asp

[13] Rotz LD，Khan AS，Lillibridge SR，Ostroff SM，Hughes JM. Public health assessment of potential biological terrorism agents. Emerg Infect Dis. 2002；8 (2)：225 – 30. https：//doi. org/10. 3201/eid0802. 010164.

[14] Federal Select Agent Program – Select Agents and Toxins List，2018. https：//www. selectagents. gov/selectagentsandtoxinslist. html

[15] NIAID Emerging Infectious Diseases/Pathogens | NIH：National Institute of Allergy and Infectious Diseases，2018. https：//www. niaid. nih. gov/research/emerging – infectious – diseasespathogens.

[16] Madariaga MG，Rezai K，Trenholme GM，Weinstein RA. Q fever：a biological weapon in your backyard. Lancet Infect Dis. 2003；3 (11)：709 – 21.

[17] Leitenberg M，Zilinskas RA，with Kuhn JH. The Soviet biological wepons program – a history. Cambridge，MA：Harvard University Press；2012. https：//doi. org/10. 4159/harvard. 9780674065260.

[18] Pittman PR，Norris SL，Coonan KM，KT MK Jr. An assessment of health status among medical research volunteers who served in the Project Whitecoat program at Fort Detrick，Maryland. Mil Med. 2005；170 (3)：183 – 7.

[19] Tigertt WD，Benenson AS，Gochenour WS. Airborne Q fever. Bacteriol Rev. 1961；25：285 – 93.

[20] Oyston PC，Davies C. Q fever：the neglected biothreat agent. J Med Microbiol. 2011；60 (Pt 1)：9 – 21. https：//doi. org/10. 1099/jmm. 0. 024778 – 0.

[21] Olson KB. Aum Shinrikyo：once and future threat? Emerg Infect Dis. 1999；5 (4)：413 – 6.

[22] Maurin M，Raoult D. Q fever. Clin Microbiol Rev. 1999；12 (4)：518 – 53.

[23] Amano K，Williams JC. Chemical and immunological characterization of lipopolysaccharides from phase I and phase II Coxiella burnetii. J Bacteriol. 1984；160 (3)：994 – 1002.

[24] Kersh GJ，Oliver LD，Self JS，Fitzpatrick KA，Massung RF. Virulence of pathogenic Coxiella burnetii strains after growth in the absence of host cells. Vector Borne Zoonotic Dis. 2011；11 (11)：1433 – 8. https：//doi. org/10. 1089/vbz. 2011. 0670.

[25] Denison AM，Massung RF，Thompson HA. Analysis of the O – antigen biosynthesis regions of phase II isolates of Coxiella burnetii. FEMS Microbiol Lett. 2007；267 (1)：102 – 7. https：//doi. org/10. 1111/j. 1574 – 6968. 2006. 00544. x.

[26] Ftacek P，Skultety L，Toman R. Phase variation of Coxiella burnetii strain Priscilla：influence of this phenomenon on biochemical features of its lipopolysaccharide. J Endotoxin Res. 2000；6 (5)：369 – 76.

[27] Toman R，Skultety L. Structural study on a lipopolysaccharide from Coxiella burnetii strain Nine Mile in avirulent phase II. Carbohydr Res. 1996；283：175 – 85.

［28］ Hackstadt T. Biosafety concerns and Coxiella burnetii. Trends Microbiol. 1996；4（9）：341－2.

［29］ Graham JG，MacDonald LJ，Hussain SK，Sharma UM，Kurten RC，Voth DE. Virulent Coxiella burnetii pathotypes productively infect primary human alveolar macrophages. Cell Microbiol. 2013；15（6）：1012－25. https：//doi. org/10. 1111/cmi. 12096.

［30］ Howe D，Shannon JG，Winfree S，Dorward DW，Heinzen RA. Coxiella burnetii phase I and II variants replicate with similar kinetics in degradative phagolysosome－like compartments of human macrophages. Infect Immun. 2010；78（8）：3465－74. https：//doi. org/10. 1128/IAI. 00406－10.

［31］ Hackstadt T，Williams JC. Biochemical stratagem for obligate parasitism of eukaryotic cells by Coxiella burnetii. Proc Natl Acad Sci USA. 1981；78（5）：3240－4.

［32］ Omsland A，Cockrell DC，Fischer ER，Heinzen RA. Sustained axenic metabolic activity by the obligate intracellular bacterium Coxiella burnetii. J Bacteriol. 2008；190（9）：3203－12. https：// doi. org/10. 1128/JB. 01911－07.

［33］ Omsland A，Cockrell DC，Howe D，Fischer ER，Virtaneva K，Sturdevant DE，Porcella SF，Heinzen RA. Host cell－free growth of the Q fever bacterium Coxiella burnetii. Proc Natl Acad Sci USA. 2009；106（11）：4430－4. https：//doi. org/10. 1073/pnas. 0812074106.

［34］ Omsland A，Beare PA，Hill J，Cockrell DC，Howe D，Hansen B，Samuel JE，Heinzen RA. Isolation from animal tissue and genetic transformation of Coxiella burnetii are facilitated by an improved axenic growth medium. Appl Environ Microbiol. 2011；77（11）：3720－5. https：//doi. org/10. 1128/AEM. 02826－10.

［35］ Beare PA. Genetic manipulation of Coxiella burnetii. Adv Exp Med Biol. 2012；984：249－71. https：//doi. org/10. 1007/978－94－007－4315－1 _ 13.

［36］ Beare PA，Gilk SD，Larson CL，Hill J，Stead CM，Omsland A，Cockrell DC，Howe D，Voth DE，Heinzen RA. Dot/Icm type IVB secretion system requirements for Coxiella burnetii growth in human macrophages. MBio. 2011；2（4）：e00175－00111. https：//doi. org/10. 1128/mBio. 00175－11.

［37］ Carey KL，Newton HJ，Luhrmann A，Roy CR. The Coxiella burnetii Dot/Icm system delivers a unique repertoire of type IV effectors into host cells and is required for intracellular replication. PLoS Pathog. 2011；7（5）：e1002056. https：//doi. org/10. 1371/journal. ppat. 1002056.

［38］ Weber MM，Chen C，Rowin K，Mertens K，Galvan G，Zhi H，Dealing CM，Roman VA，Banga S，Tan Y，Luo ZQ，Samuel JE. Identification of Coxiella burnetii type IV secretion substrates required for intracellular replication and Coxiella－containing vacuole formation. J Bacteriol. 2013；195（17）：3914－24. https：//doi. org/10. 1128/JB. 00071－13.

[39] Musso D, Broult J, Parola P, Raoult D, Fournier PE. Absence of antibodies to Rickettsia spp., Bartonella spp., Ehrlichia spp. and Coxiella burnetii in Tahiti, French Polynesia. BMC Infect Dis. 2014; 14: 255. https://doi.org/10.1186/1471-2334-14-255.

[40] Georgiev M, Afonso A, Neubauer H, Needham H, Thiery R, Rodolakis A, Roest H, Stark K, Stegeman J, Vellema P, van der Hoek W, More S. Q fever in humans and farm animals in four European countries, 1982 to 2010. Euro Surveill. 2013; 18 (8): 20407.

[41] Richardus JH, Donkers A, Dumas AM, Schaap GJ, Akkermans JP, Huisman J, Valkenburg HA. Q fever in the Netherlands: a sero-epidemiological survey among human population groups from 1968 to 1983. Epidemiol Infect. 1987; 98 (2): 211-9.

[42] Delsing CE, Warris A, Bleeker-Rovers CP. Q fever: still more queries than answers. Adv Exp Med Biol. 2011; 719: 133-43. https://doi.org/10.1007/978-1-4614-0204-6_12.

[43] Russell-Lodrigue KE, Andoh M, Poels MW, Shive HR, Weeks BR, Zhang GQ, Tersteeg C, Masegi T, Hotta A, Yamaguchi T, Fukushi H, Hirai K, McMurray DN, Samuel JE. Coxiella burnetii isolates cause genogroup-specific virulence in mouse and guinea pig models of acute Q fever. Infect Immun. 2009; 77 (12): 5640-50. https://doi.org/10.1128/iai.00851-09.

[44] Baumgartner W, Bachmann S. Histological and immunocytochemical characterization of Coxiella burnetii-associated lesions in the murine uterus and placenta. Infect Immun. 1992; 60 (12): 5232-41.

[45] Buhariwalla F, Cann B, Marrie TJ. A dog-related outbreak of Q fever. Clin Infect Dis. 1996; 23 (4): 753-5.

[46] Sanchez J, Souriau A, Buendia AJ, Arricau-Bouvery N, Martinez CM, Salinas J, Rodolakis A, Navarro JA. Experimental Coxiella burnetii infection in pregnant goats: a histopathological and immunohistochemical study. J Comp Pathol. 2006; 135 (2-3): 108-15. https://doi.org/10.1016/j.jcpa.2006.06.003.

[47] Bjork A, Marsden-Haug N, Nett RJ, Kersh GJ, Nicholson W, Gibson D, Szymanski T, Emery M, Kohrs P, Woodhall D, Anderson AD. First reported multistate human Q fever outbreak in the United States, 2011. Vector Borne and Zoonotic Dis. 2014; 14 (2): 111-7. https://doi.org/10.1089/vbz.2012.1202.

[48] Bond KA, Vincent G, Wilks CR, Franklin L, Sutton B, Stenos J, Cowan R, Lim K, Athan E, Harris O, Macfarlane-Berry L, Segal Y, Firestone SM. One Health approach to controlling a Q fever outbreak on an Australian goat farm. Epidemiol Infect. 2016; 144 (6): 1129-41. https://doi.org/10.1017/S0950268815002368.

[49] Chmielewski T, Tylewska-Wierzbanowska S. Q fever outbreaks in Poland during 2005-2011. Med Sci Monit. 2013; 19: 1073-9. https://doi.org/10.12659/msm.889947.

［50］ Karagiannis I，Morroy G，Rietveld A，Horrevorts AM，Hamans M，Francken P，Schimmer B. Q fever outbreak in the Netherlands：a preliminary report. Euro Surveill. 2007；12（8）：E070809. 070802.

［51］ van der Hoek W，Morroy G，Renders NH，Wever PC，Hermans MH，Leenders AC，Schneeberger PM. Epidemic Q fever in humans in the Netherlands. Adv Exp Med Biol. 2012；984：329 - 64. https：//doi. org/10. 1007/978 - 94 - 007 - 4315 - 1_17.

［52］ Schneeberger PM，Wintenberger C，van der Hoek W，Stahl JP. Q fever in the Netherlands - 2007 - 2010：what we learned from the largest outbreak ever. Med Mal Infect. 2014；44（8）：339 - 53. https：//doi. org/10. 1016/j. medmal. 2014. 02. 006.

［53］ Karagiannis I，Schimmer B，Van Lier A，Timen A，Schneeberger P，Van Rotterdam B，De Bruin A，Wijkmans C，Rietveld A，Van Duynhoven Y. Investigation of a Q fever outbreak in a rural area of The Netherlands. Epidemiol Infect. 2009；137（9）：1283 - 94. https：//doi. org/10. 1017/s0950268808001908.

［54］ van Asseldonk MA，Prins J，Bergevoet RH. Economic assessment of Q fever in the Netherlands. Prev Vet Med. 2013；112（1 - 2）：27 - 34. https：//doi. org/10. 1016/j. prevetmed. 2013. 06. 002.

［55］ Arricau Bouvery N，Souriau A，Lechopier P，Rodolakis A. Experimental Coxiella burnetii infection in pregnant goats：excretion routes. Vet Res. 2003；34（4）：423 - 33. https：//doi. org/10. 1051/vetres：2003017.

［56］ Snedeker KG，Sikora C. Q fever in Alberta，Canada：1998 - 2011. Zoonoses Public Health. 2014；61（2）：124 - 30. https：//doi. org/10. 1111/zph. 12053.

［57］ Tissot - Dupont H，Torres S，Nezri M，Raoult D. Hyperendemic focus of Q fever related to sheep and wind. Am J Epidemiol. 1999；150（1）：67 - 74.

［58］ Welsh HH，Lennette EH，Abinanti FR，Winn JF. Air - borne transmission of Q fever：the role of parturition in the generation of infective aerosols. Ann N Y Acad Sci. 1958；70（3）：528 - 40.

［59］ Tissot - Dupont H，Amadei MA，Nezri M，Raoult D. Wind in November，Q fever in December. Emerg Infect Dis. 2004；10（7）：1264 - 9. https：//doi. org/10. 3201/eid1007. 030724.

［60］ Fishbein DB，Raoult D. A cluster of Coxiella burnetii infections associated with exposure to vaccinated goats and their unpasteurized dairy products. Am J Trop Med Hyg. 1992；47（1）：35 - 40.

［61］ Raoult D，Stein A. Q fever during pregnancy - a risk for women，fetuses，and obstetricians. N Engl J Med. 1994；330（5）：371. https：//doi. org/10. 1056/nejm199402033300519.

［62］ Duron O，Sidi - Boumedine K，Rousset E，Moutailler S，Jourdain E. The importance of ticks in Q fever transmission: what has (and has not) been demonstrated? Trends Parasitol. 2015; 31 (11): 536 - 52. https: //doi. org/10. 1016/j. pt. 2015. 06. 014.

[63] Heppell CW, Egan JR, Hall I. A human time dose response model for Q fever. Epidemics. 2017; https: //doi. org/10. 1016/j. epidem. 2017. 06. 001.

[64] Tissot Dupont H, Raoult D, Brouqui P, Janbon F, Peyramond D, Weiller PJ, Chicheportiche C, Nezri M, Poirier R. Epidemiologic features and clinical presentation of acute Q fever in hospitalized patients: 323 French cases. Am J Med. 1992; 93 (4): 427 - 34.

[65] Wielders CC, Wuister AM, de Visser VL, de Jager - Leclercq MG, Groot CA, Dijkstra F, van Gageldonk - Lafeber AB, van Leuken JP, Wever PC, van der Hoek W, Schneeberger PM. Characteristics of hospitalized acute Q fever patients during a large epidemic, The Netherlands. PLoS One. 2014; 9 (3): e91764. https: //doi. org/10. 1371/journal. pone. 0091764.

[66] Carcopino X, Raoult D, Bretelle F, Boubli L, Stein A. Managing Q fever during pregnancy: the benefits of long - term cotrimoxazole therapy. Clin Infect Dis. 2007; 45 (5): 548 - 55. https: // doi. org/10. 1086/520661.

[67] Langley JM, Marrie TJ, Leblanc JC, Almudevar A, Resch L, Raoult D. Coxiella burnetii seropositivity in parturient women is associated with adverse pregnancy outcomes. Am J Obstet Gynecol. 2003; 189 (1): 228 - 32.

[68] Million M, Roblot F, Carles D, D'Amato F, Protopopescu C, Carrieri MP, Raoult D. Reevaluation of the risk of fetal death and malformation after Q fever. Clin Infect Dis. 2014; 59 (2): 256 - 60. https: //doi. org/10. 1093/cid/ciu259.

[69] Hopper B, Cameron B, Li H, Graves S, Stenos J, Hickie I, Wakefield D, Vollmer - Conna U, Lloyd AR. The natural history of acute Q fever: a prospective Australian cohort. QJM: Month J Assoc Physic. 2016; 109 (10): 661 - 8. https: //doi. org/10. 1093/qjmed/hcw041.

[70] Schimmer B, Morroy G, Dijkstra F, Schneeberger PM, Weers - Pothoff G, Timen A, Wijkmans C, van der Hoek W. Large ongoing Q fever outbreak in the south of The Netherlands, 2008. Euro Surveill. 2008; 13 (31): 18939.

[71] Espejo E, Gil - Diaz A, Oteo JA, Castillo - Rueda R, Garcia - Alvarez L, Santana - Baez S, Bella F. Clinical presentation of acute Q fever in Spain: seasonal and geographical differences. Int J Infect Dis. 2014; 26: 162 - 4. https: //doi. org/10. 1016/j. ijid. 2014. 06. 016.

[72] Raoult D, Tissot - Dupont H, Foucault C, Gouvernet J, Fournier PE, Bernit E, Stein A, Nesri M, Harle JR, Weiller PJ. Q fever 1985 - 1998. Clinical and epidemiologic features of 1, 383 infections. Medicine. 2000; 79 (2): 109 - 23.

[73] Kampschreur LM, Dekker S, Hagenaars JC, Lestrade PJ, Renders NH, de Jager -

Leclercq MG, Hermans MH, Groot CA, Groenwold RH, Hoepelman AI, Wever PC, Oosterheert JJ. Identification of risk factors for chronic Q fever, the Netherlands. Emerg Infect Dis. 2012; 18 (4): 563 - 70. https: //doi. org/10. 3201/eid1804. 111478.

[74] Kampschreur LM, Delsing CE, Groenwold RH, Wegdam - Blans MC, Bleeker - Rovers CP, de Jager - Leclercq MG, Hoepelman AI, van Kasteren ME, Buijs J, Renders NH, Nabuurs - Franssen MH, Oosterheert JJ, Wever PC. Chronic Q fever in the Netherlands 5 years after the start of the Q fever epidemic: results from the Dutch chronic Q fever database. J Clin Microbiol. 2014; 52 (5): 1637 - 43. https: //doi. org/10. 1128/jcm. 03221 - 13.

[75] Tissot - Dupont H, Vaillant V, Rey S, Raoult D. Role of sex, age, previous valve lesion, and pregnancy in the clinical expression and outcome of Q fever after a large outbreak. Clin Infect Dis. 2007; 44 (2): 232 - 7. https: //doi. org/10. 1086/510389.

[76] Brouqui P, Dupont HT, Drancourt M, Berland Y, Etienne J, Leport C, Goldstein F, Massip P, Micoud M, Bertrand A, et al. Chronic Q fever. Ninety - two cases from France, including cases without endocarditis. Arch Intern Med. 1993; 153 (5): 642 - 8.

[77] Palmer SR, Young SE. Q - fever endocarditis in England and Wales, 1975 - 81. Lancet. 1982; 2 (8313): 1448 - 9.

[78] Ledina D, Bradaric N, Milas I, Ivic I, Brncic N, Kuzmicic N. Chronic fatigue syndrome after Q fever. Med Sci Monit. 2007; 13 (7): Cs88 - 92.

[79] Morroy G, Keijmel SP, Delsing CE, Bleijenberg G, Langendam M, Timen A, Bleeker - Rovers CP. Fatigue following acute Q - fever: a systematic literature review. PLoS One. 2016; 11 (5): e0155884. https: //doi. org/10. 1371/journal. pone. 0155884.

[80] van Loenhout JA, Hautvast JL, Vercoulen JH, Akkermans RP, Wijkmans CJ, van der Velden K, Paget WJ. Q - fever patients suffer from impaired health status long after the acute phase of the illness: results from a 24 - month cohort study. J Infect. 2015; 70 (3): 237 - 46. https: // doi. org/10. 1016/j. jinf. 2014. 10. 010.

[81] Anderson A, Bijlmer H, Fournier PE, Graves S, Hartzell J, Kersh GJ, Limonard G, Marrie TJ, Massung RF, McQuiston JH, Nicholson WL, Paddock CD, Sexton DJ. Diagnosis and management of Q fever - United States, 2013: recommendations from CDC and the Q Fever Working Group. Morbidity and Mortality Weekly Report Recommendations and Reports. 2013; 62 (Rr - 03): 1 - 30.

[82] Dupuis G, Peter O, Peacock M, Burgdorfer W, Haller E. Immunoglobulin responses in acute Q fever. J Clin Microbiol. 1985; 22 (4): 484 - 7.

[83] Schneeberger PM, Hermans MH, van Hannen EJ, Schellekens JJ, Leenders AC, Wever PC. Real - time PCR with serum samples is indispensable for early diagnosis of acute Q fever. Clin Vaccine Immunol. 2010; 17 (2): 286 - 90. https: //doi. org/10. 1128/

cvi. 00454 – 09.

[84] Klee SR，Tyczka J，Ellerbrok H，Franz T，Linke S，Baljer G，Appel B. Highly sensitive realtime PCR for specific detection and quantification of Coxiella burnetii. BMC Microbiol. 2006；6：2. https：//doi. org/10. 1186/1471 – 2180 – 6 – 2.

[85] Fournier PE，Raoult D. Comparison of PCR and serology assays for early diagnosis of acute Q fever. J Clin Microbiol. 2003；41 (11)：5094 – 8.

[86] Tilburg JJ，Melchers WJ，Pettersson AM，Rossen JW，Hermans MH，van Hannen EJ，Nabuurs – Franssen MH，de Vries MC，Horrevorts AM，Klaassen CH. Interlaboratory evaluation of different extraction and real – time PCR methods for detection of Coxiella burnetii DNA in serum. J Clin Microbiol. 2010；48 (11)：3923 – 7. https：//doi. org/10. 1128/jcm. 01006 – 10.

[87] Turra M，Chang G，Whybrow D，Higgins G，Qiao M. Diagnosis of acute Q fever by PCR on sera during a recent outbreak in rural south Australia. Ann N Y Acad Sci. 2006；1078：566 – 9. https：//doi. org/10. 1196/annals. 1374. 112.

[88] Wegdam – Blans MC，Kampschreur LM，Delsing CE，Bleeker – Rovers CP，Sprong T，van Kasteren ME，Notermans DW，Renders NH，Bijlmer HA，Lestrade PJ，Koopmans MP，Nabuurs – Franssen MH，Oosterheert JJ. Chronic Q fever：review of the literature and a proposal of new diagnostic criteria. J Infect. 2012；64 (3)：247 – 59. https：//doi. org/10. 1016/j. jinf. 2011. 12. 014.

[89] Raoult D，Houpikian P，Tissot Dupont H，Riss JM，Arditi – Djiane J，Brouqui P. Treatment of Q fever endocarditis：comparison of 2 regimens containing doxycycline and ofloxacin or hydroxychloroquine. Arch Intern Med. 1999；159 (2)：167 – 73.

[90] Sobradillo V，Zalacain R，Capelastegui A，Uresandi F，Corral J. Antibiotic treatment in pneumonia due to Q fever. Thorax. 1992；47 (4)：276 – 8.

[91] O'Neill TJ，Sargeant JM，Poljak Z. The effectiveness of Coxiella burnetii vaccines in occupationally exposed populations：a systematic review and meta – analysis. Zoonoses Public Health. 2014；61 (2)：81 – 96. https：//doi. org/10. 1111/zph. 12054.

[92] Kersh GJ，Fitzpatrick KA，Self JS，Biggerstaff BJ，Massung RF. Long – term immune responses to Coxiella burnetii after vaccination. Clin Vaccine Immunol. 2013；20 (2)：129 – 33. https：//doi. org/10. 1128/cvi. 00613 – 12.

[93] Gidding HF，Wallace C，Lawrence GL，McIntyre PB. Australia's national Q fever vaccination program. Vaccine. 2009；27 (14)：2037 – 41. https：//doi. org/10. 1016/j. vaccine. 2009. 02. 007.

[94] Gilroy N，Formica N，Beers M，Egan A，Conaty S，Marmion B. Abattoir – associated Q fever：a Q fever outbreak during a Q fever vaccination program. Aust N Z J Public Health. 2001；25 (4)：362 – 7.

[95] Arricau - Bouvery N, Souriau A, Bodier C, Dufour P, Rousset E, Rodolakis A. Effect of vaccination with phase I and phase II Coxiella burnetii vaccines in pregnant goats. Vaccine. 2005; 23 (35): 4392 - 402. https://doi.org/10.1016/j.vaccine.2005.04.010.

[96] de Cremoux R, Rousset E, Touratier A, Audusseau G, Nicollet P, Ribaud D, David V, Le Pape M. Assessment of vaccination by a phase I Coxiella burnetii - inactivated vaccine in goat herds in clinical Q fever situation. FEMS Immunol Med Microbiol. 2012; 64 (1): 104 - 6. https://doi.org/10.1111/j.1574 - 695X.2011.00892.x.

[97] Hogerwerf L, van den Brom R, Roest HI, Bouma A, Vellema P, Pieterse M, Dercksen D, Nielen M. Reduction of Coxiella burnetii prevalence by vaccination of goats and sheep, The Netherlands. Emerg Infect Dis. 2011; 17 (3): 379 - 86. https://doi.org/10.3201/eid1703.101157.

[98] Baca OG, Akporiaye ET, Aragon AS, Martinez IL, Robles MV, Warner NL. Fate of phase I and phase II Coxiella burnetii in several macrophage - like tumor cell lines. Infect Immun. 1981; 33 (1): 258 - 66.

[99] Capo C, Lindberg FP, Meconi S, Zaffran Y, Tardei G, Brown EJ, Raoult D, Mege JL. Subversion of monocyte functions by Coxiella burnetii: impairment of the cross - talk between alphavbeta3 integrin and CR3. J Immunol. 1999; 163 (11): 6078 - 85.

[100] Martinez E, Cantet F, Fava L, Norville I, Bonazzi M. Identification of OmpA, a Coxiella burnetii protein involved in host cell invasion, by multi - phenotypic high - content screening. PLoS Pathog. 2014; 10 (3): e1004013. https://doi.org/10.1371/journal.ppat.1004013.

[101] Moffatt JH, Newton P, Newton HJ. Coxiella burnetii: turning hostility into a home. Cell Microbiol. 2015; 17 (5): 621 - 31. https://doi.org/10.1111/cmi.12432.

[102] Howe D, Mallavia LP. Coxiella burnetii exhibits morphological change and delays phagolysosomal fusion after internalization by J774A.1 cells. Infect Immun. 2000; 68 (7): 3815 - 21.

[103] Romano PS, Gutierrez MG, Beron W, Rabinovitch M, Colombo MI. The autophagic pathway is actively modulated by phase II Coxiella burnetii to efficiently replicate in the host cell. Cell Microbiol. 2007; 9 (4): 891 - 909. https://doi.org/10.1111/j.1462 - 5822.2006.00838.x.

[104] Beron W, Gutierrez MG, Rabinovitch M, Colombo MI. Coxiella burnetii localizes in a Rab7 - labeled compartment with autophagic characteristics. Infect Immun. 2002; 70 (10): 5816 - 21.

[105] McDonough JA, Newton HJ, Klum S, Swiss R, Agaisse H, Roy CR. Host pathways important for Coxiella burnetii infection revealed by genome - wide RNA interference

screening. MBio. 2013; 4 (1): e00606 – 12. https: //doi. org/10. 1128/mBio. 00606 – 12.

[106] Campoy EM, Mansilla ME, Colombo MI. Endocytic SNAREs are involved in optimal Coxiella burnetii vacuole development. Cell Microbiol. 2013; 15 (6): 922 – 41. https: //doi. org/10. 1111/cmi. 12087.

[107] Pryor PR, Mullock BM, Bright NA, Lindsay MR, Gray SR, Richardson SC, Stewart A, James DE, Piper RC, Luzio JP. Combinatorial SNARE complexes with VAMP7 or VAMP8 define different late endocytic fusion events. EMBO Rep. 2004; 5 (6): 590 – 5. https: //doi. org/10. 1038/ sj. embor. 7400150.

[108] Seshadri R, Paulsen IT, Eisen JA, Read TD, Nelson KE, Nelson WC, Ward NL, Tettelin H, Davidsen TM, Beanan MJ, Deboy RT, Daugherty SC, Brinkac LM, Madupu R, Dodson RJ, Khouri HM, Lee KH, Carty HA, Scanlan D, Heinzen RA, Thompson HA, Samuel JE, Fraser CM, Heidelberg JF. Complete genome sequence of the Q – fever pathogen Coxiella burnetii. Proc Natl Acad Sci USA. 2003; 100 (9): 5455 – 60. https: //doi. org/10. 1073/pnas. 0931379100.

[109] Gilk SD, Cockrell DC, Luterbach C, Hansen B, Knodler LA, Ibarra JA, Steele – Mortimer O, Heinzen RA. Bacterial colonization of host cells in the absence of cholesterol. PLoS Pathog. 2013; 9 (1): e1003107. https: //doi. org/10. 1371/journal. ppat. 1003107.

[110] Mulye M, Samanta D, Winfree S, Heinzen RA, Gilk SD. Elevated cholesterol in the Coxiella burnetii intracellular Niche is bacteriolytic. MBio. 2017; 8 (1): e02313 – 16. https: //doi. org/10. 1128/mBio. 02313 – 16.

[111] Justis AV, Hansen B, Beare PA, King KB, Heinzen RA, Gilk SD. Interactions between the Coxiella burnetii parasitophorous vacuole and the endoplasmic reticulum involve the host protein ORP1L. Cell Microbiol. 2017; 19 (1) . doi: https: //doi. org/10. 1111/cmi. 12637.

[112] Czyz DM, Potluri LP, Jain – Gupta N, Riley SP, Martinez JJ, Steck TL, Crosson S, Shuman HA, Gabay JE. Host – directed antimicrobial drugs with broad – spectrum efficacy against intracellular bacterial pathogens. MBio. 2014; 5 (4): e01534 – 01514. https: //doi. org/10. 1128/mBio. 01534 – 14.

[113] Howe D, Heinzen RA. Coxiella burnetii inhabits a cholesterol – rich vacuole and influences cellular cholesterol metabolism. Cell Microbiol. 2006; 8 (3): 496 – 507. https: //doi. org/10. 1111/j. 1462 – 5822. 2005. 00641. x.

[114] Howe D, Melnicakova J, Barak I, Heinzen RA. Fusogenicity of the Coxiella burnetii parasitophorous vacuole. Ann N Y Acad Sci. 2003; 990: 556 – 62.

[115] Veras PS, de Chastellier C, Moreau MF, Villiers V, Thibon M, Mattei D, Rabinovitch M. Fusion between large phagocytic vesicles: targeting of yeast and other particulates to phagolysosomes that shelter the bacterium Coxiella burnetii or the protozoan Leishmania

amazonensis in Chinese hamster ovary cells. J Cell Sci. 1994；107（Pt 11）：3065－76.

［116］Kohler LJ，Reed SCO，Sarraf SA，Arteaga DD，Newton HJ，Roy CR. Effector protein Cig2 decreases host tolerance of infection by directing constitutive fusion of autophagosomes with the Coxiella－containing vacuole. MBio. 2016；7（4）：e01127－16. https：//doi. org/10. 1128/mBio. 01127－16.

［117］Martinez E，Allombert J，Cantet F，Lakhani A，Yandrapalli N，Neyret A，Norville IH，Favard C，Muriaux D，Bonazzi M. Coxiella burnetii effector CvpB modulates phosphoinositide metabolism for optimal vacuole development. Proc Natl Acad Sci USA. 2016；113（23）：E3260－9. https：//doi. org/10. 1073/pnas. 1522811113.

［118］Newton HJ，Kohler LJ，McDonough JA，Temoche－Diaz M，Crabill E，Hartland EL，Roy CR. A screen of Coxiella burnetii mutants reveals important roles for Dot/Icm effectors and host autophagy in vacuole biogenesis. PLoS Pathog. 2014；10（7）：e1004286. https：//doi. org/10. 1371/journal. ppat. 1004286.

［119］Winchell CG，Graham JG，Kurten RC，Voth DE. Coxiella burnetii type IV secretion－dependent recruitment of macrophage autophagosomes. Infect Immun. 2014；82（6）：2229－38. https：//doi. org/10. 1128/IAI. 01236－13.

［120］Gutierrez MG，Vazquez CL，Munafo DB，Zoppino FC，Beron W，Rabinovitch M，Colombo MI. Autophagy induction favours the generation and maturation of the Coxiella－replicative vacuoles. Cell Microbiol. 2005；7（7）：981－93. https：//doi. org/10. 1111/j. 1462－5822. 2005. 00527. x.

［121］Larson CL，Beare PA，Howe D，Heinzen RA. Coxiella burnetii effector protein subverts clathrin－mediated vesicular trafficking for pathogen vacuole biogenesis. Proc Natl Acad Sci USA. 2013；110（49）：E4770－9. https：//doi. org/10. 1073/pnas. 1309195110.

［122］Latomanski EA，Newton P，Khoo CA，Newton HJ. The effector Cig57 Hijacks FCHO－mediated vesicular trafficking to facilitate intracellular replication of Coxiella burnetii. PLoS Pathog. 2016；12（12）：e1006101. https：//doi. org/10. 1371/journal. ppat. 1006101.

［123］Luhrmann A，Roy CR. Coxiella burnetii inhibits activation of host cell apoptosis through a mechanism that involves preventing cytochrome c release from mitochondria. Infect Immun. 2007；75（11）：5282－9. https：//doi. org/10. 1128/IAI. 00863－07.

［124］Voth DE，Howe D，Heinzen RA. Coxiella burnetii inhibits apoptosis in human THP－1 cells and monkey primary alveolar macrophages. Infect Immun. 2007；75（9）：4263－71. https：//doi. org/10. 1128/IAI. 00594－07.

［125］Macdonald LJ，Graham JG，Kurten RC，Voth DE. Coxiella burnetii exploits host cAMP－dependent protein kinase signalling to promote macrophage survival. Cell Microbiol. 2014；16（1）：146－59. https：//doi. org/10. 1111/cmi. 12213.

[126] Vazquez CL, Colombo MI. Coxiella burnetii modulates Beclin 1 and Bcl-2, preventing host cell apoptosis to generate a persistent bacterial infection. Cell Death Differ. 2010; 17 (3): 421-38. https://doi.org/10.1038/cdd.2009.129.

[127] Russell-Lodrigue KE, Zhang GQ, McMurray DN, Samuel JE. Clinical and pathologic changes in a guinea pig aerosol challenge model of acute Q fever. Infect Immun. 2006; 74 (11): 6085-91. https://doi.org/10.1128/iai.00763-06.

[128] Scott GH, Williams JC, Stephenson EH. Animal models in Q fever: pathological responses of inbred mice to phase I Coxiella burnetii. J Gen Microbiol. 1987; 133 (3): 691-700. https://doi.org/10.1099/00221287-133-3-691.

[129] Waag DM, Byrne WR, Estep J, Gibbs P, Pitt ML, Banfield CM. Evaluation of cynomolgus (Macaca fascicularis) and rhesus (Macaca mulatta) monkeys as experimental models of acute Q fever after aerosol exposure to phase-I Coxiella burnetii. Lab Anim Sci. 1999; 49 (6): 634-8.

[130] Lillie RD. Pathologic histology in guinea pigs following intraperitoneal inoculation with the virus of "Q" fever. Public Health Rep. 1942; 57 (9): 296-306.

[131] Scott GH, Burger GT, Kishimoto RA. Experimental Coxiella burnetii infection of guinea pigs and mice. Lab Anim Sci. 1978; 28 (6): 673-5.

[132] Kishimoto RA, Gonder JC, Johnson JW, Reynolds JA, Larson EW. Evaluation of a killed phase I Coxiella burnetii vaccine in cynomolgus monkeys (Macaca fascicularis). Lab Anim Sci. 1981; 31 (1): 48-51.

[133] Waag DM, England MJ, Tammariello RF, Byrne WR, Gibbs P, Banfield CM, Pitt ML. Comparative efficacy and immunogenicity of Q fever chloroform: methanol residue (CMR) and phase I cellular (Q-Vax) vaccines in cynomolgus monkeys challenged by aerosol. Vaccine. 2002; 20 (19-20): 2623-34.

[134] Norville IH, Hartley MG, Martinez E, Cantet F, Bonazzi M, Atkins TP. Galleria mellonella as an alternative model of Coxiella burnetii infection. Microbiology. 2014; 160 (Pt 6): 1175-81. https://doi.org/10.1099/mic.0.077230-0.

[135] Tsai CJ, Loh JM, Proft T. Galleria mellonella infection models for the study of bacterial diseases and for antimicrobial drug testing. Virulence. 2016; 7 (3): 214-29. https://doi.org/10.1080/21505594.2015.1135289.

[136] van Schaik EJ, Case ED, Martinez E, Bonazzi M, Samuel JE. The SCID mouse model for identifying virulence determinants in Coxiella burnetii. Front Cell Infect Microbiol. 2017; 7: 25. https://doi.org/10.3389/fcimb.2017.00025.

[137] Weber MM, Faris R, van Schaik EJ, McLachlan JT, Wright WU, Tellez A, Roman VA, Rowin K, Case ED, Luo ZQ, Samuel JE. The type IV secretion system effector protein CirA stimulates the GTPase activity of RhoA and is required for virulence in a

mouse model of Coxiella burnetii infection. Infect Immun. 2016; 84 (9): 2524 - 33. https: //doi. org/10. 1128/iai. 01554 - 15.

[138] Akporiaye ET, Rowatt JD, Aragon AA, Baca OG. Lysosomal response of a murine macrophage - like cell line persistently infected with Coxiella burnetii. Infect Immun. 1983; 40 (3): 1155 - 62.

[139] Baca OG, Scott TO, Akporiaye ET, DeBlassie R, Crissman HA. Cell cycle distribution patterns and generation times of L929 fibroblast cells persistently infected with Coxiella burnetii. Infect Immun. 1985; 47 (2): 366 - 9.

[140] Maurin M, Benoliel AM, Bongrand P, Raoult D. Phagolysosomes of Coxiella burnetii - infected cell lines maintain an acidic pH during persistent infection. Infect Immun. 1992; 60 (12): 5013 - 6.

[141] Raoult D, Vestris G, Enea M. Isolation of 16 strains of Coxiella burnetii from patients by using a sensitive centrifugation cell culture system and establishment of the strains in HEL cells. J Clin Microbiol. 1990; 28 (11): 2482 - 4.

[142] Zamboni DS, Mortara RA, Rabinovitch M. Infection of Vero cells with Coxiella burnetii phase II: relative intracellular bacterial load and distribution estimated by confocal laser scanning microscopy and morphometry. J Microbiol Methods. 2001; 43 (3): 223 - 32.

[143] Beare PA, Heinzen RA. Gene inactivation in Coxiella burnetii. Methods Mol Biol. 2014; 1197: 329 - 45. https: //doi. org/10. 1007/978 - 1 - 4939 - 1261 - 2 _ 19.

[144] Chen C, Banga S, Mertens K, Weber MM, Gorbaslieva I, Tan Y, Luo ZQ, Samuel JE. Largescale identification and translocation of type IV secretion substrates by Coxiella burnetii. Proc Natl Acad Sci USA. 2010; 107 (50): 21755 - 60. https: //doi. org/10. 1073/pnas. 1010485107.

[145] Voth DE, Beare PA, Howe D, Sharma UM, Samoilis G, Cockrell DC, Omsland A, Heinzen RA. The Coxiella burnetii cryptic plasmid is enriched in genes encoding type IV secretion system substrates. J Bacteriol. 2011; 193 (7): 1493 - 503. https: //doi. org/10. 1128/JB. 01359 - 10.

[146] Charpentier X, Oswald E. Identification of the secretion and translocation domain of the enteropathogenic and enterohemorrhagic Escherichia coli effector Cif, using TEM - 1 betalactamase as a new fluorescence - based reporter. J Bacteriol. 2004; 186 (16): 5486 - 95. https: //doi. org/10. 1128/jb. 186. 16. 5486 - 5495. 2004.

[147] de Felipe KS, Glover RT, Charpentier X, Anderson OR, Reyes M, Pericone CD, Shuman HA. Legionella eukaryotic - like type IV substrates interfere with organelle trafficking. PLoS Pathog. 2008; 4 (8): e1000117. https: //doi. org/10. 1371/journal. ppat. 1000117.

[148] Newton P, Latomanski EA, Newton HJ. Applying Fluorescence Resonance Energy

Transfer (FRET) to examine effector translocation efficiency by Coxiella burnetii during siRNA silencing. J Vis Exp. 2016；(113) . doi：https：//doi. org/10. 3791/54210.

[149] Beare PA，Larson CL，Gilk SD，Heinzen RA. Two systems for targeted gene deletion in Coxiella burnetii. Appl Environ Microbiol. 2012；78 (13)：4580 – 9. https：//doi. org/10. 1128/AEM. 00881 – 12.

[150] Cunha LD，Ribeiro JM，Fernandes TD，Massis LM，Khoo CA，Moffatt JH，Newton HJ，Roy CR，Zamboni DS. Inhibition of inflammasome activation by Coxiella burnetii type IV secretion system effector IcaA. Nat Commun. 2015；6：10205. https：//doi. org/10. 1038/ncomms10205.

[151] Fielden LF，Moffatt JH，Kang Y，Baker MJ，Khoo C，Roy CR，Stojanovski D，NH J. A farnesylated Coxiella burnetii effector forms a multimeric complex at the mitochondrial outer membrane during infection. Infect Immun. 2017；85 (5)：e01046 – 16.

[152] Christie PJ，Vogel JP. Bacterial type IV secretion：conjugation systems adapted to deliver effector molecules to host cells. Trends Microbiol. 2000；8 (8)：354 – 60.

[153] Feldman M，Zusman T，Hagag S，Segal G. Coevolution between nonhomologous but functionally similar proteins and their conserved partners in the Legionella pathogenesis system. Proc Natl Acad Sci USA. 2005；102 (34)：12206 – 11. https：//doi. org/10. 1073/pnas. 0501850102.

[154] Zamboni DS，McGrath S，Rabinovitch M，Roy CR. Coxiella burnetii express type IV secretion system proteins that function similarly to components of the Legionella pneumophila Dot/Icm system. Mol Microbiol. 2003；49 (4)：965 – 76.

[155] Zusman T，Yerushalmi G，Segal G. Functional similarities between the icm/dot pathogenesis systems of Coxiella burnetii and Legionella pneumophila. Infect Immun. 2003；71 (7)：3714 – 23.

[156] Segal G，Purcell M，Shuman HA. Host cell killing and bacterial conjugation require overlapping sets of genes within a 22 – kb region of the Legionella pneumophila genome. Proc Natl Acad Sci USA. 1998；95 (4)：1669 – 74.

[157] Vogel JP，Andrews HL，Wong SK，Isberg RR. Conjugative transfer by the virulence system of Legionella pneumophila. Science. 1998；279 (5352)：873 – 6.

[158] Nagai H，Cambronne ED，Kagan JC，Amor JC，Kahn RA，Roy CR. A C – terminal translocation signal required for Dot/Icm – dependent delivery of the Legionella RalF protein to host cells. Proc Natl Acad Sci USA. 2005；102 (3)：826 – 31. https：//doi. org/10. 1073/pnas. 0406239101.

[159] Newton HJ，McDonough JA，Roy CR. Effector protein translocation by the Coxiella burnetii Dot/Icm type IV secretion system requires endocytic maturation of the pathogen – occupied vacuole. PLoS One. 2013；8 (1)：e54566. https：//doi. org/10. 1371/

journal. pone. 0054566.

[160] Segal G. The Legionella pneumophila two - component regulatory systems that participate in the regulation of Icm/Dot effectors. Curr Top Microbiol Immunol. 2013；376：35 - 52. https：// doi. org/10. 1007/82 _ 2013 _ 346.

[161] Beare PA，Sandoz KM，Larson CL，Howe D，Kronmiller B，Heinzen RA. Essential role for the response regulator PmrA in Coxiella burnetii type 4B secretion and colonization of mammalian host cells. J Bacteriol. 2014；196（11）：1925 - 40. https：//doi. org/10. 1128/JB. 01532 - 14.

[162] Larson CL，Martinez E，Beare PA，Jeffrey B，Heinzen RA，Bonazzi M. Right on Q：genetics begin to unravel Coxiella burnetii host cell interactions. Future Microbiol. 2016；11：919 - 39. https：//doi. org/10. 2217/fmb - 2016 - 0044.

[163] Lifshitz Z，Burstein D，Peeri M，Zusman T，Schwartz K，Shuman HA，Pupko T，Segal G. Computational modeling and experimental validation of the Legionella and Coxiella virulence - related type - IVB secretion signal. Proc Natl Acad Sci USA. 2013；110（8）：E707 - 15. https：//doi. org/10. 1073/pnas. 1215278110.

[164] Pan X，Luhrmann A，Satoh A，Laskowski - Arce MA，Roy CR. Ankyrin repeat proteins comprise a diverse family of bacterial type IV effectors. Science. 2008；320（5883）：1651 - 4. https：//doi. org/10. 1126/science. 1158160.

[165] Voth DE，Howe D，Beare PA，Vogel JP，Unsworth N，Samuel JE，Heinzen RA. The Coxiella burnetii ankyrin repeat domain - containing protein family is heterogeneous，with C - terminal truncations that influence Dot/Icm - mediated secretion. J Bacteriol. 2009；191（13）：4232 - 42. https：//doi. org/10. 1128/JB. 01656 - 08.

[166] Kohler LJ，Roy CR. Biogenesis of the lysosome - derived vacuole containing Coxiella burnetii. Microbes Infect. 2015；17（11 - 12）：766 - 71. https：//doi. org/10. 1016/j. micinf. 2015. 08. 006.

[167] Larson CL，Beare PA，Voth DE，Howe D，Cockrell DC，Bastidas RJ，Valdivia RH，Heinzen RA. Coxiella burnetii effector proteins that localize to the parasitophorous vacuole membrane promote intracellular replication. Infect Immun. 2015；83（2）：661 - 70. https：//doi. org/10. 1128/ IAI. 02763 - 14.

[168] Lifshitz Z，Burstein D，Schwartz K，Shuman HA，Pupko T，Segal G. Identification of novel Coxiella burnetii Icm/Dot effectors and genetic analysis of their involvement in modulating a mitogen - activated protein kinase pathway. Infect Immun. 2014；82（9）：3740 - 52. https：//doi. org/10. 1128/IAI. 01729 - 14.

[169] Friedrich A，Pechstein J，Berens C，Luhrmann A. Modulation of host cell apoptotic pathways by intracellular pathogens. Curr Opin Microbiol. 2017；35：88 - 99. https：//doi. org/10. 1016/j. mib. 2017. 03. 001.

[170] Klingenbeck L，Eckart RA，Berens C，Luhrmann A. The Coxiella burnetii type IV secretion system substrate CaeB inhibits intrinsic apoptosis at the mitochondrial level. Cell Microbiol. 2013；15（4）：675－87. https：//doi. org/10. 1111/cmi. 12066.

[171] Luhrmann A，Nogueira CV，Carey KL，Roy CR. Inhibition of pathogen－induced apoptosis by a Coxiella burnetii type IV effector protein. Proc Natl Acad Sci USA. 2010；107（44）：18997－9001. https：//doi. org/10. 1073/pnas. 1004380107.

[172] Eckart RA，Bisle S，Schulze－Luehrmann J，Wittmann I，Jantsch J，Schmid B，Berens C，Luhrmann A. Antiapoptotic activity of Coxiella burnetii effector protein AnkG is controlled by p32－dependent trafficking. Infect Immun. 2014；82（7）：2763－71. https：//doi. org/10. 1128/ IAI. 01204－13.

[173] Schafer W，Eckart RA，Schmid B，Cagkoylu H，Hof K，Muller YA，Amin B，Luhrmann A. Nuclear trafficking of the anti－apoptotic Coxiella burnetii effector protein AnkG requires binding to p32 and Importin－alpha1. Cell Microbiol. 2016. doi：https：//doi. org/10. 1111/cmi. 12634.

[174] Bisle S，Klingenbeck L，Borges V，Sobotta K，Schulze－Luehrmann J，Menge C，Heydel C，Gomes JP，Luhrmann A. The inhibition of the apoptosis pathway by the Coxiella burnetii effector protein CaeA requires the EK repetition motif，but is independent of survivin. Virulence. 2016；7（4）：400－12. https：//doi. org/10. 1080/21505594. 2016. 1139280.

[175] Rodriguez－Escudero M，Cid VJ，Molina M，Schulze－Luehrmann J，Luhrmann A，Rodriguez－Escudero I. Studying Coxiella burnetii type IV substrates in the yeast Saccharomyces cerevisiae：focus on subcellular localization and protein aggregation. PLoS One. 2016；11（1）：e0148032. https：//doi. org/10. 1371/journal. pone. 0148032.

第10章　土拉弗朗西斯菌：兔热病原体和生物恐怖剂

Monique Barel and Alain Charbit

10.1 引言

土拉弗朗西斯菌（ssp.，以下简称土拉菌），也被称为A型土拉弗朗西斯菌，被认为是一种潜在的生物战剂，因此被CDC列为A类制剂。事实上，土拉菌是最具传染性和毒性的细菌之一，是兔热病的罪魁祸首。兔热病是一种人畜共患病，可通过动物咬伤，接触动物、被污染的体液、粪便，或通过食用动物源性食品，特别是肉类和奶制品传播给人类。吸入低剂量的A型土拉菌就足以引起人类疾病，如果不治疗，死亡率为30%～60%[1]。据CDC估计，由气溶胶化的A型土拉菌引起的生物恐怖袭击造成的经济代价为每100000名暴露的人接近54亿美元。2007年，Eisen强调需要进一步研究自然界土拉菌的传播周期、感染途径和流行病学[2]。土拉菌对极端环境的广谱适应能力是对科学家的一个新挑战，他们试图了解宿主对感染这种病原体的确切反应机制。

10.2 自然传播周期和感染途径

土拉菌的自然储库是多样的，其自然循环涉及动物和咬人的节肢动物。据报道，有250多种哺乳动物、鸟类、两栖动物和无脊椎动物对土拉菌敏感（见图10-1）。最容易被感染的动物是啮齿类和兔形目动物，它们会出现严重的疾病。因此，环境经常被土拉菌感染的啮齿类动物粪便污染。鸟类、绵羊、牛和狗对疾病的抵抗力较强。食肉动物对感染非常敏感，但很少发生临床疾病，除非

M. Barel · A. Charbit (✉)

INSERM U1151 - CNRS UMR 8253, Université Paris Descartes, UMR _ S 1151, Equipe 11, Pathogénie des Infections Systémiques, Batiment Leriche - Porte 9, 14 Rue Maria Helena Vieira Da Silva, CS 61431, Paris Cedex 14, France

e-mail: monique.barel@inserm.fr; alain.charbit@inserm.fr

被感染的剂量非常大。吸血节肢动物起着中间宿主的作用，是一个取之不尽的细菌储存库。细菌的生存取决于温度，它可能在 0 ℃以下存活数月，但在 10 ℃以上仅存活数天。在水生环境中观察到的该细菌持久存活，可能是由于它在水生原生动物（如阿米巴）中的共生情况[3]。

皮肤传播是土拉菌最常见的感染途径。通常，感染发生在与受感染的活体或死亡动物直接接触后，如通过处理受污染的物品，或在被吸血节肢动物叮咬后发生。皮肤暴露于受污染的液体，或食用污染水/受染动物未煮熟的肉后，也可通过结膜或黏膜（包括胃肠道）途径发生感染。最后，操纵动物或受污染的产品，以及从事田园工作或园艺可能会导致污染物的气雾化，并导致肺部感染。这种感染途径会导致最严重的土拉菌感染，即肺炎性土拉菌病。5～10 个细菌就足以引起肺炎，肺炎的致死率很高（30％），但胃肠道感染或引起溃疡性肺炎需要 10^6～10^8 个细菌细胞，而溃疡性肺炎的致死率很低。

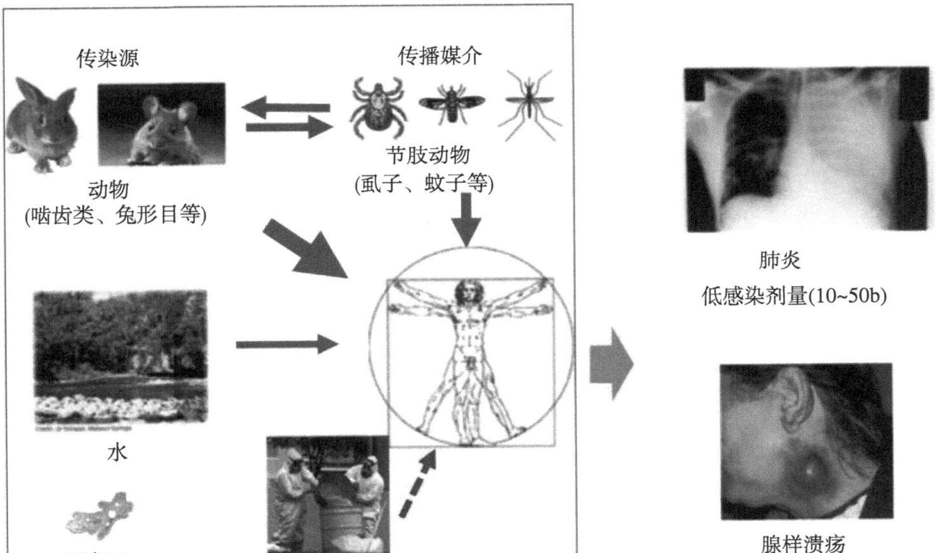

图 10－1　土拉菌的自然生命周期，包括在动物、咬人的节肢动物和环境中的阶段。描述了最低或最高病死率相关的两种土拉菌的相关病理

10.3 流行病学、检测和治疗

最具毒性的土拉弗朗西斯菌亚种是土拉菌 A 型和 B 型。A 型主要存在于美国北美洲的森林中，而 B 型则存在于欧洲大陆、俄罗斯和日本。在中国南部[4]和西藏[5]的海水中也分离出了新菌株。亚细亚（mediasiatica）亚种存在于亚洲中部，新杀手（novicida）亚种则分布于北美和澳大利亚。兔热病的病例在冬季和夏季达到高峰，前者相当于狩猎季节，后者则是蜱虫和蚊子活动最频繁的时期。

近几十年来，与全球的兔热病发病率相比，巴尔干国家的兔热病病例明显增加。科索沃战争（1998 年 2 月至 1999 年 6 月）后，暴发了一场疫情，1999 年至 2010 年间，人类病例达到 1221 例。在 2001—2010 年期间，科索沃的年发病率在欧洲最高，为每 100000 人中有 5.2 人。瑞典、芬兰、斯洛伐克、捷克、挪威、塞尔维亚和黑山、匈牙利、保加利亚和克罗地亚紧随其后，分别为每 10 万人 2.80、1.19、1.0、0.81、0.42、0.4、0.36、0.21 和 0.15 例[6]。最近的一份报告报道了在伊朗及其邻国再次出现兔热病的人类病例[7]。到目前为止，英国、冰岛、非洲、南美洲和南极洲还没有报道过兔热病。值得注意的是，最近在澳大利亚报告了两例由土拉菌 B 亚种引起的环尾负鼠的兔热病[8]，这表明可能低估了这些动物构成土拉菌自然库的现状。

在欧洲，土拉菌的传播主要利用两个自然库，一是通过与动物直接接触的陆生库，二是通过污染水的水生库[9]。这两个主要的自然库可能是报告的土拉菌病例地理分布的起源。此外，最近的一篇论文[10]，采用反向基因组学方法，也通过可变的复制活动和长距离的地理活动表明，土拉菌在欧洲从东向西移动。总的来说，这些参数很可能是在土拉菌分离物中发现遗传多样性的原因。

2007 年，世卫组织制定了一项准则，用于区分疑似、推定和确诊的土拉菌病例。然而，我们应该记住，这些区分主要是由不同国家的检测手段所支持的。例如，在伊朗，表述的人类土拉菌病病例，被称为重新出现的疾病[7]，很可能是由于缺乏可用的和有效的检测。即使在美国，医生也对 2015 年美国四个州（即科罗拉多州、内布拉斯加州、南达科他州和怀俄明州）明显激增的土拉菌病病例感到困惑。事实上，在过去的二十年里，全国每年约有 125 例这种疾病，而在 2015 年的前九个月里，CDC 在这四个州报告了 100 例（科罗拉多州 43 例，内布拉斯加州 21 例，南达科他州 20 例，怀俄明州 16 例），这 100 个病例涉及年龄从 10 个月到 89 岁的人。由于这种基本上没有症状的感染，一名 85 岁的老人死于该疾病，另有 48 人不得不住院治疗。直到 2005 年，唯一可用于诊断兔热病的检测手段是血清学诊断[11]。自 2010 年以来[12]，技术的进步使得一系列新的土拉菌检测方法得以建立（见表 10－1），其中一些方法可以现场检测（Point－of－Care），通过血清流行病学调查可以更好估算兔热病的真实流行率[9]。

对确诊的土拉菌病的治疗主要是抗生素治疗。最近报道了一项关于土拉菌株抗生素敏感性的深入研究[23]。

每一例土拉菌病都要根据感染形式和严重程度进行治疗。早期诊断可以立即用抗生素治疗。有几类抗生素被推荐用于治疗土拉菌病，但疗效不一。可用于治疗土拉菌病的抗生素包括：链霉素、庆大霉素、环丙沙星和四环素类。

表 10－1　2014 年以来土拉菌的检测技术

检测技术	样本	检测限	评价	适用场合	参考文献
芯片上毛细管电泳进行生物条形码检测	复合生物介质	50 CFU/mL	快速、灵敏、多重、准确	实验室检测	[13]
固相重组酶聚合酶扩增	144bp 双链 DNA	50μL 中 6105 拷贝		实验室检测	[14,15]
侧向流动分析	细菌		有限灵敏度	实验室检测	[16]
侧向流动分析	细菌及复杂样本	100 CFU/次	快速（15 min）、灵敏	一级应急响应的床边检测	[17]
免疫渗滤法	细菌		敏感度高；但对急救人员来说，灵敏度有限且很复杂	实验室检测	[16]
DNA 微阵列技术	微阵列探针		更便捷、更灵活的微阵列探针专业设计	实验室检测	[18]
蛋白质组微阵列	来源于土拉菌 Schu S4 株和血清的 1741 种不同蛋白质			可部署格式的诊断	[19]
具有多个捕获抗体的磁珠和与量子点连接的基因工程载铁蛋白蛋白结构	抗体	与基于酶的检测方法相比，灵敏度提高了 10 倍		现场检测	[20]

续表

检测技术	样本	检测限	评价	适用场合	参考文献
乳胶凝集试验	血清		专用、灵敏、快速、易操作、高性价比的工具	常规诊断	[21]
全自动病原体快速检测系统	全血	10 CFU/mL	敏感度高	床边检测	[22]

根据经验、疗效和FDA批准，链霉素是首选药物，它通常用于治疗眼球结核病。该药为肌肉注射，每天2次，持续1～2周。当脓肿形成时，可能需要手术治疗，以引流肿胀的淋巴结或切掉皮肤溃疡处的感染组织。庆大霉素被认为是一种可接受的替代方法，但一些报道称初次成功率较低。使用这些氨基糖苷类药物治疗应当持续10天。根据所治疗的土拉菌病的类型，医生也可能开出替代的口服抗生素，如多西环素或四环素，它们可能有效，但不如链霉素有效。环丙沙星和其他氟喹诺酮类药物没有被FDA批准用于治疗土拉菌病，但在体外、动物和人体中显示出良好的疗效。在西班牙暴发的142名患者中，使用环丙沙星显示出良好的临床效果；如有更多的研究能够展现其临床疗效，那么氟喹诺酮类抗生素可能用于治疗土拉菌病。对于病情不太严重的患者，四环素类药物可能是氨基糖苷类药物的合适替代品。四环素类药物是静态药物，应至少服用14天，以避免复发。肺炎是该病的一种形式，与其他土拉菌感染相比，其病例死亡率最高。因此，新抗生素疗法的研究主要集中在肺部感染，因为它也是生物恐怖袭击中最可能的感染途径。通过吸入途径提供抗生素治疗，有可能在感染部位（呼吸道）提供高浓度的抗生素，同时避免全身用药。目前正在研发两种脂质体环丙沙星制剂（Lipoquin® 和 Pulmaquin®）[24]。这些制剂可以改善许多指标，如环丙沙星的耐受性或剂量频率，并增加生物膜的渗透性。事实上，众所周知，由多细胞细菌群落形成的生物膜构成的环境，可能容易增加抗生素的耐药性和土拉菌的传播。

免疫疗法是一种正在探索的替代性治疗途径，原因是：1）担心土拉菌的武器化，包括抗生素耐药菌株的产生[25]；2）欧洲存在对红霉素耐药的自然菌株。同时也正在研究抗菌肽（也被称为宿主防御肽或HDP），阳离子HDP已被证明在先天的宿主防御系统中发挥了关键作用，如放线菌素和防御素对土拉菌的抗菌活性很有希望[26]。

目前还没有一种有效的、安全的、经许可的土拉菌疫苗[27]。然而，一种来自B型土拉菌的减毒活疫苗株（LVS）已经问世，但仅用于保护实验室工作人员和其他高危人群。

10.4 细胞内生命周期

生活在宿主细胞内使病原体可以逃避获得性免疫。事实上，一旦进入哺乳动物细胞，病原体就不再容易受到补体或中和抗体的影响。土拉菌是为数不多的能在专业吞噬细胞（如巨噬细胞）中生存的细菌之一。土拉菌通过受体介导的吞噬作用进入宿主细胞，并进入吞噬体，然后从吞噬体中逃出，在细胞膜内进行复制[28]。含有土拉菌的吞噬体（FCP）的酸化状态取决于感染情况[29]。事实上，酸化的 FCP 是在使用非调理的感染条件后观察到的，而非酸化的 FCP 是在血清调理的土拉菌进入细胞时产生的。胞质内增殖伴随着细胞糖蛋白的降解，其副产物可作为细菌的营养底物[30]。

在阿米巴虫内，土拉菌在滋养体内未酸化的膜结合液泡中生存和复制[31]。相反，在哺乳动物和节肢动物细胞中，土拉菌的吞噬体逃逸依赖于土拉菌致病性岛（FPI）基因，该基因构成了六型分泌系统（T6SS），以及折叠酶 ClpB[32]。土拉菌也可以在没有吞噬或内吞的情况下侵入哺乳动物的红细胞[33]，T6SS 是侵入红细胞所必需的。最近的研究证据表明，生存在哺乳动物红细胞内的土拉菌增强了在哺乳动物上嗜血后定植于蜱虫的能力。红细胞滞留也保护土拉菌免受低 pH 环境的影响，这种环境类似于摄食扁虱的肠道细胞的低酸性环境[33]。土拉菌迅速逃离吞噬体的恶劣环境——降解酶和活性氧（ROS 对其致病性至关重要）。最近的研究表明，土拉菌的一个谷氨酸转运体（GadC）对小鼠吞噬体中的氧化应激防御至关重要，因此在土拉菌病的小鼠模型中，损害了巨噬细胞内的繁殖力和毒力[34]。谷氨酸摄取、氧化应激防御、三羧酸循环和吞噬体逃逸之间的联系更为显著。根据土拉菌的毒力及其对 ROS 的敏感性[35]，AIM2 炎性小体的激活可能被触发。炎性小体是细胞膜上的细胞感应器，对有害的情况，如微生物的存在，一旦被激活，炎性小体就会触发蛋白质的成熟和炎性细胞因子的释放，从而启动免疫和修复反应。炎性小体的组装依赖于能够检测特定刺激物的各种感应蛋白。例如，AIM2 炎性小体被细胞膜内存在的微生物 DNA 激活。尽管毒性强的土拉菌 A 型不会触发宿主 AIM2 炎性小体的激活，但非致病性的土拉菌确实会触发延迟的 AIM2 炎性小体，这一过程依赖于线粒体的 ROS。

细胞内的生态保护土拉菌免受竞争细菌的攻击，并提供独特的营养来源。事实上，对营养丰富的细胞内环境的适应，可能导致了土拉菌清除不必要的代谢基因，从而减少基因组的冗余[36]。在支持土拉菌复制所需的营养物质中，铁元素是关键酶和氧化还原反应所必需的[37]。土拉菌基因组对允许获得铁的两种不同的途径进行编码：一种是依赖铁载体的铁吸收系统，另一种是亚铁运输系统，氨基酸转运体也是适应细胞内病原体的主要角色[38]。一种天冬酰胺转运体专门用于土拉菌的细胞繁殖[39]，参与异亮氨酸摄取的主要超级家族（MSF）转运体的新成员也由土拉菌编码[40]。土拉菌使用宿主氨基酸作为主要的生糖底物，这些转运体在土拉菌的细胞内代谢适应中起着关键作用[41]。

10.5 宿主免疫反应

技术上的进步，如“多组学方法”，使宿主-病原体的相互作用得以更深入的研究。对相关机制的深入理解有助于开发和改进新的和现有的疫苗研究和治疗方法。例如，生物成像技术的发展，为确定动物模型中感染的内部系统传播以及预防或治疗对疾病过程的影响，提供了非创伤性的手段[42]。使用 DNA 芯片确定了被土拉菌感染的实验室小鼠不同器官的基因特征。使用双重转录组测序，发现小鼠先天性免疫反应的多种成分在被土拉菌急性感染 4 小时后受到明显抑制。此外，土拉菌只增加了小鼠免疫相关转录物的一个子集，在接触细菌 48 小时后，经典的炎症反应被激活，这与土拉菌特定转录物的丰度改变有关，包括那些与细菌表面成分有关的转录物[43]。

土拉菌感染调节的宿主反应通路包括 Toll 样受体 2（TLR2）、caspase - 1 炎性小体、Ⅰ型干扰素、NADPH 氧化酶、磷脂酰肌醇 3 -激酶（PI3K）和 RAS 通路。例如，受感染的小鼠细胞中不产生肿瘤坏死因子 α 等促炎症细胞因子[44]。根据土拉菌亚种的不同，炎性小体的激活也可能被延迟。突变体不能逃出吞噬小体，在细胞质中生存不良，并增加干扰素- β 的表达，具有细胞毒性。这些突变体在土拉菌小鼠模型中减弱，表明细胞内复制是土拉菌毒力的必要条件。在体内已经观察到Ⅱ型 IFN 激活了炎性小体，作为Ⅰ型 IFN 反应缺失时的一种补偿机制[45]。

在其多种生存策略中，土拉菌可抑制一种非典型的、炎症程度较低的内毒素的表达[46]。除了 LPS 有助于土拉菌在细胞内的隐性繁殖和高感染性外，最近还发现了更多与宿主互动的“经典”毒力因子[47]，包括细菌细胞最外层的囊膜蛋白和外膜蛋白。

10.6 宿主的代谢反应

被感染的宿主细胞的代谢重构是土拉菌细胞内寄生的关键组成部分。它既能抑制宿主的防御机制，又能使细菌的复制达到最佳状态。氧化磷酸化转变为有氧糖酵解是巨噬细胞代谢中的一个要求，以积极对抗病原体的入侵。土拉菌外膜蛋白通过阻止炎性细胞因子的产生而损害这种转变[48]。土拉菌的胞质生长也是通过操纵自噬途径来实现的。自噬作用允许细胞成分的有序降解和回收。因此，自噬为土拉菌细胞质生长提供了必需的氨基酸。在疾病中，自噬被视为对压力的一种适应性反应，它促进生存，而在其他情况下，它似乎促进细胞死亡和发病。在饥饿的极端情况下，细胞成分的分解通过维持细胞的能量水平促进细胞的生存。自噬的另一个功能——异种吞噬，也是通过土拉菌的外膜蛋白和脂多糖 O -抗原来避免的[49]。细菌在细胞质中的生存和繁殖也可能是通过糖蛋白的 O -糖基化增加而获得，从而诱发未折叠蛋白反应（UPR）的下调[50]。SHIP 是宿主抵抗细菌的重要调节因子，在被土拉菌亚种感染的单核细胞和巨噬细胞中下调。SHIP 是微小 RNA miR－155 的已知目标。被土拉菌 A 型菌株 SCHU S4 感染的细胞导致 miR－155 反应低于被土拉菌 B 型感染的细胞。SCHU S4 对 miR－155 的诱导功能受损，这可能是 A 型土拉菌毒性的原因[51]。细胞凋亡是导致巨噬细胞死亡的另一条途径，它被大多数 FPI 成分所诱导，这些成分要么由 T6SS 分泌，要么属于其核心成分。然而，不维持细胞内增殖的土拉菌突变体不能诱导细胞凋亡，这表明细胞内增殖是触发细胞凋亡的必要条件[52]。

10.7 结论

从某种程度上说，自 1946 年以来，PubMeds 中列出的关于土拉菌的出版物数量与美国 CDC 报告的病例数量成反比（见图 10－2）。这一观察表明，对土拉菌病临床和生物学方面认识的提高可对该疾病进行更好控制。然而，仍然有发生土拉菌病流行的风险。事实上，人类在全球范围内的不断流动以及气候变化诱使土拉菌的传播变得复杂。此外，不应忽视出现耐抗生素的土拉菌株的可能性。因此，研究新的检测手段、预防策略、暴露后疫苗仍然是一个高度优先事项。

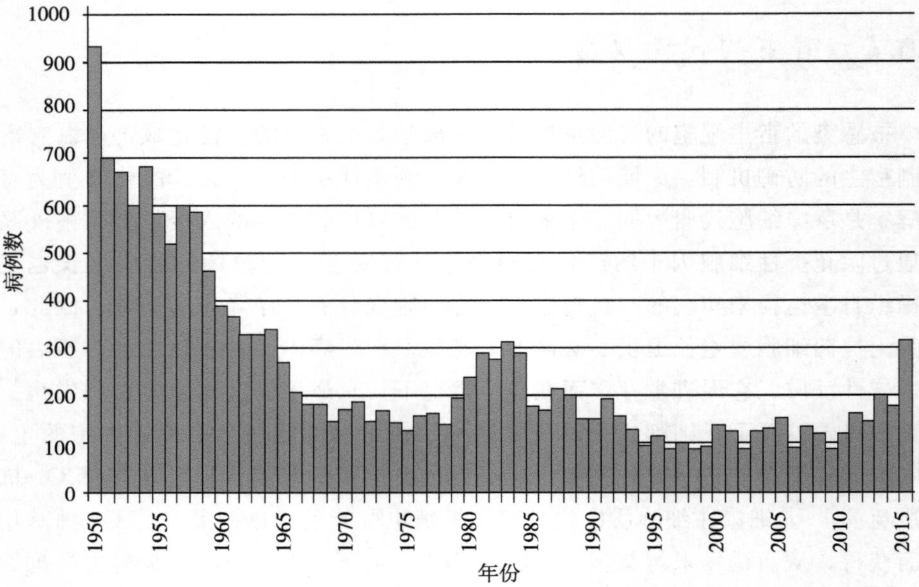

图 10－2　从 1950 年到 2015 年，美国每年报告的土拉菌病病例。与最近几年相比，土拉菌病在 20 世纪早期更为常见。内容源自美国 CDC

参考文献

[1] Dennis DT, Inglesby TV, Henderson DA, Bartlett JG, Ascher MS, Eitzen E, et al. Tularemia as a biological weapon: medical and public health management. JAMA. 2001; 285: 2763-73.

[2] Eisen L. Emerging infectious diseases. In: Kwaik YA, Metzger DW, Nano FE, Sjöstedt A, Titball R, editors. Francisella tularensis: biology, pathogenicity, epidemiology, and biodefense. New York, NY: Blackwell; 2007. p. 1973.

[3] Greub G, Raoult D. Microorganisms resistant to free-living amoebae. Clin Microbiol Rev. 2004; 17: 413-33.

[4] Liu L, Salam N, Jiao J-Y, E S-M, Chen C, Fang B-Z, et al. Cysteiniphilum litorale gen. Nov., sp. Nov., isolated from coastal seawater. Int J Syst Evol Microbiol. 2017; 67 (7): 2178-83.

[5] Lu Y, Yu Y, Feng L, Li Y, He J, Zhu H, Duan Q, Song L. Phylogeography of Francisella tularensis from Tibet, China: evidence for an Asian origin and radiation of holarctica-type tularemia. Ticks Tick-borne Dis. 2016; 7: 865-8.

[6] GürcanŞ. Epidemiology of tularemia. Balkan Med J. 2014; 31: 3-10.

[7] Zargar A, Maurin M, Mostafavi E. Tularemia, a re-emerging infectious disease in Iran and neighboring countrie. Epidemiol Health. 2015; 37: e2015011-0.

[8] Eden J, Rose K, Ng J, Shi M, Wang Q, Sintchenko V, Holmes E. Francisella tularensis ssp. holarctica in ringtail possums, Australia. Emerg Infect Dis J. 2017; 23: 1198.

[9] Maurin M, Gyuranecz M. Tularaemia: clinical aspects in Europe. Lancet Infect Dis. 2016; 16: 113-24.

[10] Dwibedi C, Birdsell D, Lärkeryd A, Myrtennäs K, Öhrman C, Nilsson E, et al. Long-range dispersal moved Francisella tularensis into Western Europe from the east. Microb Genom. 2016; 2: 1-13.

[11] Splettstoesser WD, Tomaso H, Al Dahouk S, Neubauer H, Schuff-Werner P. Diagnostic procedures in tularaemia with special focus on molecular and immunological techniques. J Vet Med Ser B. 2005; 52: 249-61.

[12] Splettstoesser W, Guglielmo-Viret V, Seibold E, Thullier P. Evaluation of an

immunochromatographic test for rapid and reliable serodiagnosis of human tularemia and detection of Francisella tularensis - specific antibodies in sera from different mammalian species. J Clin Microbiol. 2010； 48： 1629 - 34.

[13] Cho M, Chung S, Jung JH, Rhie GE, Jeon JH, Seo TS. Combination of biobarcode assay with on - chip capillary electrophoresis for ultrasensitive and multiplex biological agent detection. Biosens Bioelectron. 2014； 61： 172 - 6.

[14] Del Río JS, Yehia Adly N, Acero - Sánchez JL, Henry OYF, O'Sullivan CK. Electrochemical detection of Francisella tularensis genomic DNA using solid - phase recombinase polymerase amplification. Biosens Bioelectron. 2014； 54： 674 - 8.

[15] Del Río J, Steylaerts T, Henry OYF, Bienstman P, Stakenborg T, Van Roy W, O'Sullivan CK. Real - time and label - free ring - resonator monitoring of solid - phase recombinase polymerase amplification. Biosens Bioelectron. 2015； 73： 130 - 7.

[16] Zasada AA, Formińska K, Zacharczuk K, Jacob D, Grunow R. Comparison of eleven commercially available rapid tests for detection of Bacillus anthracis, Francisella tularensis and Yersinia pestis. Lett Appl Microbiol. 2015； 60： 409 - 13.

[17] Hua F, Zhang P, Zhang F, Zhao Y, Li C, Sun C, Wang X, Yang R, Wang C, Yu A, Zhou L. Development and evaluation of an up - converting phosphor technology - based lateral flow assay for rapide detection of Francisella tularensis. Sci Rep. 2015； 5： 17178.

[18] Ranjbar R, Behzadi P, Mammina C. Respiratory tularemia： Francisella tularensis and microarray probe designing. Open Microbiol J. 2016； 10： 176 - 82.

[19] Nakajima R, Escudero R, Molina DM, Rodríguez - Vargas M, Randall A, Jasinskas A, et al. Towards development of improved serodiagnostics for tularemia by use of Francisella tularensis proteome microarrays. J Clin Microbiol. 2016； 54： 1755 - 65.

[20] Kim J - E, Seo Y, Jeong Y, Hwang MP, Hwang J, Choo J, et al. A novel nanoprobe for the sensitive detection of Francisella tularensis. J Hazard Mater. 2015； 298： 188 - 94.

[21] Rastawicki W, Rokosz - Chudziak N, Chróst A, Gierczyński R. Development and evaluation of a latex agglutination test for the rapid serodiagnosis of tularemia. J Microbiol Methods. 2015； 112： 1 - 2.

[22] Banada PP, Deshpande S, Chakravorty S, Russo R, Occi J, Meister G, et al. Sensitive detection of Francisella tularensis directly from whole blood by use of the genexpert system. J Clin Microbiol. 2017； 55： 291 - 301.

[23] Caspar Y, Maurin M. Francisella tularensis susceptibility to antibiotics： a comprehensive review of the data obtained in vitro and in animal models. Front Cell Infect Microbiol. 2017； 7： 122.

[24] Cipolla D, Blanchard J, Gonda I. Development of liposomal ciprofloxacin to treat lung infections. Pharmaceutics. 2016； 8： 1 - 31.

[25] Skyberg JA. Immunotherapy for tularemia. Virulence. 2013；4：859 - 70.

[26] Findlay F，Proudfoot L，Stevens C，Barlow PG. Cationic host defense peptides：novel antimicrobial therapeutics against category a pathogens and emerging infections. Pathog Glob Health. 2016；110：137 - 47.

[27] Putzova D，Senitkova I，Stulik J. Tularemia vaccines. Folia Microbiol. 2016；61：495 - 504.

[28] Barel M，Charbit A. Francisella tularensis intracellular survival：to eat or to die. Microbes Infect. 2013；15：989 - 97.

[29] Celli J，Zahrt TC. Mechanisms of Francisella tularensis intracellular pathogenesis. Cold Spring Harb Perspect Med. 2013；3：a010314.

[30] Barel M，Charbit A. Role of glycosylation/deglycolysation processes in Francisella tularensis pathogenesis. Front Cell Infect Microbiol. 2017；7：71.

[31] Ozanic M，Marecic V，Abu Kwaik Y，Santic M. The divergent intracellular lifestyle of Francisella tularensis in evolutionarily distinct host cells. PLoS Pathog. 2015；11：e1005208.

[32] Brodmann M，Dreier RF，Broz P，Basler M. Francisella requires dynamic type VI secretion system and clpb to deliver effectors for phagosomal escape. Nat Commun. 2017；8：15853.

[33] Schmitt DM，Barnes R，Rogerson T，Haught A，Mazzella LK，Ford M，et al. The role and mechanism of erythrocyte invasion by Francisella tularensis. Front Cell Infect Microbiol. 2017；7：173.

[34] Ramond E，Gesbert G，Rigard M，Dairou J，Dupuis M，Dubail I，et al. Glutamate utilization couples oxidative stress defense and the tricarboxylic acid cycle in Francisella phagosomal escape. PLoS Pathog. 2014；10：e1003893.

[35] Crane DD，Bauler TJ，Wehrly TD，Bosio CM. Mitochondrial ROS potentiates indirect activation of the AIM2 inflammasome. Front Microbiol. 2014；5：1 - 7.

[36] Case EDR，Samuel JE. Contrasting lifestyles within the host cell. Microbiol Spectr. 2016；4：667 - 92.

[37] Ramakrishnan G. Iron and virulence in Francisella tularensis. Front Cell Infect Microbiol. 2017；7：107.

[38] Barel M，Ramond E，Gesbert G，Charbit A. The complex amino acid diet of Francisella in infected macrophages. Front Cell Infect Microbiol. 2015；5：9.

[39] Gesbert G，Ramond E，Rigard M，Frapy E，Dupuis M，Dubail I，et al. Asparagine assimilation is critical for intracellular replication and dissemination of Francisella. Cell Microbiol. 2014；16：434 - 49.

[40] Gesbert G，Ramond E，Tros F，Dairou J，Frapy E，Barel M，Charbit A. Importance of branched - chain amino acid utilization in Francisella intracellular adaptation. Infect

Immun. 2015；83：173－83.

［41］ Ziveri J，Barel M，Charbit A. Importance of metabolic adaptations in Francisella pathogenesis. Front Cell Infect Microbiol. 2017；7：96.

［42］ Tree JA，Flick－Smith H，Elmore MJ，Rowland CA. The impact of "omic" and imaging technologies on assessing the host immune response to biodefence agents. J Immunol Res. 2014；2014：237043.

［43］ Steiner DJ，Furuya Y，Metzger DW. Host－pathogen interactions and immune evasion strategies in Fancisella tularensis pathogenicity. Infect Drug Resist. 2014；7：239－51.

［44］ Gillette DD，Tridandapani S，Butchar JP. Monocyte/macrophage inflammatory response pathways to combat Francisella infection：possible therapeutic targets? Front Cell Infect Microbiol. 2014；4：1－18.

［45］ Dhariwala MO，Anderson DM. Bacterial programming of host responses：coordination between type i interferon and cell death. Front Microbiol. 2014；5：1－10.

［46］ Okan NA，Kasper DL. The atypical lipopolysaccharide of Francisella. Carbohydr Res. 2013；378：79－83.

［47］ Rowe HM，Huntley JF. From the outside－in：the Francisella tularensis envelope and virulence. Front Cell Infect Microbiol. 2015；5：94.

［48］ Wyatt EV，Diaz K，Griffin AJ，Rasmussen JA，Crane DD，Jones BD，Bosio CM. Metabolic reprogramming of host cells by virulent Francisella tularensis for optimal replication and modulation of inflammation. J Immunol. 2016；196：4227－36.

［49］ Miller C，Celli J. Avoidance and subversion of eukaryotic homeostatic autophagy mechanisms by bacterial pathogens. J Mol Biol. 2016；428：3387－98.

［50］ Barel M，Harduin－Lepers A，Portier L，Slomianny M－C，Charbit A. Host glycosylation pathways and the unfolded protein response contribute to the infection by Francisella. Cell Microbiol. 2016；18：1763－81.

［51］ Das K，Garnica O，Dhandayuthapani S. Modulation of host miRNAs by intracellular bacterial pathogens. Front Cell Infect Microbiol. 2016；6：1－14.

［52］ Lai X－H，Xu Y，Chen X－M，Ren Y. Macrophage cell death upon intracellular bacterial infection. Macrophage. 2015；2：e779.

第 11 章　鼠疫耶尔森菌

Minoarisora Rajerison and Thomas Kratz

11.1 引言

鼠疫经常与历史教科书联系在一起，这种疾病在今天仍然可以构成威胁。肺鼠疫是一种常见的疾病，而且发展迅速。由于疾病的特点，鼠疫耶尔森菌可以作为一种潜在的生物武器。今天，鼠疫在马达加斯加和美国等国家是流行病。本章旨在分享鼠疫流行国家取得的经验，以及加强应急准备和保护措施。

11.2 病原体特征

耶尔森菌属是肠杆菌科的成员，包括三个对动物和人类有致病性的菌种：小肠结肠炎耶尔森菌，是人类最普遍的菌种，引起从急性肠炎到肠系膜淋巴结炎的胃肠道综合征；假结核耶尔森菌，引起肠系膜腺炎和败血症；而鼠疫耶尔森菌则引起鼠疫。在遗传学上，鼠疫耶尔森菌是其更多样化的亲本物种假结核耶尔森菌的单态克隆[1]。这两个物种在基因组水平上有高度的同源性，但它们在致病性和传播性方面有根本的不同。鼠疫耶尔森菌已经引起了三次大流行，造成数百万人死亡，而假结核耶尔森菌只引起轻微的肠道疾病，很少导致死亡[2]。

鼠疫耶尔森菌是一种革兰氏阴性、无运动性、不形成芽孢的杆状细菌（直径 0.5～ 0.8 μm，长 1～3 μm），用姬姆萨染色（Giemsa）或魏森染色（Wayson）

M. Rajerison
Institut Pasteur de Madagascar，Antananarivo，Madagascar
e－mail：Mino@pasteur. mg

T. Kratz (✉)
Robert Koch Institute，Berlin，Germany
e－mail：KratzT@rki. de

法表现为双极染色。根据其发酵甘油和还原硝酸盐的能力，鼠疫耶尔森菌又被分为东方型（Orientalis）、中世纪型（Medievalis）、古代型（Antiqua）和 Pestoides 等亚群[3]。

11.3 病理生理学

鼠疫耶尔森菌菌株携带三个质粒，每个质粒都携带重要的毒力因子：pPCP1（也叫 pPla）、pMT1（pFra）和 pCD1（pYV）。质粒 pCD1 编码低钙反应（LCR）Ⅲ型分泌系统（T3SS），它对鼠疫耶尔森菌所有感染途径的致病机制至关重要。耶尔森菌 T3SS 负责将耶尔森菌外蛋白（Yops）注入目标宿主细胞，Yops 具有抗吞噬细胞和/或抗炎作用。鼠疫耶尔森菌最初通过 T3SS 侵袭肺部的肺泡巨噬细胞，随后鼠疫耶尔森菌对宿主细胞偏好转变为入侵中性粒细胞[4]。在肺部感染期间，野生型鼠疫耶尔森菌可以通过 T3SS 依赖性机制促进非病毒性细菌的生长，表明鼠疫耶尔森菌针对专业吞噬细胞在肺部创造了一个免疫抑制环境[5]。pMT1（也被指定为 pFra）负责合成第 1 部分（F1）抗原和磷脂酶 D。据报道，F1 抗原被认为参与了鼠疫耶尔森菌的抗吞噬活动。F1 抗原和毒力质粒编码的 T3SS 协同作用，使鼠疫耶尔森菌对吞噬细胞的吸收具有高度抵抗性[6]。质粒编码的磷脂酶 D，以前被定性为小鼠毒素，在跳蚤体内鼠疫耶尔森菌的存活中起主要作用[7]。质粒 pPCP1（pPla）编码的主要毒力决定因素包括蛋白酶 Pla，它是肺鼠疫发展的必要条件，获得 pPCP1 是鼠疫耶尔森菌适应肺部环境的一个关键步骤[8,9]。

11.4 临床特征和潜伏期

11.4.1 肺鼠疫

最常见的情况是，肺部感染鼠疫耶尔森菌是由以区域淋巴结肿大为特征的疱疹型继发到败血症型和最终的肺炎。细菌通过淋巴血源性传播到达肺部[10]，之后，病原体可能通过呼吸途径在空气中传播，导致密切接触者出现原发性肺鼠疫。所有患有原发性或继发性肺鼠疫的人都可以通过空气中的飞沫传播疾病。因直接感染而导致的疾病通常被称为原发性肺鼠疫，这是在吸入悬浮在人类呼吸道飞沫中或患有鼠疫肺炎动物的气溶胶中的鼠疫耶尔森菌[11]后发生的。肺鼠疫是鼠疫耶尔森菌感染在人类中的一种严重表现，其特点是病例死亡率高，并有可能在人与人之间传播[12]。感染的风险在室内比在室外高，环境因素（如低温、湿度增加）和人口密集促成了传播[13-15]。其他传播途径包括直接处理受感染的动物组织，如在剥皮或切肉时从受耶尔森菌感染的啮齿动物（活的或死的）或其他动物身上获取，吸入动物（最常见的是家猫）的呼吸道分泌物，以及摄入感染性材料（未充分煮熟以杀死耶尔森菌的受感染肉类）。

关于肺鼠疫，接触受感染的动物是最常见的致病传染源。例如，1910—1911 年和 1920—1921 年的中国伪满地区鼠疫是在人们接触到患病或死亡的动物时开始的。此外，猎人住在拥挤的地下旅馆里密切接触也是重要的暴露风险[16]。由于人与人之间的传播，第一次中国伪满地区鼠疫流行期间有 60000 人死亡，第二次中国伪满地区鼠疫流行期间有 9300 人死亡。

从 1970 年到 1993 年，美国约有 2%的鼠疫病例被诊断为原发性肺鼠疫，这些病例是由受感染的猫感染的[17,18]。1992 年，亚利桑那州图森市的一名男子死于原发性肺鼠疫，他的感染是通过呼吸道接触一只可能被耶尔森菌感染的家猫而获得的，据报道，这只家猫的颌下脓肿和口腔病变与猫科鼠疫相符[19-22]。

一位在亚利桑那州大峡谷国家公园工作的野生动物生物学家，很可能是在对一只受感染的山狮进行尸检时吸入气溶胶而感染肺鼠疫，他在进行这项检查的 1 周后，被发现死在他的住所里[23]。

在马达加斯加的安卡佐贝，据说一只老鼠从天花板上掉到一个人面前的桌子上。这只老鼠还在呼吸，伸了伸腿，活动了几下就死了。该男子拿着死老鼠，没有采取任何保护措施就把它埋了。两天后，他出现了发烧和胸痛的症状，经医疗咨询，病人接受了抗疟治疗以及青霉素治疗。他变得口渴和发绀。第二位医生对他进行了抗鼠疫的特殊治疗（链霉素），病人最终康复了（Andrianalimanana S，未发表的数据）。他的痰液经快速诊断法检测为 F1 阳性，但经培养后为阴性。根据 WHO 的定义，该病例被归类为推定病例，因为它发生在鼠疫流行区[24]。

在马达加斯加，有一个关于吸入鼠疫耶尔森菌的特殊传播途径的报道：作为一种传统疗法，一位传统治疗师切开了一名败血症/二级肺鼠疫患者的上腹部，并吸出一些血。第二天早上，该患者死亡。三天后，该治疗师出现了肺鼠疫的症状，又过了三天后死亡。这名治疗师随后成为广泛的人际传播链的来源，并通过他的家庭成员（妻子和儿子）、六个兄弟和其他村民进一步扩大。在 16 天内，出现了 18 个相关病例，其中 8 人死亡[25]。

继发性肺鼠疫只在少数鼠疫或败血性鼠疫患者中发生——这适用于美国 60

年间约12%的鼠疫病例[26]，马达加斯加10年间不到7%（传闻数据）。据统计，继发性肺鼠疫很少被提及，因为它是鼠疫或败血性鼠疫的继发性发展，“初始”形式的鼠疫在申报表格中被注明。一个关于继发性肺鼠疫的例子是一个樵夫，他因腋窝腺炎和发烧，被怀疑患有肺鼠疫。他在6天内没有接受任何治疗。在这之后，他出现了肺鼠疫的临床症状，并在没有得到及时治疗的情况下死亡[25]。

对于肺鼠疫来说，潜伏期为1～3天，也有在24小时之内快速发病和死亡的可能情况[27]。

11.5 感染的途径

鼠疫主要是一种啮齿动物的疾病。人类对鼠疫耶尔森菌的传播极为敏感，可能直接或间接地被感染。鼠疫从动物到人的传播通常是通过被感染的跳蚤叮咬发生的。当跳蚤在啮齿动物宿主身上觅食时，血液被带入其胃中。如果血食中存在鼠疫耶尔森菌，细菌就会繁殖，并在跳蚤的胃部形成障碍。当跳蚤停止吸食时，充血的食道会回缩，累积的血液会被驱赶到新的宿主体内，并携带鼠疫耶尔森菌。跳蚤感染前的时间间隔取决于跳蚤的种类以及外界的温度和湿度。

鼠疫耶尔森菌可以引起人类的腺鼠疫、败血症和肺鼠疫（见图11-1）。

人类从受感染的动物尸体上获得鼠疫的风险被认为是很小的，可以通过公众教育避免接触生病或死亡的动物来进一步降低风险。

11.6 临床表现

图11-1中描述了鼠疫常见临床表现。然而，了解个别病人的病史是至关重要的，因为还有其他与疾病相关的因素可以促成或排除对鼠疫的怀疑，如：

1）有鼠疫疫区旅行史；

2）与人类鼠疫病例接触史；

3）淋巴结炎；

4）咳嗽并有带血的痰；

5）高烧和迅速出现症状；

6）最近使用抗生素等药物。

患者通常会突然发病，其特征是身体不适、发烧、发抖和头痛。有时也会有胃肠道症状，如腹痛、恶心、呕吐和腹泻等。

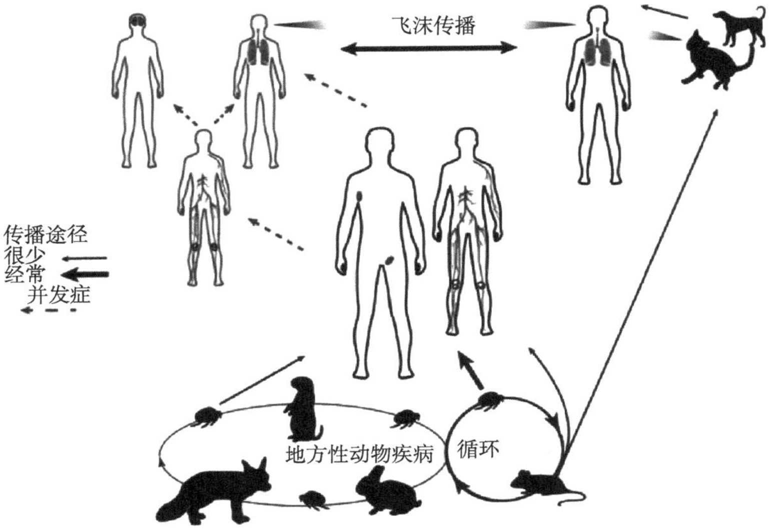

图 11－1　鼠疫的感染途径和并发症。鼠疫主要是通过跳蚤从动物传播给人类，引起腺鼠疫或败血症鼠疫。这些主要形式的鼠疫可恶化为继发性肺鼠疫或鼠疫脑膜炎。肺鼠疫很容易通过飞沫传播在人与人之间传播，进而引起原发性肺鼠疫。原发性肺鼠疫也可通过直接接触病猫获得，或极少数情况下与狗接触也可感染[28,29]

11.6.1　腺鼠疫

鼠疫耶尔森菌可以引起人类的腺鼠疫、败血症和肺鼠疫。在人类中，鼠疫最常见的形式是腺鼠疫，这主要与携带病菌的跳蚤叮咬有关，很少与宿主感染性体液或组织直接接触有关。症状在 2～6 天或更长的潜伏期后出现[30]，急性期症状迅速出现，包括高烧（38～40 ℃）、不适、头痛、肌肉酸痛，有时还有恶心和呕吐。同时，在 24 小时内，病人可出现以严重疼痛、肿胀和明显触痛为特征的淋巴结炎。患有鼠疫的病人与其他原因引起的淋巴结炎病人的区别在于没有蜂窝组织炎（由受伤或牙痛引起），症状发生得很快，而且病人的病情迅速恶化。

负责引流感染部位近端区域的淋巴结受到影响，引发腹股沟淋巴结炎，出现周围水肿、皮肤发热发红。一两天后，症状开始出现，通过触诊可以很容易地识别出豆子大小或稍大的淋巴结。在这个阶段，触诊通常是痛苦的，让病人感到非常不舒服，他们也会避免在其周围移动、按压和伸展；甚至接触衣服也非常痛苦。从发病的第 5 天到第 6 天开始，如果没有有效的抗菌治疗，鼠疫可能会发展到越来越严重的中毒状态，包括发烧、心动过速和昏睡，导致沮丧、烦躁、混乱等情绪，偶尔会出现抽搐和谵妄。疾病进展到这种系统性阶段，称为败血症，其死亡率为90％，复杂的败血症鼠疫可伴有休克、多器官衰竭和脑膜炎。鼠疫的最终阶段是继发性肺鼠疫，鼠疫耶尔森菌通过血流在肺部定植。

如果在疾病的早期阶段给予适当的抗生素治疗，病人通常会很快作出反应，发热在2～5天内消失，随后出现其他系统性表现。然而，在治疗后的一周或更长时间内，淋巴结常常保持肿大和压痛。鉴别诊断包括链球菌或葡萄球菌淋巴结炎、传染性单核细胞增多症（病原体：EB病毒）、猫抓热（Bartonella henselae）、淋巴结核（螺旋体，如Wuchereria bancrofti）和蜱虫病（Rickettsiae spp.）。腹腔内淋巴结受累可能出现类似阑尾炎、急性胆囊炎、肠结肠炎或其他腹腔内外科急症[30]。

11.6.2 肺鼠疫

肺鼠疫是一种独特的呼吸道综合征，导致化脓性、多灶性、严重渗出性支气管肺炎，它是鼠疫中最致命的形式[27,31]。该病的特点是双相性：早期相对无症状和非炎症性，而后一阶段是高度促炎症性，导致大规模的大叶病变（见图11-2）。除了人畜共患的感染，主要由野生啮齿动物和飞禽来维持自然传播周期，此外，还可能出现生物恐怖活动，故意释放气溶胶化的鼠疫耶尔森菌导致人与人之间的传播[13]。

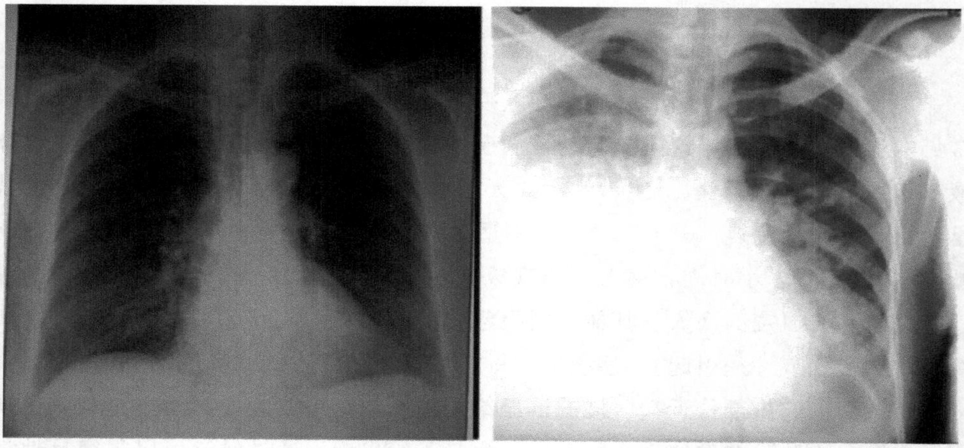

图11-2　左图：健康人的胸部X光照片。右图：肺炎鼠疫患者的胸部X光照片。（马达加斯加巴斯德研究所瘟疫研究室）

原发性肺鼠疫在接触污染 24～48 小时内发生，患者在发病时通常有传染性肺炎。当感染产生强烈的咳嗽反射，产生稀薄的浆血痰时，身体活力仍基本保持不变。这很容易形成气溶胶飞沫（直径＜5 mm），密切接触者可能会将其吸入呼吸道深处。鼠疫耶尔森菌作为侵入性致病菌，有能力在受感染宿主的组织中增殖[32]。增殖后，鼠疫耶尔森菌能够抑制呼吸活动。细菌通过气管进入肺部，开始攻击肺部和喉咙。鼠疫耶尔森菌对呼吸系统的感染，最初至少在 24 小时内是以低程度的细菌复制进行的，痰中一般检测不到细菌[33,34]。虽然细菌增殖很快，但初始阶段相对缓慢[35]。在人原发性肺鼠疫的情况下，细菌可在肺泡中被发现，肺组织的显微镜检查显示了多种组织学模式，包括急性肺炎、肺泡内出血和水肿，以及肺泡内存在的细胞外细菌[36]。对于死于原发性肺鼠疫的个体，大多在小气道和肺泡中发现鼠疫耶尔森菌[15,16,27,37]。

继发性鼠疫肺炎是由鼠疫耶尔森菌的血源性传播到肺部造成的，通常是因为最初的鼠疫或败血症未经治疗或晚期感染。许多病人在发展成晚期肺炎之前就已经死亡。那些没有死亡的病人可能因为病得太重，他们的咳嗽反射没有力量产生细小的气溶胶飞沫，因此，在疾病的早期阶段，传播的风险更高。随着病情的迅速发展，咳嗽、痰液分泌、胸痛加剧、呼吸困难、缺氧和咯血等症状变得突出，临床表现与其他来源的肺炎没有区别，然而，快速的病程和高致死率是肺鼠疫的标志。与腺鼠疫相比，肺鼠疫的发病率和致死率更高。这种疾病的致命性高，是由于在症状出现后进行有效治疗的时间窗口较短[13]。肺鼠疫是人类已知的最致命的疾病之一，如果不在发病后的 18～24 小时内开始特定的抗生素治疗，患者会死亡。如果不进行治疗，其病死率接近 100％[12]，经抗菌治疗后，病死率超过 50％[25]。肺鼠疫具有高度传染性，需要严格遵守呼吸道飞沫预防措施。

腺鼠疫是一种医疗紧急情况，如果不治疗，它的死亡率很高。

肺鼠疫是一种医疗和公共卫生紧急情况，因为它具有很高的致死率和在社区有很高的空气传播风险。

11.7 实验室诊断

对临床和/或流行病学上的疑似病例的标本进行实验室检查，是非常重要的，体现在：对鼠疫进行诊断、采取适当的预防和控制措施、按照世卫组织的标准定义对病例进行分类，以及根据 2007 年 6 月修订后生效的《国际卫生条例》对病例进行通报。

11.7.1 样品采集

当怀疑是鼠疫时，应迅速收集临床标本，且同时进行针对性的抗菌治疗，不必等待实验室结果。在作出临床诊断后，应收集所有标本并将其运送到参比实验室。在采集标本时，应采取处理高传染性生物样本的防护措施。临床样本，如腺鼠疫的气泡吸液，肺鼠疫的痰液，或死亡病例肝脏或肺部组织，用拭子收集，然后用卡里-布莱尔（Cary - Blair）运送培养基转运至参比实验室进行病原学检测。鼠疫耶尔森菌的血液样本也要尽可能收集，可用于病原菌的培养和药敏试验。病原菌可能会间歇性地从受影响的淋巴结释放到血液中；因此，每隔 10～30 分钟进行系列血样收集，有助于鼠疫耶尔森菌的分离。

11.7.2 样品包装

根据目前公认的美国 CDC 生物安全规范，鼠疫耶尔森菌被列为生物安全等级 2 级[38]。因此，当样本要通过国内或国际航空运输时，须遵照世界卫生组织的危险品运输规定和国际航空运输协会的运输规则。对于样品的包装，应采用 UN 2814 的 A 类标准[39]。标准化的包装方法和材料，即便包装在运输过程中被损坏，也可以确保人员的安全和样本的完整性。如果有必要进行国际运输，则应由参比实验室安排进口标本的授权，同时也应将收到或未收到标本的情况通知寄件人。

实验室的申请表格必须与贴有标签的标本一起提交，必须在包装上贴上生物危险品标签，储存温度要求必须写在包装上。吸水性包装材料应放在防漏袋中，用消毒剂（季铵盐或酚类溶液）浸泡，密封，并放置在适当的容器中。标本容器应该是防漏的。接收实验室的信件、表格、许可证、空运账单和其他识别/运输文件应一起放在一个塑料袋中，并粘贴在运输外包装上。运输部门也必须收到这些文件的副本。

11.7.3 实验室检查

对符合标准的样本进行检查可以用来寻找鼠疫的证据。金标准是微生物学培养。样本可用来做薄层涂片或快速诊断试验。将该样本接种到普通实验室培养基上，并接种到实验室小鼠中进行分离，以扩大鼠疫耶尔森菌纯培养物的回收。鼠疫耶尔森菌容易被一种特殊的噬菌体裂解。生化指标的鉴定应作为一种补充性的诊断测试（见图 11 - 3）。

涂片用 Giemsa 或 Wayson 染色，用以检查双极染色革兰氏阴性细菌的存在。

一种基于鼠疫耶尔森菌 F1 抗原的单抗用于检测 F1 抗原的快速诊断试验（RDT），已经在马达加斯加的现场条件下被开发、生产和评估。这种 RDT 适用于广泛的临床标本（肺泡吸液、痰液、血清和尿液），与细菌学和 ELISA 方法相比，它体现了极好的敏感性和极高的特异性。这种简单、快速和易于使用的方法对位于偏远地区的卫生工作者和在发生生物恐怖袭击时的快速诊断具有重大意义。事实上，它的开发和商业化已经促进了非洲更好的病例监测和管理。在其他有鼠疫流行的国家，这种检测的可用性预计会产生类似的影响[40]。

对于细菌学的培养，鼠疫耶尔森菌在大多数常规的实验室培养基上生长，需要在 25～29 ℃之间的最佳温度下培养 2 天才能获得可见的菌落。菌落是不透明的、光滑的、边缘不规则。在肉汤培养中，例如脑心浸液或蛋白胨肉汤，鼠疫耶尔森菌培养的特点是清澈的肉汤，在试管的底部有成团的细胞。鼠疫耶尔森菌的鉴定可以基于生化测试和特定噬菌体的裂解。

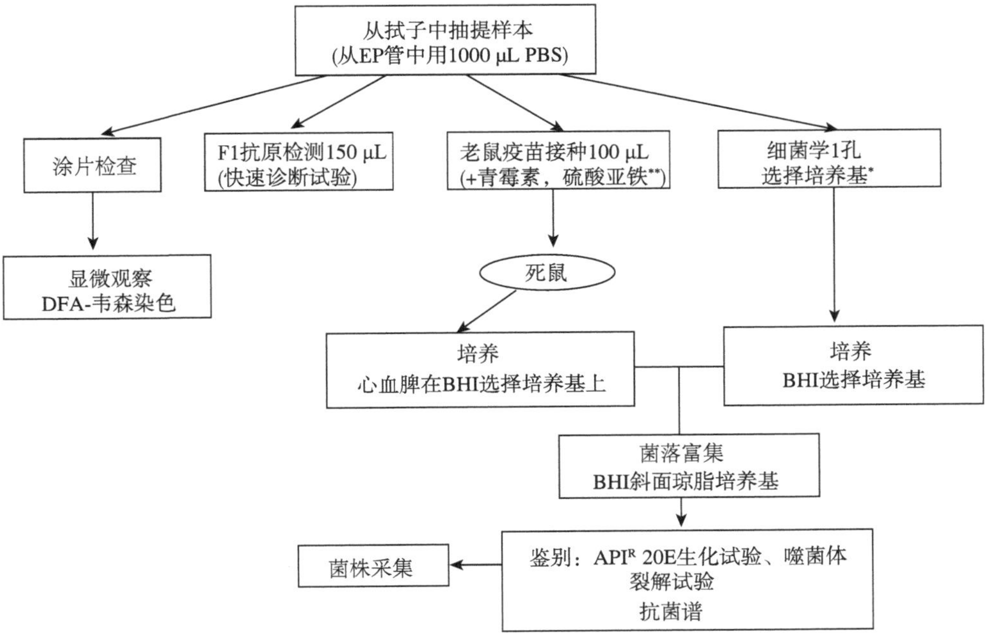

图 11－3　参考实验室中临床标本的加工。临床标本用卡里-布莱尔琼脂：取出拭子，避免取到琼脂。BHI：脑心浸液培养基；DFA：直接免疫荧光抗体；单星号标记的选择性琼脂（CIN 培养基）或血液琼脂可以使用。双星号标记：先注射 $FeSO_4$，再接种小鼠待扩增样本

如果不能分离出病原体，可采用被动血凝法或酶联免疫吸附试验（ELISA）的血清学方法进行血清学确认。这些免疫学方法需要病人的两份血清样本（急性期和恢复期血清）。针对 F1 抗原的抗体通常在症状发生后 1 周出现，配对样本的滴度上升 4 倍就可以确定是鼠疫耶尔森菌。最近，用于检测鼠疫抗 F1 抗体的 RDT 已在一系列自然储库中进行应用和评估，这对于监测储库和活动性疫源地的鼠疫诊断都有很大的意义[30]。

11.8 鼠疫的病例定义

根据世界卫生组织的标准定义，依照实验室确认的结果将鼠疫患者分为三组[24]：

1）如果通过培养或小鼠接种分离出鼠疫耶尔森菌菌株，或 F1 抗原 RDT 和斑点 PCR 均为阳性，或配对血清样本中的抗 F1 抗体滴度上升 4 倍，则为确诊病例。

2）如果以下测试之一为阳性，则为推定病例：F1 抗原 RDT，或显微镜检查（革兰氏阴性菌显示双极染色，这是鼠疫耶尔森菌的形态学特征），或未分离到鼠疫耶尔森菌的单一的抗 F1 血清。

3）疑似病例：相关患者未提供样本或所有化验结果均为阴性。

11.9 鼠疫的临床管理

11.9.1 引言

肺鼠疫病例的发生可能是生物武器袭击的一种情况。此外，如果不治疗，腺鼠疫可能会导致肺鼠疫。未经治疗的肺鼠疫最快可在 24 小时内致死[41]。因此，应及时开始抗生素治疗，即使疑似病例尚未被实验室确诊。在几次鼠疫自然暴发期间发现了抗药性类型的鼠疫耶尔森菌，尽管很少，但应该始终记住这一点[42,43]。

11.9.2 支持治疗

对患有肺鼠疫、鼠疫脑膜炎和鼠疫败血症等严重类型的患者进行支持性治疗，除了特定的抗生素治疗外，还需要加强护理，包括心血管监测和可能的呼吸机。革兰氏阴性败血症及其并发症（成人呼吸窘迫综合征、弥散性血管内凝血、内毒素休克和多器官衰竭）是预期发生的[13,44]。关于败血症的管理，请见 www.survivingsepsis.org。缺乏机械通气的能力会成为一个挑战，在美国进行的一次演习中，400 多个模拟肺鼠疫“病例”的涌入，导致一家拥有 480 张重症监护床位的地区医院出现呼吸机短缺[45]。医疗保健系统内为提高治疗能力而制定的应急计划在各国之间差别很大[46]。

11.9.3　特定的抗生素治疗

通过国际和国内的建议，对抗生素治疗有官方的指南，如：

• 世界卫生组织（WHO）

http://www.who.int/csr/resources/publications/plague/WHO_CDS_CSR_EDC_99_2_EN/en/

• 欧洲药品管理局（EMA）

http://www.ema.europa.eu/docs/en_GB/document_library/Other/2010/08/WC500095413.pdf

• 美国疾病控制和预防中心（CDC）

https://www.cdc.gov/plague/healthcare/clinicians.html

上述指南侧重于氨基糖苷类药物（如链霉素、庆大霉素）、氟喹诺酮类药物（如环丙沙星、左氧氟沙星、莫西沙星）、磺胺类药物（如磺胺甲恶唑/三甲氧苄啶）、四环素类药物（如四环素，多西环素）和氯霉素的治疗。

另一方面，属于β-内酰胺类的药物，如青霉素类和头孢菌素类，还没有被证明对治疗鼠疫有足够的效果。

此外，在选择治疗鼠疫的抗菌剂时，应考虑以下因素。

• 是否有治疗鼠疫的国家指南。

• 鼠疫耶尔森菌感染的临床表现。在处理鼠疫脑膜炎、胸膜炎或心肌炎病例时，可能需要高度的药物组织渗透性。在这些情况下，应使用符合这些需求的抗生素，如左氧氟沙星或氯霉素[44]。

• 无论是单个病例或大量病例暴发：在后一种情况下，可能首选口服和广泛使用的抗生素，如多西环素或环丙沙星[13]。

• 感染鼠疫耶尔森菌抗性菌株的可能性：在自然暴发期间，零星地描述了包括对链霉素、氯霉素、磺胺类药物和四环素的耐药性[43]。因此，当怀疑治疗失败时，应立即/在治疗过程中进行耐药性图谱检查。

• 国内抗生素的可用性涉及资源和药物审批问题：根据国家指南和药品批准，治疗鼠疫的药物可能只被推荐或批准用于治疗常见疾病。其他药物，如氯霉素，在许多国家根本买不到。

• 医疗环境的标准（医院/重症监护能力的可用性）：使用抗生素可能需要静脉插管，需要住院治疗。此外，一些抗生素（例如庆大霉素，因为其潜在的肾毒性）需要密切监测常规血液参数，如肾脏或肝脏的酶。

• 高危人群（例如，孕妇/哺乳期妇女和儿童）：对孕妇来说，许多抗生素是禁忌的。对于儿童，关于抗生素治疗的现有数据很少。然而，CDC 指出，危及生命的情况下，可以使用禁忌的抗生素[47]。

CDC 指南建议治疗时间为 10～14 天，或直到发烧消退后 2 天[47]。接受了充分和被证明有效的抗生素治疗至少 72 小时，并且临床上没有症状的患者可以出院。

11.9.4 暴露后预防

抗生素接触后预防（PEP）是有记录的，如治疗，具体参见：

• WHO 指南

http：//www. who. int/csr/resources/publications/plague/whocdscsredc992b. pdf

• EMA 指南

http：//www. ema. europa. eu/docs/en _ GB/document _ library/Other/2010/08/WC500095413. pdf

• CDC 指南

https：//www. cdc. gov/plague/healthcare/clinicians. html

这些指南中提到了多西环素和环丙沙星，以及四环素和磺胺甲恶唑/三甲氧苄啶。对于鼠疫患者的密切接触者，应在初次接触后的潜伏期内（最长 7 天）尽早启动 PEP，每天服用抗生素，服用 7 天。对于孕妇和儿童，在危及生命情况下，可以考虑使用多西环素或环丙沙星[47]。

11.9.5 尸体管理

在 14 世纪，将感染了鼠疫耶尔森菌的尸体作为中世纪生物战的一种手段[48]。这种微生物在 35 摄氏度的环境中可以生存 2 个月[49]。此外，尸体上可能有苍蝇和虱子，可以传播该疾病。医护人员在处理尸体时应注意防护，包括佩戴个人防护装备（PPE）。不应进行可避免的操作，如传统的清洗和防腐处理。尸体应放在尸袋中，在尊重文化敏感性的前提下，可以考虑对尸体进行焚烧。关于尸体管理的一般建议，请参考 HCID 患者的临床管理章节。

11.10 医护人员防护

在护理鼠疫患者时，应采取普遍预防措施并穿戴个人防护装备（PPE）。

肺鼠疫是一种可通过飞沫传播的高度传染性疾病。目前还没有关于通过飞沫核传播的记录。传播通常是通过直接和密切接触进行的。CDC 认为，直接和密切接触是指任何在咳血时距离鼠疫患者 6 英尺（约 1.8 m）以内的人[50]。迄今为止，无症状的鼠疫耶尔森菌携带者的感染还没有记录。关于鼠疫传播的进一步细节，见第 11.5 节。

11.10.1 通用预防措施

请参考 HCID 患者的临床管理以及感染预防和控制等章节。应采用包括飞沫预防措施在内的通用预防措施[13,51]。在肺鼠疫病例中，患者应戴上外科口罩，以避免飞沫通过咳嗽传播。

11.10.2 选择个人防护装备

个人防护装备应该是安全的、便于使用的和适当的。挑战来自于不同的国家和国际建议。关于一般建议，请参见 HCID 患者的临床管理章节的个人防护装备。医疗机构和公共卫生机构的标准操作程序（SOP）应规定，在发生肺鼠疫的情况下使用何种个人防护装备。由于鼠疫耶尔森菌的大小为 0.5～3 μm，因此 FFP3 呼吸器可以对其进行隔离，根据 DIN EN 149 标准，FFP3 呼吸器可过滤颗粒尺寸为 0.6 μm。为了避免面罩的漏气，应该采用“一体式解决方案”（例如，使用 PAPR），或者对 FFP3 呼吸器进行定性或定量的 FIT 测试[52]。

在处理患有肺鼠疫的病人时，可以使用以下三种类型的个人防护装备。

1）使用面罩、护目镜和整体组合的个人防护装备：由于 FFP3 呼吸器缺乏对化学制剂的过滤作用，其使用受到限制，不能使用特定的消毒剂（如过氧乙酸）。

2）动力空气净化呼吸器（PAPR）经常被使用：例如，在欧洲的高级隔离病房[53]。

3）自给式呼吸器（SCBA）：如果在潜在的生物恐怖袭击现场，病原仍然未知，并且不能排除例如放射性/化学/毒素/炭疽芽孢暴露的风险，可能适用[54]。

个人防护装备（“传统个人防护装备”、PAPR 或 SCBA）的选择应根据以下因素进行：

1）在潜在的生物恐怖袭击现场，该制剂是否仍然未知？

2）是否有迹象表明，涉及的鼠疫耶尔森菌菌株可能具有多重耐药性，例如用多西环素或环丙沙星抑制 PEP？

3）是否需要对个人防护装备（例如，在气溶胶任意传播的情况下）或病人、尸体或物体进行彻底消毒？

4）考虑所需的轮班时间与所选 PPE 的热量积累。

5）审议国家工作安全条例，例如限制轮班时间、要求初步指导以及医疗体检。

11.10.3 实验室的保护措施

鼠疫耶尔森菌可以在实验室中造成很大的风险。1950 年以前，美国至少有 10 起实验室获得性病例的报告，其中 4 起是致命的[38]。2009 年，记录了一起致命的实验室接触的减活鼠疫耶尔森菌菌株事故[55]。应了解国家/国际实验室网络，这些网络连接能够对潜在的生物恐怖分子进行诊断的实验室，以便确定合适的实验室。主要风险来自于与感染性材料（如体液）的直接接触、吸入气溶胶和飞虫。根据使用鼠疫耶尔森菌的程序，美国 CDC 建议使用 BSL－2 或 BSL－3 实验室。在德国，鼠疫耶尔森菌通常被归类为 S－3 病原体[56]。关于在实验室处理鼠疫耶尔森菌时的安全预防措施的进一步详细说明，见 https：//www.cdc.gov/biosafety/publications/bmbl5/bmbl.pdf。

11.10.4 消毒和洗消

研究数据表明，商业消毒剂适合消毒被鼠疫耶尔森菌污染的清洁表面[57]。

根据 CFSPH[58]，“鼠疫耶尔森菌对一些消毒剂敏感，包括 1% 次氯酸钠、70% 乙醇、2% 戊二醛、甲醛以及碘基和酚类消毒剂”。在德国，RKI[59] 和 VAH[60] 已经发布了杀菌剂的清单，包括它们所需的浸泡时间。应根据消毒的目标区域（皮肤或黏膜、表面、个人防护装备或医药产品）进行区别。

在任意传播气溶胶的情况下，有迹象表明，鼠疫耶尔森菌在气溶胶中保持感染性的时间最多只有 1 小时[13,37]。因此，美国的工作保护条例没有系统地建议环境空气消毒[61]。另一方面，在一项试验中，被污染的气溶胶传播 3 天后，可以在金属表面检测到鼠疫耶尔森菌。干燥的环境似乎有利于鼠疫耶尔森菌的生存[62,63]。在对环境是否消毒上，应慎重考虑是否进行环境消毒，例如，是否有啮齿类动物死亡。

11.10.5　废物管理

根据美国国家反应小组（NRT）的说法，废物应进行高压灭菌、焚烧、化学灭活或熏蒸，然后进行测试，以确保制剂被灭活[64]。如果有必要运输被鼠疫耶尔森菌污染的废物（例如，运往高压灭菌设施），则应采用 UN 2814 的 A 类的标准进行转运[39]。

如何管理鼠疫患者：

1）鼠疫是潜在的医疗紧急情况，应始终被视为一种紧急情况。

2）由于肺鼠疫患者的传染性非常高，因此必须对患者进行隔离。

3）适当的抗菌治疗是至关重要的，应尽早开始。

4）在开始治疗之前，应获得用于诊断的标本。

5）强烈建议保健中心/工作人员采取标准的患者护理预防措施和飞沫预防措施。

参 考 文 献

[1] Achtman. Evolution, population structure and phylogeography of genetically monomorphic bacterial pathogens. Annu Rev Microbiol. 2008; 62: 53－70.

[2] Chavaux D, Marceau R, Rousseau M, Simonet C. In silico comparison of Yersinia pestis and Yersinia pseudotuberculosis transcriptomes reveals a higher expression level of crucial virulence determinants in the plague bacillus. Int J Med Microbiol. 2011; 301: 105－16.

[3] Anisimov AP, Lindler LE, Pier GB. Intraspecific diversity of Yersinia pestis. Clin Microbiol Rev. 2004; 17: 434－64.

[4] Pechous RD, Sivaraman V, Price PA, Stasulli NM, Goldman WE. Early host cell targets of Yersinia pestis during primary pneumonic plague. PLoS Pathog. 2013; 9 (10): e1003679.

[5] Price PA, Jin J, Goldman WE. Pulmonary infection by Yersinia pestis rapidly establishes a permissive environment for microbial proliferation. Proc Natl Acad Sci U S A. 2012; 109 (8): 3083－8.

[6] Du Y, Rosqvist R, Forsberg A. Role of fraction 1 antigen of Yersinia pestis in inhibition of phagocytosis. Infect Immun. 2002; 70: 1453－60.

[7] Hinnebusch BJ, Rudolph AE, Cherepanov P, Dixon JE, Schwan TG, Forsberg A. Role of Yersinia murine toxin in survival of Yersinia pestis in the midgut of the flea vector. Science. 2002; 296: 733－5.

[8] Caulfield L. Substrates of the plasminogen activator protease of Yersinia pestis. Adv Exp Med Biol. 2012; 954: 253－60.

[9] Suomalainen M, Haiko J, Ramu P, Lobo L, Kukkonen M, Westerlund－Wilkström B, Virkola R, Lähteenmäki K, Korhonen TK. Using every trick in the book: the Pla surface protease of Yersinia pestis. Adv Exp Med Biol. 2007; 603: 268－78.

[10] Gabastou JM, Proano J, Vimos A, Jaramillo G, Hayes E, Gage K, Chu M, Guarner J, Zaki S, Bowers J, Guillemard C, Tamayo H, Ruiz A. An outbreak of plague including cases with pneumonic infection, Ecuador, 1998. Trans R Soc Tropd Med Hyg. 2000; 94: 387－91.

[11] Kool J. Risk of person－to－person transmission of pneumonic plague. Clin Infect

Dis. 2005; 40: 1166 - 72.

[12] Tieh T, Landauer E, Miyagawa F, Kobayashi G, Okayasu G. Primary pneumonic plague in Mukden, 1946, and report of 39 cases with three recoveries. J Infect Dis. 1948; 82: 52 - 8.

[13] Inglesby TV, Dennis DT, Henderson DA, Bartlett JG, Ascher MS, Eitzen E, Fine AD, Friedlander AM, Hauer J, Koerner JF, Layton M, Mcdade J, Osterholm MT, O'Toole T, Parker G, Perl TM, Russell PK, Schoch - Spana M, Tonat K. Plague as a biological weapon: medical and public health management. Working Group on Civilian Biodefense. JAMA. 2000; 283: 2281 - 90.

[14] Kellogg W. An epidemic of pneumonic plague. Am J Public Health. 1920; 10: 599 - 605.

[15] Meyer KF. Pneumonic plague. Bacteriol Rev. 1961; 25: 249 - 61.

[16] Chernin E. Richard Pearson strong and the manchurian epidemic of pneumonic plague, 1910 - 1911. J Hist Med Allied Sci. 1989; 44: 296 - 319.

[17] Craven R, Maupin G, Beard M, Quan T, Branes A. Reported cases of human plague in the United States, 1970 - 1991. J Med Entomol. 1993; 30: 758 - 61.

[18] Doll M, Zeitz P, Ettestad P, Bucholtz L, Davis T, Gage K. Cat - transmitted fatal pneumonic plague in a person who traveled from Colorado to Arizona. Am J Trop Med Hyg. 1994; 51: 109 - 14.

[19] Control CCFD. Pneumonic Plague—Arizona, 1992. JAMA. 1992; 268: 2146 - 7.

[20] Doll JM, Zeitz PS, Ettestad P, Bucholtz AL, Davis T, Gage K. Cat - transmitted fatal pneumonic plague in a person who traveled from Colorado to Arizona. Am J Trop Med Hyg. 1994; 51: 109 - 14.

[21] Werner SB, Weidmer CE, Nelson BC, Nygaard GS, Goethals RM, Poland JD. Primary plague pneumonia contracted from a domestic cat at South Lake Tahoe, Calif. JAMA. 1984; 251: 929 - 31.

[22] WHO. Pneumonic plague Arizona, 1992. WER. 1992; 41: 737 - 9.

[23] Wong D, Wild MA, Walburger MA, Higgins CL, Callahan M, Czarnecki LA, Lawaczeck EW, Levy CE, Patterson JG, Sunenshine R, Adem P, Paddock CD, Zaki SR, Petersen JM, Schriefer ME, Eisen RJ, Gage KL, Griffith KS, Weber IB, Spraker TR, Mead PS. Primary pneumonic plague contracted from a mountain lion carcass. Clin Infect Dis. 2009; 49: e33 - 8.

[24] WHO. Interregional meeting on prevention and control of plague. WHO/HSE/EPR/ 2008. 2008: 3.

[25] Ratsitorahina M, Chanteau S, Rahalison L, Ratsifasoamanana L, Boisier P. Epidemiological and diagnostic aspects of the outbreak of pneumonic plague in Madagascar. Lancet. 2000; 355: 111 - 3.

[26] Perry R, Fetherston J. Yersinia pestis - etiologic agent of plague. Clin Microbiol

Rev. 1997；10：35 - 66.

[27] Lathem WW. Progression of primary pneumonic plague：a mouse model of infection，pathology，and bacterial transcriptional activity. Proc Natl Acad Sci U S A. 2005；102：17786 - 91.

[28] MIQ. MIQ Standards. Hochpathogene Erreger - Biologische KampfstoffeTeil II；2008.

[29] Runfola JK. Outbreak of human pneumonic plague with dog - to - human and possible human - to - human transmission，Colorado，June - July 2014. http：//www. cdc. gov/mmwr/preview/mmwrhtml/mm6416a1. htm. Accessed 6 Sept 2017；2015.

[30] Rajerison. Plague：Elsevier Saunders；2014.

[31] Perry RD. Yersinia pestis - etiologic agent of plague. Clin Microbiol Rev. 1997；10：35 - 66.

[32] Tapper H，Herwald H. Modulation of membrane traffic by microorganisms：Karger；2003.

[33] Barber C，Eylan E，Ben - Efraim S. Behaviour in vivo of Pasteurella pestis：antigens and antibodies in the pneumonic plague. Rev Immunol（Paris）. 1972；36：155 - 62.

[34] WU. A treatise on pneumonic plague；1926.

[35] Lathem WW，Crosby SD，Miller VL，Goldman WE. Progression of primary pneumonic plague：a mouse model of infection，pathology，and bacterial transcriptional activity. Proc Natl Acad Sci U S A. 2005；102：17786 - 91.

[36] Guarner J，Shieh WJ，Greer PW，Gabastou JM，Chu M，Hayes E，Nolte KB，Zaki SR. Immunohistochemical detection of Yersinia pestis in formalin - fixed，paraffin - embedded tissue. Am J Clin Pathol. 2002；117：205 - 9.

[37] Dennis DT，Gage KL，Gratz N，Poland JD，Tikhomirov E. WHO/CDS/CSR/EDC/99. 2 Plague Manual. World Health Organization Communicable Disease Surveillance and Response. 1999.

[38] HHS. Biosafety in microbiological and biomedical laboratories. 2009.

[39] WHO 2008. Guide on regulations for the transport of infectious substances.

[40] Chanteau. Development and testing of a rapid diagnostic test for bubonic and pneumonic plague. Lancet. 2003；361：211 - 6.

[41] Riedel S. Plague：from natural disease to bioterrorism. Proc（Bayl Univ Med Cent）. 2005；18：116 - 24.

[42] Galimand M，Guiyoule A，Gerbaud G，Rasoamanana B，Chanteau S，Carniel E，Courvalin P. Multidrug resistance in Yersinia pestis mediated by a transferable plasmid. N Engl J Med. 1997；337：677 - 80.

[43] Welch T. Multiple antimicrobial resistance in plague：An emerging public health risk. PLoS One. 2007；2（3）：e309.

[44] Mandell D. Principles and practice of infectious diseases：Elsevier；2014.

[45] Hick J. Concept of operations for triage of mechanical ventilation in an epidemic. Acad

Emerg Med. 2006; 13: 223 - 9.

[46] Hunger I. Biopreparedness and public health - exploring synergies. Heidelberg: Springer; 2010. https: //www. springer. com/de/book/9789400752726

[47] CDC. Recommended antibiotic treatment for plague. 2015.

[48] Wheelis M. Biological warfare at the 1346 siege of Caffa. Emerg Infect Dis. 2002; 8: 971 - 5.

[49] Rakin A. Yersinia pestis - Eine Bedrohung für die Menschheit. Bundesgesundheitsbl Gesundheitsforsch Gesundheitsschutz. 2003; 46: 949 - 55.

[50] CDC. Human plague - transmission from person to person. 2017. https: //www. cdc. gov/plague/ resources/Pneumonic _ Facts. pdf. Accessed 6 June 2017.

[51] CDC. Transmission based precautions. https: //www. cdc. gov/infectioncontrol/basics/ transmis sion - based - precautions. html. Accessed 2 June 2017.

[52] PHE. A guide to the FFP3 respirator. 2017. https: //www. england. nhs. uk/wp - content/uploads/ 2013/12/guide - ffp3 - leaflet - v2. pdf. Accessed 6 June 2017.

[53] Fusco. EuroNHID checklists for the assessment of high - level isolation units and referral centres for highly infectious diseases: results from the pilot phase of a European survey; 2009.

[54] Baua. TRBA 130. 2017. https: //wwwbauade/DE/Angebote/Rechtstexte - und - Technische - Regeln/Regelwerk/TRBA/pdf/TRBA - 130pdf? _ _ blob1/4 publicationFile&v1/4 2. Accessed 6 June 2017.

[55] MMWR 2011. Fatal laboratory - acquired infection with an attenuated Yersinia pestis strain - Chicago, IL, 2009.

[56] Baua. TRBA 466. 2015. https: //wwwbauade/DE/Angebote/Rechtstexte - und - Technische - Regeln/Regelwerk/TRBA/TRBA - 466html. Accessed 6 June 2017.

[57] Hilgren J. Inactivation of Yersinia pseudotuberculosis, as a surrogate for Yersinia pestis, by liquid biocides in the presence of food residue. J Food Prot. 2009; 72: 392 - 8.

[58] CFSPH. Plague. 2013. http: //wwwcfsphiastateedu/Factsheets/pdfs/plaguepdf. Accessed 6 June 2017.

[59] RKI. RKI - Desinfektionsmittelliste; 2013.

[60] VAH. Empfehlung zur Auswahl sporizider Desinfektionsmittel bei Clostridium - difficile - Infektionen im human - medizinischen Bereich. Hyg Med. 42 (1/2); 2017. https: // vah -online. de/files/download/vah - mitteilungen/HM _ 2017 _ 03. pdf

[61] OHSA. Safety and health topics - Plague; 2015. https: //wwwoshagov/SLTC/plague/ controlshtml# environmental. Accessed 7 Sept 2015.

[62] Rose LJ. Survival of Yersinia pestis on environmental surfaces. Appl Environ Microbiol. 2003; 69: 2166 - 71.

[63] Wilkinson TR. Survival of bacteria on metal surfaces. Appl Microbiol. 1966; 14: 303 - 7.

[64] NRT. NRT quick reference guide. Plague; 2011.

第 12 章 细菌治疗学

Martin Richter

针对抗感染治疗的靶组织，我们区分了四种满足选择性毒性理论的主要机制[1,2]。

1）抑制原核细胞壁合成；

2）扰乱细胞膜稳定性；

3）阻断蛋白质合成；

4）抑制核酸合成。

本书中讨论的所有病原体都具有在人群中引发疾病的巨大潜力。特别是细菌病原体还具有抵抗抗菌治疗的内在机制，这通常被称为抗生素耐药性。此外，细菌如炭疽杆菌（炭疽病的病原体）或鼠疫耶尔森菌（鼠疫的病原体）能够在人类宿主体内迅速繁殖，因此能迅速造成危及生命的全身感染。对于这些病原体，无论是什么类型的耐药机制，抗生素治疗必须快速启动才能成功。总之，这些特性是疾病严重程度和最终结果的决定因素，并且经常导致宿主免疫系统对此类感染的过度反应。这反过来又会导致全身性休克、器官衰竭并最终导致死亡。

在以下各分节中，将讨论可用于治疗细菌感染的特定抗菌疗法，讨论的这些细菌都有在生物攻击中滥用的可能性。生物恐怖制剂一词有时用来指迅速引起严重疾病，或缺乏特定治疗可最终导致危及生命的疾病的细菌、病毒和生物毒素。在本书的范围，我们将在这里专门讨论这一类病原体的抗菌治疗，并在第 4 章讨论这一类病原体的抗病毒治疗（见表 12－1）。在抗生素治疗中，我们讨论两个作用机制，抑菌和杀菌。抑菌作用的原理是抑制细菌增殖（例如，通过干扰细菌蛋白质的合成），这导致细菌活力的停滞，但并不直接破坏生物战剂的结构。而后，这类细菌性生物战剂通常通过蛋白降解机制从机体中被消除。杀菌作用的原理是

M. Richter (✉)
Center for Biological Threats and Special Pathogens, Robert Koch Institute, Berlin, Germany
e－mail: RichterMar@rki. de

反过来的，主要通过干扰细菌的独特结构形成过程（如细胞壁合成）而直接破坏细菌性生物战剂。

表 12－1　重要生物战剂的典型治疗方法[a]

生物战剂	疾病	治疗选择(抗生素类型)
鼠疫耶尔森菌	鼠疫	链霉素(氨基糖苷) 庆大霉素(氨基糖苷) 四环素[b] 多西环素(四环素)[b] 土霉素(氨基糖苷) 氯霉素 磺胺甲恶唑/甲氧苄啶(磺胺/二氨基苄基嘧啶)[b]
炭疽杆菌	炭疽	环丙沙星(氟喹诺酮)[c] 美罗培南(β-内酰胺)[d] 利奈唑胺(恶唑烷酮) 青霉素 G(β-内酰胺)[e] 氨苄青霉素(β-内酰胺)[e] 万古霉素(糖肽) 克林霉素(林可酰胺) 多西环素(四环素) 氯霉素 利福平(安沙霉素)[f]
土拉弗朗西斯菌	兔热病	环丙沙星(氟喹诺酮)[c] 链霉素(氨基糖苷) 庆大霉素(氨基糖苷) 多西环素(四环素)
布鲁氏菌属	布氏菌病	多西环素(四环素) 庆大霉素(氨基糖苷类) 链霉素(氨基糖苷类) 磺胺甲恶唑/甲氧苄啶(磺胺/二氨基苄基嘧啶) 利福平(安沙霉素) 氯霉素[g] 亚胺培南/西司他丁(β-内酰胺/(R)-半胱氨酸衍生物)[g,h] 替加环素(甘氨酰环素衍生自四环素)[g] 环丙沙星(氟喹诺酮)[c,g]
伯氏柯克氏体	Q 热病	多西环素(四环素) 环丙沙星(氟喹诺酮)[c] 克拉霉素(大环内酯)[i] 阿奇霉素(大环内酯)[i] 磺胺甲恶唑/甲氧苄啶(磺胺/二氨基苄基嘧啶) 羟氯喹(喹啉)[j] 利福平(安沙霉素)[j]

续表

生物战剂	疾病	治疗选择(抗生素类型)
鼻疽假单胞菌	马鼻疽[k]	磺胺嘧啶(磺胺)和其他磺胺类药物 四环素 多西环素(四环素) 环丙沙星(氟喹诺酮)[c] 链霉素(氨基糖苷) 庆大霉素(氨基糖苷) 新生霉素(氨基香豆素) 亚胺培南(β-内酰胺) 头孢他啶(头孢菌素)
类鼻疽	类鼻疽[k]	头孢他啶(头孢菌素); 阿莫西林/克拉维酸(β-内酰胺); 美罗培南(β-内酰胺); 磺胺甲恶唑/甲氧苄啶(磺胺/二氨基苄基嘧啶); 多西环素(四环素); 头孢曲松(头孢菌素); 替卡西林/舒巴坦或克拉维酸(β-内酰胺); 氨曲南(单巴坦)

[a] 所描述的治疗方案是示范性的，重点关注被归为生物袭击中使用的治疗药物。该列表不一定是详尽的。括号中给出了总体治疗药物和代表性药物。特定代表性药物可能因衍生产品和品牌而异。剂量、给药间隔、组合、治疗时间和给药途径请参考相关国家或国际指南(例如 WHO)。某些药物可能仅获得相应国家职责机构的有限批准或未获得批准。除药物治疗外，重症监护、支持治疗可改善严重疾病的治疗效果，应始终予以考虑。在严重肺部受累的情况下，积极的通气和体外膜肺氧合(ECMO)治疗也已用于改善治疗效果

[b]建议用于预防(暴露前或暴露后)

[c]或者其他氟喹诺酮类药物(例如左氧氟沙星、莫西沙星、氧氟沙星、培氟沙星)

[d]或者亚胺培南或多利培南

[e]菌株对青霉素敏感的替代物

[f]可考虑与其他抗菌剂联合使用

[g]二线抗生素

[h]西司他汀本身没有内在的抗生素活性，但通过抑制代谢增加 β-内酰胺血浆水平

[i]可选择使用;在选择压力下一些菌株表现出耐药性

[j]对于慢性感染的长期(长达 4 年)治疗与多西环素或氟喹诺酮联合使用以增强易感性

[k]治疗方案可互换

12.1 β-内酰胺类抗生素和干扰细胞壁合成的抗生素

β-内酰胺类抗生素主要有四类，包括青霉素、头孢菌素和碳头孢烯类、碳青霉烯类和单环内酰胺类。这四类抗生素都有一个 β-内酰胺环，它能模拟 D-丙氨酰-D-丙氨酸肽段。该肽被细菌转肽酶识别，转肽酶负责连接肽聚糖链，这些肽聚糖链在细菌细胞壁合成的最后一步中充当细胞壁蛋白层的骨架。β-内酰胺

类抗生素与 D-丙氨酰-D-丙氨酸竞争转肽酶识别。一旦被识别，β-内酰胺环就会打开并与转肽酶的活性中心共价结合[3-5]。该反应不可逆地阻断转肽酶，导致酶永久性失活，并最终导致细菌裂解。因此，β-内酰胺抗生素也被称为自杀性酶作用物。另外，β-内酰胺类抗生素也会干扰细菌羧肽酶[5]。

如果细菌性生物战剂对青霉素治疗敏感，青霉素仍然是抗生素治疗的一线用药。这主要是因为青霉素对人类宿主几乎没有毒性，除了可能引起严重过敏，如致命的过敏性休克。因此，医生需要确保患者的治疗史中没有青霉素过敏史，并密切注意严格的适应症和应用（最好是口服或肠胃外途径用药）。如果与生物恐怖相关的细菌性生物战剂对青霉素不敏感，则可以将其他 β-内酰胺类抗生素（如碳青霉烯类）纳入治疗方案，除青霉素外其他的 β-内酰胺类抗生素的副作用是可接受的。

糖肽是另一类用于治疗生物恐怖战剂的抗生素，它的机制也是干扰细胞壁合成。万古霉素是该类抗生素的代表，它可以作为炭疽杆菌感染治疗方案的一种选择（见表 12-1）。作为治疗方案的一部分，表 12-1 中还给出了这类抗生素的其他代表。

12.2　原核细胞蛋白质合成抑制剂

除恶唑烷酮和氯霉素外，这类抑制剂由大分子组成。与治疗生物恐怖制剂相关的是氨基糖苷类药物，如链霉素、多西环素等四环素类药物；林可酰胺类药物，如克林霉素；恶唑烷类化合物，如利奈唑胺和氯霉素。在蛋白质合成的不同阶段，所有这些分子都能与细菌核糖体 30S 亚基相互作用。行动模式为：1）阻断阻止氨基酰基 tRNA 结合的受体位置（氨基糖苷类，四环素类）；2）密码子和反密码子之间的阅读错误（氨基糖苷类）；3）抑制肽链延伸-转肽化（氯霉素）；4）抑制易位，即携带 tRNA 的肽或氨基酸转移到供体侧（大环内酯类，如阿奇霉素、克拉霉素）。其结果总是对细菌蛋白质合成产生复杂的抑制作用。注意厌氧菌不积累氨基糖苷类，因此本身对这类抗生素具有耐药性。此外，在一些需氧细菌中存在编码氨基糖苷失活酶的抗性基因。这些细菌中的大多数能够通过将抗性质粒转移到相同或不同细菌种类的易感细菌中来共享这种抗性。

使用这类抗生素除了会出现胃肠道疾病等轻微副作用外，还可能会出现更严重的副作用，这就需要停止治疗。这些严重的副作用可能是急性结肠炎、肾毒性、耳毒性、水肿和休克伴随显著光敏性，以及导致致命性骨髓损伤的过敏反应。

12.2.1 抗分枝杆菌剂：安莎霉素（利福霉素）

这类抗生素中最常见的代表是利福平。它最初用于治疗结核和麻风病等分枝杆菌疾病，但对军团菌和炭疽杆菌也有效，可以考虑与其他抗生素联合治疗军团菌病和炭疽杆菌。此外，利福平还能有效抑制牛痘病毒[6]。利福平具有大分子环状结构，是利福霉素 B 的衍生物；利福平是一种从拟无枝酸菌培养物（特别是地中海拟无枝菌酸菌）中分离的大环内酰胺[7]。

安莎霉素被认为是原核蛋白质合成的抑制剂，是蛋白质合成的抑制剂类药物。然而，由于安莎霉素的抗分枝杆菌谱和独特的作用机制使其单独分为了一组。安莎霉素的作用机制是通过与原核 DNA 依赖的 RNA 聚合酶的 β 亚基的高亲和力结合，抑制 RNA 聚合酶活性，从而阻止 RNA 转录，阻断蛋白质的延伸和合成[8-10]。

安沙霉素通常耐受性良好。副作用可能包括胃肠道紊乱和肾功能障碍。对这类药物的过敏反应也有记录，并且安莎霉素在动物实验中显示出潜在的致畸作用[11]，因此通常在怀孕期间禁用。

利福平还发挥免疫抑制作用。该作用的分子靶点尚未确定[12,13]。

12.3 氟喹诺酮类药物

这一组抗生素也被称为促旋酶抑制剂，源自萘啶酸骨架，其本身已经具有有限的抗生素活性。氟喹诺酮具有真正的喹诺酮骨架，并在全碳环的 C6 或 C7 位被氟化。与第一代促旋酶抑制剂相比，几乎所有的第二代促旋酶抑制剂都具有显著改善的抗生素谱、更少的耐药性发展潜力和更好的生物制药性能。只有氟喹诺酮类药物是促旋酶抑制剂，与治疗可能用于生物或生物恐怖攻击的细菌有关。氟喹诺酮类药物分为四类：1）适应症基本上限于尿路感染的口服氟喹诺酮类药物；2）全身使用适应症广泛的氟喹诺酮类药物；3）氟喹诺酮类药物对革兰氏阳性和“非典型”病原体的活性有所提高；4）氟喹诺酮类药物对革兰氏阳性和“非典型”病原体和厌氧菌具有更高的活性[14]。除第 1）组外，其他组都含有与受到生物攻击后可能存在于人群中的细菌性疾病的治疗显著相关的样本（见表 12－1）。

氟喹诺酮类药物作用机制在于抑制 DNA 旋转酶（拓扑异构酶Ⅱ），其还显示出对细菌拓扑异构酶Ⅳ的活性。对这些酶的抑制最终会阻止 DNA 的正常复制，从而导致细菌代谢的快速紊乱和最终导致死亡。具体来讲就是：细菌拓扑异构酶Ⅱ催化 DNA 超螺旋步骤，负责细胞内染色体的紧密组装，而细菌拓扑异构酶Ⅳ在复制过程中催化新合成的核酸链的分离。因此，抑制这些酶分别导致染色体组装不当和代谢紊乱。

与第一代氟喹诺酮类药物相比，耐药性的产生大大减少，但仍会发生。耐药性的建立是由于 DNA 促旋酶的敏感性降低或这些抗菌素通过细菌细胞壁的渗透性有限或两者兼而有之。

氟喹诺酮类药物通常耐受性良好。副作用可能是胃肠道紊乱或药物过敏反应。在长期使用过程中，有软骨损伤和肌腱病变的报道。较罕见的副作用可能是中枢神经系统紊乱（如眩晕、头痛、抑郁）。

12.4　氨基香豆素

另一类相当新颖的 DNA 促旋酶抑制剂是氨基香豆素类，它已从链霉菌属中被分离出来。香豆素作为促旋酶抑制剂的抗生素潜力已在 20 世纪 90 年代初被描述[15]。氨基香豆素可防止 ATP 与 DNA 促旋酶结合，从而使其不被激活。尽管这组物质发挥抗生素作用，但它们也具有剧毒，DNA 促旋酶内的突变可能导致耐药性。该组抗生素治疗方案中唯一相关的药物是新生霉素，其已获得 FDA 批准，用于受到鼻疽攻击后的治疗。

12.5　叶酸合成抑制剂

12.5.1　磺胺类药物

1935 年，Domagk 公司首次推出磺胺类药物（Sulfachrysoidin－Prontosil®）。因此，磺胺类药物、砷凡纳明和青霉素一起成为首批用于治疗人类细菌感染的抗生素。随着时间的推移，磺胺类药物越来越失去意义，因为它们有可能引起重大副作用和进一步产生耐药性。然而，在认为生物袭击中滥用的细菌战剂中，磺胺类药物仍然可用于鼠疫和鼻疽的治疗和预防。

在细菌体内合成二氢叶酸的过程中，磺胺竞争性地取代了合成过程中必要的代谢物对氨基苯甲酸（para－amino benzoic acid，PABA）。人类是不能合成叶酸或其衍生物的，只能通过饮食补充叶酸来满足每天的需求。因此，这种作用模式是选择性毒性原理的另一个实际例子。磺胺类药物作为抗代谢物，因此抑制了细菌和一些原生动物体内二氢叶酸的合成。由于这一过程是竞争性替代，需要使用相对大剂量的磺胺类药物来完全取代所有 PABA。此外，细菌中缺乏 PABA 只会导致抑菌作用。

常见的副作用是食欲不振和恶心。已经描述了非常罕见的严重副作用，例如莱尔综合征和相关的史蒂文斯-约翰逊综合征这两种严重的皮肤过敏反应。此外，溶血性贫血和出血性素质也被认为是磺胺治疗期间的严重副作用。

12.5.2 二氨基-苄基嘧啶

甲氧苄啶是最常见的二氨基-苄基嘧啶代表，是可用于治疗生物恐怖制剂或潜在生物战剂（例如，假鼻疽伯克霍尔德菌、鼠疫耶尔森菌）的药物。由于使用甲氧苄啶单药治疗期间会迅速出现耐药性，所以它通常与具有类似药理特征的磺胺类药物联合使用，如现成的药物配方中的磺胺甲恶唑或磺胺嘧啶。甲氧苄啶与磺胺的比例为 1：20 时，可获得最佳的协同作用。需要考虑人体宿主中不同的药代动力学和分布特征，并导致实际药物配方中的初始比例不同，以最终在靶部位达到期望的 1：20 的比例（例如组合，甲氧苄啶：磺胺甲恶唑 1：5；甲氧苄啶：磺胺-锌 1：2.5）[1,2]。此类药物能够有效对抗许多需氧革兰氏阳性和革兰氏阴性细菌。如上所述，与磺胺类药物联合使用不仅可以延缓耐药性的发展，还可以增加活性范围和有效性。

作用机制是特异性抑制二氢叶酸还原酶。这个过程最终阻止了四氢叶酸的合成，而四氢叶酸在细胞分裂过程中起着决定性作用。二氢叶酸还原酶虽然也存在于哺乳动物中。然而，二氨基-苄基嘧啶对酶的原核类似物有高一个数量级的亲和力，因此对人类的毒性非常小，甚至可以忽略不计。

记录的副作用有恶心、呕吐和血象的病理改变。由于缺乏叶酸引起的致畸作用，怀孕期间禁用二氨基-苄基嘧啶和磺胺类药物。

12.6 生物战或生物恐怖关注的细菌制剂感染免疫疗法

特别是在预防几种被认为与生物袭击相关的细菌方面，存在一些许可和实验性疫苗，它们提供一定程度的抗感染保护，例如吸附炭疽疫苗（AVA；BioThrax®，Emergent Biosolutions Inc，美国马里兰州罗克维尔市）。然而，由于这里讨论的许多生物制剂引起的疾病潜伏期短、发展快，接种疫苗很少能在个体暴露或感染后提供保护。此外，由于疫苗在传统上不被认为是一种经典的治疗方法，而被认为是一种预防方法，并遵循不同的免疫原性作用机制，因此相关的代表性疫苗将在本书的特定制剂章节中进行讨论。

在极少数情况下，暴露或感染病原体后可选择免疫治疗（免疫疗法）。这些选择通常限于被动免疫注射抗血清或特异性抗体。例如，在发生全身性炭疽感染或疑似感染的情况下，可使用基于抗体的抗毒素与适当的抗生素方案结合治疗。

感染炭疽芽孢杆菌后，其作用机制在于干预的免疫发病机制。一般而言，炭疽发病机制中已确定有两种毒力因子：1）芽孢杆菌荚膜阻止吞噬作用；2）AB 型外毒素，即致死毒素（LT）和水肿毒素（ET）[16,17]。此外，两个部分（分别为 A 和 B）促进发病机制。细胞结合需要 B［即保护性抗原（PA）］，随后允许酶 A［即致命因子（LF）和水肿因子（EF）］进入细胞，它们通过阻止适当的免疫级联信号传导和吞噬作用，干扰固有免疫细胞募集，从而破坏体内稳态和造成水肿[18-21]。在治疗中有两种可用的抗毒素可作为选择，瑞西巴库（葛兰素史克，英国伦敦）和炭疽免疫球蛋白静脉注射（AIGIV）（Cangene 公司，加拿大马尼托巴温尼伯）[22]。两者均以剂量依赖性的方式与 PA 结合，并能有效抑制 PA 与炭疽毒素受体的结合[22-24]。这一作用阻止了 A 进入细胞，最终阻止了 LT 和 ET 的进入。瑞西巴库是一种单克隆重组人源化抗体；而 AIGIV 是一种多克隆血清，来自于之前用 AVA 免疫的人[22,24]。单克隆抗体和多克隆抗体治疗方法似乎同样有效，目前没有证据证明哪一种疗法更有效[22,23]。

参考文献

［1］ Mutschler E，Geisslinger G，Kroemer HK，Menzel S，Ruth P. Mutschler Arzneimittelwirkungen：Lehrbuch der Pharmakologie und Toxikologie；mit einführenden Kapiteln in die Anatomie，Physiologie und Pathophysiologie. 10th ed. Stuttgart：Wissenschaftliche Verlagsgesellschaft；2012.

［2］ Verspohl EJ. E. Mutschler，H. Derendorf. Drug Actions. Basic Principles and Therapeutic Aspects. Medpharm Scientific Publishers，CRC Press Stuttgart 1995，799 S.，516 Abb.，DM 124，－. ISBN 3－88763－021－1. Pharm Unserer Zeit. 1996；25：350. https：//doi. org/10. 1002/pauz. 19960250618.

［3］ Gardner AD. Morphological effects of penicillin on bacteria. Nature. 1940；146：837－8.

［4］ Strominger JL，Blumberg PM，Suginaka H，Umbreit J，Wickus GG. How penicillin kills bacteria－progress and problems. Proc R Soc Ser B－Biol. 1971；179：369. https：//doi. org/10. 1098/rspb. 1971. 0103.

［5］ Tipper DJ. Mode of action of beta－lactam antibiotics. Pharmacol Ther. 1985；27：1－35. https：// doi. org/10. 1016/0163－7258（85）90062－2.

［6］ Sodeik B，Griffiths G，Ericsson M，Moss B，Doms RW. Assembly of vaccinia virus：effects of rifampin on the intracellular distribution of viral protein p65. J Virol. 1994；68：1103－14.

［7］ Sensi P，Margalith P，Timbal MT. Rifomycin，a new antibiotic；preliminary report. Farmaco Sci. 1959；14：146－7.

［8］ Campbell EA，Korzheva N，Mustaev A，Murakami K，Nair S，Goldfarb A，Darst SA. Structural mechanism for rifampicininhibition of bacterial RNA polymerase. Cell. 2001；104：901－12. https：//doi. org/10. 1016/S0092－8674（01）00286－0.

［9］ Tsai MJ，Saunders GF. Action of rifamycin derivatives on RNA polymerase of human leukemic lymphocytes. Proc Natl Acad Sci U S A. 1973；70：2072－6.

［10］ Wehrli W，Knusel F，Schmid K，Staehelin M. Interaction of rifamycin with bacterial RNA polymerase. Proc Natl Acad Sci U S A. 1968；61：667－73.

［11］ Holdiness MR. Teratology of the antituberculosis drugs. Early Hum Dev. 1987；15：61－74. https：//doi. org/10. 1016/0378－3782（87）90039－9.

[12] Marija M. Rifampicin: an immunosuppressant? Lancet. 1971; 2: 930 - 1. https: //doi. org/10. 1016/ S0140 - 6736 (71) 92548 - 7.

[13] Nilsson BS. Rifampicin: an immunosuppressant? Lancet. 1971; 2: 374. https: //doi. org/10. 1016/ S0140 - 6736 (71) 90087 - 0.

[14] Naber KG, Adam D. Classification of fluoroquinolones. Int J Antimicrob Agents. 1998; 10: 255 - 7. https: //doi. org/10. 1016/S0924 - 8579 (98) 00059 - 4.

[15] Confreres A, Maxwell A. gyrB mutations which confer coumarin resistance also affect DNA supercoiling and ATP hydrolysis by Escherichia coli DNA gyrase. Mol Microbiol. 1992; 6: 1617 - 24. https: //doi. org/10. 1111/j. 1365 - 2958. 1992. tb00886. x.

[16] Collier RJ, Young JA. Anthrax toxin. Annu Rev Cell Dev Biol. 2003; 19: 45 - 70. https: //doi. org/ 10. 1146/annurev. cellbio. 19. 111301. 140655.

[17] Mourez M. Anthrax toxins. In: Reviews of physiology, biochemistry and pharmacology. Berlin: Springer; 2005. pp. 135 - 164. doi: https: //doi. org/10. 1007/s10254 - 004 - 0028 - 2.

[18] Hoover DL, Friedlander AM, Rogers LC, Yoon IK, Warren RL, Cross AS. Anthrax edema toxin differentially regulates lipopolysaccharide - induced monocyte production of tumor necrosis factor alpha and interleukin - 6 by increasing intracellular cyclic AMP. Infect Immun. 1994; 62: 4432 - 9.

[19] O'Brien J, Friedlander A, Dreier T, Ezzell J, Leppla S. Effects of anthrax toxin components on human neutrophils. Infect Immun. 1985; 47: 306 - 10.

[20] Rossi Paccani S, Tonello F, Patrussi L, Capitani N, Simonato M, Montecucco C, Baldari CT. Anthrax toxins inhibit immune cell chemotaxis by perturbing chemokine receptor signalling. Cell Microbiol. 2007; 9: 924 - 9. https: //doi. org/10. 1111/j. 1462 - 5822. 2006. 00840. x.

[21] Scobie HM, Young JA. Interactions between anthrax toxin receptors and protective antigen. Curr Opin Microbiol. 2005; 8: 106 - 12. https: //doi. org/10. 1016/j. mib. 2004. 12. 005.

[22] Hendricks KA, et al Centers for disease control and prevention expert panel meetings on prevention and treatment of anthrax in adults. Emerg Infect Dis. 2014; 20 (2): e130687. https: // doi. org/10. 3201/eid2002. 130687.

[23] Bower WA, Hendricks K, Pillai S, Guarnizo J, Meaney - Delman D. Clinical framework and medical countermeasure use during an anthrax mass - casualty incident CDC recommendations. MMWR Recomm Rep. 2015; 64: 1 - 22.

[24] Schneemann A, Manchester M. Anti - toxin antibodies in prophylaxis and treatment of inhalation anthrax. Future Microbiol. 2009; 4: 35 - 43. https: //doi. org/10. 2217/ 17460913. 4. 1. 35.

第 13 章　生物威胁剂分子诊断方法的进展

Meghana Rastogi and Sunit K. Singh

13.1　引言

生物恐怖主义是指非国家行为体有目的地、故意使用生物武器，以危害人类、牲畜和农业。《禁止生物武器公约》于 1972 年制定，它禁止开发、生产和储存可导致大规模杀伤性的微生物和毒素。美国疾病预防控制中心将生物恐怖主义病原体分为三类：A 类、B 类和 C 类。这种分类依据的标准如下：1）具有生物活性的传染性病原体，容易在人与人之间传播；2）引起重大公共卫生问题，并在人类和（或）牲畜中造成高致死率；3）容易在人类中制造恐慌和恐惧[1]。

在发展出高端诊断工具之前，基本的显微镜技术曾是诊断疾病的主要工具。显微镜在细菌性病原体的诊断中起着至关重要的作用，有助于统计不同样本（如血液、尿液、痰液、粪便）中的病原体。组织病理学标本上的不同染色（如革兰氏染色、罗丹明染色、印度墨水染色）对几种细菌菌株进行了分化和分类。通过显微技术对轮状病毒、甲型肝炎病毒、诺如病毒等不可培养病毒也进行了鉴定。根据细菌和病毒颗粒的形态特征进行诊断需要大量的样本。对于病毒的诊断，需要高的病毒滴度（10^5～10^6 病毒颗粒/mL）。此外，在样品制备（电子显微镜，EM）过程中，由于（细菌和病毒）脱水或带电，生物样品损失很高，这导致对比度和性能下降。此外，掌握和使用显微技术需要专门知识和训练有素的人员。技术的进步推动了冷冻电镜的发展，冷冻电镜的样本保存在－150 ℃的环境中，以保持无定形质地和避免任何冰晶损伤。然而，该技术需要大量的样本（约 1 mg/mL 的病毒颗粒）。此外，细菌对于冷冻电镜来说太厚了，无法解析结构细节[2-4]。透射电子显微镜与细胞培养技术的结合极大地提高了细菌和病毒病原体

M. Rastogi · S. K. Singh (✉)

Molecular Biology Unit, Institute of Medical Sciences, Banaras Hindu University (BHU), Varanasi, India

的诊断。

免疫层析法、聚合酶链反应法（PCR）和酶联免疫吸附法（ELISA）已被用于检测生物威胁剂。通过基于免疫和基于芯片的不同类型的生物传感器，可以快速灵敏地检测到生物威胁剂。科研人员使用核酸扩增试验（NAAT）、利用荧光染料通过多重聚合酶链反应实时检测分析 DNA 和 RNA，可以在一次运行中诊断多种病原体。虽然 PCR 扩增不能产生大量的高通量数据，但二代测序（NGS）平台可对近乎完整的基因组进行无偏深入的分析。分子诊断技术（微阵列，PCR 和 NGS）在检测和发现给定样本中的微生物方面既省时又精确。开发定量、多用途的平台对于这类病原体的特异性诊断是必要的，这些平台可以很容易地用作即时（POC）分子诊断工具。随着自动化和小型化的发展，微流控芯片可以很容易地作为 POC 平台使用。此外，微流控技术与其他各种技术如 PCR、ELISA 和等温扩增相结合，在资金和时间限制下提高了 POC 平台的灵敏度和特异性。这些分子诊断工具可用于生物防御准备的监测计划。

13.2　新型诊断技术

13.2.1　免疫学方法

13.2.1.1　免疫层析横向流动测定

通过单克隆或多克隆抗体检测生物威胁剂是临床诊断的标准方法。基本原理是在固体表面上形成抗原抗体复合物，然后进行目视读出。这些测试是定性和半定量的（颜色读数强度）、快速（不到 20 分钟）、成本效益高、用户友好，并且操作简单。因此，这些测定是监测计划中 POC 诊断或预后的一个有吸引力的工具。

免疫层析横向流动测定法用于检测病原体。金纳米颗粒或碳/银/磁珠，上转换荧光粉和乳胶色珠在干燥的固体表面捕获检测器抗体（检测器抗体检测给定样品中分析物的存在/不存在）。一旦加入稀释的样本，检测抗体就会与同源抗原形成复合物，颜色读数会指示检测结果[5-7]。多重悬浮免疫阵列可检测出 5 种生物威胁剂［如鼠疫耶尔森菌、严重急性呼吸综合征冠状病毒（SARS - CoV）、葡萄球菌肠毒素 B（SEB）、蓖麻毒素］，检出限分别为 111 个菌落形成单位（CFU/mL）、20 个 CFU/mL、110 pg、5.4 ng 和 2 ng[8]。

许多快速诊断试剂盒（RDK）可用于检测生物威胁剂。ENVI 金检测系统（Environics）是一种盒装实验室设备，可在 20 分钟内检测各种生物威胁剂[9]。新地平线诊断公司提供可用于患者、环境、食物和水样中的各种生物威胁剂的检测试剂盒[10]。响应生物医药公司开发了 RAMP®（快速分析物测量平台），用于检测甲型流感（FluA）和乙型流感（FluB）病毒、炭疽杆菌、天花病毒、蓖麻毒素和肉毒杆菌毒素。该平台包括一个荧光阅读器和一个一次性使用的试剂盒，可提供对病原体的现场特异性检测[11]。同样，金普木公司也开发了一套生物检测系统，用于检测美国疾病控制和预防中心列出的生物恐怖主义剂以及其他制剂[12]（见表 13－1）。

表 13－1　用于检测病原体和毒素的不同平台

	产品	公司	检测的病原体或毒素	总运行时间
1	NIDS®手持式生物威胁分析和手持式阅读器	ANP 技术	炭疽杆菌、牛痘病毒、布鲁氏菌、委内瑞拉马脑炎病毒、李斯特菌、SEB、土拉弗朗西斯菌、肉毒杆菌毒素 A、霍乱弧菌、大肠杆菌 0157、蓖麻毒素、伯氏考克斯氏体、鼠疫耶尔森氏菌、沙门氏菌	15 分钟
2	PRO STRIPS 5 种生物战威胁剂检测套件	ADVNT 生物技术	炭疽杆菌、蓖麻毒素、肉毒毒素 A 和 B、鼠疫耶尔森菌和 SEB	未指定
3	Zephyr	路径传感器公司	炭疽杆菌、鼠疫耶尔森菌、蓖麻毒素、土拉弗朗西斯菌、正痘病毒、沙门氏菌	15 分钟
4	PrimeAlert	金普木公司	蓖麻毒素、肉毒杆菌毒素、SEB、土拉弗朗西斯菌、鼠疫耶尔森菌	15 分钟
5	ENVI 金检测系统	环境公司	蓖麻毒素、肉毒杆菌毒素、SEB、正痘病毒、炭疽杆菌、鼠疫耶尔森菌和土拉弗朗西斯菌	＜20 分钟
6	Aegis 1000	生物检测仪器（BDI）	食源性病原体、毒素、感染因子、蛋白质生物标志物、水源性病原体	＜30 分钟
7	RAMP 200 生物战检测系统	响应生物医药公司	炭疽杆菌、蓖麻油、肉毒毒素、天花病毒	＞30 分钟

改编自 http://www.cbrnetechindex.com/Biological－Detection/Technology－BD/Immunological－BD－T/Lateral－Flow－Hand－Held－Immunoassay－BD－I[13]

13.2.1.2　酶联免疫吸附测定

ELISA 是目前应用最广泛的固相检测酶联抗原抗体复合物的方法。该技术具有用户友好、灵敏度高、特异性高、成本效益好的特点[14]。该方法定量给定样本中的抗原、抗体复合物，并用作临床实验室的体外诊断工具。

不同类型的 ELISA 用于病原体检测，如：夹心、直接、间接和竞争性 ELISA。这些不同的样式检测生物威胁因子，如土拉菌、炭疽杆菌、鼠疫耶尔森菌、流产布鲁氏菌、类鼻疽伯克霍尔德菌、埃博拉病毒（EBOV）或马尔堡病毒[15-21]。

据报道，该综合多重检测和采样系统可在 15 分钟内识别 8 种生物威胁因子（炭疽杆菌、土拉菌、鼠疫耶尔森菌、布鲁氏菌、鼻疽伯克霍尔德菌、蓖麻毒素、肉毒毒素 A/B 和葡萄球菌肠毒素）。该检测是一个包含固定抗体的编码条，可从表面、粉状或液体样品中识别这些因子（http：//www. bbidetection. com/products/biothreat - detection - imass - device/）。

13. 2. 1. 3　时间分辨荧光免疫测定和免疫磁分离电化学发光测定

时间分辨荧光免疫分析法（TRF）是一种具有延长荧光衰减时间的免疫分析法。长荧光信号有助于在背景噪声消退后测量信号。TRF 检测可检测出低浓度（0. 01 pM）的患者样本中的肉毒毒素[22]。Perkin - Elmer 公司开发了解离增强镧系荧光免疫分析法，用于检测各种病原体。该测试类似于 ELISA：96 孔板上涂有链霉亲和素和铕-（Eu^{3+}，镧系）标记的检测抗体。固定化的 Eu 标记抗体在与抗原相互作用时产生荧光信号并释放铕。该系统的检出限为 4～20 pg/mL[23]。

在 IMS - ECL 检测中，免疫磁分离结合电化学发光检测（ECL）可在 1 小时内快速检测临床标本中的生物威胁剂、炭疽杆菌、葡萄球菌肠毒素（SEB）和肉毒杆菌，检测限为 1 pg/mL 至 100 pg/mL[24]。

13. 2. 2　生物传感器

生物传感器是一种集成了生物活性组分、生物受体和传感器的分析设备，用于检测给定样品中的分析物。生物受体可以是酶、抗体、单链 DNA（ssDNA）、适配体蛋白或细胞。利用生物传感器检测病原体或毒素的方法快速、灵敏且具有成本效益。基于免疫分析的生物传感器可检测患者样本中的特异性抗原或识别生物标志物，用于研究感染期间的宿主免疫反应[25]。使用生物传感器的科学家可以选择无标记测定法或有标记测定法来检测分析物。无标记检测直接通过传感器检测分析物的存在，传感器可以是光学的、电的或机械的[26]。相比之下，标记分析使用第二个检测器与酶、荧光团或放射性同位素相结合来检测分析物[14,27-29]。

集成的复合微阵列生物传感器 CombiMatrix ElectraSense 微阵列可以检测鼠

疫耶尔森菌、炭疽杆菌和葡萄球菌肠毒素。葡萄球菌肠毒素和鼠疫菌的检出限分别为 5 pg/mL 和 10^6 CFU/mL[30]。电化学复合免疫传感器与间接标记法可在 25 分钟内诊断土拉菌的感染，检测限为 1000 CFU/mL[31]。此外，压电免疫传感器可在 5 分钟内检测土拉菌，检测限为 10^5 CFU/mL[32]。

基于生物传感器检测 EBOV 糖蛋白（$GP_{1,2}$）是基于表面等离子体共振和石英晶体微天平传感器[33]。理论上基因电路和可视化平台检测小分子、RNA 和菌株特异性 EBOV 分子模式。该平台具有经济、快速、灵敏的特点，可用于工业、科研和生物防御计划[34]。

麻省理工学院开发了一种名为 CANARY（抗原风险和产量的细胞分析方法）的细胞生物传感器，用于检测与生物防御、农业和食品安全等领域相关的新发疾病病原体或生物威胁剂。在 CANARY 生物传感器中，工程化的 B 淋巴细胞表达一种钙依赖性生物发光蛋白——水母发光蛋白（aequorin），并与一种抗原特异性膜结合抗体结合。抗原抗体结合激活细胞内钙离子通道，水母发光蛋白会发光[35,36]。CANARY 技术由路径传感器公司商业化，用于开发 BioFlash - E 生物识别器，Zephyr 公司将其用于筛选液体和粉末样品中的生物威胁剂和毒素。该生物传感器是一种独立的、新型的设备，可在室内和室外场景应用，其检测限在 5 分钟或 2～15 分钟内低于 100 CFU/mL[35]。表 13 - 2 对各种类型的先进生物传感器及其在生物战剂和感染性病原体检测中的应用进行了介绍[37]，列出了用于检测生物威胁剂的各种类型的生物传感器。

表 13 - 2　用于检测生物威胁剂的生物传感器

传感器	生物威胁剂	最低检测限	读数时间	测试样品
金纳米粒子电化学生物传感器	E 型肉毒杆菌毒素	10 pg/mL～10 ng/mL	65 min	橙汁和牛奶
具有金纳米颗粒的阻抗式生物传感器	布鲁氏菌	4×10^5 CFU/mL	1.5 h	牛奶
亚硝酸硼纳米片上具有双金属金、钯纳米粒子的电化学生物传感器	炭疽杆菌表面阵列蛋白	5 pg/mL～100 ng/mL	1 h	细胞培养液
表面等离子共振和电化学阻抗谱	流产布鲁氏菌	0.05 pM	10 min	细胞培养液
表面等离子共振与抗 F1 抗原的抗体	鼠疫耶尔森菌	10^6 CFU/mL	1 h	环境样品

续表

传感器	生物威胁剂	最低检测限	读数时间	测试样品
表面等离子共振与电化学阻抗谱耦合	A 型肉毒杆菌毒素	0.045 fM		细胞培养液
压电免疫传感器与石英晶体微量天平（QCM）和共价定位土拉菌抗原	土拉菌	5×10^{6}细胞/mL	35 min	细胞培养液
石英晶体微量天平	葡萄球菌肠毒素 A	0.02 mg/L	25 min	牛奶

13.2.3　基于核酸扩增的技术

1987 年，Kary B. Mullis 发明的 PCR 技术彻底改变了临床实验室的分子诊断学。PCR 在不影响灵敏度或特异性的情况下，在最短时间内快速检测小量患者样本中的生物威胁因子和其他病原体。PCR 的基本原理是从给定的样本中分离核酸（DNA、RNA），并使用一组引物和耐热聚合酶进行扩增。之后，可以通过凝胶电泳或使用基于荧光的检测系统对扩增产物进行分析。

最初发展的 PCR 在 20 世纪 90 年代早期用于病毒检测[46]。然而，PCR 的主要缺陷是扩增后的污染和假阳性。因此，引入了新的和改进版本的 PCR，称为核酸扩增试验（NAAT）。继 2003 年 SARS - CoV 和 2009 年甲型 H1N1 流感病毒的检测后，NAAT 已成为临床诊断和生物威胁剂检测的一个集成部分[47,48]。目前广泛采用 Real - time PCR、q - PCR（quantitative - PCR）和 RT - PCR（reverse - PCR）对病原菌进行检测和定量[49]。q - PCR 平台通过使用荧光染料（如 SYBR 绿色和扩展引物的光发射）或基于探针的检测系统（如 TaqMan™、蝎子探针和分子信标）“实时”量化扩增产物的数量。在 RT - PCR 中，利用逆转录酶合成互补 DNA（互补 DNA，cDNA）拷贝，之后利用基因特异性引物和聚合酶进行扩增。利用 RT - PCR 可以在患者样本中检测到人甲型流感病毒和禽流感病毒[50,51]。

TaqMan 探针是将基因特异性引物与荧光标记探针结合开发而成。TaqMan 化学利用 Taq 聚合酶的 5′- 3′外切酶活性，将含探针的报告基因和淬灭基因裂解[52]。基于 TaqMan 的 qPCR 面板检测和定量丝状病毒、沙粒病毒和汉坦病毒，检测限为 0.001～10 PFU/PCR[53,54]。

尽管基于探针或非探针的病原体检测方法已经商业化，但 RNA 病毒的检测仍然是一项具有挑战性的任务。RNA 病毒的错误复制导致目标基因序列发生变化，使标准的引物、探针随着时间的推移而无效。基于密码子摆动性的引物和探针（退化引物）的一致性 PCR 检测可以检测到蝙蝠和啮齿动物中的各种生物威胁因子，如副粘病毒[55,56]。

巢式 PCR 采用两组引物（半巢式和全巢式）进行扩增。该方法于 2001 年检测出 A 型流感病毒[57,58]。由于双重扩增过程增加了工作量，且污染的可能性更高，一些实验室不使用巢式 PCR[57,59]。

诊断实验室越来越多地使用多重 RT－PCR 在一次运行中检测多种病原体。这项技术比单重 PCR 更有效、更省时，即使在检测患者样本中的合并感染也是如此。与单重 PCR 相比，该技术最大限度地减少了假阳性，是高度灵敏的，并有助于更好的诊断和预后。该多重 RT－PCR 平台可检测和鉴别甲型、乙型和丙型流感病毒[60]。

在 2003 年伊拉克战争期间，美国海军陆战队士兵感染了多种志贺氏菌和诺如病毒，导致肠胃炎暴发。多重 RT－PCR、酶联免疫分析和测序技术证实了这些病原体的存在[61]。在体外转录 RNA 技术中使用的新型引物和探针的检出限（LOD）大于 95%[62]。该多重 qRT－PCR 平台利用 EBOV 和马尔堡病毒基因组的保守区检测 EBOV 和马尔堡病毒，灵敏度分别为 28.6 拷贝/μL 和 30.5 拷贝/μL[63]。2009 年猪流感的暴发推动了多重 PCR 微流控技术和测序的硅纳米线技术的开发。POC 装置对样品中甲型 H1N1 流感病毒的检测灵敏度为 20～30 μg/μL[25]。此外，世界卫生组织（WHO）于 2012 年批准 RT－PCR 用于检测中东呼吸综合征冠状病毒[64]。Nguyen 等人开发了一种多重 PCR 检测方法，用于检测患者样本和食品样本中的大肠杆菌、沙门氏菌和单核细胞增生李斯特菌，灵敏度为 10 CFU/mL[65]。

许多多重 PCR 试剂盒已被开发用于各种生物威胁剂的快速检测。多重 PCR 检测具有良好的灵敏度和特异性，可用于常规诊断[66]。美国食品和药物管理局（FDA）批准了 xTAG® 呼吸道病毒检测试剂盒的使用（由美国 Luminex 公司开发），这是一种用于检测呼吸道病毒感染的多重分子方法。Pillet 等人 2013 在综述中回顾了 6 种市售急性呼吸道感染诊断试剂盒[67]。人类呼吸道合胞病毒（A 型和 B 型）以及 FluA 和 FluB 核酸可通过名为 ProFlu－1 的一步多重 RT－PCR 检测（由美国威斯康星州的 Prodesse 开发）[68]。

GeneXpert 技术由美国 Cepheid 公司开发，基于微流控技术和多重 RT－PCR 技术，用于检测和诊断各种病原体。2010 年，世卫组织批准了 GeneXpert

结核分枝杆菌和利福平耐药试验用于诊断耐多药和广泛耐药结核病。该平台诊断快速，用户友好，临床灵敏度为 98%～100%，特异性为 99%[69-73]。GeneXpert 平台在 90 分钟内对临床分离的炭疽杆菌进行检测和分析，LOD 为 10 CFU/mL，特异性为 100%[69]。使用 GeneXpert 平台可以对临床标本进行耐甲氧西林金黄色葡萄球菌感染进行快速诊断[74]。

在 2013 年埃博拉病毒疾病暴发后，GeneXpert 平台获得 WHO 和 FDA 紧急使用授权。与其他 RT－PCR 检测和培养方法相比，用于诊断 EBOV 的检测方法在现场表现更好[54,75-77]。实时 PCR 或免疫荧光检测可用于使用临床标本（血液或福尔马林固定组织）诊断急性 Q 热[78,79]。Primerdesign 公司商业化了 Genesig Easy 试剂盒，用于伯氏立克次氏体的检测，特异性为 66.6%，灵敏度为 100%[80]。LightCycler 实时 PCR 结合 RET 探针（Roche Applied Science）可用于诊断正痘病毒感染，其 LOD 为 45 分钟内 5～10 病毒 DNA 拷贝[81]。

在 Abbott－PLEX－ID 公司[82]开发的自动化平台上运行的广谱 PCR 与电喷雾电离质谱联用技术，能够检测出国家过敏和传染病研究所、美国农业部和美国卫生与公众服务部列出的 10 种细菌和 4 种病毒生物威胁剂[83]。IRIDICA 是聚合酶链反应和电喷雾电离质谱技术的结合，用于快速和特异性检测患者样本中的病原体。可以通过 IRIDICA BAC BSI 来分析包括细菌和酵母菌的血液感染[66]。

13.2.4 二代测序

Sanger 和 Gilbert 在 1977 年引入了 DNA 测序技术。使用他们的方法，可以通过在终止反应的反应混合物中添加末端双脱氧核苷酸磷酸盐（ddNTP）来破译 DNA 序列，该 ddNTP 由 DNA 聚合酶进行荧光染料标记。然后，通过毛细管电泳检测终止的核酸段，并通过电荷耦合器件（CCD）相机捕捉激光激发值。该系统的缺点包括读取不准确，易形成 DNA 二级结构，限制 DNA 序列的读取长度。二代测序（NGS）为分子诊断开辟了新的视野，但由于需要训练有素的人员、较长的持续时间和复杂的设置，在临床诊断中的应用仍然有限。该技术可用于均聚物或重复序列的检测。

NGS 可用于表征病原体基因组、基因突变或耐药模式，以及发现新的病原体[84-90]。NGS 的应用包括完整基因组的无偏深入分析[91]，全转录组鸟枪测序（WTSS）[92]，全外显子组测序和甲基化测序，或候选基因测序。NGS 的另一个主要应用包括宏基因组测序，即使微生物的丰度很低，它也可以同时检测均匀或非均匀样本中的多种微生物。此外，NGS 还可用于不可培养微生物的测序。

NGS为未来精准医疗的发展提供了巨大的潜力。第二代NGS包括cDNA文库的构建，用于基因组扩增和测序。文库是将DNA链片段化并将它们与适配器分子连接合成的。文库构建完成后，通过乳化PCR（在微珠上固定化连接序列）或桥式PCR（在固体表面形成菌落）扩增连接序列。NGS可以有效地用于生物威胁剂的检测[93]。

13.2.4.1　454焦磷酸测序

GS20是454生命科学公司于2005年商业化的第一个第二代测序方法（后于2007年被罗氏公司收购）。该技术采用焦磷酸测序化学方法，使用三种不同的酶，腺苷5′磷酸硫酸盐（APS），荧光素酶和腺苷三磷酸双磷酸酶。DNA聚合酶添加核苷酸时产生的焦磷酸盐作为APS酶产生三磷酸腺苷的底物。三磷酸腺苷通过荧光素酶将荧光素转化为氧化荧光素，这种转化导致发光，被高灵敏度的CCD相机捕捉到。因此，产生的光量与添加到生长链中的核苷酸的数量成正比。腺苷三磷酸双磷酸酶降解未掺入的核苷酸。

焦磷酸测序系统使用嵌入100～150 bp DNA序列的微珠。该系统使用乳化PCR扩增序列，每轮可读取20万次[94]。GS20基因组测序器的升级版454 GS FLX Titanium平台于2007年推出，可在24小时内读取400 bp长的序列400万～600万次[95]。主要缺点是试剂昂贵和系统无法区分均聚物（AAA或CCC），因此该产品已退出市场。

13.2.4.2　Illumina测序

Solexa在2007年推出了HiSeq和MiSeq平台，用于较短DNA模板的测序。这些技术依赖于合成测序方法，使用荧光染料标记所修饰的脱氧核糖核苷酸三磷酸进行链终止（类似于Sanger法），并由CCD相机检测。连接接头的100～300 bp长的DNA通过“流动细胞”在固体表面进行桥式PCR扩增。克隆扩增结果显示每个100～300 bp长的模板约有100多万个拷贝。激光激发捕获发射出的光并记录第一碱基，这种反应称为“可逆终止反应”。然后，继续循环，记录多个序列读取，对齐并与参考模板进行比较。与454焦磷酸测序产生100万次读取不同，HiSeq平台在3～10天内产生120～1500 GB读数，而MiSeq平台在1～2天内可产生0.3～15 GB读数，用于临床检测或实验室目的[96]。Illumina可以从土壤和气溶胶样品中检测炭疽杆菌，LOD为10个基因组DNA拷贝[97]。

13.2.4.3　寡核苷酸连接测序和检测

寡核苷酸连接测序和检测（SOLiD）由 Life technologies 公司商业化，并于 2008 年由 Applied Biosystems 公司发布。该技术主要类似于罗氏或 Illumina 测序，但不同的是在测序过程中使用 DNA 连接酶。文库制备和菌落形成后，用一种名为“询问探针”的修饰探针检测序列。探针是由共价连接在荧光染料上的简并序列组成的八聚体。前两个碱基是特定于 DNA 模板的，提供了 16 种不同的退火组合（如 AT，AG，AA，AC）。在耐热性 DNA 连接酶的每一步反应中，探针提供了一个游离的 5′磷酸基团，而不是提供一个游离的 3′羟基基团。荧光信号被 4 个不同的通道记录，最后 3 个 bp 被切割后开始下一个周期。新合成的序列被移除，一个新的互补引物与 n－1 区域的 DNA 序列，继续退火和连接的循环。采用这种方法，每个 DNA 序列被测序两次，从而为系统提供 99.94％的准确性。该技术的读取长度范围为 25～35 bp 的长序列[98]。该系统的主要缺点是持续时间较长（7～14 天），并且需要熟练的技术人员[99,100]。通过使用具有高基因组覆盖率和低错误率（＞99.99 准确度）的 SOLiD 高通量测序[101]，研究了炭疽杆菌和鼠疫耶尔森菌的菌株特异性多态性。

13.2.4.4　离子激流

离子激流平台于 2010 年由 DNA 技术公司发布。该方法使用集成了离子敏感场效应晶体管（ISFET）传感器的半导体芯片。ISFET 是一种电子生物传感器，可以记录 H^+ 或 OH^- 离子浓度的变化。在测序过程中，ISFET 传感器用于测量 DNA 聚合酶每添加一个核苷酸后 H^+ 浓度的变化。生物传感器将化学能转换成电子信号。这些离子传感器位于微孔的正下方，微孔中含有覆盖有扩增目标分子的微珠。微孔芯片连续地在同一时间内只注入一种类型的核苷酸。当核苷酸与目标模板分子在先导位置互补时，该核苷酸将被纳入延伸的核酸中。早期版本（2011 年）的离子激流可以以 99.99％的精度读取 50 个 bp 长的序列，每次运行产生 100 MB 的数据。升级版的离子个性化基因组机（PGM™）在 7.3 小时内读取 400 bp，准确率大于 99.1％[102]。Ion Proton 是 Ion PDM 的后继者，在2～4 h 内可读取 200 bp 的数据，每次读取数据为 10 GB，可用于基因组测序、从头测序、染色质免疫沉淀（ChIP）、转录组、外显子组、甲基化模式、基因表达测序和小 RNA 测序[96]。

NGS 平台已与多种分子诊断技术集成，这些技术甚至可以随机扩增少量核酸。该平台可以利用整合的数字转录组减法技术检测临床样本中的已知和未知病原体[103,104]。Bas-刚果病毒是通过NGS检测到的一种高度分化的弹状病毒，更加凸显了测序技术用于在重大疾病暴发期间检测新病毒的潜力[105]。Ion Proton平台（BGISEQ-100）和Roche 454 v4.9被用于2013—2016年暴发的EBOV基因组的测序、系统发育和系统地理分析[106]。

13.2.5 微阵列

微阵列技术于1995年建立，Ron Davis和Pat Brown以cDNA为探针，在拟南芥中定量分析基因表达模式[107]。微阵列是由玻璃或硅制成的微型芯片上的实验室设备，通过机械沉积[107]、喷墨打印[108]或光刻[109]在载玻片上发现25～70摩尔长的互补寡核苷酸探针。微芯片上的每一个点都包含了几层（10 nm到100 pm的DNA）寡核苷酸拷贝。根据需要，微阵列可以有用于不同微生物的多个特征探针或单一微生物的完整基因组。Affymetrix和Illumina公司的商业化微芯片已经被用于2万多个到数百万个基因的检测。各种不同类型的微阵列都可以使用(蛋白质、肽，碳水化合物、脂类、组织、反相或抗体微阵列)。

微阵列协议的步骤包括样品制备、用荧光染料标记探针、样品在芯片上的杂交、洗涤和图像采集，然后是数据标准化、分析和解释。

一种高度广谱的多重微阵列，对热带新发感染的病原体微阵列进行重测序(TessArray® RPM-TEI 1.0，TessArae LLC，波托马克福尔斯，弗吉尼亚州）检测并区分84种病原体和13种毒素，包括A、B和C类病原体，每次检测的LOD为10^4。这些检测非常灵敏，可以进一步区分EBOV、马丘波病毒和拉沙病毒[110]。

开发了一种名为“ViroChip”的泛病毒阵列用于检测病毒。70摩尔寡核苷酸探针可识别140个病毒基因组的保守区域（1600个探针)，这可用于检测病毒，如检测人类疱疹病毒8、人类呼吸道合胞病毒、副流感病毒3型、腺病毒和多种鼻病毒血清型[111]。在2003年SARS暴发期间，DNA微芯片被用于鉴定和测序从SARS患者中分离出的当时尚未鉴定的冠状病毒[112]。改进和升级版的ViroChip使用全长病毒基因组检测53科214属病毒[113]。此外，使用ViroChip对儿童急性呼吸道感染进行诊断。类似地，名为GreeneChipPm的泛微生物阵列被开发用于快速、无偏倚地检测不同样品中的细菌。该平台包含了来自GreeneChipVr v1.0数据库的密集点状寡核苷酸（29495)。在细菌、真菌、原生动物检测中，11479条16s rRNA和18s rRNA序列用于病原体监测和检测[114,115]。

低密度寡核苷酸芯片可以检测脑脊液和非脑脊液样本中的嗜神经病毒（脑膜炎和脑炎）。多重 PCR 扩增病毒序列与全病毒中枢神经系统阵列载玻片杂交，用于检测埃可病毒、人疱疹病毒（HHV）-2、-4、-5、-6BA、-6B 和-7、印第安纳州水泡性口炎和多瘤病毒 JC1[116]。这些集成了微流控扫描的微阵列可以检测出 A 型流感病毒[117]，小肠结肠炎耶尔森菌[118]，以及牛奶和各种其他样品中的芽孢杆菌。微阵列检测成功的关键取决于该系统对单一样本中病原体的灵敏度，即使病原体属于同一属也能成功检测。

13.2.6　等温扩增

等温扩增是一种在单一温度下核酸指数扩增的稳健技术。该技术是一种序列特异性扩增，无需使用热循环仪，从而降低了仪器成本，使该技术易于用于 POC 平台。等温扩增的处理步骤可分为三种：1）序列特异性扩增；2）酶促双链熔解和引物退火；3）多重 PCR 引物进行链置换或从环状靶标置换链，并通过单链切割进行 PCR 延伸。

13.2.6.1　序列特异性扩增

序列特异性扩增源自基于转录的扩增系统，包括转录介导的扩增（TMA）[119]、基于核酸序列的扩增（NASBA）[120]、自维持序列复制（3SR）[121]，以及信号介导 RNA 技术（SMART）[122]。与 PCR 不同，引物的退火和延伸是在 37 ℃的恒温下进行的，从而减少了时间和设备成本。该方法易于自动化和多路复用。

这些方法依赖于 RNA 聚合酶的活性，用于在等温温度下扩增核酸（ssDNA 或 RNA），根据反应的不同，温度从 30 ℃到 70 ℃不等。95 ℃的热启动温度使双链 DNA 变性为 ssDNA；然后在 41°C 扩增（或者在 60°C 转录介导扩增）。扩增分为两个阶段：在线性阶段，含 T7 启动子区域的启动子-引物结合在目标序列的 5′端，借助禽成髓细胞病毒逆转录酶合成 cDNA。随后，形成的 RNA-cDNA 杂交体被 RNase H 降解，并释放 cDNA。第二个正向引物结合到包含 T7 启动子区域的 cDNA，并通过逆转录酶延伸。新形成的链进入扩增期，T7 聚合酶与 DNA 结合并合成互补 RNA，再次进入线性期。因此，在 90 分钟内会产生 10 亿倍的 RNA 或 DNA 拷贝（见图 13-1）[123]。

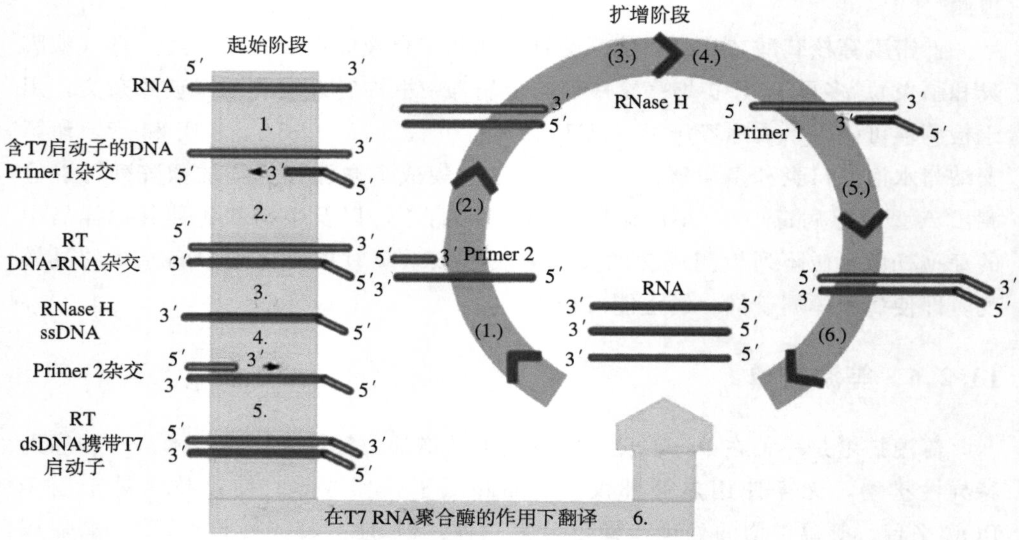

图 13-1　基于核酸序列的扩增（NASBA）。初始阶段：1. DNA 引物与 RNA 模板的退火；2. 引物延伸 RT；3. RNAse H 去除 RNA；4. 第二组引物与新合成的 DNA 模板退火；5. RT 合成双链 DNA；6. 对于转录，T7 RNA 聚合酶产生几个 RNA 拷贝。扩增阶段与初始阶段相似，但在步骤 1～6 中产生了更多的 RNA 拷贝。（Troger V 和 Niemann K 2015）

信号介导的 RNA 扩增技术

信号介导的 RNA 扩增技术（Signal Mediated Amplification of RNA Technology，SMART）是另一种等温放大。它是在两条单链寡核苷酸探针（延伸探针和模板探针）的帮助下，对样品中的目标序列进行识别和扩增。模板探针包含一个 T7 聚合酶启动子序列和一个转录模板。这些探针与目标 RNA 或 DNA 杂交，形成三路连接或“T 样”结构。从嗜热的硬脂杆菌中获得了 Bst DNA 聚合酶，该酶缺乏 5′-3′外切酶活性，可在 70 ℃下扩增核酸。一旦扩增出目标 RNA 或 DNA，使用延伸探针合成互补链。之后，T7 RNA 聚合酶从形成的 DNA 双链体中合成多份 RNA（见图 13-2）。酶联低聚吸附剂分析可以量化 SMART 生成的产品。扩增子通过生物素化探针捕获和检测，并通过微流体或分子信标分离[125,126]。SMART 可在几个小时内从大肠杆菌中检测基因组 DNA (10 ng)和总 RNA（0.1 ng）[127]。

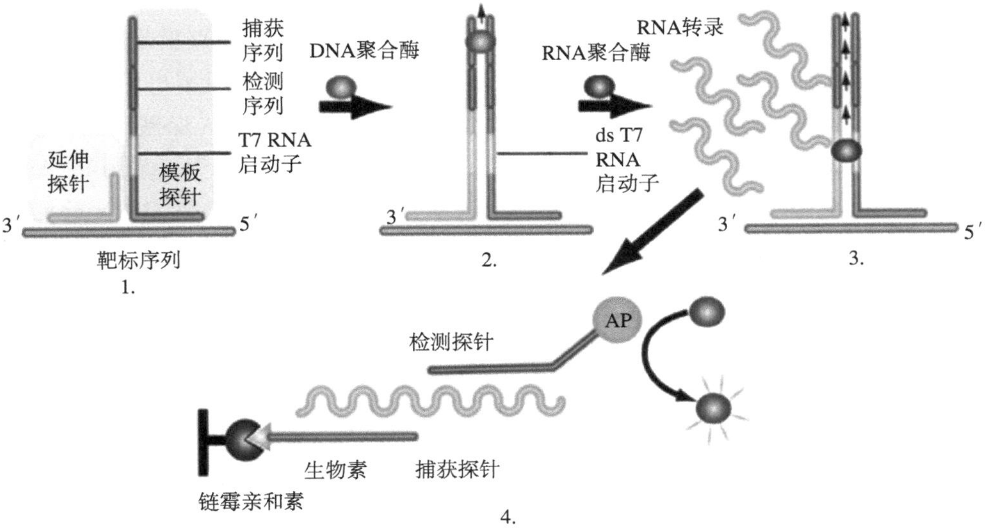

图 13-2 信号介导的 RNA 扩增技术（SMART）。1. “延伸”和“模板”探针与 DNA 模板退火，形成三向连接。2. 延伸探针被 DNA 聚合酶拉长，形成双链 T7 RNA 启动子区。3. RNA 聚合酶与双链 T7 启动子的结合产生了若干份 RNA 转录本，作为信号。4. 信号由与固定化链霉亲和素连接的 RNA 结合生物素化探针捕获，碱性磷酸酶底物转化后由碱性磷酸酶连接的探针检测信号

13.2.6.2 酶促双链熔解和引物退火法

这种方法包括三种技术，绕过初始加热步骤变性的 DNA 或 RNA 双链。在体内条件下，DNA 扩增在等温温度下进行，在此温度下，解旋酶和拓扑异构酶打开 DNA 双链。重组聚合酶扩增（RPA）、解旋酶依赖性扩增（HDA）和滚环扩增（RCA）可以扩增核酸。这种技术比其他基于等温扩增的诊断技术消耗时间更少，并且不需要任何复杂的仪器；因此，该方法可用于 POC 诊断平台。

重组聚合酶扩增

该技术利用了三种酶：重组酶、单链结合蛋白（SSB）和链置换 DNA 聚合酶。重组酶首先与引物配对并与目标序列结合，SSB 再与被置换的 DNA 链结合，形成一个“D”环状结构以稳定 DNA。这种被置换的 DNA 为 DNA 聚合酶提供了一个自由的 3′-羟基位点来结合和扩增目标序列。因此，这两条链在 20 分钟内均可进行指数级扩增。扩增产物可通过荧光探针或非荧光探针进行可视化。RPA

可以通过使用多个引物组轻松进行多重检测，并且可以在几分钟内同时检测到一种以上的疾病（见图 13-3）。等温扩增技术在 35min 内检测到克里米亚-刚果出血热病毒（CCHFV-AY277672 欧洲 1 株）[128]。TwistDx 公司推出了一款商业化的 RPA 套件（TwistAmp）；在 1 小时内快速检测鼠疫耶尔森菌等病原体，ssDNA 和 dsDNA 的检测限可达 4.04×10^{-13} 和 3.14×10^{-16} M[129]。采用 RPA 等温扩增技术在福尔马林固定组织和患者血浆中检测伯氏立克次氏体，临床检测灵敏度为 90%[130]。

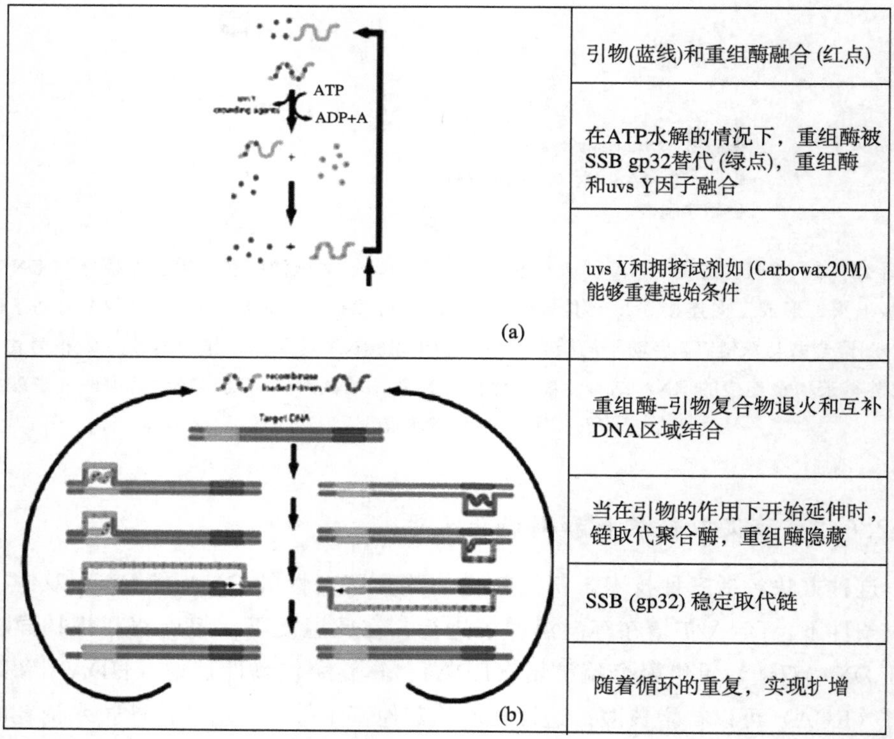

图 13-3　重组聚合酶扩增（RPA）。(a) 引物重组酶复合体与单链结合蛋白（SSB）的结合。(b) RPA 循环，RPA 复合物退火到 DNA 模板起始。然后链置换酶将重组酶分解，并通过 SSBs 蛋白稳定链，使之进一步延伸。因此，生成了多个副本[124]（见彩插）

基于 RPA 和 RT-RPA 荧光的 POC 平台，用于检测潜在危险的生物恐怖病原体（鼠疫耶尔森菌、土拉菌和炭疽杆菌）、革兰氏阳性和阴性细菌（肠道沙门氏菌）、DNA 病毒（牛痘和天花病毒）和 RNA 病毒（EBOV、苏丹病毒和马尔堡病毒），最低检测限为在 10 分钟内 16～21 个分子[131]。

解旋酶依赖性扩增（HDA）

Vincent 等人使用 DNA 解旋酶来解开双链 DNA 或 RNA，并将引物杂交到目标序列上。酶在 37 ℃的等温下分离链，不包括加热步骤[132]。Mutl 蛋白是一种在大肠杆菌中发现的错配 DNA 修复蛋白，它能激活 DNA 解旋酶并分离 DNA 链。SSB 蛋白稳定了解开的双链结构。引物退火到目标序列，DNA 聚合酶扩增这些链，从而在 120 分钟内合成百万倍的 DNA（见图 13－4）。在 45 ℃条件下使用了来自热厌氧菌腾冲嗜热杆菌的热稳定 DNA 解旋酶，进一步提高了该系统的灵敏度[133,134]。终点结果可通过荧光标记探针、电化学检测器[135,136]、液滴微流体系统[137]或基于芯片的杂交[138]进行量化。HDA－TaqMan 探针可检测霍乱弧菌和炭疽杆菌[139]。Motre 等人 2011 年定制了一种 HDA 探针，将检测时间从 60 分钟减少到 30 分钟[140]。

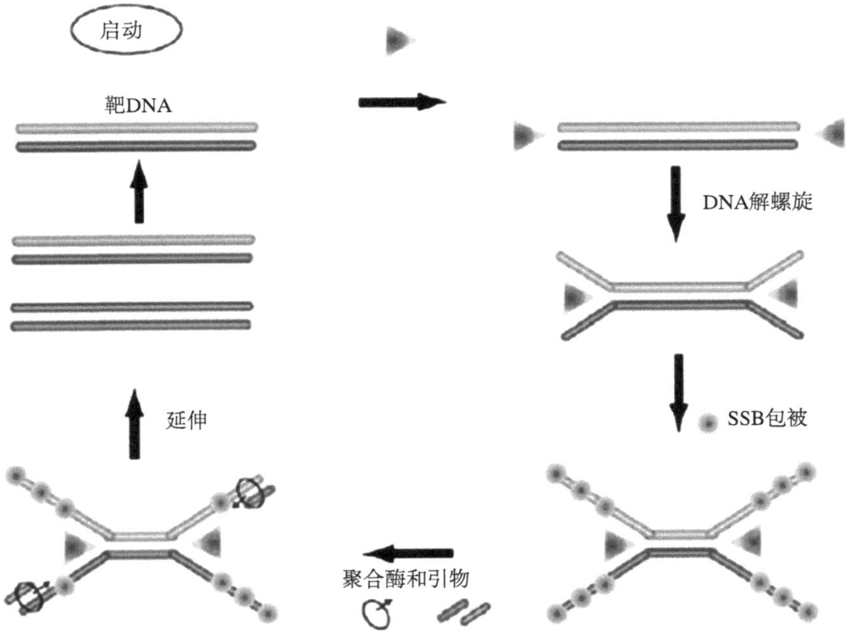

图 13－4　解旋酶依赖性扩增（HDA）。解旋酶与 DNA 模板结合并解开 DNA 模板。SBs 稳定了 DNA 链。引物和 DNA 聚合酶与 DNA 模板结合并扩增模板[124]

滚环扩增

滚环扩增（Rolling Circle Amplification，RCA）于 20 世纪 90 年代首次引入，用于通过使用链置换 DNA 聚合酶（例如大肠杆菌的噬菌体 phi－29 DNA 聚合酶）扩增小环状 DNA[141]。RCA 在等温（30 ℃）下合成与目标 DNA 互补的

ssDNA（1 个 DNA 拷贝中的 10^5 个拷贝）[142,143]。该方法灵敏、简单、易于操作；因此，这种扩增方法被认为是临床诊断 POC 的一种有吸引力的工具。RCA 可以检测细菌和病毒 DNA/RNA[144-146]。扩增产物可以通过荧光染料、生物传感器、凝胶电泳、电信号、发光或比色测定来检测。

利用 RCA 技术引入挂锁探针进行 DNA 线性扩增。探针在线性 DNA 的 3′和 5′端有两个目标序列。这些探针在目标 DNA 上杂交、环化和连接，并作为链置换 DNA 聚合酶的模板，同时拉长和置换扩增产物。该技术可以与一组引物结合，与扩增产物杂交，合成超分枝结构（见图 13－5）。

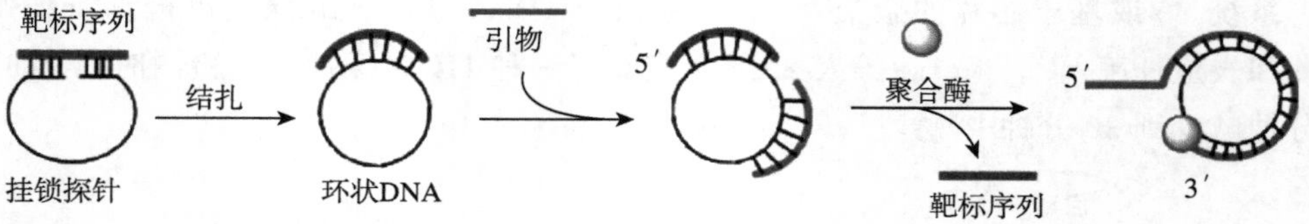

图 13－5　滚圈扩增（RCA）。挂锁探针在特定的基因组位置（ssDNA）退火，形成环状 DNA 并分解。挂锁探针和 DNA 聚合酶特异性引物退火环状 DNA 并扩增模板。这些步骤在等温条件下进行[124]

用于从临床样本中快速检测 SARS－CoV RNA 的液相和固相超支化 RCA 可以检测患者样本中的单拷贝 SARS－CoV RNA，并可用于快速检测诊断环境[147]。用羟基萘酚蓝（HNB）偶联超支化 RCA 比色法，快速检测出临床分离株中 LOD 为 28 fM 的 H5N1 甲型流感病毒。升级版使用荧光实时平台检测 H5N1 甲型流感病毒。该系统在临床样本中的 LOD 为 9 fM[148,149]。

环状扩增是 RCA 的另一种变体，用于检测环状 DNA。Mahmoudian 等人 2008 采用微芯片电泳系统集成环对环扩增技术，可在 65 分钟内检测出 LOD 为 25 ng 的霍乱弧菌[150,151]。采用指数线性 RCA 检测（采用比色法检测致病菌，如大肠杆菌、鼠伤寒沙门氏菌和艰难梭菌），检出限是从 10 fM 到 100 fM 的 DNA。该方法通过切口内切酶（Nb. BsrDI）对扩增的 RCA 产物进行剪切。DNA 片段折叠成 G 四联体结构，与血红素形成复合物，成为 DNA 酶。DNA 酶通过氧化反应进行比色检测[152]。

环介导等温扩增技术

Notomi 等人于 2000 年开发了环介导等温扩增（Loop－Mediated Isothermal Amplification，LAMP）技术[153]。在该技术中，低拷贝数的 DNA 在等温下 1 h 内可扩增到 10^9 个拷贝的目标 DNA。其基本原理是基于高度加工的链置换 DNA 聚合酶（Bst DNA 聚合酶），有 4 对引物（识别目标 DNA 的 6 个不同区域），使

DNA 扩增，保证了目标识别的选择性。在最初的扩增过程中，四对引物与 DNA 聚合酶一起扩增 DNA，形成茎环状结构。茎环结构成为循环扩增的模板，有两个额外的引物对，并进行延伸和循环。这些额外的引物对确保了后续扩增的特异性，从而在每半个周期提供 3 倍的扩增。最终的扩增产物由不同茎长和多个环结构的茎环 DNA 组成（见图 13－6）。

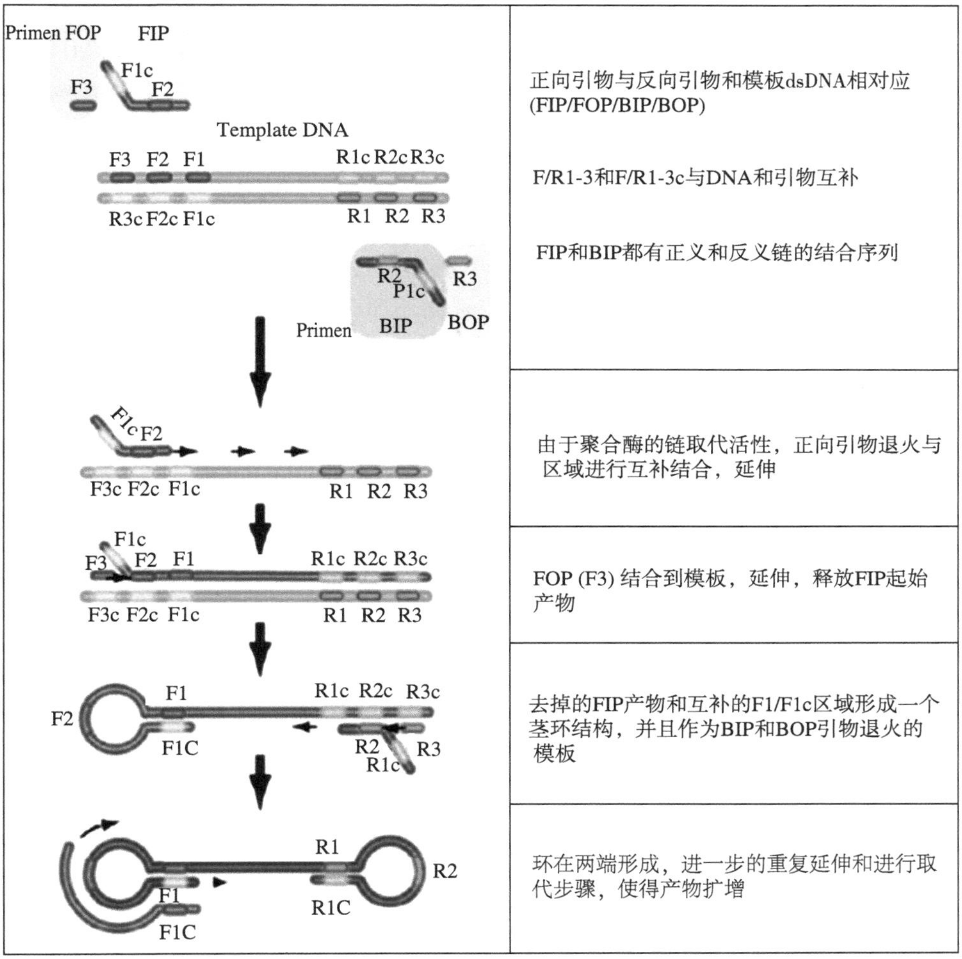

图 13－6　环介导等温扩增（LAMP）技术。四对不同的引物与 DNA 聚合酶结合在 DNA 模板的不同位置。然后，Bst 聚合酶将 DNA 模板与引物对一起置换和延伸，形成多个 DNA 模板拷贝[124]

除 DNA 外，LAMP 还可以利用 RT 和 Bst DNA 聚合酶扩增 RNA[153]。病

毒，如西尼罗河病毒和 SARS－CoV，可以通过 RT－LAMP 检测[154,155]。通过浊度计[155,156]、凝胶电泳、荧光检测试剂，或观察焦磷酸盐离子与 Mg^{2+} 离子产生白色不溶性沉淀[157]，使扩增产物可视化。荧光检测试剂钙黄素和 DNA 结合染料 SYBR green 用于 RT－LAMP 检测扩增产物[158,159]。63 ℃时，可以在低分子量阳离子聚合物聚乙烯亚胺上用 Bst DNA 聚合酶对西尼罗河病毒进行基因检测[155]。

LAMP 是 POC 应用的一种优秀技术。随着微流控系统的发展，LAMP 已成功集成到病原体的特异性和快速检测中。一种用于伪狂犬病病毒快速检测的 POC 平台使用 microLAMP（μLAMP），用于现场检测，在 63°C 下不到 1 小时时间，LOD 为 10 fg/μL[160]。开发了一种具有多路复用功能的类似微流控平台，用于细菌的检测，检出限为 270 拷贝/μL[160]。Wang 等人在 2011 年设计了一种结合等温扩增和微流控芯片磁珠检测耐甲氧西林金黄色葡萄球菌的装置，60 分钟内检出限为 10 fg/μL[161]。采用钌六胺氧化还原分子制成的电化学传感器检测 LAMP 扩增产物，大肠杆菌和金黄色葡萄球菌可以在 30 分钟内检测，LOD 分别为 20 和 30 拷贝/μL[162]。

13.2.6.3 链置换扩增技术

链置换扩增（SDA）方法利用多功能探针扩增 DNA，该探针在 DNA 5′端有一个限制性内切酶位点，在 3′端有一个链置换 DNA 聚合酶。这个探针延伸并置换了缺口。之后，被置换的链作为第二个探针的模板，引发指数级扩增。扩增产物可通过荧光标记探针、分子信标或嵌入染料检测。SDA 已与其他多种检测方法相结合，如基于金纳米颗粒的横向流动芯片检测或用于检测几种突变的微电子芯片阵列[163,164]。Westin 等人 2000 年开发了一种多重 SDA，将多个引物固定在微阵列芯片上[165]，而 Yang 等人 2002 年开发了一种堆叠式微型实验室平台，利用电场进行免疫分析、DNA 杂交和 SDA 扩增。这些系统有效地分析和处理样品混合物中不同种类的细菌和毒素[164]。

13.2.7 微流控

微流控技术是使用紧密尺寸，在一个容纳容量为 nL 到几百 μL 流体的通道，对于给定样品进行定性和定量分析。微流控技术的基本原理是在通道之间创造层流。流体的流量可以通过压力驱动泵来调节，如注射泵或电动泵。电动泵应用电渗透通过壁产生压力和流体流动。微流控技术在分子生物学、酶动力学、毛细管电泳、免疫分析、流式细胞术、细胞操作、PCR 扩增、DNA 分析和临床诊断等领域提供了多种应用[166]。BVM 系列平台（BioVeris Corp.，Gaithersburg，MD）通过电化学发光和夹心 ELISA 检测抗原。含有钌的 BV－TAG 标记的抗体被固定在顺磁珠上，使样品通过流动池。磁珠-抗原-TAG 复合物被磁性捕获，并施加电压激发 TAG 发出多个光子。该装置能够检测大肠杆菌（O157）、耶尔森菌、鼠伤寒杆菌和毒素[167,168]。

微流控芯片采用玻璃、硅或聚二甲基硅氧烷设计，其通道中可容纳少量样品和试剂，便于分离、检测和数据分析。由于系统的小型化，便于携带，降低了成本，并且不需要任何熟练的人员都可以操作。因此，微流控可以在单个芯片上提供各种实验室要求，并可用于临床环境中的 POC 设备。

微流体平台集成了 PCR、等温扩增和微阵列等方法，可以快速检测病原体[117,126,137,138,161,169,170]。在 POC 设备领域，引入了实验室离心磁盘；研究人员在离心微流控系统上制备了等温扩增（逆转录酶-LAMP）和光学探测器，用于甲型流感病毒株的检测。这种 POC 设备的 LOD 为 10 个病毒拷贝，并在 47 分钟内产生结果[171]。与传统的病毒和细菌疾病诊断方法相比，这些离心磁盘上的实验室设备更便携、更耐用[172]。为了进一步推进“样本到结果”的分析，3M 和 Focus 诊断公司开发了一种直接扩增盘，可以在 1 小时内扩增和检测病原体。

13.3　总结

分子技术已经彻底改变了生物威胁剂的诊断，并导致了 POC 设备的发展。许多 FDA 批准和商业化的试剂盒和设备已经推出，用于快速地检测生物威胁剂，以加强生物防御准备计划。虽然像微阵列和 NGS 这样的技术有可能彻底改变生物威胁剂的检测，但它们耗时且产生大量数据，需要熟练的人员进行解读。因此，设备或平台应设计简单、用户友好、成本以及维护成本低，用于现场的各种生物威胁检测监测方案。

参考文献

［1］ Centers for Disease Control and Prevention: Emergency preparedness and response: bioterrorism agents/diseases. Centers for Disease Control and Prevention. Centers for Disease Control and Prevention. 2017. https: //emergency. cdc. gov/agent/agentlist - category. asp. Accessed 20 Jun 2018.

［2］ Golding CG, Lamboo LL, Beniac DR, Booth TF. The scanning electron microscope in microbiology and diagnosis of infectious disease. Sci Rep. 2016; 6: 26516. https: // doi. org/10. 1038/srep26516.

［3］ Goldsmith CS, Miller SE. Modern uses of electron microscopy for detection of viruses. Clin Microbiol Rev. 2009; 22: 552 - 63. https: //doi. org/10. 1128/CMR. 00027 - 09.

［4］ Souf S. Recent advances in diagnostic testing for viral infections. Biosci Horiz. 2016; 9: hzw010. https: //doi. org/10. 1093/biohorizons/hzw010.

［5］ Bailes J, Mayoss S, Teale P, Soloviev M. Gold nanoparticle antibody conjugates for use in competitive lateral flow assays. Methods Mol Biol. 2012; 906: 45 - 55. https: // doi. org/10. 1007/ 978 - 1 - 61779 - 953 - 2 _ 4.

［6］ Hampl J, Hall M, Mufti NA, Yao YM, MacQueen DB, Wright WH, Cooper DE. Upconverting phosphor reporters in immunochromatographic assays. Anal Biochem. 2001; 288: 176 - 87. https: //doi. org/10. 1006/abio. 2000. 4902.

［7］ Ortega - Vinuesa JL, Bastos - González D. A review of factors affecting the performances of latex agglutination tests. J Biomater Sci Polym Ed. 2001; 12: 379 - 408. https: // doi. org/10. 1163/ 156856201750195289.

［8］ Wang J, et al Simultaneous detection of five biothreat agents in powder samples by a multiplexed suspension array. Immunopharmacol Immunotoxicol. 2009b; 31: 417 - 27. https: // doi. org/10. 1080/08923970902740837.

［9］ Environics Oy. ENVI assay system; biodefence tests. Environics Oy. 2018. https: // www. environics. fi/product/envi - assay - system/. Accessed 20 Jun 2018.

［10］ New Horizons Diagnostics Inc. SMART - II Anthrax (spore) . New Horizons Diagnostics http: //www. nhdiag. com/anthrax. shtml. Accessed 20 Jun 2018.

［11］ Response Biomedical. Response biodefense: portable, rapid biological field detection system. Response Biomedical Inc. 2018. http：//responsebio. com/biodefense. Accessed 20 June 2018.

[12] GenPrime. Prime alert bio - detection system. GenPrime. 2017. http：//www. genprime. com/ prime - alert. Accessed 20 Jun 2018.

[13] CBRNE Tech Index. Lateral flow/hand held immunoassay. MRI - Global. 2014. http：//www. cbrnetechindex. com/Biological - Detection/Technology - BD/Immunological - BD - T/LateralFlow - Hand - Held - Immunoassay - BD - I. Accessed 20 Jun 2018.

[14] Pal V，Sharma MK，Sharma SK，Goel AK. Biological warfare agents and their detection and monitoring techniques. Def Sci J. 2016；66：13. https：//doi. org/10. 14429/dsj. 66. 10704.

[15] Gomes - Solecki MJ，Savitt AG，Rowehl R，Glass JD，Bliska JB，Dattwyler RJ. LcrV capture enzyme - linked immunosorbent assay for detection of Yersinia pestis from human samples. Clin Diagn Lab Immunol. 2005；12：339 - 46. https：//doi. org/10. 1128/CDLI. 12. 2. 339 - 346. 2005.

[16] Jenko KL，et al Development of an ELISA microarray assay for the sensitive and simultaneous detection of ten biodefense toxins. The Analyst. 2014；139：5093 - 102. https：//doi. org/10. 1039/c4an01270d.

[17] Saijo M，Niikura M，Morikawa S，Ksiazek TG，Meyer RF，Peters CJ，Kurane I. Enzyme - linked immunosorbent assays for detection of antibodies to Ebola and Marburg viruses using recombinant nucleoproteins. J Clin Microbiol. 2001；39：1 - 7. https：//doi. org/10. 1128/JCM. 39. 1. 1 - 7. 2001.

[18] Sharma N，et al Detection of Francisella tularensis - specific antibodies in patients with tularemia by a novel competitive enzyme - linked immunosorbent assay. Clin Vaccine Immunol. 2013；20：9 - 16. https：//doi. org/10. 1128/CVI. 00516 - 12.

[19] Suttisunhakul V，et al Development of rapid enzyme - linked immunosorbent assays for detection of antibodies to Burkholderia pseudomallei. J Clin Microbiol. 2016；54：1259 - 68. https：//doi. org/10. 1128/JCM. 02856 - 15.

[20] Tiwari AK，Kumar S，Pal V，Bhardwaj B，Rai GP. Evaluation of the recombinant 10 - kilodalton immunodominant region of the BP26 protein of Brucella abortus for specific diagnosis of bovine brucellosis. Clin Vaccine Immunol. 2011；18：1760 - 4. https：//doi. org/10. 1128/CVI. 05159 - 11.

[21] Wang DB，et al Detection of B. anthracis spores and vegetative cells with the same monoclonal antibodies. PLoS One. 2009a；4：e7810. https：//doi. org/10. 1371/journal. pone. 0007810.

[22] McHugh S，Burnell S，Shenhav S，Svarovsky S，Manneh V. Novel time resolved fluorescence platform for near patient diagnostics. Oak Ridge Conference，Capturing Innovation：The Impact of Emerging Diagnostic Technologies；2010 April 22 - 23；San

Jose，CA.

［23］ Peruski AH，Johnson LH III，Peruski LF Jr. Rapid and sensitive detection of biological warfare agents using time – resolved fluorescence assays. J Immunol Methods. 2002；263：35 – 41.

［24］ Tian W，Finehout E，editors. Microfluidics for biological applications. New York：Springer；2009. https：//doi. org/10. 1007/978 – 0 – 387 – 09480 – 9.

［25］ Mohan R，Mach KE，Bercovici M，Pan Y，Dhulipala L，Wong PK，Liao JC. Clinical validation of integrated nucleic acid and protein detection on an electrochemical biosensor array for urinary tract infection diagnosis. PLoS One. 2011；6：e26846. https：//doi. org/10. 1371/journal. pone. 0026846.

［26］ Sin MLY，Mach KE，Wong PK，Liao JC. Advances and challenges in biosensor – based diagnosis of infectious diseases. Expert Rev Mol Diagn. 2014；14：225 – 44. https：//doi. org/10. 1586/14737159. 2014. 888313.

［27］ Deng S，Lei J，Cheng L，Zhang Y，Ju H. Amplified electrochemiluminescence of quantum dots by electrochemically reduced graphene oxide for nanobiosensing of acetylcholine. Biosens Bioelectron. 2011；26：4552 – 8. https：//doi. org/10. 1016/j. bios. 2011. 05. 023.

［28］ Hunt HK，Armani AM. Label – free biological and chemical sensors. Nanoscale. 2010；2：1544 – 59. https：//doi. org/10. 1039/c0nr00201a.

［29］ Rapp BE，Gruhl FJ，Lange K. Biosensors with label – free detection designed for diagnostic applications. Anal Bioanal Chem. 2010；398：2403 – 12. https：//doi. org/10. 1007/s00216 – 0103906 – 2.

［30］ Wojciechowski J，Danley D，Cooper J，Yazvenko N，Taitt CR. Multiplexed electrochemical detection of Yersinia pestis and staphylococcal enterotoxin B using an antibody microarray. Sensors （Basel）. 2010；10：3351 – 62. https：//doi. org/10. 3390/s100403351.

［31］ Pohanka M，Hubalek M，Neubauerova V，Macela A，Martin F，Bandouchova H，Pikula J. Current and tularensis detection：a review. Vet Med. 2008；53：585 – 94.

［32］ Pohanka M，Pavlis O，Skladal P. Diagnosis of tularemia using piezoelectric biosensor technology. Talanta. 2007；71：981 – 5. https：//doi. org/10. 1016/j. talanta. 2006. 05. 074.

［33］ Yu JS，et al Detection of Ebola virus envelope using monoclonal and polyclonal antibodies in ELISA，surface plasmon resonance and a quartz crystal microbalance immunosensor. J Virol Methods. 2006；137：219 – 28. https：//doi. org/10. 1016/j. jviromet. 2006. 06. 014.

［34］ Pardee K，Green AA，Ferrante T，Cameron DE，DaleyKeyser A，Yin P，Collins JJ. Paper – based synthetic gene networks. Cell. 2014；159：940 – 54. https：//doi. org/10. 1016/j. cell. 2014. 10. 004.

[35] PathSensors. Introducing CANARY – cutting edge pathogen detection. PathSensors. 2018. https：//pathsensors. com/technology/about – canary/. Accessed 20 Jun 2018.

[36] Rider TH，et al A B cell – based sensor for rapid identification of pathogens. Science. 2003；301：213 – 5. https：//doi. org/10. 1126/science. 1084920.

[37] Vidic J，Manzano M，Chang C – M，Jaffrezic – Renault N. Advanced biosensors for detection of pathogens related to livestock and poultry. Vet Res. 2018；48：11. https：//doi. org/10. 1186/ s13567 – 017 – 0418 – 5.

[38] Narayanan J，Sharma MK，Ponmariappan S，Sarita SM，Upadhyay S. Electrochemical immunosensor for botulinum neurotoxin type – E using covalently ordered graphene nanosheets modified electrodes and gold nanoparticles – enzyme conjugate. Biosens Bioelectron. 2015；69：249 – 56. https：//doi. org/10. 1016/j. bios. 2015. 02. 039.

[39] Wu H，Zuo Y，Cui C，Yang W，Ma H，Wang X. Rapid quantitative detection of Brucella melitensis by a label – free impedance immunosensor based on a gold nanoparticle – modified screen – printed carbon electrode. Sensors. 2013；13：8551 – 63. https：//doi. org/10. 3390/ s130708551.

[40] Sharma MK，Narayanan J，Pardasani D，Srivastava DN，Upadhyay S，Goel AK. Ultrasensitive electrochemical immunoassay for surface array protein，a Bacillus anthracis biomarker using Au – Pd nanocrystals loaded on boron – nitride nanosheets as catalytic labels. Biosens Bioelectron. 2016；80：442 – 9. https：//doi. org/10. 1016/j. bios. 2016. 02. 008.

[41] Gupta G，Kumar A，Boopathi M，Thavaselvam D，Singh B，Vijayaraghavan R. Rapid and quantitative detection of biological warfare agent Brucella abortus CSP – 31 by surface plasmon resonance. India – Japan Workshop on Biomolecular Electronics and Organic Nanotechnology for Environment Preservation；2009；New Delhi，India.

[42] Huynh HT，Gotthard G，Terras J，Aboudharam G，Drancourt M，Chabriere E. Surface plasmon resonance imaging of pathogens：the Yersinia pestis paradigm. BMC Res Notes. 2015；8：259. https：//doi. org/10. 1186/s13104 – 015 – 1236 – 3.

[43] Tomar A，Gupta G，Singh MK，Boopathi M，Singh B，Dhaked RK. Surface plasmon resonance sensing of biological warfare agent botulinum neurotoxin A. J Bioterror Biodef. 2016；7：142. https：//doi. org/10. 4172/2157 – 2526. 1000142.

[44] Pohanka M，Skladal P. Piezoelectric immunosensor for Francisella tularensis detection using immunoglobulin M in a limiting dilution. Anal Lett. 2005；38：411 – 22. https：//doi. org/10. 1081/ Al – 200047764.

[45] Salmain M，Ghasemi M，Boujday S，Pradier CM. Elaboration of a reusable immunosensor for the detection of staphylococcal enterotoxin A（SEA）in milk with a quartz crystal microbalance. Sens Actuators B Chem. 2012；173：148 – 56. https：//

doi. org/10. 1016/j. snb. 2012. 06. 052.

[46] Vunsh R, Rosner A, Stein A. The use of the polymerase chain - reaction (PCR) for the detection of bean yellow mosaic - virus in gladiolus. Ann Appl Biol. 1990; 117: 561 - 9. https: //doi. org/10. 1111/j. 1744 - 7348. 1990. tb04822. x.

[47] Cheng VC, Lau SK, Woo PC, Yuen KY. Severe acute respiratory syndrome coronavirus as an agent of emerging and reemerging infection. Clin Microbiol Rev. 2007; 20: 660 - 94. https: //doi. org/10. 1128/CMR. 00023 - 07.

[48] Mahony JB. Nucleic acid amplification - based diagnosis of respiratory virus infections. Expert Rev Anti - Infect Ther. 2010; 8: 1273 - 92. https: //doi. org/10. 1586/eri. 10. 121.

[49] Ntziora F, et al Ultrasensitive amplification refractory mutation system real - time PCR (ARMS RT - PCR) assay for detection of minority hepatitis B virus - resistant strains in the era of personalized medicine. J Clin Microbiol. 2013; 51: 2893 - 900. https: //doi. org/10. 1128/JCM. 00936 - 13.

[50] Valle L, et al Performance testing of two new one - step real time PCR assays for detection of human influenza and avian influenza viruses isolated in humans and respiratory syncytial virus. J Prev Med Hyg. 2006; 47: 127 - 33.

[51] Zhang WD, Evans DH. Detection and identification of human influenza viruses by the polymerase chain reaction. J Virol Methods. 1991; 33: 165 - 89.

[52] Boonham N, Kreuze J, Winter S, van der Vlugt R, Bergervoet J, Tomlinson J, Mumford R. Methods in virus diagnostics: from ELISA to next generation sequencing. Virus Res. 2014; 186: 20 - 31. https: //doi. org/10. 1016/j. virusres. 2013. 12. 007.

[53] Huang Y, Wei H, Wang Y, Shi Z, Raoul H, Yuan Z. Rapid detection of filoviruses by real - time TaqMan polymerase chain reaction assays. Virol Sin. 2012; 27: 273 - 7. https: //doi. org/10. 1007/ s12250 - 012 - 3252 - y.

[54] Trombley AR, et al Comprehensive panel of real - time TaqMan polymerase chain reaction assays for detection and absolute quantification of filoviruses, arenaviruses, and New World hantaviruses. Am J Trop Med Hyg. 2010; 82: 954 - 60. https: //doi. org/10. 4269/ajtmh. 2010. 090636.

[55] Kurth A, et al Novel paramyxoviruses in free - ranging European bats. PLoS One. 2012; 7: e38688. https: //doi. org/10. 1371/journal. pone. 0038688.

[56] Wilkinson DA, et al Identification of novel paramyxoviruses in insectivorous bats of the Southwest Indian Ocean. Virus Res. 2012; 170: 159 - 63. https: //doi. org/10. 1016/j. virusres. 2012. 08. 022.

[57] Lipkin WI, Anthony SJ. Virus hunting. Virology. 2015; 479 - 480: 194 - 9. https: //

doi. org/10. 1016/j. virol. 2015. 02. 006.

[58] Zambon M, Hays J, Webster A, Newman R, Keene O. Diagnosis of influenza in the community: relationship of clinical diagnosis to confirmed virological, serologic, or molecular detection of influenza. Arch Intern Med. 2001; 161: 2116 - 22.

[59] Mahony JB. Detection of respiratory viruses by molecular methods. Clin Microbiol Rev. 2008; 21: 716 - 47. https: //doi. org/10. 1128/CMR. 00037 - 07.

[60] Ellis JS, Fleming DM, Zambon MC. Multiplex reverse transcription - PCR for surveillance of influenza A and B viruses in England and Wales in 1995 and 1996. J Clin Microbiol. 1997; 35: 2076 - 82.

[61] Thornton SA, Sherman SS, Farkas T, Zhong W, Torres P, Jiang X. Gastroenteritis in US Marines during Operation Iraqi Freedom. Clin Infect Dis. 2005; 40: 519 - 25. https: //doi. org/10. 1086/427501.

[62] Drosten C, Gottig S, Schilling S, Asper M, Panning M, Schmitz H, Gunther S. Rapid detection and quantification of RNA of Ebola and Marburg viruses, Lassa virus, Crimean - Congo hemorrhagic fever virus, Rift Valley fever virus, dengue virus, and yellow fever virus by real - time reverse transcription - PCR. J Clin Microbiol. 2002; 40: 2323 - 30.

[63] Yang Y, Bai L, Hu KX, Yang ZH, Hu JP, Wang J. Multiplex real - time PCR method for rapid detection of Marburg virus and Ebola virus. Chin J Exp Clin Virol. 2012; 26: 313 - 5.

[64] Abd El Wahed A, Patel P, Heidenreich D, Hufert FT, Weidmann M. Reverse transcription recombinase polymerase amplification assay for the detection of middle East respiratory syndrome coronavirus. PLoS Curr. 2013: 5. https: //doi. org/10. 1371/currents. outbreaks. 62df1c7c75ffc96cd59034531e2e8364.

[65] Nguyen TT, Van Giau V, Vo TK. Multiplex PCR for simultaneous identification of E. coli O157: H7, Salmonella spp. and L. monocytogenes in food. Biotech. 2016; 6: 205. https: //doi. org/10. 1007/s13205 - 016 - 0523 - 6.

[66] Metzgar D, et al The IRIDICA BAC BSI assay: rapid, sensitive and culture - independent identification of bacteria and Candida in blood. PLoS One. 2016; 11: e0158186. https: //doi. org/ 10. 1371/journal. pone. 0158186.

[67] Pillet S, et al Comparative evaluation of six commercialized multiplex PCR kits for the diagnosis of respiratory infections. PLoS One. 2013; 8: e72174. https: //doi. org/10. 1371/jour nal. pone. 0072174.

[68] Legoff J, Kara R, Moulin F, Si - Mohamed A, Krivine A, Belec L, Lebon P. Evaluation of the one - step multiplex real - time reverse transcription - PCR ProFlu - 1 assay for detection of influenza A and influenza B viruses and respiratory syncytial viruses in children. J Clin Microbiol. 2008; 46: 789 - 91. https: //doi. org/10. 1128/jcm. 00959 - 07.

[69] Banada PP，et al Rapid detection of Bacillus anthracis bloodstream infections by use of a novel assay in the GeneXpert system. J Clin Microbiol. 2017；55：2964 - 71. https：//doi. org/10. 1128/jcm. 00466 - 17.

[70] Boehme CC，et al Rapid molecular detection of tuberculosis and rifampin resistance. N Engl J Med. 2010；363：1005 - 15. https：//doi. org/10. 1056/NEJMoa0907847.

[71] Boehme CC，et al Feasibility，diagnostic accuracy，and effectiveness of decentralised use of the Xpert MTB/RIF test for diagnosis of tuberculosis and multidrug resistance：a multicentre implementation study. Lancet（London，England）. 2011；377：1495 - 505. https：//doi. org/10. 1016/s0140 - 6736（11）60438 - 8.

[72] Lawn SD，et al Advances in tuberculosis diagnostics：the Xpert MTB/RIF assay and future prospects for a point - of - care test. Lancet Infect Dis. 2013；13：349 - 61. https：//doi. org/10. 1016/ S1473 - 3099（13）70008 - 2.

[73] Lawn SD，Nicol MP. Xpert（R）MTB/RIF assay：development，evaluation and implementation of a new rapid molecular diagnostic for tuberculosis and rifampicin resistance. Future Microbiol. 2011；6：1067 - 82. https：//doi. org/10. 2217/fmb. 11. 84.

[74] Rossney AS，Herra CM，Brennan GI，Morgan PM，O'Connell B. Evaluation of the Xpert methicillin - resistant Staphylococcus aureus（MRSA）assay using the GeneXpert real - time PCR platform for rapid detection of MRSA from screening specimens. J Clin Microbiol. 2008；46：3285 - 90. https：//doi. org/10. 1128/JCM. 02487 - 07.

[75] Jansen van Vuren P，et al Comparative evaluation of the diagnostic performance of the prototype cepheid GeneXpert Ebola Assay. J Clin Microbiol. 2016；54：359 - 67. https：//doi. org/10. 1128/jcm. 02724 - 15.

[76] Semper AE，et al Performance of the GeneXpert Ebola assay for diagnosis of ebola virus disease in sierra leone：a field evaluation study. PLoS Med. 2016；13：e1001980. https：//doi. org/ 10. 1371/journal. pmed. 1001980.

[77] Van den Bergh R，et al Feasibility of Xpert Ebola assay in Medecins Sans Frontieres Ebola program，Guinea. Emerg Infect Dis. 2016；22：210 - 6. https：//doi. org/10. 3201/eid2202. 151238.

[78] Jang YR，et al Molecular detection of Coxiella burnetii from the formalin - fixed tissues of Q fever patients with acute hepatitis. PLoS One. 2017；12：e0180237. https：//doi. org/10. 1371/ journal. pone. 0180237.

[79] Rolain JM，Raoult D. Molecular detection of Coxiella burnetii in blood and sera during Q fever. QJM. 2005；98：615 - 7.；author reply 617 - 620. https：//doi. org/10. 1093/qjmed/hci099.

[80] Pradeep J，Stephen S，Ambroise S，Gunasekaran D. Diagnosis of acute Q fever by detection of Coxiella burnetii DNA using real - time PCR，employing a commercial

genesig easy kit. J Clin Diagn Res. 2017; 11: Dc10 - dc13. https: //doi. org/10. 7860/jcdr/2017/31005. 10606.

[81] Espy MJ, Cockerill IF, Meyer RF, Bowen MD, Poland GA, Hadfield TL, Smith TF. Detection of smallpox virus DNA by LightCycler PCR. J Clin Microbiol. 2002; 40: 1985 - 8.

[82] Ecker DJ, et al New technology for rapid molecular diagnosis of bloodstream infections. Expert Rev Mol Diagn. 2010; 10: 399 - 415. https: //doi. org/10. 1586/erm. 10. 24.

[83] Sampath R, et al Comprehensive biothreat cluster identification by PCR/electrosprayionization mass spectrometry. PLoS One. 2012; 7: e36528. https: //doi. org/10. 1371/journal. pone. 0036528.

[84] Barzon L, Lavezzo E, Militello V, Toppo S, Palu G. Applications of next - generation sequencing technologies to diagnostic virology. Int J Mol Sci. 2011; 12: 7861 - 84. https: //doi. org/10. 3390/ijms12117861.

[85] Beggs ML, Stevanova R, Eisenach KD. Species identification of Mycobacterium avium complex isolates by a variety of molecular techniques. J Clin Microbiol. 2000; 38: 508 - 12.

[86] Briese T, et al Genetic detection and characterization of Lujo virus, a new hemorrhagic feverassociated arenavirus from southern Africa. PLoS Pathog. 2009; 5: e1000455. https: //doi. org/ 10. 1371/journal. ppat. 1000455.

[87] Highlander SK, et al Subtle genetic changes enhance virulence of methicillin resistant and sensitive Staphylococcus aureus. BMC Microbiol. 2007; 7: 99. https: //doi. org/10. 1186/14712180 - 7 - 99.

[88] Hoffmann C, Minkah N, Leipzig J, Wang G, Arens MQ, Tebas P, Bushman FD. DNA bar coding and pyrosequencing to identify rare HIV drug resistance mutations. Nucleic Acids Res. 2007; 35: e91. https: //doi. org/10. 1093/nar/gkm435.

[89] Menegazzi P, Reho E, Ulivi M, Varnier OE, Lillo FB, Tagliaferro L. Rapid and accurate quantification of different HCV genotypes by LightCycler Real Time PCR and direct sequencing of HCV amplicons. New Microbiol. 2008; 31: 181 - 7.

[90] Wang C, Mitsuya Y, Gharizadeh B, Ronaghi M, Shafer RW. Characterization of mutation spectra with ultra - deep pyrosequencing: application to HIV - 1 drug resistance. Genome Res. 2007; 17: 1195 - 201. https: //doi. org/10. 1101/gr. 6468307.

[91] Lam HY, et al Performance comparison of whole - genome sequencing platforms. Nat Biotechnol. 2011; 30: 78 - 82. https: //doi. org/10. 1038/nbt. 2065.

[92] Wang Z, Gerstein M, Snyder M. RNA - Seq: a revolutionary tool for transcriptomics. Nat Rev Genet. 2009c; 10: 57 - 63. https: //doi. org/10. 1038/nrg2484.

[93] Kuroda M, Sekizuka T, Shinya F, Takeuchi F, Kanno T, Sata T, Asano S. Detection of a possible bioterrorism agent, Francisella sp. , in a clinical specimen by use of next -

generation direct DNA sequencing. J Clin Microbiol. 2012; 50: 1810 - 2. https://doi.org/10.1128/JCM.06715-11.

［94］ Margulies M, et al Genome sequencing in microfabricated high - density picolitre reactors. Nature. 2005; 437: 376. https://doi.org/10.1038/nature03959.. https://www.nature.com/articles/nature03959#supplementary-information.

［95］ Pearson BM, Gaskin DJ, Segers RP, Wells JM, Nuijten PJ, van Vliet AH. The complete genome sequence of Campylobacter jejuni strain 81116 (NCTC11828). J Bacteriol. 2007; 189: 8402 - 3. https://doi.org/10.1128/JB.01404-07.

［96］ Illumina. Sequencing platform comparison tool. Illumina. 2018. www.illumina.com/systems/sequencing-platforms/comparison-tool.html. Accessed 20 Jun 2018.

［97］ Be NA, et al Detection of Bacillus anthracis DNA in complex soil and air samples using nextgeneration sequencing. PLoS One. 2013; 8: e73455. https://doi.org/10.1371/journal.pone.0073455.

［98］ Ramalingam NSP. Concepts and techniques in genomics and proteomics. Woodhead Publishing Series in Biomedicine. 2011.

［99］ Shendure J, Ji H. Next - generation DNA sequencing. Nat Biotechnol. 2008; 26: 1135 - 45. https://doi.org/10.1038/nbt1486.

［100］ Voelkerding KV, Dames SA, Durtschi JD. Next - generation sequencing: from basic research to diagnostics. Clin Chem. 2009; 55: 641 - 58. https://doi.org/10.1373/clinchem.2008.112789.

［101］ Cummings CA, et al Accurate, rapid and high - throughput detection of strain - specific polymorphisms in Bacillus anthracis and Yersinia pestis by next - generation sequencing. Investig Genet. 2010; 1: 5. https://doi.org/10.1186/2041-2223-1-5.

［102］ Loman NJ, Misra RV, Dallman TJ, Constantinidou C, Gharbia SE, Wain J, Pallen MJ. Performance comparison of benchtop high - throughput sequencing platforms. Nat Biotechnol. 2012; 30: 434 - 9. https://doi.org/10.1038/nbt.2198.

［103］ Feng H, Shuda M, Chang Y, Moore PS. Clonal integration of a polyomavirus in human Merkel cell carcinoma. Science. 2008; 319: 1096 - 100. https://doi.org/10.1126/science.1152586.

［104］ Feng H, et al Human transcriptome subtraction by using short sequence tags to search for tumor viruses in conjunctival carcinoma. J Virol. 2007; 81: 11332 - 40. https://doi.org/10.1128/JVI.00875-07.

［105］ Grard G, et al A novel rhabdovirus associated with acute hemorrhagic fever in central Africa. PLoS Pathog. 2012; 8: e1002924. https://doi.org/10.1371/journal.ppat.1002924.

［106］ Tong YG, et al Genetic diversity and evolutionary dynamics of Ebola virus in Sierra Leone. Nature. 2015; 524: 93 - 6. https://doi.org/10.1038/nature14490.

[107] Schena M, Shalon D, Davis RW, Brown PO. Quantitative monitoring of gene expression patterns with a complementary DNA Microarray. Science. 1995; 270: 467 - 70.

[108] Hughes TR, et al Expression profiling using microarrays fabricated by an ink - jet oligonucleotide synthesizer. Nat Biotechnol. 2001; 19: 342 - 7. https://doi.org/10.1038/86730.

[109] Pease AC, Solas D, Sullivan EJ, Cronin MT, Holmes CP, Fodor SP. Light - generated oligonucleotide arrays for rapid DNA sequence analysis. Proc Natl Acad Sci U S A. 1994; 91: 5022 - 6.

[110] Leski TA, et al Testing and validation of high density resequencing microarray for broad range biothreat agents detection. PLoS One. 2009; 4: e6569. https://doi.org/10.1371/journal.pone.0006569.

[111] Wang D, Coscoy L, Zylberberg M, Avila PC, Boushey HA, Ganem D, DeRisi JL. Microarray - based detection and genotyping of viral pathogens. Proc Natl Acad Sci U S A. 2002; 99: 15687 - 92. https://doi.org/10.1073/pnas.242579699.

[112] Wang D, et al Viral discovery and sequence recovery using DNA microarrays. PLoS Biol. 2003; 1: E2. https://doi.org/10.1371/journal.pbio.0000002.

[113] Chou C - C, et al Design of microarray probes for virus identification and detection of emerging viruses at the genus level. BMC Bioinf. 2006; 7: 232. https://doi.org/10.1186/1471 - 2105 - 7232.

[114] Chiu CY, et al Utility of DNA microarrays for detection of viruses in acute respiratory tract infections in children. J Pediatr. 2008; 153: 76 - 83. https://doi.org/10.1016/j.jpeds.2007.12.035.

[115] Palacios G, et al Panmicrobial oligonucleotide array for diagnosis of infectious diseases. Emerg Infect Dis. 2007; 13: 73 - 81. https://doi.org/10.3201/eid1301.060837.

[116] Boriskin YS, Rice PS, Stabler RA, Hinds J, Al - Ghusein H, Vass K, Butcher PD. DNA microarrays for virus detection in cases of central nervous system infection. J Clin Microbiol. 2004; 42: 5811 - 8. https://doi.org/10.1128/jcm.42.12.5811 - 5818.2004.

[117] Liu RH, Lodes MJ, Nguyen T, Siuda T, Slota M, Fuji HS, McShea A. Validation of a fully integrated microfluidic array device for influenza A subtype identification and sequencing. Anal Chem. 2006; 78: 4184 - 93. https://doi.org/10.1021/ac060450v.

[118] Myers KM, Gaba J, Al - Khaldi SF. Molecular identification of Yersinia enterocolitica isolated from pasteurized whole milk using DNA microarray chip hybridization. Mol Cell Probes. 2006; 20: 71 - 80. https://doi.org/10.1016/j.mcp.2005.09.006.

[119] Bennett BD. Blood glucose determination: point of care testing. South Med J. 1997; 90: 678 - 80.

[120] Compton J. Nucleic acid sequence - based amplification. Nature. 1991; 350: 91 -

2. https：//doi. org/10. 1038/350091a0.

[121] Guatelli JC，Whitfield KM，Kwoh DY，Barringer KJ，Richman DD，Gingeras TR. Isothermal，in vitro amplification of nucleic acids by a multienzyme reaction modeled after retroviral replication. Proc Natl Acad Sci U S A. 1990；87：7797.

[122] Greer S，Alexander GJ. Viral Serology and Detection. Baillieres Clin Gastroenterol. 1995；9：689 - 721.

[123] Niemz A，Ferguson TM，Boyle DS. Point - of - care nucleic acid testing for infectious diseases. Trends Biotechnol. 2011；29：240 - 50. https：//doi. org/10. 1016/j. tibtech. 2011. 01. 007.

[124] Troger V，Niemann K. Isothermal amplification and quantification of nucleic acids and its use in microsystems. J Nanomed Nanotechnol. 2015；6：1 - 19. https：//doi. org/10. 4172/2157 - 7439.

[125] Hall MJ，Wharam SD，Weston A，Cardy DL，Wilson WH. Use of signal - mediated amplification of RNA technology（SMART）to detect marine cyanophage DNA BioTechniques. 2002；32：604 - 606，608 - 611.

[126] McCalla SE，Ong C，Sarma A，Opal SM，Artenstein AW，Tripathi A. A simple method for amplifying RNA targets（SMART）. J Mol Diagn. 2012；14：328 - 35. https：//doi. org/10. 1016/j. jmoldx. 2012. 02. 001.

[127] Wharam SD，et al Specific detection of DNA and RNA targets using a novel isothermal nucleic acid amplification assay based on the formation of a three - way junction structure. Nucleic Acids Res. 2001；29：e54.

[128] Bonney LC，Watson RJ，Afrough B，Mullojonova M，Dzhuraeva V，Tishkova F，Hewson R. A recombinase polymerase amplification assay for rapid detection of Crimean - Congo Haemorrhagic fever Virus infection. PLoS Negl Trop Dis. 2017；11：e0006013. https：//doi. org/10. 1371/journal. pntd. 0006013.

[129] Mayboroda O，et al Isothermal solid - phase amplification system for detection of Yersinia pestis. Anal Bioanal Chem. 2016；408：671 - 6. https：//doi. org/10. 1007/s00216 - 015 - 9177 - 1.

[130] Koo B，et al A rapid bio - optical sensor for diagnosing Q fever in clinical specimens. J Biophotonics. 2018；11：e201700167. https：//doi. org/10. 1002/jbio. 201700167.

[131] Euler M，et al Development of a panel of recombinase polymerase amplification assays for detection of biothreat agents. J Clin Microbiol. 2013；51：1110 - 7. https：//doi. org/10. 1128/jcm. 02704 - 12.

[132] Vincent M，Xu Y，Kong H. Helicase - dependent isothermal DNA amplification. EMBO Rep. 2004；5：795 - 800. https：//doi. org/10. 1038/sj. embor. 7400200.

[133] An L，Tang W，Ranalli TA，Kim HJ，Wytiaz J，Kong H. Characterization of a

thermostable UvrD helicase and its participation in helicase - dependent amplification. J Biol Chem. 2005; 280: 28952 - 8. https: //doi. org/10. 1074/jbc. M503096200.

[134] Goldmeyer J, Kong H, Tang W. Development of a novel one - tube isothermal reverse transcription thermophilic helicase - dependent amplification platform for rapid RNA detection. J Mol Diagn. 2007; 9: 639 - 44. https: //doi. org/10. 2353/jmoldx. 2007. 070012.

[135] Kivlehan F, Mavre F, Talini L, Limoges B, Marchal D. Real - time electrochemical monitoring of isothermal helicase - dependent amplification of nucleic acids. Analyst. 2011; 136: 3635 - 42. https: //doi. org/10. 1039/c1an15289k.

[136] Torres - Chavolla E, Alocilja EC. Nanoparticle based DNA biosensor for tuberculosis detection using thermophilic helicase - dependent isothermal amplification. Biosens Bioelectron. 2011; 26: 4614 - 8. https: //doi. org/10. 1016/j. bios. 2011. 04. 055.

[137] Zhang Y, Park S, Liu K, Tsuan J, Yang S, Wang TH. A surface topography assisted droplet manipulation platform for biomarker detection and pathogen identification. Lab Chip. 2011; 11: 398 - 406. https: //doi. org/10. 1039/c0lc00296h.

[138] Andresen D, von Nickisch - Rosenegk M, Bier FF. Helicase dependent OnChip - amplification and its use in multiplex pathogen detection Clinica chimica acta. Int J Clin Chem. 2009; 403: 244 - 8. https: //doi. org/10. 1016/j. cca. 2009. 03. 021.

[139] Tong Y, Tang W, Kim HJ, Pan X, Ranalli T, Kong H. Development of isothermal TaqMan assays for detection of biothreat organisms. BioTechniques. 2008; 45: 543 - 57. https: //doi. org/ 10. 2144/000112959.

[140] Motre A, Kong R, Li Y. Improving isothermal DNA amplification speed for the rapid detection of Mycobacterium tuberculosis. J Microbiol Methods. 2011; 84: 343 - 5. https: //doi. org/10. 1016/j. mimet. 2010. 12. 002.

[141] Blanco L, Bernad A, Lazaro JM, Martin G, Garmendia C, Salas M. Highly efficient DNA synthesis by the phage phi 29 DNA polymerase. Symmetrical mode of DNA replication. J Biol Chem. 1989; 264: 8935 - 40.

[142] Beyer S, Nickels P, Simmel FC. Periodic DNA nanotemplates synthesized by rolling circle amplification. Nano Lett. 2005; 5: 719 - 22. https: //doi. org/10. 1021/nl050155a.

[143] Schweitzer B, Kingsmore S. Combining nucleic acid amplification and detection. Curr Opin Biotechnol. 2001; 12: 21 - 7.

[144] Murakami T, Sumaoka J, Komiyama M. Sensitive isothermal detection of nucleic - acid sequence by primer generation - rolling circle amplification. Nucleic Acids Res. 2009; 37: e19. https: //doi. org/10. 1093/nar/gkn1014.

[145] Sato K, et al Microbead - based rolling circle amplification in a microchip for sensitive DNA detection. Lab Chip. 2010; 10: 1262 - 6. https: //doi. org/10. 1039/b927460j.

[146] Xiang Y, Zhu X, Huang Q, Zheng J, Fu W. Real - time monitoring of mycobacterium

genomic DNA with target - primed rolling circle amplification by a Au nanoparticle - embedded SPR biosensor. Biosens Bioelectron. 2015; 66: 512 - 9. https://doi.org/10.1016/j.bios.2014.11.021.

[147] Wang B, et al Rapid and sensitive detection of severe acute respiratory syndrome coronavirus by rolling circle amplification. J Clin Microbiol. 2005; 43: 2339 - 44. https://doi.org/10.1128/jcm.43.5.2339-2344.2005.

[148] Hamidi SV, Ghourchian H. Colorimetric monitoring of rolling circle amplification for detection of H5N1 influenza virus using metal indicator. Biosens Bioelectron. 2015; 72: 121 - 6. https://doi.org/10.1016/j.bios.2015.04.078.

[149] Hamidi SV, Ghourchian H, Tavoosidana G. Real - time detection of H5N1 influenza virus through hyperbranched rolling circle amplification. The Analyst. 2015; 140: 1502 - 9. https://doi.org/10.1039/c4an01954g.

[150] Mahmoudian L, Kaji N, Tokeshi M, Nilsson M, Baba Y. Rolling circle amplification and circle - to - circle amplification of a specific gene integrated with electrophoretic analysis on a single chip. Anal Chem. 2008a; 80: 2483 - 90. https://doi.org/10.1021/ac702289j.

[151] Mahmoudian L, et al Microchip electrophoresis for specific gene detection of the pathogenic bacteria V. cholerae by circle - to - circle amplification. Anal Sci. 2008b; 24: 327 - 32.

[152] Gomez A, Miller NS, Smolina I. Visual detection of bacterial pathogens via PNA - based padlock probe assembly and isothermal amplification of DNAzymes. Anal Chem. 2014; 86: 11992 - 8. https://doi.org/10.1021/ac5018748.

[153] Notomi T, Okayama H, Masubuchi H, Yonekawa T, Watanabe K, Amino N, Hase T. Loopmediated isothermal amplification of DNA. Nucleic Acids Res. 2000; 28: E63.

[154] Hong TC, et al Development and evaluation of a novel loop - mediated isothermal amplification method for rapid detection of severe acute respiratory syndrome coronavirus. J Clin Microbiol. 2004; 42: 1956 - 61.

[155] Parida M, Posadas G, Inoue S, Hasebe F, Morita K. Real - time reverse transcription loopmediated isothermal amplification for rapid detection of West Nile virus. J Clin Microbiol. 2004; 42: 257 - 63.

[156] Mori Y, Nagamine K, Tomita N, Notomi T. Detection of loop - mediated isothermal amplification reaction by turbidity derived from magnesium pyrophosphate formation. Biochem Biophys Res Commun. 2001; 289: 150 - 4. https://doi.org/10.1006/bbrc.2001.5921.

[157] Mori Y, Kitao M, Tomita N, Notomi T. Real - time turbidimetry of LAMP reaction for quantifying template DNA. J Biochem Biophys Methods. 2004; 59: 145 - 57. https://doi.org/10.1016/j.jbbm.2003.12.005.

[158] Soliman H, El - Matbouli M. An inexpensive and rapid diagnostic method of Koi Herpesvirus (KHV) infection by loop - mediated isothermal amplification. Virol J. 2005; 2: 83. https: //doi. org/10. 1186/1743 - 422X - 2 - 83.

[159] Yoda T, Suzuki Y, Yamazaki K, Sakon N, Kanki M, Aoyama I, Tsukamoto T. Evaluation and application of reverse transcription loop - mediated isothermal amplification for detection of noroviruses. J Med Virol. 2007; 79: 326 - 34. https: // doi. org/10. 1002/jmv. 20802.

[160] Fang X, Liu Y, Kong J, Jiang X. Loop - mediated isothermal amplification integrated on microfluidic chips for point - of - care quantitative detection of pathogens. Anal Chem. 2010; 82: 3002 - 6. https: //doi. org/10. 1021/ac1000652.

[161] Wang CH, Lien KY, Wu JJ, Lee GB. A magnetic bead - based assay for the rapid detection of methicillin - resistant Staphylococcus aureus by using a microfluidic system with integrated loop - mediated isothermal amplification. Lab Chip. 2011; 11: 1521 - 31. https: //doi. org/10. 1039/ c0lc00430h.

[162] Ahmed MU, Nahar S, Safavieh M, Zourob M. Real - time electrochemical detection of pathogen DNA using electrostatic interaction of a redox probe. Analyst. 2013; 138: 907 - 15. https: // doi. org/10. 1039/c2an36153a.

[163] He Y, Zeng K, Zhang S, Gurung AS, Baloda M, Zhang X, Liu G. Visual detection of gene mutations based on isothermal strand - displacement polymerase reaction and lateral flow strip. Biosens Bioelectron. 2012; 31: 310 - 5. https: //doi. org/10. 1016/j. bios. 2011. 10. 037.

[164] Yang JM, et al An integrated, stacked microlaboratory for biological agent detection with DNA and immunoassays. Biosens Bioelectron. 2002; 17: 605 - 18.

[165] Westin L, Xu X, Miller C, Wang L, Edman CF, Nerenberg M. Anchored multiplex amplification on a microelectronic chip array. Nat Biotechnol. 2000; 18: 199 - 204. https: //doi. org/10. 1038/72658.

[166] Ong SE, Zhang S, Du H, Fu Y. Fundamental principles and applications of microfluidic systems. Front Biosci. 2008; 13: 2757 - 73.

[167] Shelton DR, Karns JS. Quantitative detection of Escherichia coli O157 in surface waters by using immunomagnetic electrochemiluminescence. Appl Environ Microbiol. 2001; 67: 2908 - 15. https: //doi. org/10. 1128/AEM. 67. 7. 2908 - 2915. 2001.

[168] Yu H, Bruno JG. Immunomagnetic - electrochemiluminescent detection of Escherichia coli O157 and Salmonella typhimurium in foods and environmental water samples. Appl Environ Microbiol. 1996; 62: 587 - 92.

[169] Gulliksen A, Solli L, Karlsen F, Rogne H, Hovig E, Nordstrom T, Sirevag R. Real - time nucleic acid sequence - based amplification in nanoliter volumes. Anal Chem. 2004;

76：9 - 14. https：//doi. org/10. 1021/ac034779h.

[170] Gulliksen A，et al Parallel nanoliter detection of cancer markers using polymer microchips. Lab Chip. 2005；5：416 - 20. https：//doi. org/10. 1039/b415525d.

[171] Jung JH，Park BH，Oh SJ，Choi G，Seo TS. Integration of reverse transcriptase loop - mediated isothermal amplification with an immunochromatographic strip on a centrifugal microdevice for influenza A virus identification. Lab Chip. 2015；15：718 - 25. https：// doi. org/10. 1039/ c4lc01033g.

[172] Gorkin R，et al Centrifugal microfluidics for biomedical applications. Lab Chip. 2010；10：1758 - 73. https：//doi. org/10. 1039/B924109D.

第 14 章 二代测序在食源性微生物病原体检测中的应用

Travis G. Wentz, Lijun Hu, Thomas S. Hammack, Eric W. Brown, Shashi K. Sharma, and Marc W. Allard

14.1 引言

对已知和新出现的病原体的 DNA 进行快速检测和分型是州和国家卫生实验室最基本和经常遇到的任务之一。在过去的十年中，二代测序（Next Generation Sequencing，NGS）平台已被纳入一系列公共卫生项目，负责监测、检测和调查、应对传染病暴发。作为一种主要的和支持性的检测工具，NGS 已迅速进入致病性食源性微生物学领域，并经常用于分析许多主要食源性细菌病原体的分离物，包括沙门氏菌、李斯特菌、大肠杆菌、志贺氏菌和产神经毒素的梭状芽孢杆菌。总的来说，在美国，31 种主要食源性病原体总计导致 940 万例疾病，导致 55961 人住院，1351 人死亡；与同期估计的这 31 种病原体造成的 3840 万例急性肠胃炎、473832 例住院和 5072 例不明因素的死亡相比，这一数字显得微不足道[1,2]。相对明确和研究的主要食源性病原体通常与已建立的检测和验证的监管程序有关，通常是主要公共卫生项目的重点。这些细菌中的一些已经成为大型多中心 NGS 全基因组测序（WGS）计划的研究对象，这些计划已经开始从根本上改变疾病监测的格局。虽然许多急性胃肠炎病因不明的病例是由多种因素引起的，但有相当数量的病例可能是由于目前无法识别的、不明或有条件的病原体引起的。来自致病性和非致病性生物的 WGS 和宏基因组序列数据的稳定增长，已经为水平移动基因组元件提供了重要的认识，并揭示了一些关键的毒力因子可能比以前了解的分布更广泛。

NGS 技术是一项革命性的技术，其产生的序列数据对病原体检测领域产生

T. G. Wentz · L. Hu · T. S. Hammack · E. W. Brown · S. K. Sharma · M. W. Allard (✉)
Division of Microbiology, Office of Regulatory Science, Center for Food Safety and Applied Nutrition, Food and Drug Administration, College Park, MD, USA
e-mail: Travis.Wentz@fda.hhs.gov; Lijun.Hu@fda.hhs.gov; Thomas.Hammack@fda.hhs.gov; Eric.Brown@fda.hhs.gov; Shashi.Sharma@fda.hhs.gov; Marc.Allard@fda.hhs.gov

了深远的影响。本章探讨了什么是 NGS 平台，它们可以产生的序列数据类型，以及如何利用序列数据来加强对食源性细菌病原体的检测。在本章的第一部分，我们首先简要介绍了 NGS 技术的出现及其早期进入细菌致病机理研究领域的历史。接下来，我们概述了用于全基因组测序的核苷酸数据制备核心内容，然后介绍了几种常见的 NGS 平台以及这些平台产生的序列数据状态。

在第二部分，我们将重点放在利用 NGS 数据作为病原体分型和检测的工具。病毒、微生物或其毒性因子驱动发病的过程可能非常复杂和多样。虽然 WGS 可以高度补充病原体检测目标，但如何利用 WGS 数据没有一个通用的答案。选择将根据一系列因素而不同，这些因素通常是特定于被测序的生物体基因组。为了提供一个广泛的概述，我们讨论了基因组装配和 NGS 数据在两种食源性病原体［肠道沙门氏菌（S. enterica）和肉毒杆菌（C. botulinum）］中的应用。这两种生物在潜在的生物学、疾病暴发频率、发病机制和检测目标方面有很大的不同。一旦获得了 WGS 数据，这些差异使我们能够探索研究者面临的各种选择，强调如何将这些数据应用于检测目标，并展示这些目标如何因生物体而异。我们探索了：1）WGS 作为一种高分辨率分子分型工具的使用；2）它与其他分型方案的兼容性；3）利用基因组编码的数据来检测和探索毒力因子的方法。

14.2 二代测序：背景和历史

NGS 技术最容易使用的地方在于大多数现代平台能够快速准确地生成 WGS 数据。对于可培养的细菌，现代 NGS 平台可以在几小时到几天的时间内生成适用于从头基因组拼接或复测序目的的 WGS 数据[3]。基于参考的复测序方法将测序读数映射到已经存在的基因组拼接序列，通常用于变异检测或快速分型，作为已建立的生物信息学工作流程的一部分。从头测序是计算驱动的，将测序读数直接拼接成更大的连续序列。尽管在概念上不同，但这些应用程序并不相互排斥，并且复测序通常在从头拼接之后用作迭代方法的一部分，以获得更准确的一致拼接。大多数 NGS 平台通过使用随机测序方法来执行 WGS，以生成大量测序读数，这些读数随后通过计算重新拼接成连续序列，或称 contig。当基因组研究所的研究人员在 1995 年利用随机测序拼接病原体流感嗜血杆菌的完整细菌基因组时[4]，证明了这种方法的价值。大多数 NGS 平台生成的 WGS 数据需要类似的测序读取后运行拼接过程。在 NGS 之前，WGS 项目主要依赖于自动毛细管测序或自动 Sanger/ddNTP 测序。

20 世纪 90 年代和 21 世纪初，为测序准备克隆文库所需的时间和劳动力成本，使得大多数不专注于基因组项目的实验室团队无法实现基因组规模的测序项目。大多数现代 NGS 平台的优化方式都大大简化了测序前的库准备步骤。NGS 技术的大规模并行特性和增强的处理能力使精确、高质量的测序在几天或几周内完成，而不是以前项目所需的数月或数年。与自动 Sanger/ddNTP 测序相比，这些平台速度快，成本低，研究人员可在一系列环境中使用。在对几种测序平台的概述中，我们讨论了一些序列准确性的权衡，在存储、分析和有效利用产生的数据方面可能存在挑战。然而，NGS 的可接近性使其成为病原体检测领域不可或缺的工具。

第一台独立的二代测序仪 Life Sciences 454 焦磷酸测序仪于 2004 年面世。到 2008 年，该领域已经有了多种平台，其中许多平台的操作方式差异巨大，但都通过比以前更快、更便宜的方法实现了生成 DNA 序列数据的共同任务[5,6]。作为一项新兴技术，NGS 并没有立即被采用。在 NGS 时代的初期，炭疽芽孢杆菌 Ames Ancestral 菌株的全基因组，作为与“Amerithrax”研究相关的比较基因组研究的一部分，通过自动毛细管测序进行了测序[7,8]。尽管如此，“Amerithrax”案例证明了全基因组数据在解决密切相关菌株之间的序列差异方面的能力，以及细菌 WGS 数据作为研究工具的潜在应用。对于大多数测序项目来说，即使是低覆盖率的毛细管测序 WGS 的成本也很高。随着 NGS 产品作为一项技术不断成熟，专门的病原体导向数据集已经开发出来，这些数据集结合了详细的分离株收集元数据、分离株 WGS 和快速系统发育分析，并开始塑造病原体检测、疫情应对和溯源的未来。

虽然大多数现代测序平台提供快速和准确的数据，但根据预期目的选择平台时，有几个重要的考虑因素。WGS 的关键因素包括基因组大小、测序覆盖率、需要测序的培养分离株的数量、测序平台产生数据的性质以及拼接和解释整个基因组数据计算资源的可用性。表 14－1 简要概述了当今使用的一些最常见的 NGS 平台。每个 NGS 平台或平台系列通过完全不同的方法确定序列，在测序之前，提取的 DNA 要经过文库准备步骤，以确保 DNA 的物理结构有利于平台操作。概括地说，短读长测序仪（如 Illumina MiSeq、NextSeq 和 MiniSeq 平台）会生成大量短读长序列，这些短读长序列可以映射到参考序列，也可以用于创建拼接成多个重叠群的从头拼接片段。长读长测序仪，包括 Pacific Biosciences (PacBio；Menlo Park，California，US) 和 Oxford Nanopore 平台（Oxford，UK)，可以产生长读长序列，用于将基因组区域一起搭建起来，并具有足够的覆盖深度，产生由闭环基因组组成的从头拼接。我们将详细讨论表中所涵盖的平台预期的输出类型，但首先将简要介绍测序成功运行所需的一些核心内容。

表 14-1　与图 14-1 中的程序集相关的序列统计信息

平台	读长	平均读长(bp)	平均覆盖	重叠群	N50(bp)	评估的基因组长度	备注
Illumina MiSeq	903570	250(配对的,平均长度 325 bp)	40×	174	45828	4334787	通过 Nextera XT Kit 进行制备；与其他 23 个细菌样本一起在标准化运行中进行测序
PacBio RS-Ⅱ	40563 读长，142992 亚读长	11022	250×	1	N/A	4501946	10 kbp 大小的选择库

14.3　测序的核心内容

以细菌 WGS 为目的对生物体基因组进行测序的实验室湿法工作过程，通常遵循一个固定的路径。目标细菌分离物在固体培养基上培养，并生长到所需的细胞密度。基因组 DNA 提取、定量、制备为基因组文库，并最终输入测序平台，该平台生成已测序的核苷酸读数作为输出。虽然我们将以典型的 WGS 协议为前提来描述这些内容，但其中许多都是通用术语，广泛适用于许多类型的序列输出。

14.3.1　基因组大小和 GC 含量高低

基因组大小，即以核苷酸碱基对（bp）衡量的有机体中 DNA 的总和，在生命的各个主要领域内变化很大。截至 2017 年 8 月，NCBI/Genbank 中病毒（包括类病毒）的完整基因组长度从 220 个碱基到 2473870 个碱基，原核生物的完整基因组长度从 112031 个碱基到 16000000 个碱基。在病毒和原核生物基因组方面，基因组大小和编码 DNA 的数量以一种基本成比例的线性方式增加。另一方面，真核生物基因组在大小上极其多变，通常含有大量未转录的 DNA，具有调控或未知功能[9]。对于较小的真核生物基因组，例如一些酵母，用于从头拼接目的的 WGS 可能是很容易获得的，但由于这些生物可能具有二倍体的性质，这会引起额外的复杂性[10]。对于基因组长度在 20～25 Mbp 以上的原生动物和真菌等真核病原体的测序项目，应特别考虑测序平台、数据容量和生物信息学支持。图

14－1 提供了一个长度为 450 万 bp 的闭环细菌基因组的可视化模型，这是一个相当典型的细菌基因组。另一个特点是，在制备样品之前也应考虑 GC 核苷酸含量的高低，因为根据所载核苷酸的序列组成差异，一些测序平台可能会有明显不同的误差。无论是通过先前测序的经验确定，还是从近亲缘或远亲缘生物近似确定，近似的基因组长度和 GC% 含量有助于获得信息性 NGS 数据所需的适当覆盖率。

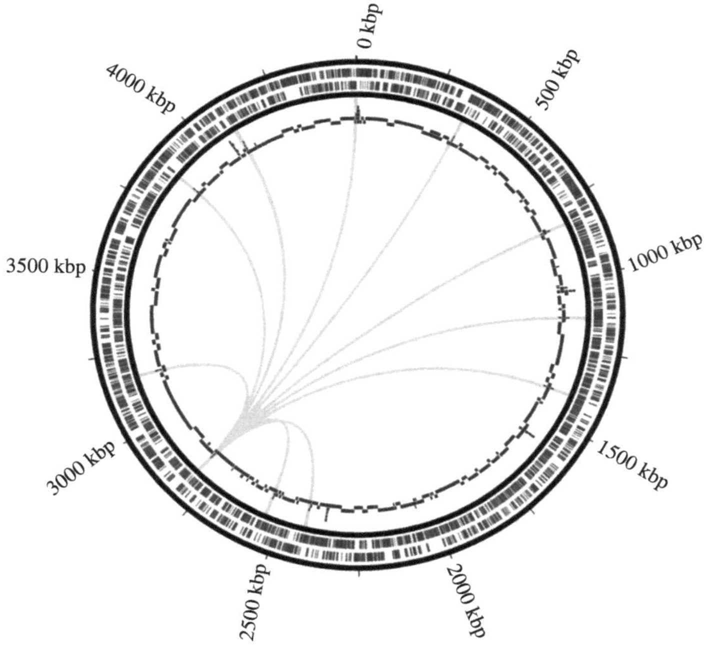

图 14－1　4.5 Mbp 细菌染色体的 Circos 图。纯黑色条带代表在 Pacbio 平台上通过长读测序生成的闭环注释基因组拼接序列。片段化的内部条带是来自重叠群 MiSeq 短读长拼接的序列，与闭环基因组局部比对。黄色条带突出显示了整个基因组中相同的 IS21 插入序列的位置，在图 14－2 中讨论（见彩插）

14.3.2　覆盖范围

在 WGS 背景中，覆盖率通常指的是对给定基因组组合的平均读取深度。由 Lander 和 Waterman 开发的公式计算，称为覆盖冗余，覆盖是读取长度与读取计数的乘积，除以被测序生物的基因组大小（方程式 14－1）[11]

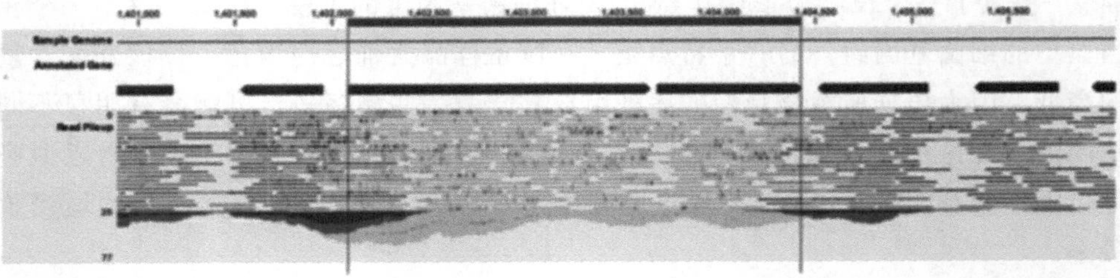

图 14-2 针对闭环参考基因组映射的短读数堆积，显示 IS21 家族的插入序列。蓝色读数代表那些映射到单个基因组位置的读数，而黄色读数代表那些映射到整个基因组中多个（在本例中为 10，图 14-1）单独位点的读数。扩展的、重复的遗传元件通常会导致仅基于短读取拼接中的重叠群扩展终止（见彩插）

$$\text{覆盖} = \frac{\text{读取长度(bp)} \times \text{读取计数}}{\text{基因组大小}} \tag{14-1}$$

当在从头拼接过程中平均分布时，更大的覆盖率可以提高从头拼接体的质量，并促进基于参考的拼接体中更准确的变体检测。根据平台读取长度、准确性和测序基因组本身的性质，更大的覆盖范围可以在一定程度上由更长和更少重叠群组成更完整的拼接。这可以使从头开始的基因组拼接，更接近完整的染色体或质粒。非 NGS 从头拼接 WGS 片段的覆盖率通常在 5～20X 范围内，这主要由于较高覆盖率会产生更高的成本。根据操作人员的技术，现代 NGS 平台通常能够产生 10^1～10^3X 范围内的细菌基因组。理想的范围是根据具体情况和测序的目的来确定。对给定位点进行更深度的测序，可以增加汇编算法在解释由大多数重叠读数呈现的共识序列有效性时的可信度，前提是这些读数是唯一映射的、有信息的读数[12]。不同拼接程序处理不同的叠连扩展需要读取来自属于足够独特的基因组基因座的模板序列。对于任何超过测序平台产生的平均读取长度的重复核苷酸序列来说，这往往是一个难题。任何缺失重复序列两侧基因组序列部分的读取都是无效的，通常会导致对重复区域的映射读取超过覆盖峰值。测序前应估计覆盖率，通常会使用昂贵的测序试剂来达到样品多路复用和高效的目的。其他因素如涉及 PCR 扩增步骤的样品/文库制备可能会导致选择的序列在已测序读数中的过度表达，扩增子和基于鸟枪法的文库可能会显示不同的错误谱[13,14]。操作人员可以根据他们的测序需求确定适当的覆盖深度。Lander-Waterman 方程的另一个变量读取长度，往往与测序平台相关。我们在特定的 NGS 平台上讨论读取长度和读取精度。

14.3.3 准确性

准确性，即正确确定某个位点上的核苷酸的能力，受测序平台的准确性和计算拼接过程对测序输出的作用影响。在表 14-1 中，我们简要概述了几种经常用于细菌 WGS 的现代测序平台。不同平台所展示的错误概要类型不同。当遇到测序困难的多核苷酸时，一些平台的读取准确度会出现差异，包括那些在成分上存在偏差的平台（例如，GC 含量的高低，均聚物，高重复 DNA）。另一些则与误差剖面相关，它们对核苷酸组成相对公正，但显示出较低的初始读取精度，必须通过增加覆盖率来补偿。基因组 DNA 文库的制备通常是严格规定的，例如，程序化操作确保最终输入平台的 DNA 样本具有正确的长度、浓度、单链/双链，并与适配器正确连接。PCR 扩增步骤可能是也可能不是样品制备过程的一部分。虽然 PCR 的好处在于通常可以从较小的起始 DNA 量进行测序，但也可能导致 PCR 诱导的突变和基于核苷酸含量某些序列的低出现或高出现[15]。在使用来自 Illumina 和 Ion torrent 平台的短读长测序仪时，由于通常利用 PCR 步骤作为文库准备过程的一部分，这可能是一个重要的影响因素[14,16,17]。虽然不一定会由于 PCR 出现问题，但在某些情况下，PCR 步骤可能会影响最终拼接的质量。来自 Pacific Biosciences 和 Oxford Nanopore 的长读测序仪相对于无偏差和有偏差的短读平台而言，每个读长原始数据的精度较低。

14.4 短读长测序

目前存在着各种各样的测序平台，许多平台通过根本不同的化学过程来确定核苷酸序列。划分平台的一种方法是考虑它们提供的输出类型，以及这些输出如何与用户的项目目标相关联。有几个系列的测序平台，特别是 Ion torrent 和 Illumina 产品，产生的短序列读数通常在 500 bp 范围内，它们倾向于拼接成由重叠群组成的基因组组合。较短的读数通常适用于小基因组的从头组装，复测序功能适用于当有一个闭环或支架基因组时，希望增加对某些区域或整个拼接覆盖时进行测序。单靠短读长序列拼接的细菌基因组通常会组装成重叠群。根据重叠群断停的原因，可以适度增加测序覆盖率，但增加的覆盖率可能会导致拼接的重叠群更少和更长，特别是如果一个区域由于低覆盖率而没有充分测序。但是，如果重叠群因重复 DNA 序列超过平均读取长度而终止，那么额外的覆盖深度不太可能使该重叠群进一步组装整合到更长的序列中。

Ion torrent 平台（https：//www.thermofisher.com）通过半导体芯片的乳化、克隆扩增、磁珠结合的单链核苷酸序列操作。在芯片上按一定的顺序注入dNTP，当同源碱基对模板结合的聚合酶可用时，传感器定位检测合成反应中释放的氢[18]。在 Illumina 平台（https：//www.illumina.com）中，在测序开始时，样本 DNA 已经被片段化，两侧有适配器序列，并以单链形式存在。在测序开始时，ssDNA 片段的一个索引末端与流式细胞仪结合。这一步骤之后是 DNA 片段的局部桥式扩增，最终导致在流动池上形成一个离散的集群区域，其中包含许多扩增片段的副本。聚合酶结合未与流动池结合的互补序列，加入含有标记荧光团的碱基，阻断 30 个羟基，激活、成像，并对荧光团进行切割，再生 30 个羟基[3]。这个过程用户可以指定，在平台有限的循环次数下继续进行。

由短读长产生的参考图谱和从头基因组拼接的应用很多。一个闭环的基因组往往没必要鉴定物种类型，而短读长拼接通常被证明适用于更复杂的物种类型鉴定。在处理来自纯培养分离物的拼接过程中，使用大重叠群在数据库中进行简单的核苷酸 BLAST 搜索，通常足以匹配到属、种级别。针对大型 16S rRNA 数据集的本地 BLAST 查询也可以提供特别丰富的信息，例如 Silva（https：//www.arb-silva.de/）。有多种可能的方法用于研究，包括基于单核苷酸多态性（SNP）的树，核心基因组多序列分型（cgMLST），MLST 和基于 k-mer 的树。在疫情调查期间比较容易收集大量标样。短读长平台往往具有在单次测序运行中对大量分离株进行多路复用的优势，允许对分离株的基因组进行并行测序和更有效的资源利用（见表 14-2）。

表 14-2 测序平台类型

平台	制造商	最大读长/bp	产生的最大读数	最大输出	WGS 应用范围	备注	网址
MiniSeq	Illumina	2×150 bp	25M	7.5 Gb	病毒、细菌、小型真核生物/靶向测序	高输出套件	1
NextSeq 550	Illumina	2×150 bp	800 M	100～120 Gb	病毒、细菌、真核生物	高输出套件	2
MiSeq	Illumina	2×300 bp	44～50 M	5～13.5 Gb	病毒、细菌、小型真核生物/靶向测序	V3 试剂盒	3
HiSeq 2500	Illumina	2×250 bp	400 M	1000 Gb	病毒、细菌、真核生物	高输出模块	4

续表

平台	制造商	最大读长/bp	产生的最大读数	最大输出	WGS 应用范围	备注	网址
PacBio RS-Ⅱ	Pacific Biosciences	最大：>60 kb 前 5%>35 kb	0.365M	7.6 Gb	病毒、细菌、真核生物	每智能单元，每次运行最多 16 个	5
Sequel	Pacific Biosciences	最大：>60 kb 前 5%>35 kb	0.365 M	7.6 Gb	病毒、细菌、真核生物	每智能单元，每次运行最多 16 个	6
Ion PGM	Ion Torrent	400 bp	4～5.5 M	1.2～2 Gb	病毒、细菌、小型真核生物/靶向测序	离子 318 芯片 v2 BC	7
Ion S5/S5 XL	Ion Torrent	400 bp	60～80 M	10～15 Gb	病毒、细菌、小型真核生物/靶向测序	Ion 540 芯片；Ion 520 和 Ion 530 芯片允许 600 bp 读取	8
Ion Proton	Ion Torrent	400 bp	60～800 M	10 Gb	病毒、细菌、小型真核生物/靶向测序	离子 PI 芯片	9
MinION	Oxford Nanopore	>100 kbp	依赖于读长	10～20 Gb	病毒、细菌、小型真核生物/靶向测序	每个流通池	10

1 https://www.illumina.com/products/by-type/sequencing-kits/cluster-gen-sequencing-reagents/miniseq-reagent-kit.html

2 https://www.illumina.com/systems/sequencing-platforms/nextseq/specifications.html

3 https://www.illumina.com/systems/sequencing-platforms/miseq/specifications.html

4 https://www.illumina.com/systems/sequencing-platforms.html#

5 https://www.ncbi.nlm.nih.gov/pmc/articles/PMC4678779/

6 http://www.pacb.com/smrt-science/smrt-sequencing/read-lengths/

7 https://tools.thermofisher.com/content/sfs/brochures/PGM-Specification-Sheet.pdf

8 https://www.thermofisher.com/us/en/home/life-science/sequencing/next-generation-sequencing/ion-torrent-next-generation-sequencing-workflow/ion-torrent-next generation-sequencing-run-sequence/ion-s5-ngs-targeted-sequencing/ion-s5-specifications.html

9 https://tools.thermofisher.com/content/sfs/brochures/CO06326_Proton_Spec_Sheet-FHR.pdf

10 https://nanoporetech.com/products/minion

14.5 长读长测序

短读长测序的缺点之一是，对于大多数细菌和真核生物来说，仅使用短读长的从头组装很少能拼接成闭环的基因组。来自短读长数据的闭环基因组拼接通常依赖于参考现有数据或额外的靶向测序方法，如果DNA的重复区域超过测序仪产生的平均读取长度，大量的读长将看起来相同，计算拼接程序无法将它们放置在适当位置拼接。

在许多情况下，闭环基因组对于研究生物体的致病性是非常可取的。例如，许多毒力因子是通过复合转座子水平传输的，研究该移动序列的全长以寻找独特的毒力因子，确定它是在质粒上还是在染色体序列上，或者探索侧翼基因进行基因组比较分析，都可能是有意义的。虽然增加覆盖深度可能足以确保单个重叠群上序列集的完整性，但如果它主要由非冗余核苷酸组成，则需要更长的读取量来克服更长的重复区域。移动遗传元件的运作方式可以大大增加核苷酸序列在基因组中的冗余度。细菌IS的长度通常在1～2 kbp的范围内，这超过了大多数非配对端短读长测序仪产生的平均读长[19]。有些细菌IS序列具有复制粘贴特性，使冗余序列能够在整个基因组中进一步传播[20]。通过利用内源性和转移的同源DNA修复过程，插入的和染色体的序列可以通过多种方式复制和改变[21]。如图14-1所示，对MiSeq 250-bp配对读数从头拼接产生的重叠群末端的分析通常与注释的插入序列转座酶编码序列一致，这些插入序列存在于整个细菌基因组的许多不同位置。一些测序平台产生的读取量平均在5～100 kbp范围内，这通常足以克服重复序列并产生完整的细菌基因组。

PacBio RS-Ⅱ和Sequel平台可以根据用户准备的文库生产多种读取长度，最长的5%超过35 kbp。因此，该平台对于生成闭环的细菌基因组和质粒很有吸引力。原始读取具有相当高的单次通过错误率，为11%～15%，主要由得失位类型错误组成[22,23]。如果只评估由聚合酶产生的单序列读取，每个碱基出错的几率约为11%～15%。据报道，这些误差在核苷酸含量方面是无偏见的。SMRT-bell文库的循环特性使其能够进行多次测序，从而生成子读数，用于在基因组拼接期间确定特定位点的核苷酸[22]。与重叠相同位点的平行测序反应获得的数据相一致，最终拼接的准确性超过99.999%，这进一步提高了覆盖深度[22,24]。图14-2显示了MiSeq短读长序列与图14-1 PacBio共有序列的关系图。黄色的堆积表示非特异性读取，在基因组的多个位置映射到模板。这对特殊的基因编码了一个IS21插入序列，它会重复出现7次，在整个基因组中核苷酸的一致性达到100%。这样的特性常常导致在缺少引用序列的短读长程序集中连接终止或错误拼接。长读长序列通常对于寻求在同一物种的密切相关细菌之间进行高分辨率分型和研究广泛基因组排列的细菌至关重要。

尽管之前讨论的所有平台都以不同的方式运作，但它们都利用了合成测序的原理。以有利于平台操作的方式制备感兴趣的 DNA 样本，平台通过合成输入 DNA 的互补序列来确定序列。相对较新的 Oxford Nanopore MinIon 平台则是利用生物孔，测量通过生物孔的每个核苷酸的构象变化，无需对输入分子进行合成[25]。在二维（2D）双通道测序过程中，测序读长的错误率在 12%～35%之间[26,27]。2017 年使用新的 R9.0 化学试剂的 MinION 参考联盟数据在读长中的总 2D 错误率为 7.5%，并且随着测序的进行，错误率与具有更高 GC 含量的读取的偏差相关[28]。在一个 4.6 Mbp 的大肠杆菌 30 × 测序覆盖率精确度达到 99.4%[29]。由于精度不高，而且生物信息学套件还在开发中，目前为止，MinION 的主要用途是参考对比或用于其他平台生成的重叠群的支架测序。随着平台的建立和化学试剂的不断更新，这种情况可能会发生变化。当核苷酸通过纳米孔时，MinION 确定了碱基序列，而纳米孔过去的变化对准确性有重大影响[28,30]。

MinIon 产生的低成本、快速文库制备、实时可访问、长读长，使其成为现有 NGS 平台领域的独特补充。在一项研究中，在鼠伤寒沙门氏菌的重复区域测序中，使用较长的读取数据来支撑，解决了仅使用短读长数据无法解决的问题，从而能够研究抗生素的耐药岛[31]。某医院在多例患者中发生沙门氏菌病暴发时，利用患者粪便中培养的样本，在对样本进行测序后的 20 分钟内，能够获得足够的数据确定该样本为沙门氏菌，在 40 分钟内确定肠炎血清型[32]。一些研究利用 Illumina 平台的短读长来提高准确性，再加上 MinION 生产的长读长支架，能够拼接闭合的细菌染色体和各种闭合的质粒[33,34]。

14.6 使用二代测序数据进行病原体检测

短读长测序通常用于大多数细菌测序。短读长测序平台倾向于在可接受的覆盖水平上对大量分离株进行多路复用，从而在一次运行中进行从头拼接或读取映射。在资金和试剂成本方面，短读长通常被证明比长读长更具成本效益。由短读长测序仪产生的 WGS 数据构建的从头组装程序，足以用于进行属、种级别的鉴定、基因注释和基因产物的研究，并且可以用于许多传统的和 NGS 支持的亚型分型方法。长读长测序仪可以产生拼接成一个闭环基因组的数据输出。一个闭环的基因组可以作为非常密切相关的分离株的参考，从而实现高分辨率分型，并允许研究各种基因组特征，包括许多与发病机制和水平基因转移有关的特征。

当一个特定物种的细菌的潜在基因组多样性是巨大的或未知的时候，情况更是如此。肉毒杆菌神经毒素（BoNT）是食源性肉毒中毒的病原体，根据其 LD_{50} 估计是已知最有效的生物毒素[35]。BoNT 是由几种梭状芽孢杆菌产生的，包括多系肉毒杆菌（C. botulinum），BoNT 基因通常发生在长度约 15 kbp 的水平运输基因簇中[36]。尽管大多数肉毒杆菌基因集群共享一个保守的基因组，但他们往往缺乏广泛的核苷酸一致性。至少有 8 种抗原不同的 BoNT 血清型已被鉴定，血清型间重组产生的杂交毒素也存在；不同血清型的氨基酸同源性可低至 30%[37-40]。肉毒杆菌基因簇可以是染色体、质粒和噬菌体的一部分；在同一基因组中含有多个肉毒杆菌基因簇的肉毒杆菌双、三毒素产生株已被报道[41]。在评估新测序的分离株或菌株基因组时，完整基因组的可用性相对有限（截至 2017 年 8 月在 GenBank 中为 25 个）、暴发的罕见性、物种/菌株和毒素血清型的潜在组合剪切数量，通常有利于从头拼接而不是读取映射。短读长测序这些位点时通常是一个强有力的起始点，如果覆盖范围足够广，可能会导致在单个重叠群中包含整个毒素簇。长读长测序也可能有助于确保毒素簇的完整，并且可以对其基因组上下文进行更少的歧义分析。此外，水平移动的元素经常同时出现在毒素簇的侧面，并经常在拼接过程中终止重叠群的延伸或导致错误组装。被测序的病原体基因组可能对测序有独特的影响，但从短读长产生的从头组装数据看，通常是一个强有力的起始点。

如果已经存在大量高质量的参考基因组，那么短读长数据就足以根据参考序列的读长映射，以高置信度推断重要的基因组组织。读取映射通常用于确定肠球菌中相对于参考菌株和质粒的某些基因和基因组区域的存在或缺失[42,43]。在没有大量未映射的读长和较大的覆盖空白的情况下，读取映射的共有序列可以被用来从映射分离短读长和闭环参考基因组之间的变异 SNP 生成一个 SNP 矩阵。SNP 矩阵可以用来计算距离来生成系统发育关系。建立 SNP 矩阵是一个复杂的过程，通常仅在 10～100 个密切相关的分离株与闭环的参考基因组仅有数百个 SNP 差异的情况下才需要[44]。在这个水平上，菌株之间提供的分辨率是无与伦比的，并且允许在高度克隆分离株之间进行极其详细的亚型分析。为了探索来自临床和食品样本的与李斯特菌病暴发相关的 47 株单核细胞增生李斯特菌菌株之间的关系，以及脉冲场凝胶电泳（PFGE）显示相同的单独暴发的几株菌株之间的关系，Chen 以及同事确定了一对分离株的闭环基因组序列，以作为高质量参考，并阐明几个假定的噬菌体区域。基于 SNP 的距离矩阵能够区分两株暴发株[45]。当将 NGS 提供的亚型解析集成到包含大量临床、食品和环境分离物基因组测序和收集元数据的数据库中时，它彻底改变了疫情应对和疫情检测。目前这种方法主要局限于几个复测序的病原体基因组。然而，随着 NGS 技术的日益普及，低成本长读长测序仪的出现，以及公开序列数据的巨大增长，可能很快就会使高分辨率亚型分析变得可用，并吸引更广泛的研究人员。

细菌基因组是单倍体，如果样品来自纯培养物，那么在给定的位点上，其核苷酸组成应该是不变的。在培养过程中可能会出现新的突变，每个平台在原始读取准确性方面都有自己的偏好。假设没有样品污染或覆盖率极低，这些特征不太可能干扰足以在属、种级别进行粗鉴定的拼接体的生成。对于某些 WGS 检测目标，如通过 SNP 矩阵对同一物种的分离株进行精确亚型分析，重要的是要了解样品制备和平台选择如何影响准确性。即使研究目标是获得一个闭环基因组的价值，短读长也是有用的。短读序列可以用来减少或改变在闭环基因组序列中存在的错误谱。SPAdes 基因组汇编器（http：//cab. spbu. ru/software/SPAdes/）允许混合装配，可以利用以上平台的长读长和短读长[46]，而 Pilon 程序可以使用短读测序器的高覆盖率短读来检测和纠正更大的重叠群、基因支架拼接或闭环细菌基因组中的变异[47]。

在从头全基因组拼接的软件方面，研究人员面临着丰富的选择。我们不对这个主题进行太深入的探讨，但是我们将简要概述可以提供的选择。许多 NGS 平台提供的软件包提供了访问内部或附属拼接套件的选项，以使用其测序仪创建的数据。整合的商业拼接套件，如 CLC 基因组学工作台（QIAGEN Bioinformatics，丹麦）和 Geneious（Biomatters，新西兰），为广泛的读取类型提供支持。此外，还有各种各样的免费拼接程序，如 Velvet 和 SPAdes[46,48]。在最后一类中，有几个选项提供图形用户界面，但许多选项需要使用命令行和 Unix shell。根据预期的应用程序，查看拼接程序的手册或文档可能会有额外的好处。拼接程序通常使用基于重叠布局一致性或德布莱英图的算法进行操作，这将影响计算性能和拼接质量[49]。虽然这超出了我们的审查范围，但拼接程序如何与包括被测序生物的基因组组成和测序平台在内的因素相互作用，会显著影响最终拼接基因组的完整性和准确性。

在过去的十年中，NGS 主要在病原体检测中发挥支撑性作用。NGS 通常是在已经选择性分离的微生物培养物上进行的，或作为与其他测试如代谢测试、引物特异性聚合酶链反应一起进行的额外确认测试，或在通过其他方法基本确认身份后用于分型目的。我们将以主要导致细菌食源性疾病的非伤寒沙门氏菌为例，探讨如何将 NGS 整合到现有的分型方案中。

14.7 测序数据在病原体检测中的应用

14.7.1 公共卫生环境下的肠道沙门氏菌

据估计，非伤寒沙门氏菌每年在美国造成 100 万例食源性疾病，是 31 种食源性病原体感染引起住院的主要因素[2]。作为一种高度流行的细菌病原体，沙门氏菌作为一种具有历史和持续重要性的病原体，使研究人员能够获得大量关于沙门氏菌的检测、鉴定和流行病学分型的数据。在疑似食源性沙门氏菌的案例中，很容易获得从各种各样的食物中建立的、有选择性的分离方案，以及血清学测试、代谢测试和识别典型/非典型菌落形态的视觉指南[50]。这些分离和确认的方法已得到很好的建立和验证。尽管经过了一段时间的修订，但变化往往是渐进式的，从而产生一套稳定、精简和符合监管规定的方法，供地方和临床卫生当局使用。虽然这些程序可靠地提供了属的确认，但单独的选择性分离过程通常不足以在种、亚种级别上进行详细的进一步分型。为调查和防止沙门氏菌进入食品供应而采取的一致行动已经持续了 70 年。对沙门氏菌菌株进行分类和区分的能力是有效监测计划的核心，为了寻找区分菌株的最佳方法，人们使用了多种沙门氏菌分型方案（见图 14－3）。

14.7.2 WGS 和专业流行病学数据库实现更高分辨率的病原体分型

通过将监测元数据与准确、明确类型的暴发分离物相结合，大大加强了疫情应对能力。在美国，对沙门氏菌的国家监测工作于 1963 年首次建立[51]。最初的监测为了解沙门氏菌作为病原体在食品供应中的复杂生态学，提供了有价值的信息，包括提高对高风险食品构成的了解、机械化加工活动的影响、利用菌株之间的生化差异的潜在效用、追溯受污染食品的可能来源等[52-54]。利用血清分型数据，20 世纪 60 到 80 年代的监测工作偶尔能够跨国界追踪食物的可能来源，尽管这一时期的大多数来源追踪成功发生在国家层面[55,56]。在食品供应链日益全球化的同时，食源性沙门氏菌病暴发的频率和规模也在增加[57]。供应链的多样性增加以及交换产品和病原体的机会增加，进一步强调了能够区分沙门氏菌病暴发菌株的重要性。

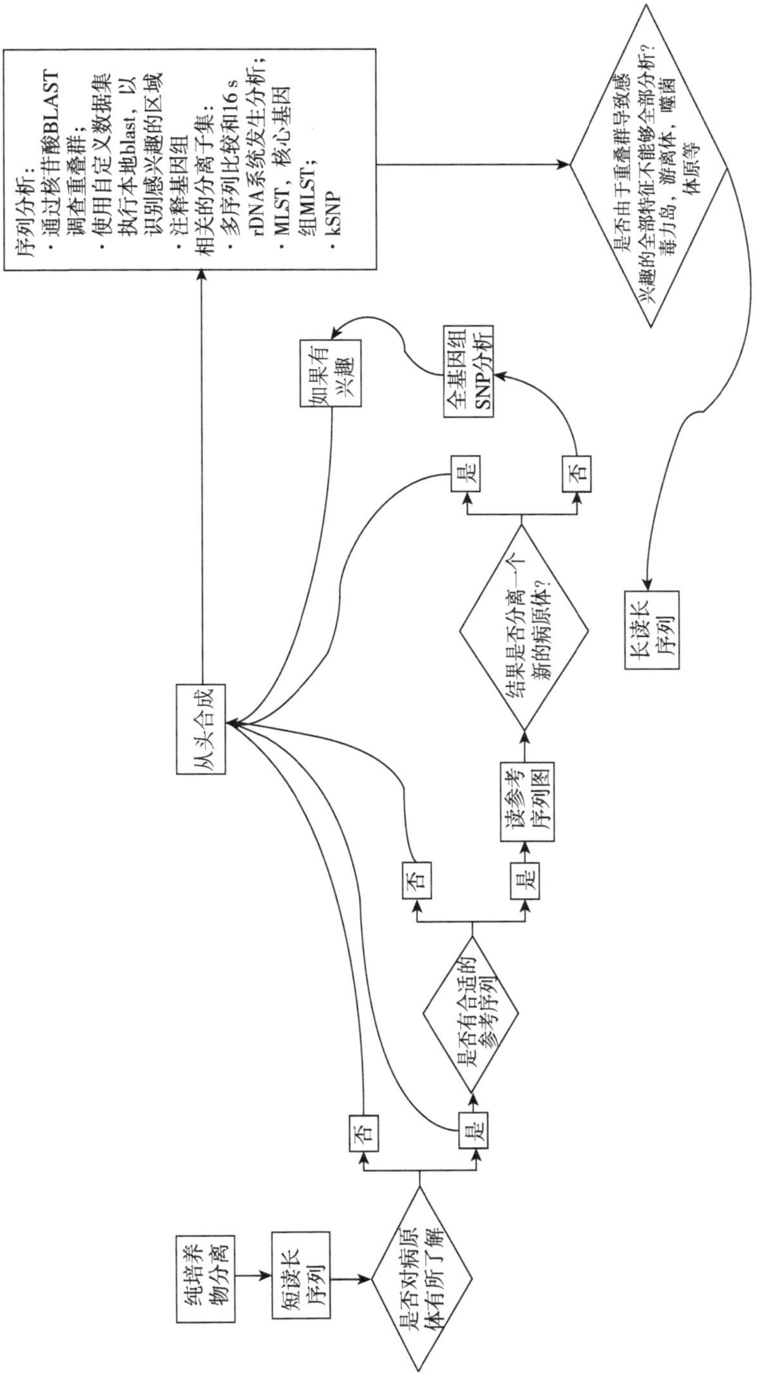

图 14－3　细菌病原体的通用测序方案

14.7.3 沙门氏菌血清分型和通过 PCR 推断沙门氏菌血清分型

运用 White－Kauffmann－Le Minor 方案，根据沙门氏菌表面抗原组织来区分沙门氏菌菌株血清型分类或分型[58-60]。该方法早于基于 DNA 的分子方法，至今仍在实践中，并说明了分子分型方法的进展是如何建立在彼此的基础上。截至 2007 年世卫组织最后一次重大更新，根据 O、H 和 Vi 抗原的组合描述了 2557 例肠链球菌血清[59]。分型过程需要数天时间，是劳动密集型的，而且通常证明对与特定疾病暴发相关的一小部分以上的个体分离株进行分型是不切实际的。

各种方法，包括专门的高通量机械/自动化血清分型、基于 PCR 的方法，以及最近的 NGS 已被用于减少确定血清型所需的时间和劳动力[61-63]。开发了针对编码抗原决定簇基因的等位基因特异性 PCR 方法，能够通过电泳凝胶上的 PCR 扩增子带模式，分析推断血清型。据报道，这种方法将从开始到结束的时间缩短到 5 小时，并且物理分型和 PCR 方法之间的一致性很高，在一项此类研究中，111 个测试分离株中有 108 个[61]。WGS 数据由给定生物体甚至给定细胞的整个基因组核苷酸含量组成，提供了对基因含量、结构和预测编码序列的无与伦比的洞察力。大多数等位基因分型方案可以与 WGS 数据兼容。

14.7.4 通过 WGS 拼接预测沙门氏菌血清型

Serseq 服务器以 fastq 文件格式接受 WGS 读取，并通过搜索编码血清决定蛋白的 flliC、fljB 和 rfb 基因相关特定等位基因来匹配沙门氏菌血清型[63]。NGS 允许同时对 100 多个沙门氏菌分离株进行制备和多重全基因组测序。在具有高复用能力的短读长测序仪（例如 Illumina 台式平台系列）上，虽然对于 100～200 个样本进行 WGS 的准备时间通常为几天，但这些工作可以由一个人使用简化流程进行，不需要使用引物特异性 PCR 和凝胶电泳来显示结果。由于 WGS 是疫情应对的常规组成部分，这种方法允许对许多本不应进行血清学分析的样本进行血清型评估。这包括了能够生成反映抗原性而非系统发育世系性状的树，从而能够追踪水平移动的基因，包括那些赋予抗生素抗性和毒力性状的基因。

14.7.5 NGS 数据通常可以集成现有的基于等位基因 PCR 分型方案

大多数沙门氏菌分离株的短读拼接同样适用于 MLST、cgMLST 和用户所需的任何种类的基于等位基因的分型方案。一些人主张用 MLST 方案取代沙门氏菌血清分型，该方案由几个保存良好的管家基因等位变异组成，共同提供一定程度的区分能力。当使用更高分辨率的方法时，该方法通常更符合系统发育趋势[64]。WGS 数据的价值在于，它们允许对该生物的系统发育世系和所研究的分离株所共有的任何核酸亚群系统发育进行调查。国家抗菌素耐药性监测系统（NARMS）对抗菌素耐药性（AMR）基因的传播进行表征和监测。研究人员通过搜索多个 AMR 数据库，能够快速比较 640 株沙门氏菌的抗微生物药物耐药性情况，基因型和体外测试表型之间的相关性为 90%[65]。随着功能特征更明确的基因、蛋白质编码序列的输入，专门的数据集（如 AMR 数据集）价值也在提升。在这种情况下，表型和基因型之间的不一致可能导致新的发现，并在预测工作流程中标记这种缺陷。此外，这种设置使序列数据与相关基因产物和其他公开的序列数据相结合，可以在分子水平上对发病机制提供关键的见解。

14.7.6　WGS 是一种无与伦比的高分辨率细菌分型工具

尽管元数据收集在源跟踪中是一个非常宝贵的工具，但它的用处仅限于所使用的分型方法的解析能力。脉冲场凝胶电泳（PFGE）是一种分离大型核酸的方法，通常利用限制性内切酶切在电泳凝胶上产生独特的图案，通常比较图案就足以区分不同的沙门氏菌菌株[60]。在美国，PFGE 作为 PulseNet 监测网络的一部分被大量用于沙门氏菌分型，在 5 年的运行中，PulseNet 获得了 11 万个 PFGE 沙门氏菌图谱[66,67]。虽然 PFGE 通常能够区分沙门氏菌菌株，但当分析亲缘关系近的菌株时，PFGE 可能不能够区分，而且缺乏必要的分辨率来表明来自同一疫情的菌株之间的差异[68,69]。为了进一步增强其鉴别能力，PulseNet 加入了更多基于扩增子的沙门氏菌检测方法。其中一种分型方案是多位点可变数串联重复序列分析（MLVA），它是基于 PCR 的，利用预先设计的引物，如果重复序列长度存在差异，就会产生大小不同的扩增子。由于 MLVA 和 PFGE 结果之间的高度一致性，以及 MLVA 比 PFGE 的分辨率更高，因此可以在 PFGE 之后使用 MLVA 来提高肉眼无法分辨的脉冲凝胶剖面之间的分辨率[69]。

NGS 既支持又颠覆了以往的沙门氏菌分型方案。NGS 可以实现沙门氏菌和几乎任何可培养细菌生物体的快速全基因组测序（WGS）。人们可以在所有可用的位点上直接比较两个或多个沙门氏菌菌株或分离株，这很容易通过使用高质量的参考菌株进行全基因组 SNP 分析实现。就分型目的而言，仅 WGS 数据的分辨率理论上等于基因组拼接中存在的核苷酸总数，包括染色体和任何现有质粒的总和。沙门氏菌基因组的长度一般在 4.4 到 5.8 Mbp 之间[70]。通过 WGS 数据的跨基因组分析产生的数据比之前讨论的方法提供了更高的分辨率，并可以区分无法通过 PFGE 区分的沙门氏菌菌株。早期应用 WGS 作为亚型分型工具，已通过其对蒙得维的沙门氏菌分离株亚型的区分能力得到证明，这些分离株在 PFGE 中通常是相同的。通过对蒙得维的沙门氏菌 47 株亚型的 WGS 分析，在衍生的系统进化树中发现了 23 个信息性 SNP，这些 SNP 与它们各自的疾病暴发一致[68]。

截至 2018 年，也就是创建 5 年后，GenomeTrakr 数据库包含了超过 10.5 万个肠道沙门氏菌分离株的基因组。政府和学术实验室现在经常使用全球监测系统作为其病原体检测工作流程的一部分，这种合作规模和数据可获取性持续增长。丰富的元数据进一步增强了病原体检测（https://www.ncbi.nlm.nih.gov/pathogens/）数据，这些元数据支持快速疫情应对和预防疫情的新途径[71]。更高的分辨率允许在环境、食品和临床样本之间进行更精确的匹配。

14.7.7 WGS、公共数据库和生物信息学为发现假定的毒力因子提供了新的方法

回到食源性肉毒中毒的例子，预先出现的 BoNT 是病原体，检测方案通常侧重于确定肉毒毒素的血清型，因为它往往是疾病表型、持续时间和进展的主要指标[72]。与沙门氏菌病相反，食源性肉毒杆菌中毒的检测方法通常优先考虑毒素检测和血清学分型，其次强调分离和培养微生物。WGS 为 BoNT 的水平转移、重组和演化提供了深入的见解。仅在过去十年中，NGS 就发现了新的杂合毒素、沉默毒素、新的血清型，并在梭菌属成员之外的生物体中发现了肉毒毒素样毒素同源物。在此过程中，NGS 引发了一场关于 BoNT 血清型定义的激烈辩论，并展示了已知病原体的靶向测序如何支持这一工作。

14.7.8 WGS 在研究由两种血清型组成的杂交型肉毒毒素中的作用

2013 年，研究人员在一起婴儿肉毒中毒病例中，描述了一种由从婴儿粪便中分离的二价 I 型肉毒杆菌产生的新型肉毒毒素。使用疾病控制与预防中心（CDC）提供的已知血清型 A－G 单价多克隆抗体对毒素进行血清学分类的初步鉴定，鉴定出 B 血清型毒素和一种未被抗体中和的未知毒素，称为 BoNT/H[37]。该菌株的 WGS 序列显示，未知 BoNT 血清型的编码序列具有与 BoNT/F 和 BoNT/A 血清型相似的嵌合/杂交组合。随后的研究表明 BoNT/H 型毒素可被 BoNT/A 抗毒素中和[38,39]。关于命名、研究用抗毒素与非研究用抗毒素实现中和、抗毒素剂量和效力，以及 BoNT/FA（H）杂交是否代表一种新的血清型等问题一直存在争议[73]。然而，通过 WGS 对 BoNT/FA（H）杂交性质的测定，

为中和研究提供了有意义的信息，如果未来再次出现这种情况，可以通过密切相关的同源物加强 BoNT/FA（H）中毒或中毒的治疗。

BoNT 在氨基酸一级水平上在不同血清型中具有显著差异，但在核心基序和结构域方面基本保守。天然存在的重组体如 BoNT/FA（H）表明，杂交血清型可能导致疾病。一些血清型，包括 BoNT/C、BoNT/D 和 BoNT/G，很少（如果曾经）与人类肉毒中毒病例相关，BoNT/C/D 及其杂交体是野生动物和牲畜肉毒中毒的主要来源[74-77]。WGS 研究表明，产生 BoNT/FA（H）和 BoNT/B 的多价梭状芽孢杆菌株并不特别罕见，而且在许多分离株中也观察到带有无义突变的 B 血清型集群[78]。虽然不会引起人类疾病，但毒素片段和非相关血清型可能仍然具有相关性，因为它们具有与更频繁地导致肉毒杆菌中毒暴发的血清型重组能力。七价肉毒杆菌抗毒素（HBAT）是一种用于治疗 BoNT 血清型 A－G 的马多克隆治疗药物，是美国食源性肉毒杆菌中毒的主要治疗方法[79]。假设杂交毒素在抗原上与其组成血清型保持足够的相似性，现有的多克隆抗毒素治疗应该有能力结合新的杂交类型。HBAT 对 BoNT/FA（H）有效[80]。然而，WGS 也揭示了其他抗原特异性血清型的存在。2017 年对 WGS 数据的生物信息学分析，揭示了自 1970 年以来发现的首个新型 BoNT 血清型[40,81]。

14.7.9　通过核苷酸/蛋白质数据库发现新的肉毒杆菌神经毒素血清型

最近描述了一种新型血清型 BoNT/X，这是第一个通过生物信息学鉴定的血清型。111 型肉毒杆菌菌株最初于 1996 年从一例婴儿肉毒中毒病例中分离，当时观察到 BoNT/B 呈阳性[40,82]。2015 年，NCBI 公开发布了 111 型肉毒杆菌的闭环基因组，其中含有质粒携带的 BoNT/B2 毒素基因簇和一个此前未发现的染色体 BoNT 毒素基因簇，其中包含推定的 BoNT，其同一性较低，但与所有已知血清型具有广泛的同源性［AP014696.1］。利用部分序列和转肽酶连接的重组 BoNT/X 的实验发现，它可以切割几种传统和非传统的 SNARE 底物，在抗原上与已知的血清型不同，并导致实验小鼠的弛缓性麻痹[40]。BoNT/X 是否在 111 型肉毒杆菌中表达尚不清楚。正在进行的 BoNT/X 研究强调了生物信息学驱动的 WGS 数据调查，如何能够检测和后续分析可能无法通过其他方法检测到的隐藏毒力因子。BoNT/X 在 20 世纪 90 年代没有被发现，20 年后通过 WGS 捕获。在序列公开的两年内，研究人员对一种新的 BoNT 血清型进行了生物信息学表征、人工合成、重组表达，并证明了其酶功能。

14.7.10 梭状芽孢杆菌属以外细菌中肉毒毒素样蛋白的鉴定

有趣的是，BoNT/FA（H）和 BoNT/X 毒素在肉毒杆菌的双重产毒菌株中都被发现。bont 基因簇存在于 IS、前噬菌体和质粒的两侧，表明它们具有一定的水平迁移能力。最近在从牛粪中分离的粪肠球菌分离的质粒上，发现了编码一种具有酶功能的肉毒杆菌毒素的完整毒素簇[83]。与 BoNT/X 一样，这种隐毒素是通过生物信息学驱动的序列数据库查询确定的。在一系列细菌中发现了更多与 BoNT 编码序列具有广泛同源性的 BoNT 样序列，但编码序列之间存在不同[84-86]。虽然其中一些微生物，包括肠球菌和魏斯氏菌，与梭状芽孢杆菌有着相似的生态位，需要类似严格的厌氧条件才能生长，但其他方面则不同。肉毒毒素同系物的大流行和多样性的突然显著增长不太可能是一个孤立的事件。序列数据库的多样性和深度的增加，揭示了许多重要的毒力因子可能具有类似的复杂水平分布。

了解关键毒力因子的水平转移，再加上庞大的全球序列数据数据库，可以为毒力因子的进化提供新的认识，并可能标记新出现或以前未知的病原体，以便进一步研究。在肉毒杆菌神经毒素的案例中，这种耦合导致在不相关物种的细菌中发现了古老的毒素同源物。WGS 开辟了对水平传播基因和基因产物进行跨物种研究的新途径，其中包括许多使细菌病原体能够引起疾病的基本分子构建块。WGS 不仅可以对已测序的分离基因组中的核苷酸进行调查和比较分析，还可以对其基因产物进行调查，并利用任何相关的元数据。将这些数据整合到疫情检测、应对和预防领域，有助于制定强有力的公共卫生计划。

14.8 总结

核酸检测技术已成为病原体检测和鉴定的核心技术。WGS 是对细菌病原体亲缘关系进行高分辨率分型的有用工具，并且已经改变了疾病监测的格局。与之前的高分辨率分型标准 PFGE 相比，WGS 还在基因/等位基因水平产生了丰富的数据，可以提供与基于 PCR 的分型方法（如 MLST）的计算机后向兼容性。对于有合适参考序列且关系密切的分离株，可以使用多种基于 SNP 矩阵的分型方案；对于没有参考序列的分离株，cgMLST 方法可以提供良好的分辨率。此外，NGS 技术的不断进步也开始为越来越多的研究人员提供生成高质量参考基因组所需的长读长数据。数据产生数据，并产生这些数据的新应用。公共序列数据库和具有详细收集元数据的专门病原体跟踪数据库的发展，激发了对病原体行为、生态和进化的无数新的研究活动。

在过去的十年中，NGS 使 WGS 已从一项实验性技术迅速发展为疾病监测、应对和预防的核心技术。目前正在探索除 WGS 以外的 NGS 技术令人兴奋的新应用，以探明其增强疫情应对的潜力。复杂的宏基因组方法正日益被探索为一种潜在的方法，直接检测疑似污染底物的病原体，有可能加速或绕过培养过程。RNA 测序和核糖体分析允许对转录和翻译活动进行全基因组研究，最终可能对暴发分离株的毒力因子表达进行大规模定量分析。WGS 促进了关于致病性的新研究，这一充满活力的新技术将在未来产生新的应用。测序技术继续快速发展。随着该领域的不断成熟，人们还期待看到新的测序仪的出现，这些测序仪可以处理更小的输入，并以更快的周转速度和更低的成本提供可操作的数据。

参 考 文 献

［1］ Scallan E，Griffin PM，Angulo FJ，Tauxe RV，Hoekstra RM. Foodborne illness acquired in the United States—unspecified agents. Emerg Infect Dis. 2011a；17：16－22. https：//doi. org/10. 3201/eid1701. 091101p2.

［2］ Scallan E，et al Foodborne illness acquired in the United States—major pathogens. Emerg Infect Dis. 2011b；17：7－15. https：//doi. org/10. 3201/eid1701. P11101.

［3］ Goodwin S，McPherson JD，McCombie WR. Coming of age：ten years of next－generation sequencing technologies. Nat Rev Genet. 2016；17：333－51. https：//doi. org/10. 1038/nrg. 2016. 49.

［4］ Fleischmann RD，et al Whole－genome random sequencing and assembly of Haemophilus influenzae Rd. Science. 1995；269：496－512.

［5］ Mardis ER. The impact of next－generation sequencing technology on genetics. Trends Genet. 2008；24：133－41. https：//doi. org/10. 1016/j. tig. 2007. 12. 007.

［6］ Shendure J，Ji H. Next－generation DNA sequencing. Nat Biotechnol. 2008；26：1135. https：//doi. org/10. 1038/nbt1486.

［7］ Rasko DA，et al Bacillus anthracis comparative genome analysis in support of the Amerithrax investigation. Proc Natl Acad Sci USA. 2011；108：5027－32. https：//doi. org/10. 1073/pnas. 1016657108.

［8］ Ravel J，et al The complete genome sequence of Bacillus anthracis Ames "Ancestor". J Bacteriol. 2009；191：445－6. https：//doi. org/10. 1128/JB. 01347－08.

［9］ Petrov DA，Sangster TA，Johnston JS，Hartl DL，Shaw KL. Evidence for DNA loss as a determinant of genome size. Science. 2000；287：1060－2.

［10］ Nowrousian M. Next－generation sequencing techniques for eukaryotic microorganisms：sequencing－based solutions to biological problems. Eukaryot Cell. 2010；9：1300－10. https：// doi. org/10. 1128/EC. 00123－10.

［11］ Lander ES，Waterman MS. Genomic mapping by fingerprinting random clones：a mathematical analysis. Genomics. 1988；2：231－9.

［12］ Sims D，Sudbery I，Ilott NE，Heger A，Ponting CP. Sequencing depth and coverage：key considerations in genomic analyses. Nat Rev Genet. 2014；15：121－32. https：//

doi. org/10. 1038/ nrg3642.

[13] Aird D, et al Analyzing and minimizing PCR amplification bias in Illumina sequencing libraries. Genome Biol. 2011; 12: R18. https: //doi. org/10. 1186/gb - 2011 - 12 - 2 - r18.

[14] Ross MG, et al Characterizing and measuring bias in sequence data. Genome Biol. 2013; 14: R51. https: //doi. org/10. 1186/gb - 2013 - 14 - 5 - r51.

[15] Metzker ML. Sequencing technologies - the next generation. Nat Rev Genet. 2010; 11: 31 - 46. https: //doi. org/10. 1038/nrg2626.

[16] Laehnemann D, Borkhardt A, McHardy AC. Denoising DNA deep sequencing data - highthroughput sequencing errors and their correction. Brief Bioinform. 2016; 17: 154 - 79. https: // doi. org/10. 1093/bib/bbv029.

[17] Schirmer M, Ijaz UZ, D'Amore R, Hall N, Sloan WT, Quince C. Insight into biases and sequencing errors for amplicon sequencing with the Illumina MiSeq platform. Nucleic Acids Res. 2015; 43: e37. https: //doi. org/10. 1093/nar/gku1341.

[18] Merriman B, Ion Torrent R, Team D, Rothberg JM. Progress in ion torrent semiconductor chip based sequencing. Electrophoresis. 2012; 33: 3397 - 417. https: // doi. org/10. 1002/elps. 201200424.

[19] Mahillon J, Léonard C, Chandler M. IS elements as constituents of bacterial genomes. Res Microbiol. 1999; 150: 675 - 87. https: //doi. org/10. 1016/S0923 - 2508 (99) 00124 - 2.

[20] Siguier P, Gourbeyre E, Chandler M. Bacterial insertion sequences: their genomic impact and diversity. FEMS Microbiol Rev. 2014; 38: 865 - 91. https: //doi. org/10. 1111/ 1574 - 6976. 12067.

[21] Darmon E, Leach DR. Bacterial genome instability. Microbiol Mol Biol Rev. 2014; 78: 1 -39. https: //doi. org/10. 1128/MMBR. 00035 - 13.

[22] Korlach J (2013) Understanding accuracy in SMRT® sequencing. https: //www. mscience. com. au/upload/pages/pacbioaccuracy/perspective - understanding - accuracy - in - smrt - sequencing. pdf. Accessed 10 Jan 2018.

[23] Rhoads A, Au KF. PacBio sequencing and its applications. GPB. 2015; 13: 278 - 89. https: //doi. org/10. 1016/j. gpb. 2015. 08. 002.

[24] Quail MA, et al A tale of three next generation sequencing platforms: comparison of ion torrent, Pacific biosciences and illumina MiSeq sequencers. BMC Genomics. 2012; 13: 341. https: //doi. org/10. 1186/1471 - 2164 - 13 - 341.

[25] Mikheyev AS, Tin MM. A first look at the Oxford nanopore MinION sequencer. Mol Ecol Resour. 2014; 14: 1097 - 102. https: //doi. org/10. 1111/1755 - 0998. 12324.

[26] Ip CLC, et al MinION analysis and reference consortium: phase 1 data release and analysis. F1000Res. 2015; 4: 1075. https: //doi. org/10. 12688/f1000research. 7201. 1.

[27] Lu H, Giordano F, Ning Z. Oxford nanopore MinION sequencing and genome

assembly. Genomics Proteomics Bioinform. 2016; 14: 265 - 79. https: //doi. org/10. 1016/j. gpb. 2016. 05. 004.

[28] Jain M, et al MinION analysis and reference consortium: phase 2 data release and analysis of R9. 0 chemistry. F1000Res. 2017; 6: 760. https: //doi. org/10. 12688/f1000research. 11354. 1.

[29] Loman NJ, Quick J, Simpson JT. A complete bacterial genome assembled de novo using only nanopore sequencing data. Nat Methods. 2015; 12: 733 - 5. https: //doi. org/10. 1038/nmeth. 3444.

[30] Karlsson E, Lärkeryd A, Sjödin A, Forsman M, Stenberg P. Scaffolding of a bacterial genome using MinION nanopore sequencing. Sci Rep. 2015; 5: 11996. https: //doi. org/10. 1038/ srep11996.

[31] Ashton PM, et al MinION nanopore sequencing identifies the position and structure of a bacterial antibiotic resistance island. Nat Biotechnol. 2015; 33: 296 - 300. https: //doi. org/10. 1038/nbt. 3103.

[32] Quick J, et al Rapid draft sequencing and real - time nanopore sequencing in a hospital outbreak of Salmonella. Genome Biol. 2015; 16: 114. https: //doi. org/10. 1186/s13059 - 015 -0677 - 2.

[33] Risse J, Thomson M, Patrick S, Blakely G, Koutsovoulos G, Blaxter M, Watson M. A single chromosome assembly of bacteroides fragilis strain BE1 from Illumina and MinION nanopore sequencing data. Gigascience. 2015; 4: 60. https: //doi. org/10. 1186/s13742 - 015 - 0101 - 6.

[34] Wick RR, Judd LM, Gorrie CL, Holt KE. Completing bacterial genome assemblies with multiplex MinION sequencing. Microbial Genomics. 2017; 3: 1 - 7. https: //doi. org/10. 1099/ mgen. 0. 000132.

[35] Gill DM. Bacterial toxins: a table of lethal amounts. Microbiol Rev. 1982; 46: 86 - 94.

[36] Hill KK, Smith TJ. Genetic diversity within Clostridium botulinum serotypes, botulinum neurotoxin gene clusters and toxin subtypes. Curr Top Microbiol Immunol. 2013; 364: 1 - 20. https: //doi. org/10. 1007/978 - 3 - 642 - 33570 - 9 _ 1.

[37] Dover N, Barash JR, Hill KK, Xie G, Arnon SS. Molecular characterization of a novel botulinum neurotoxin type H gene. J Infect Dis. 2014; 209: 192 - 202. https: //doi. org/10. 1093/ infdis/jit450.

[38] Gonzalez - Escalona N, et al Draft genome sequence of bivalent Clostridium botulinum strain IBCA10 - 7060, encoding botulinum neurotoxin B and a new FA mosaic type. Genome Announc. 2014; 2: e01275 - 14. https: //doi. org/10. 1128/genomeA. 01275 - 14.

[39] Maslanka SE, et al A novel botulinum neurotoxin, previously reported as serotype H, has

a hybrid - like structure with regions of similarity to the structures of serotypes A and F and is neutralized with serotype A antitoxin. J Infect Dis. 2016; 213: 379 - 85. https: //doi. org/10. 1093/ infdis/jiv327.

[40] Zhang S, et al Identification and characterization of a novel botulinum neurotoxin. Nat Commun. 2017; 8: 14130. https: //doi. org/10. 1038/ncomms14130.

[41] Dover N, Barash JR, Hill KK, Davenport KW, Teshima H, Xie G, Arnon SS. Clostridium botulinum strain Af84 contains three neurotoxin gene clusters: bont/A2, bont/F4 and bont/F5. PLoS One. 2013; 8: e61205. https: //doi. org/10. 1371/journal. pone. 0061205.

[42] Bachmann NL, Petty NK, Ben Zakour NL, Szubert JM, Savill J, Beatson SA. Genome analysis and CRISPR typing of Salmonella enterica serovar Virchow. BMC Genomics. 2014; 15: 389. https: //doi. org/10. 1186/1471 - 2164 - 15 - 389.

[43] Wilson MR, et al Whole genome DNA sequence analysis of Salmonella subspecies enterica serotype Tennessee obtained from related peanut butter foodborne outbreaks. PLoS One. 2016; 11: e0146929. https: //doi. org/10. 1371/journal. pone. 0146929.

[44] Davis S, Pettengill JB, Luo Y, Payne J, Shpuntoff A, Rand H, Strain E. CFSAN SNP Pipeline: an automated method for constructing SNP matrices from next - generation sequence data. PeerJ Comput Sci. 2015; 1: e20.

[45] Chen Y, et al Listeria monocytogenes in stone fruits linked to a multistate outbreak: enumeration of cells and whole - genome sequencing. Appl Environ Microbiol. 2016; 82: 7030 - 40. https: //doi. org/10. 1128/AEM. 01486 - 16.

[46] Bankevich A, et al SPAdes: a new genome assembly algorithm and its applications to singlecell sequencing. J Comput Biol. 2012; 19: 455 - 77. https: //doi. org/10. 1089/cmb. 2012. 0021.

[47] Walker BJ, et al Pilon: an integrated tool for comprehensive microbial variant detection and genome assembly improvement. PLoS One. 2014; 9: e112963. https: //doi. org/10. 1371/journal. pone. 0112963.

[48] Zerbino DR, Birney E. Velvet: algorithms for de novo short read assembly using de Bruijn graphs. Genome Res. 2008; 18: 821 - 9. https: //doi. org/10. 1101/gr. 074492. 107.

[49] Li Z, et al Comparison of the two major classes of assembly algorithms: overlap - layout - consensus and de - bruijn - graph. Brief Funct Genomics. 2012; 11: 25 - 37.

[50] Food and Drug Administration (2018) Bacteriological analytical manual. Chapter 5: Salmonella. https: //www. fda. gov/food/foodscienceresearch/laboratorymethods/ucm070149. htm. Accessed 12 Jan 2018.

[51] Schroeder SA, Aserkoff B, Brachman PS. Epidemic salmonellosis in hospitals and institutions: a five - year review. N Engl J Med. 1968; 279: 674 - 8. https: //doi. org/

10. 1056/ NEJM196809262791303.
［52］ Cohen ML，Blake PA. Trends in foodborne salmonellosis outbreaks：1963 - 1975. J Food Prot. 1977；40：798 - 800. https：//doi. org/10. 4315/0362 - 028X - 40. 11. 798.
［53］ Martin WJ，Ewing WH. Prevalence of serotypes of Salmonella. Appl Microbiol. 1969；17：111 - 7.
［54］ Wilder AN，MacCready RA. Isolation of Salmonella from poultry：poultry products and poultry processing plants in Massachusetts. N Engl J Med. 1966；274：1453 - 60. https：//doi. org/10. 1056/ NEJM196606302742601.
［55］ Clark GM，Kaufmann AF，Gangarosa EJ，Thompson MA. Epidemiology of an international outbreak of Salmonella Agona. Lancet. 1973；2：490 - 3. https：//doi. org/10. 1016/S0140 - 6736 （73） 92082 - 5.
［56］ Craven P，et al International outbreak of Salmonella eastbourne infection traced to contaminated chocolate. Lancet. 1975；305：788 - 92.
［57］ Rodrigue DC，Tauxe RV，Rowe B. International increase in Salmonella enteritidis：a new pandemic? Epidemiol Infect. 1990；105：21 - 7.
［58］ Brenner FW，Villar RG，Angulo FJ，Tauxe R，Swaminathan B. Salmonella nomenclature. J Clin Microbiol. 2000；38：2465 - 7.
［59］ Grimont PA，Weill F - X. Antigenic formulae of the Salmonella serovars. 9th ed. Paris：WHO Collaborating Centre for Reference and Research on Salmonella；2007. p. 1 - 166.
［60］ Steve Yan S，Pendrak ML，Abela - Ridder B，Punderson JW，Fedorko DP，Foley SL. An overview of Salmonella typing. Clin Appl Immunol Rev. 2004；4：189 - 204. https：//doi. org/10. 1016/j. cair. 2003. 11. 002.
［61］ Kim S，Frye JG，Hu J，Fedorka - Cray PJ，Gautom R，Boyle DS. Multiplex PCR - based method for identification of common clinical serotypes of Salmonella enterica subsp. enterica. J Clin Microbiol. 2006；44：3608 - 15. https：//doi. org/10. 1128/JCM. 00701 - 06.
［62］ Shipp CR，Rowe B. A mechanised microtechnique for salmonella serotyping. J Clin Pathol. 1980；33：595 - 7.
［63］ Zhang S，et al Salmonella serotype determination utilizing high - throughput genome sequencing data. J Clin Microbiol. 2015；53：1685 - 92. https：//doi. org/10. 1128/JCM. 00323 - 15.
［64］ Achtman M，et al Multilocus sequence typing as a replacement for serotyping in Salmonella enterica. PLoS Pathog. 2012；8：e1002776. https：//doi. org/10. 1371/ journal. ppat. 1002776.
［65］ McDermott PF，et al Whole - genome sequencing for detecting antimicrobial resistance in nontyphoidal Salmonella. Antimicrob Agents Chemother. 2016；60：5515 - 20. https：//

doi. org/ 10. 1128/AAC. 01030 - 16.

[66] Gerner - Smidt P, et al PulseNet USA: a five - year update. Foodborne Pathog Dis. 2006; 3: 9 - 19. https: //doi. org/10. 1089/fpd. 2006. 3. 9.

[67] Swaminathan B, Barrett TJ, Hunter SB, Tauxe RV, Force CDCPT. PulseNet: the molecular subtyping network for foodborne bacterial disease surveillance, United States. Emerg Infect Dis. 2001; 7: 382 - 9. https: //doi. org/10. 3201/eid0703. 010303.

[68] Allard MW, et al High resolution clustering of Salmonella enterica serovar Montevideo strains using a next - generation sequencing approach. BMC Genomics. 2012; 13: 32. https: //doi. org/10. 1186/1471 - 2164 - 13 - 32.

[69] Boxrud D, Pederson - Gulrud K, Wotton J, Medus C, Lyszkowicz E, Besser J, Bartkus JM. Comparison of multiple - locus variable - number tandem repeat analysis, pulsed - field gel electrophoresis, and phage typing for subtype analysis of Salmonella enterica serotype Enteritidis. J Clin Microbiol. 2007; 45: 536 - 43. https: //doi. org/10. 1128/JCM. 01595 - 06.

[70] Land M, et al Insights from 20 years of bacterial genome sequencing. Funct Integr Genomics. 2015; 15: 141 - 61. https: //doi. org/10. 1007/s10142 - 015 - 0433 - 4.

[71] Stevens EL, Timme R, Brown EW, Allard MW, Strain E, Bunning K, Musser S. The public health impact of a publically available, environmental database of microbial genomes. Front Microbiol. 2017; 8: 808. https: //doi. org/10. 3389/fmicb. 2017. 00808.

[72] Food and Drug Administration (2017) Bacteriological analytical manual. Chapter 17: Clostridium botulinum. https: //www. fda. gov/Food/FoodScienceResearch/Laboratory Methods/ ucm070879. htm. Accessed 20 Jan 2018.

[73] Fan Y, Barash JR, Lou J, Conrad F, Marks JD, Arnon SS. Immunological characterization and neutralizing ability of monoclonal antibodies directed against botulinum neurotoxin type H. J Infect Dis. 2016; 213: 1606 - 14. https: //doi. org/10. 1093/infdis/jiv770.

[74] Collins MD, East AK. Phylogeny and taxonomy of the food - borne pathogen Clostridium botulinum and its neurotoxins. J Appl Microbiol. 1998; 84: 5 - 17. https: //doi. org/10. 1046/j. 1365 - 2672. 1997. 00313. x.

[75] Oguma K, et al Infant botulism due to Clostridium botulinum type C toxin. Lancet. 1990; 336: 1449 - 50.

[76] Sonnabend O, Sonnabend W, Heinzle R, Sigrist T, Dirnhofer R, Krech U. Isolation of Clostridium botulinum type G and identification of type G botulinal toxin in humans: report of five sudden unexpected deaths. J Infect Dis. 1981; 143: 22 - 7.

[77] Takeda M, Tsukamoto K, Kohda T, Matsui M, Mukamoto M, Kozaki S. Characterization of the neurotoxin produced by isolates associated with avian botulism.

Avian Dis. 2005；49：376－81. https：//doi. org/10. 1637/7347－022305R1. 1.

［78］ Smith TJ，Hill KK，Raphael BH. Historical and current perspectives on Clostridium botulinum diversity. Res Microbiol. 2015；166：290－302. https：//doi. org/10. 1016/j. resmic. 2014. 09. 007.

［79］ Centers for Disease Control and Prevention. Investigational heptavalent botulinum antitoxin（HBAT）to replace licensed botulinum antitoxin AB and investigational botulinum antitoxin E. Morb Mortal Wkly Rep. 2010；59：299.

［80］ Pellett S，et al Purification and characterization of botulinum neurotoxin FA from a genetically modified Clostridium botulinum strain. mSphere. 2016；1：e00100－15. https：//doi. org/10. 1128/ mSphere. 00100－15.

［81］ Gimenez D，Ciccarelli A. Another type of Clostridium botulinum. Zentralbl Bakteriol Parasitenkd Infekt Hyg Abt I（Orig）. 1970；215：221－4.

［82］ Kakinuma H，Maruyama H，Takahashi H，Yamakawa K，Nakamura S. The first case of type B infant botulism in Japan. Acta Paediatr Jpn. 1996；38：541－3.

［83］ Zhang S，et al Identification of a botulinum neurotoxin－like toxin in a commensal strain of Enterococcus faecium. Cell Host Microbe. 2018；23（2）：169－76.

［84］ Mansfield MJ，Adams JB，Doxey AC. Botulinum neurotoxin homologs in non－Clostridium species. FEBS Lett. 2015；589：342－8. https：//doi. org/10. 1016/j. febslet. 2014. 12. 018.

［85］ Mansfield MJ，Wentz TG，Zhang S，Lee EJ，Dong M，Sharma SK，Doxey AC. Newly identifiedrelatives of botulinum neurotoxins shed light on their molecular evolution. bioRxiv. 2017. https：//doi. org/10. 1101/220806

［86］ Wentz TG，et al Closed genome sequence of Chryseobacterium piperi strain CTM（T）/ATCC BAA－1782，a gram－negative bacterium with clostridial neurotoxin－like coding sequences. Genome Announc. 2017；5. https：//doi. org/10. 1128/genomeA. 01296－17.

第 15 章　生物毒素作为生物威胁剂的概述

Harald Striegl

15.1 引言

生物毒素既不是独特的生物制剂，也不是化学制剂，但可以被看作是“中间谱制剂”[1-3]。事实上，它们作为一组生物来源的威胁剂，具有很大的危害人类的潜力，值得特别关注[4]。可用于生物战和生物恐怖袭击的生物毒素种类繁多。生物毒素谱范围涉及多肽、蛋白质到生物碱和其他生物活性小分子[5,6]。

一方面，生物毒素不同于化学威胁剂（CTA），因为它们几乎从未被合成，不是挥发性气体，也不能够通过皮肤吸收。另一方面，生物毒素不同于传统的生物威胁剂（BTA），因为它们不像细菌或病毒那样携带任何遗传信息。尽管如此，一些生物毒素是剧毒的威胁剂，能够以气溶胶、液体或粉末的形式分散，因此，如果用于战争或恐怖袭击，可能会造成人员伤亡，改变或破坏社会生活，或造成经济损失[2,7-9]。

本章的重点将放在可能造成大规模伤亡的生物毒素上。本章解释了化学战剂、生物毒素和生物战剂之间的区别，并将重点放在这些特殊类别的制剂的分类上。生物毒素可以根据作用机制或生物来源分为不同的“类别”[2,10]。因为生物毒素制剂是非常异质的分子，所以下面将严格按照生物起源进行分类。此外，本章还全面概述了在某些时候被不同的可信国际公约视为威胁因子的生物毒素。

H. Striegl (✉)

Robert Koch - Institute, Federal Information Centre for Biological Threats and Special Pathogens, Berlin, Germany

e-mail: StrieglH@rki.de

15.2 生物毒素是中间谱制剂

帕拉塞尔苏斯（1493—1541年）在毒理学上的名言是：“所有的东西都是有毒的，没有什么东西是无毒的，只有剂量允许某些东西不是有毒的。”他的原则基于一个简单的假设，即所有物质都可能有毒，“剂量决定毒性”。帕拉塞尔苏斯的名言也适用于生物毒素。剂量是生物毒素危害识别和风险评估的关键参数，其危害影响与其毒性有关。

生物毒素作为一种生物来源的化学物质，具有化学和生物的双重特性[4]。生物毒素通常由生物产生，对人类或其他生物的健康有不利影响[3,4]。它们代表了一般有毒物质的一个子集，并可能导致多种疾病。生物毒素具有丰富的多样性，包括从低分子量化合物到复杂大分子，是极其异质性的一组物质[11,12]。

有些生物毒素被视为威胁剂，原因有很多。生物毒素是天然存在的物质，其生物效应可导致严重伤害甚至死亡。再加上目前通常缺乏暴露后预防和治疗的解毒剂，暴露前预防的疫苗或检测方法变得至关重要。

与细菌或病毒不同，生物毒素不能自我繁殖或在宿主生物的帮助下繁殖。生物毒素不携带其自身扩增所必需的遗传信息，鉴于这一事实，这些物质类似于化学制剂。然而，CTA具有不同于生物毒素的特性，属于不同类别的化合物，具有不同的物理化学、生理和化学性质[13,14]。由于生物毒素的分子大小和组成的多样性以及由此产生的不同的物理化学、生理和化学性质，它们大多根据生物来源进行分组[2,10]。

此外，与传统的CTA相比，几乎所有的生物毒素都是在室温下具有低蒸气压的物质。许多CTA（但不是全部）具有高的蒸气压，沸点低，从而导致从液体或固体形式蒸发到周围空气中[13]。由于生物毒素几乎从不挥发，与许多经典的CTA相比，它们不能作为气体分散。从物理化学的角度来看，生物毒素与典型的BTA如病毒和细菌关系更密切。

除此之外，生物毒素的生产过程与CTA仍然是完全不同的。生物毒素几乎完全由生物体产生，而CTA本身是人工合成的[14,15]。

生物毒素的另一个非常明显的特点是，如果没有其他物质的帮助，它们无法穿透完整的人类皮肤。二甲基亚砜或其他分子可以增加一些生物毒素穿透皮肤的能力，但大多数生物毒素本身不能穿透皮肤。与此相反，一些CTA，比如芥子气是非常亲脂的物质，它可以穿透纺织品、生物防护服，甚至完整的皮肤。

许多 BTA 制剂（包括生物毒素）另一个非常典型的特征是，在接触这些物质后，免疫系统会做出积极的反应。由于其生物来源，生物毒素能引起免疫反应。大量的生物毒素是多肽或蛋白原性分子，可以干扰人体免疫系统。适应性免疫系统对大多数外来生物物质都有特定的反应，下次再遇到相同的分子时，适应性免疫系统的反应会更快。

生产、挥发性、皮肤渗透性和免疫反应性使生物毒素和 CTA 之间的区别成为可能。还有其他几个指标和选择标准可用于确定生物毒素的化学或生物隶属关系（如气味、味道）。

可作为大规模杀伤生物武器的生物毒素数量非常有限。一方面，一些剧毒生物毒素不太稳定，另一方面，一些毒性较低的生物毒素不能大量生产或递送到大面积或表面[2]。表 15－1 列出了主要标准，允许对 CTA、生物毒素和 BTA 制剂进行粗略划分。

表 15－1 生物毒素与 CTA、经典 BTA 制剂（如细菌和病毒）的不同鉴别标准

标准	CTA	生物毒素	BTA
遗传信息载体	无	无	有
传播类型	物理状态变化(固、液、气)	固体或液体	固体或液体
效果	即时的	潜伏期大多较短	大多感染期长
免疫反应	少	大多会有免疫反应	引发机体免疫应答
传染性	无	无	经常有传染性
分子大小	低分子量化合物	异质物质(低分子量化合物到复杂大分子)	高度复杂的分子结构
气味	特征气味	通常无气味	通常无气味
来源	人工合成	天然的	天然的
生产程序	大多不复杂	大多数较复杂	复杂
清除	洗消	洗消	消毒杀菌
进入机体的途径	各种各样,所有途径均可进入	通过气溶胶或经口	通过气溶胶或经口
皮肤渗透	经常	很少	几乎无
口味	常有特征性味道	大多数无味道	无味道
毒性	高	高	无毒性
挥发性	经常有	无	无

摘自弗朗茨[2],马德森[4],安德森[7]。

下面的例子说明了区分生物毒素与 CTA 和 BTA 制剂的难度。根据有关当局的不同，蓖麻蛋白被认为是 CTA 或 BTA 或两者兼有。生物起源是蓖麻油植物

（蓖麻）。无论是从分子量、引发明确免疫反应的能力，还是自然来源，都不能表明蓖麻毒素是一种 CTA。但遗传信息的缺乏使蓖麻毒素向 CTA 方向发展。

同样，有些 CTA 具有生物毒素甚至 BTA 的特征。然而，其他的 CTA 被认为是明确的化学物质。沙林就是一个例子，它是最著名的化学制剂之一。沙林是一种无味的液体，几乎无法穿透人体皮肤。这一标准似乎将沙林引向 BTA 或生物毒素方面。但作为一种可以大量生产的低分子量合成分子，它显然满足了化学制剂最重要的标准。因此，沙林是一种 CTA，不同于生物毒素和经典的 BTA。

总之，存在几种标准来区分 BTA、CTA 和生物毒素。然而，这些单独的标准并不是描述威胁剂的全面列表。一般来说，它们允许在单独的药剂组中对生物毒素进行粗略的分类。但是，并不是所有的标准都必须满足才能将一种生物毒素放入特定的类别中。一个单一的标准也不是一个先决条件，多个标准也不能自动将生物毒素分类。然而，一般来说，该标准允许对大多数 CTA、生物毒素和 BTA 制剂进行分类和客观比较。

15.3 生物毒素应对委员会和机构

生物毒素因其来源、分子结构、大小和作用方式而异。如前所述，并非所有生物毒素都可被视为大规模伤亡武器，因为并非所有生物毒素都可造成大规模死亡或疾病。为此，不同的委员会讨论了某些生物毒素用于生物战或生物恐怖主义的潜力。

《关于禁止发展、生产和储存细菌（生物）及毒素武器及销毁此种武器的公约》（俗称《禁止生物武器公约》或《禁止生物和毒素武器公约》）讨论了不具有预防、保护或其他和平目的或可用于敌对目的或武装冲突的生物毒素[16]。《禁止生物武器公约》是第一个禁止某一类生物毒素的多边裁军条约[16,17]。

虽然生物毒素被认为是生物的，但它们仍然是有毒的化学物质。因此，《禁止化学武器公约》（CWC）也涉及生物毒素。《禁止化学武器公约》旨在通过禁止缔约国发展、生产、获取、储存、保留、转让或使用化学武器，包括毒素武器，来消除整个类别的大规模毁灭性武器[18]。公约中明确规定列出被监测的毒剂，涉及范围广泛的化合物，包括化学战剂和生物毒素，包括关键和较靠前的前体。这些化合物或化合物族列在公约附件的三个附表中[19]。附表 1 包括那些已经或很容易被用作化学武器，以及用于和平目的的用途有限（如果有的话）的物质。该清单包括两种生物毒素：蓖麻毒素和石房蛤毒素[19]。

除了有关生物和化学武器的国际公约外，美国疾病控制与预防中心还制定了防范和应对生物恐怖主义的战略计划。该计划包括一份选定的对公共卫生系统可能产生影响的制剂名单。CDC 将这些关键的生物恐怖主义制剂、疾病分为三类：A、B 或 C。分类依据的标准不同，如传播能力、发病率和死亡率的严重程度以及使用的可能性[20]。其中许多这些物质，特别是生物毒素，能够污染食物或水供应。

在美国疾病控制与预防中心 A 类和 B 类制剂中可发现生物毒素。A 类制剂是最高优先级的制剂，包括肉毒杆菌毒素。这种生物毒素被认为对国家安全构成风险，因为它很容易传播并造成高致命性，可能对公共卫生造成重大影响。这种毒素的攻击还可能造成公众恐慌和社会混乱，因此需要采取特别行动做好公共卫生准备[20]。这些生物毒素被认为是容易传播并导致中等发病率和低致死率的。B 类制剂是第二高优先级的制剂，包括植物毒素蓖麻毒素。这种生物毒素被认为比较容易传播，导致中等发病率和低死亡率，需要特别提高 CDC 的诊断能力和加强疾病监测[20]。

另一个涉及 BTA 和 CTA（包括生物毒素）问题的多边委员会是澳大利亚集团（AG）。AG 的所有参与者都是 BTWC 的缔约国[21]。AG 是一个非正式论坛，通过统一出口管制，力求确保出口不会助长化学或生物武器的发展。协调各国出口管制措施，有助于 AG 参与者最大限度地履行其在《禁止化学武器公约》和《禁止生物武器公约》下的义务[21]。该组织的目标之一是就化学武器和生物武器扩散项目的关键制剂达成一致。

还有一些其他的国家战争武器清单，但不在这里全部列出（例如，德国的 Kriegswaffenliste，欧盟 CBRN 行动计划）。然而，所有这些公约和清单（包括上文提到的公约和清单）都对不同生物毒素可能造成的大规模伤亡，有共同的理解并达成一致。总而言之，在数百万种生物毒素中，只有大约 20 种被认为是能够造成大量死亡或疾病的大规模伤亡生物武器。表 15-2 概述了所有这些高风险生物毒素。

表 15-2 BTWC、CWC、AG 和 CDC 关于生物毒素控制方案（未采用）的高风险生物制剂清单

生物毒素	生物来源	类别	清单
相思子毒素	念珠豌豆	植物毒素	AG,BTWC
黄曲霉毒素	黄曲霉等	真菌毒素	AG
鱼腥藻毒素	蓝藻细菌	藻毒素	BTWC
肉毒杆菌毒素	肉毒杆菌等	细菌毒素	AG,BTWC,CDC

续表

生物毒素	生物来源	类别	清单
环蛇毒素	环蛇	蛇毒液	BTWC
霍乱毒素	霍乱	细菌毒素	AG
雪卡毒素	有毒冈比尔藻	藻毒素	BTWC
产气荚膜梭菌毒素	产气荚膜梭菌	细菌毒素	AG,BTWC
芋螺毒素	芋螺	芋螺毒液	AG
蛇形菌素	几种真菌	真菌毒素	AG
单端孢霉烯毒素	几种真菌	真菌毒素	AG,BTWC
微囊藻毒素	蓝藻细菌	细菌毒素	AG
莫迪素	野生西番莲	植物毒素	AG
蓖麻毒素	蓖麻	植物毒素	AG,BTWC,CDC,CWC
石房蛤毒素	链状亚历山大藻等	藻毒素	AG,BTWC,CWC
志贺毒素	痢疾杆菌、大肠杆菌等	细菌毒素	AG,BTWC
金黄色葡萄球菌毒素	金黄色葡萄球菌等	细菌毒素	AG,BTWC
破伤风毒素	破伤风梭菌	细菌毒素	AG
河豚毒素	几种海洋动物	藻毒素	AG
槲寄生凝集素	槲寄生（白槲寄生）	植物毒素	AG
蒴莲素	西番莲科蒴莲属植物	植物毒素	AG

15.4 生物毒素的分类

15.4.1 动物毒液

生物毒素及其混合物存在于生物生命的所有分支中。在动物王国中发现了大量的这种生物分子混合物，被称为毒液。动物毒液是多种有毒物质的异质混合物，主要来源是蛋白质和多肽，用于捕食或防御敌人[22]。事实上，这些生物混合物的作用机制是多方面的，毒液中每种化合物可以相互加强。毒液会干扰酶、受体或离子通道，影响中枢和外周神经系统、心血管和神经肌肉系统、血液凝固和体内稳态[23]。与蛇毒的有害作用相比，蛇毒的特定化合物越来越多地被用作药理工具和药物开发的原型[24,25]。

从动物体内提取、加工和浓缩毒液，用以传播和用作威胁剂是非常具有挑战性的工作。然而，这些生物毒素在某种程度上是容易获得的并且被公众所熟知。

事实上，上述禁止生物或化学武器的国际协议中列出了两种人畜共患毒素：环蛇毒素和芋螺毒素。

环蛇毒素是在多种不同蛇类的（kraits，Bungarus spp.）毒液中发现的一组神经毒性蛋白质[26-28]。已知四种不同的环蛇毒素会干扰神经过程：β-bungarotoxin 在突触前起作用，γ-bungarotoxin 在突触后拮抗周围神经肌肉连接的乙酰胆碱结合，κ-bungarotoxin 阻断神经元尼古丁受体。最著名的环蛇毒素是 α-bungarotoxin，它可以导致头痛、昏迷、瘫痪、呼吸衰竭，甚至死亡。α-bungarotoxin 是一种神经毒素，于 1963 年首次被发现，它能阻断烟碱乙酰胆碱受体，广泛应用于医疗领域[29-31]。

芋螺毒素在现代药物研究中具有特殊的意义，并被 AG 列入控制名单。这些神经毒性肽是从芋螺毒液中提取的，不同种类的芋螺个体之间存在差异。芋螺毒素的活性成分长度通常为 12～30 个氨基酸残基，作用于各种配体门控离子通道，引起包括瘫痪、呼吸衰竭和昏迷在内的各种症状[3,32]。

15.4.2 细菌毒素

细菌毒素是具有潜在威胁的最大的一类生物毒素。根据化学结构、热稳定性和作为病原体释放的方法等标准，细菌毒素可分为两大类：外毒素和内毒素[2,6,33]。

内毒素是细菌的结构成分，是细菌胞膜的一部分。它们与革兰氏阴性菌的细胞壁结合，并与位于外膜的脂多糖或脂寡聚糖特异性相关。由于有效的宿主防御机制，内毒素可能从裂解的细菌中释放出来。

外毒素在指数生长期间由细菌细胞分泌到周围环境中，但也可能在细胞裂解期间释放。外毒素是由特定的革兰氏阳性或革兰氏阴性细菌分泌的毒素、可溶性蛋白或多肽，并引发与各自毒素相关的疾病。禁止生物或化学武器的国际公约所列的所有细菌毒素，都是蛋白质外毒素。

在这些非常重要的细菌毒素群中有所谓的 AB_5 毒素亚群[34]。这一类的所有细菌毒素都含有一个酶活性的 A 亚基和一个五聚体 B 亚基，它们通过寡糖识别介导进入细胞[34-36]。最突出的 AB_5 毒素是由 1 型痢疾志贺氏菌产生的志贺毒素和霍乱弧菌产生的霍乱毒素。此外，志贺样毒素也属于 AB_5 类毒素，因为它们与志贺毒素同源，但由肠出血性大肠杆菌产生[34,37-39]。有趣的是，志贺毒素和志贺样毒素在结构上与植物中非常重要的生物毒素（如蓖麻毒素）密切相关，而且它们也是核糖体失活蛋白家族的成员（见 15.4.5 节）。

外毒素的另一个突出代表是肉毒杆菌毒素和破伤风神经毒素。

肉毒杆菌神经毒素（BoNT）是肉毒杆菌和其他一些梭状芽孢杆菌代谢的剧毒产物，被认为是已知的毒性最强的天然毒素[40-48]。肉毒杆菌是一种革兰氏阳性、芽孢形成的杆状细菌，它在没有氧气的情况下生长，并向周围介质释放神经毒素。

6种系统发育不同的梭状芽孢杆菌可产生7种类型不同的BoNT（A-G）[49]。H血清型以前被发现，但曾被描述为BoNT/FA或BoNT/HA，因为这种血清型似乎是BoNT A和F的混合[50-56]。A型、B型、E型以及罕见的F型和H型为人类致病型[57-59]。

肉毒杆菌广泛分布于自然界，在土壤和泥土中随处可见。胃肠道和皮肤传播是可能的，也不能排除呼吸道传播的途径[60,61,62-67]。人类摄入肉毒杆菌神经毒素的主要来源是受污染的食品，多是肉类和香肠制品[60]。根据吸收的毒素量，症状在几小时后就会出现。毒性作用是由于不可逆地与突触前神经末梢结合，阻止乙酰胆碱的释放，从而破坏神经传递。因此，神经肌肉传导受阻，导致弛缓性麻痹。

破伤风神经毒素或破伤风痉挛蛋白是另一种梭状芽孢杆菌——破伤风梭状芽孢杆菌的有毒代谢产物[68]。革兰氏阳性芽孢形成细胞在厌氧条件下产生极其强大的神经毒素。与肉毒杆菌一样，破伤风杆菌在自然界中随处可见，无处不在。如今，由于疫苗接种覆盖率很高，破伤风在西半球是一种罕见的疾病，但在世界其他地区仍广泛分布，是未接种疫苗母亲所产新生儿死亡的主要原因[69]。破伤风毒素作用的分子机制导致痉挛性瘫痪[70]。

产气荚膜梭菌毒素是产气荚膜梭菌产生的可能造成大规模伤亡的生物毒素，产气荚膜梭菌是一种在人和动物胃肠道中普遍存在的细菌，是革兰氏阳性、厌氧、形成内生芽孢和在厌氧条件下产生多种毒素的杆状细菌[71]。它们被分为五种"毒素类型"（A-E）。每一种毒素类型都与许多危及生命的疾病有关。特别是产气荚膜梭菌ε-毒素，是已知最有效的毒素之一，被认为是一种潜在的生物武器，由毒素型B和D菌株产生[72]。ε-毒素属于七聚体β-成孔毒素，其特征是通过细胞的质膜形成一个孔，导致血管周围水肿和坏死病变，引起神经系统症状[73]。

金黄色葡萄球菌毒素是由金黄色葡萄球菌产生的具有大规模杀伤潜力的生物毒素[11]。在健康人的正常菌群中，随处可见革兰氏阳性的圆形细菌，主要在皮肤、呼吸道、黏膜和鼻子上。然而，金黄色葡萄球菌有时是非常致命的，并引起各种严重的疾病[74,75]。某些菌株能产生高度耐热的蛋白质肠毒素，摄入受污染食物后，可引发食物中毒症状[3]。葡萄球菌食物中毒会在很短的时间内（几分钟至几小时）引起呕吐、恶心、胃痉挛和腹泻。可用于构建生物武器的最重要的金黄色葡萄球菌毒素是葡萄球菌肠毒素 B（SEB）[3,4,76]。

15.4.3 海洋毒素

海洋毒素又称藻毒素，是一组异质性很强的生物毒素。例如，它们包括生物碱、氨基酸和聚酮化合物。它们是一类结构和生物活性都具有多样性的化合物[77]。藻毒素可引起各种临床描述的综合征，其特征为广泛的失忆、腹泻或氮杂螺旋体症状[78]。它们会导致麻痹性贝类中毒和雪卡毒素中毒[78,79]。这些毒素中有一些被认为是威胁因子，几乎所有这些毒素的成员都干扰神经过程。它们与离子通道或受体相互作用，导致不同的神经毒性症状，甚至死亡。一般来说，这些类型的神经毒素主要是由浮游植物（如鞭毛虫和硅藻）产生的海洋毒素，也由几种蓝藻、无脊椎动物或其他生物产生[77]。

大多数被认为是威胁剂的藻毒素是由蓝藻产生的（微囊藻毒素、鱼腥藻毒素和石房蛤毒素）。蓝藻是细菌中的一门，是在地表水中形成藻华和浮渣的普遍存在的光合微生物。其中，有几种已知会产生引起人类健康关注的蓝藻毒素。蓝藻是通过光合作用获得能量的原核生物。这种特点使蓝藻非常独特，并允许我们从其他细菌毒素中分离蓝藻毒素。

微囊藻毒素是一群蓝藻（主要是微囊藻属）产生的一种环肽，存在多种不同的微囊藻毒素，它们都由一个 7 元肽环组成，该肽环由 5 个非天然氨基酸和 2 个天然氨基酸组成[3]。这些天然氨基酸将微囊藻毒素彼此区分开来，而其他氨基酸或多或少是恒定的[3]。微囊藻毒素可引起具有各种不同症状的急性中毒，有时甚至导致致命后果，但也可导致癌症[80,81]。

鱼腥藻毒素是由世界各地鱼腥藻属中的蓝细菌产生的海洋藻毒素[82-84]。最重要的是鱼腥藻毒素-a（anatoxin-a），也称为极速死亡因子，它是一种仲胺。其他结构相关的生物碱是 homoanatoxin-a 以及 anatoxin-（a）s，一种独特的 N 羟基胍甲基磷酸盐[85-88]。鱼腥藻毒素中毒会很快导致神经毒性作用，这对这组藻毒素是特异的。

石房蛤毒素也是由蓝藻和甲藻产生的海洋藻毒素，列于《禁止化学武器公约》附表 1。石房蛤毒素是由蓝藻和亚历山大藻属、裸甲藻属和旋沟藻属的甲藻产生的有毒代谢物[89]。口服摄入相当稳定的石房蛤毒素及其衍生物会很快导致麻痹性贝类中毒症状，包括胃肠道和神经系统体征症状[90-92]。

雪卡毒素是引起鱼类中毒的另一种海洋藻毒素。这些有毒的多环聚醚主要由太平洋的甲藻腰鞭毛藻-冈比尔盘藻生产。甲藻通过食物链在鱼体内积聚，引起复杂的鱼肉中毒临床表现，包括麻痹、心脏收缩、冷热感觉的改变。作用机制是雪卡毒素干扰神经系统突触中的电压门控钠通道[78,91,93-95]。

河豚毒素是另一种被认为是潜在威胁因子的海洋藻毒素[96]。神经毒素已从不同物种的动物中分离出来[97]。河豚毒素因其在河豚鱼（河豚）中积聚而闻名，河豚鱼是日本的美味佳肴，必须非常小心地处理这些鱼，去除含有河豚毒素的有毒部分，以避免中毒。该毒素通过与神经细胞膜上的电压门控钠通道结合，阻断钠离子进入神经元，从而抑制神经元动作电位的激发[96]。症状发展非常迅速(几分钟内)，包括面部和四肢感觉异常和麻木，随后可能出现头晕和大量出汗，死亡可能在几小时内发生。

15.4.4 真菌毒素

真菌毒素是由多种丝状真菌产生的一大类不同的次级代谢产物[98]。已知有多达 400 种不同的分子是真菌毒素的一部分[99]。不同种类的真菌可能产生相同的真菌毒素，但有时一种真菌可能产生多种不同的真菌毒素[100]。所有真菌毒素都是低分子量小分子，可能对人类和其他脊椎动物产生毒理学效应，许多真菌毒素对无脊椎动物、植物和微生物的毒性相互重叠[101]。真菌毒素通常会引起食物中毒[102]。

单端孢霉烯毒素可由几种真菌产生，尤其是镰刀菌属的真菌[7,98]。根据分子结构，它们被分为四类（A、B、C 和 D 型）[103-105]。A 型单端孢霉烯在毒性方面特别受关注，它们包括单乙酸基草镰刀菌醇、二乙酸基草镰刀菌醇、HT－2 毒素、T－2 毒素或新茄醇[103]。然而，B 型之外的一些成员也有可能在生物恐怖袭击中伤害人类（例如，被称为呕吐毒素的脱氧雪腐镰刀菌烯醇)。单端孢菌素中毒可导致多种临床症状，包括虚弱、共济失调、低血压、凝血功能障碍和死亡[106]。

黄曲霉毒素是曲霉属真菌产生的一组化学性质相似的代谢物[98]。黄曲霉毒素是多环芳香族化合物（二呋喃香豆素)。自然界能产生几种黄曲霉毒素，食物中自然存在四种黄曲霉毒素（B1、B2、G1 和 G2)。黄曲霉毒素代谢的主要部位是肝脏（细胞色素 p450 酶)。在那里，生物毒素被代谢成高活性的外环氧化合物。黄曲霉毒素 B1 最常见于食物中，也是黄曲霉毒素中毒性最强的一种。黄曲霉毒素可引起急性中毒，但它们也是非常有效的致癌物和诱变剂，可导致慢性临床症状和肝细胞癌[107,108]。

15.4.5　植物毒素

剧毒生物分子是由不同植物产生的生物毒素。自古以来，人们就知道植物毒素的无数危害后果。即使是希腊哲学之父苏格拉底，也因为喝了一杯毒芹后死于植物毒素。值得注意的是，在几个不同的植物毒素类别中，只有一个类别被不同的公约组织认为是武器：核糖体失活蛋白（RIP）[109]。

众所周知，RIP 是由所有界的几种生物产生的：细菌、真菌、藻类、植物和动物（见第 15.4.2 节：志贺毒素和志贺样毒素）。这组蛋白质通过其腺嘌呤多核苷酸糖化酶在不同核酸底物上的活性对核糖体进行不可逆的修饰。这些修饰负责阻止蛋白质合成，导致细胞死亡。RIP 被分为 1、2 和 3 类。1 型 RIP 是含有 N-糖苷酶活性的单结构域蛋白。2 型 RIP 形成异二聚配合物，由 A 链和 B 链通过二硫键连接[110,111]。A 链在功能上与 1 型 RIP（A 链）等价，但与 C 末端凝集素结构域（B 链）融合。凝集素是糖苷结合蛋白，通过凝集素与碳水化合物的相互作用，使全毒素结合到细胞表面。3 型 RIP 非常罕见，迄今为止，只有少数这种结构不同的 RIP 被分为此类[110,112,113]。

一般而言，2 型 RIP 的毒性是 1 型和 3 型 RIP 的几倍，但也有例外（如无毒的 2 型 RIP）[113,114]。只有 2 型 RIP，即相思子毒素、莫迪素、蓖麻毒素、槲寄生凝集素和蒴莲素是委员会确认的受关注的制剂。莫迪素、槲寄生凝集素和蒴莲素被澳大利亚集团列入出口管制名单，但相思子毒素和蓖麻毒素被机构认为是危险的[115]。中毒的方式不同，毒性也不同，临床症状也不同。

蓖麻毒素是一种 2 型 RIP，主要在蓖麻（大戟科植物蓖麻）的种子（蓖麻豆）中产生[115]。这种植物原产于非洲，在热带和亚热带地区均有种植。由于豆类中含有大量的油（蓖麻油），它通常在温带地区作为一年生观赏性植物并进行商业种植，主要用于临床和工业过程。在细胞水平上，蓖麻毒素可以水解 28S rRNA 内腺嘌呤残基 A4324 的 N-糖苷键，并保持 RNA 的磷酸二酯骨架完整[116,117]。根据中毒的方式，毒性会有所不同，临床症状也会有所不同。口服中毒主要导致严重的胃肠道症状，而吸入中毒可导致循环不稳定和严重的肺损伤。

相思子毒素是一种剧毒的 2 型 RIP，其毒性是蓖麻毒素的数倍[115]。这种蛋白质存在于念珠豌豆（或来自相思子属的木豆）的种子中。在细胞水平上，相思子毒素与蓖麻毒素在同一位点引起蛋白质合成抑制[118]。莫迪素中存在相同的

RNA N-糖苷酶活性。该植物 2 型 RIP 由野生西番莲（Adenia digitata）产生[119]，其果实和根被认为是用来自杀的。西番莲是西番莲科西番莲属开花植物。蒴莲植物是该属植物的另一个成员，在其根部产生 2 型 RIP，蒴莲素[120]。最后，槲寄生凝集素是槲寄生中毒性 2 型 RIP（Viscum album)[121]。

15.5 总结

必须特别注意作为威胁剂或武器构成部分的高风险“中间谱制剂”。除了生物毒素，我们还知道其他几种中间谱制剂。例如，生物调节剂就像生物毒素一样，处于“合成”和“天然”之间，既不是明确的化学制剂，也不是生物制剂。它们也是缺乏遗传信息的天然物质，由生物有机体产生，调节各种细胞过程。与生物毒素一样，生物调节剂如果被用作生物战和生物恐怖主义制剂，可在短时间内对人类健康产生不利影响。

生物来源的“中间谱制剂”被认为是恐怖的武器或工具。我们不可能列举所有影响战争或恐怖活动甚至可能用于此类目的的生物来源的分子。然而，仍需强调的是，就生物毒素而言，不同可信的国际公约或机构只公开讨论了大约 20 种作为能够大规模造成死亡或疾病的武器化基本物质。因此，至少这些生物毒素应该在公共卫生防范方面的挑战和要求得到进一步讨论。本章中讨论的生物毒素可作为制定适当管理方法和对策的基础，包括洗消和个人防护装备策略。

参考文献

[1] Aas P. The threat of mid - spectrum chemical warfare agents. Prehosp Disaster Med. 2003; 18 (4): 306 - 12.

[2] Franz DR. Defense against toxin weapons. In: Medical aspects of chemical and biological warfare. US Army Medical Research Institute of Infectious Diseases; 1994. p. 603 - 19.

[3] Patocka J, Streda L. Protein biotoxins of military significance. Acta Medica (Hradec Kralove). 2006; 49 (1): 3 - 11.

[4] Madsen JM. Toxins as weapons of mass destruction. A comparison and contrast with biological - warfare and chemical - warfare agents. Clin Lab Med. 2001; 21 (3): 593 - 605.

[5] Pitschmann V. Overall view of chemical and biochemical weapons. Toxins (Basel). 2014; 6 (6): 1761 - 84. https://doi.org/10.3390/toxins6061761.

[6] Pitschmann V, Hon Z. Military importance of natural toxins and their analogs. Molecules. 2016; 21 (5) https://doi.org/10.3390/molecules21050556.

[7] Anderson PD. Bioterrorism: toxins as weapons. J Pharm Pract. 2012; 25 (2): 121 - 9. https://doi.org/10.1177/0897190012442351.

[8] Franz DR, Zajtchuk R. Biological terrorism: understanding the threat, preparation, and medical response. Dis Mon. 2000; 46 (2): 125 - 90.

[9] Jansen HJ, Breeveld FJ, Stijnis C, Grobusch MP. Biological warfare, bioterrorism, and biocrime. Clin Microbiol Infect. 2014; 20 (6): 488 - 96. https://doi.org/10.1111/1469-0691.12699.

[10] Russmann H. Toxine, Biogene Gifte und potentielle Kampfstoffe. Bundesgesundheitsblatt Gesundheitsforschung Gesundheitsschutz. 2003; 11 (46): 989 - 96.

[11] Otto M. Staphylococcus aureus toxins. Curr Opin Microbiol. 2014; 17: 32 - 7. https://doi.org/10.1016/j.mib.2013.11.004.

[12] Patocka J. Brief review of natural nonprotein neurotoxins. ASA Newsl. 2002; 89 (2): 16 - 24.

[13] Ganesan K, Raza SK, Vijayaraghavan R. Chemical warfare agents. J Pharm Bioallied Sci. 2010; 2 (3): 166 - 78. https://doi.org/10.4103/0975-7406.68498.

[14] Tucker J. Dilemmas of a dual - use technology: Toxins in medicine and warfare. Politics Life Sci. 1994; 1994: 51.

［15］ Aronstam RS，Witkop B. Anatoxin - a interactions with cholinergic synaptic molecules. Proc Natl Acad Sci USA. 1981；78（7）：4639 - 43.

［16］ UNODA. The biological weapons convention. 2017. https：//www. un. org/disarmament/geneva/bwc/

［17］ OPBW. Protocol to the convention on the prohibition of the development，production and stockpiling of bacteriological（biological）and toxin weapons and on their destruction. 2017. http：//www. opbw. org/ahg/docs/CRP8. pdf

［18］ OPCW. The chemical weapons convention. 2017. https：//www. opcw. org/chemical - weaponsconvention/

［19］ OPCW. Controlled chemicals. 2017. https：//www. opcw. org/our - work/non - proliferation / con trolled - chemicals/

［20］ Centers for Disease Control and Prevention（CDC）. Biological and chemical terrorism：strategic plan for preparedness and response. Recommendations of the CDC Strategic Planning Workgroup. MMWR Recomm Rep. 2000；49（RR - 4）：1 - 14.

［21］ The Australia Group. 2017. http：//www. australiagroup. net/en/

［22］ Utkin YN. Modern trends in animal venom research - omics and nanomaterials. World J Biol Chem. 2017；8（1）：4 - 12. https：//doi. org/10. 4331/wjbc. v8. i1. 4.

［23］ Calvete JJ，Sanz L，Angulo Y，Lomonte B，Gutierrez JM. Venoms，venomics，antivenomics. FEBS Lett. 2009；583（11）：1736 - 43. https：//doi. org/10. 1016/j. febslet. 2009. 03. 029.

［24］ Fry BG，Roelants K，Champagne DE，Scheib H，Tyndall JD，King GF，Nevalainen TJ，Norman JA，Lewis RJ，Norton RS，Renjifo C，de la Vega RC. The toxicogenomic multiverse：convergent recruitment of proteins into animal venoms. Annu Rev Genomics Hum Genet. 2009；10：483 - 511. https：//doi. org/10. 1146/annurev. genom. 9. 081307. 164356.

［25］ Wong ES，Belov K. Venom evolution through gene duplications. Gene. 2012；496（1）：1 - 7. https：//doi. org/10. 1016/j. gene. 2012. 01. 009.

［26］ Doley R，Kini RM. Protein complexes in snake venom. Cell Mol Life Sci. 2009；66（17）：2851 - 71. https：//doi. org/10. 1007/s00018 - 009 - 0050 - 2.

［27］ Nirthanan S，Gwee MC. Three - finger alpha - neurotoxins and the nicotinic acetylcholine receptor，forty years on. J Pharmacol Sci. 2004；94（1）：1 - 17.

［28］ Rowan EG. What does beta - bungarotoxin do at the neuromuscular junction? Toxicon. 2001；39（1）：107 - 18.

［29］ Chang CC，Lee CY. Isolation of neurotoxins from the venom of bungarus multicinctus and their modes of neuromuscular blocking action. Arch Int Pharmacodyn Ther. 1963；144：241 - 57.

[30] Faiz A, Ghose A, Ahsan F, Rahman R, Amin R, Hassan MU, Chowdhury AW, Kuch U, Rocha T, Harris JB, Theakston RD, Warrell DA. The greater black krait (Bungarus niger), a newly recognized cause of neuro - myotoxic snake bite envenoming in Bangladesh. Brain. 2010; 133 (11): 3181 - 93. https: //doi. org/10. 1093/brain/awq265.

[31] Utkin YN. Animal venom studies: current benefits and future developments. World J Biol Chem. 2015; 6 (2): 28 - 33. https: //doi. org/10. 4331/wjbc. v6. i2. 28.

[32] Lebbe EK, Peigneur S, Wijesekara I, Tytgat J. Conotoxins targeting nicotinic acetylcholine receptors: an overview. Mar Drugs. 2014; 12 (5): 2970 - 3004. https: // doi. org/10. 3390/ md12052970.

[33] Alouf JE. Bacterial protein toxins. An overview. Methods Mol Biol. 2000; 145: 1 - 26. https: // doi. org/10. 1385/1 - 59259 - 052 - 7: 1.

[34] Kitov PI, Sadowska JM, Mulvey G, Armstrong GD, Ling H, Pannu NS, Read RJ, Bundle DR. Shiga - like toxins are neutralized by tailored multivalent carbohydrate ligands. Nature. 2000; 403 (6770): 669 - 72. https: //doi. org/10. 1038/35001095.

[35] Lindberg AA, Brown JE, Stromberg N, Westling - Ryd M, Schultz JE, Karlsson KA. Identification of the carbohydrate receptor for Shiga toxin produced by Shigella dysenteriae type 1. J Biol Chem. 1987; 262 (4): 1779 - 85.

[36] Merritt EA, Hol WG. AB5 toxins. Curr Opin Struct Biol. 1995; 5 (2): 165 - 71.

[37] Karmali MA, Petric M, Lim C, Fleming PC, Arbus GS, Lior H. The association between idiopathic hemolytic uremic syndrome and infection by verotoxin - producing Escherichia coli. J Infect Dis. 1985; 151 (5): 775 - 82.

[38] Karmali MA, Steele BT, Petric M, Lim C. Sporadic cases of haemolytic - uraemic syndrome associated with faecal cytotoxin and cytotoxin - producing Escherichia coli in stools. Lancet. 1983; 1 (8325): 619 - 20.

[39] Stein PE, Boodhoo A, Tyrrell GJ, Brunton JL, Read RJ. Crystal structure of the cell - binding B oligomer of verotoxin - 1 from E. coli. Nature. 1992; 355 (6362): 748 - 50. https: //doi. org/10. 1038/355748a0.

[40] Benefield DA, Dessain SK, Shine N, Ohi MD, Lacy DB. Molecular assembly of botulinum neurotoxin progenitor complexes. Proc Natl Acad Sci USA. 2013; 110 (14): 5630 - 5. https: //doi. org/10. 1073/pnas. 1222139110.

[41] Benoit RM, Frey D, Wieser MM, Thieltges KM, Jaussi R, Capitani G, Kammerer RA. Structure of the BoNT/A1—receptor complex. Toxicon. 2015; 107 (Pt A): 25 - 31. https: // doi. org/10. 1016/j. toxicon. 2015. 08. 002.

[42] Benoit RM, Scharer MA, Wieser MM, Li X, Frey D, Kammerer RA. Crystal structure of the BoNT/A2 receptor - binding domain in complex with the luminal domain of its neuronal receptor SV2C. Sci Rep. 2017; 7: 43588. https: //doi. org/10. 1038/srep43588.

[43] Hasegawa K，Watanabe T，Suzuki T，Yamano A，Oikawa T，Sato Y，Kouguchi H，Yoneyama T，Niwa K，Ikeda T，Ohyama T. A novel subunit structure of Clostridium botulinum serotype D toxin complex with three extended arms. J Biol Chem. 2007；282（34）：24777 – 83. https：//doi. org/10. 1074/jbc. M703446200.

[44] Kumaran D，Rawat R，Ahmed SA，Swaminathan S. Substrate binding mode and its implication on drug design for botulinum neurotoxin A. PLoS Pathog. 2008；4（9）：e1000165. https：// doi. org/10. 1371/journal. ppat. 1000165.

[45] Lacy DB，Tepp W，Cohen AC，DasGupta BR，Stevens RC. Crystal structure of botulinum neurotoxin type A and implications for toxicity. Nat Struct Biol. 1998；5（10）：898 – 902. https：// doi. org/10. 1038/2338.

[46] Lee K，Lam KH，Kruel AM，Perry K，Rummel A，Jin R. High – resolution crystal structure of HA33 of botulinum neurotoxin type B progenitor toxin complex. Biochem Biophys Res Commun. 2014；446（2）：568 – 73. https：//doi. org/10. 1016/j. bbrc. 2014. 03. 008.

[47] Yao G，Lam KH，Perry K，Weisemann J，Rummel A，Jin R. Crystal structure of the receptorbinding domain of botulinum neurotoxin type HA，also known as type FA or H. Toxins (Basel) . 2017；9（3）. https：//doi. org/10. 3390/toxins9030093

[48] Zhang Y，Buchko GW，Qin L，Robinson H，Varnum SM. Crystal structure of the receptor binding domain of the botulinum C – D mosaic neurotoxin reveals potential roles of lysines 1118 and 1136 in membrane interactions. Biochem Biophys Res Commun. 2011；404（1）：407 – 12. https：//doi. org/10. 1016/j. bbrc. 2010. 11. 134.

[49] Rossetto O，Pirazzini M，Montecucco C. Botulinum neurotoxins：genetic，structural and mechanistic insights. Nat Rev Microbiol. 2014；12（8）：535 – 49. https：//doi. org/10. 1038/ nrmicro3295.

[50] Barash JR，Arnon SS. A novel strain of Clostridium botulinum that produces type B and type H botulinum toxins. J Infect Dis. 2014；209（2）：183 – 91. https：//doi. org/ 10. 1093/infdis/jit449.

[51] Dover N，Barash JR，Hill KK，Xie G，Arnon SS. Molecular characterization of a novel botulinum neurotoxin type H gene. J Infect Dis. 2014；209（2）：192 – 202. https：// doi. org/10. 1093/infdis/jit450.

[52] Fan Y，Barash JR，Lou J，Conrad F，Marks JD，Arnon SS. Immunological characterization and neutralizing ability of monoclonal antibodies directed against botulinum neurotoxin type H. J Infect Dis. 2016；213（10）：1606 – 14. https：// doi. org/10. 1093/infdis/jiv770.

[53] Kalb SR，Baudys J，Raphael BH，Dykes JK，Luquez C，Maslanka SE，Barr JR. Functional characterization of botulinum neurotoxin serotype H as a hybrid of known

serotypes F and A (BoNT F/A) . Anal Chem. 2015; 87 (7): 3911 - 7. https: //doi. org/10. 1021/ac504716v.

[54] Maslanka SE, Luquez C, Dykes JK, Tepp WH, Pier CL, Pellett S, Raphael BH, Kalb SR, Barr JR, Rao A, Johnson EA. A novel botulinum neurotoxin, previously reported as serotype H, has a hybrid - like structure with regions of similarity to the structures of serotypes A and F and is neutralized with serotype A antitoxin. J Infect Dis. 2016; 213 (3): 379 - 85. https: //doi. org/10. 1093/infdis/jiv327.

[55] Pellett S, Tepp WH, Bradshaw M, Kalb SR, Dykes JK, Lin G, Nawrocki EM, Pier CL, Barr JR, Maslanka SE, Johnson EA. Purification and characterization of botulinum neurotoxin FA from a genetically modified Clostridium botulinum strain. mSphere. 2016; 1 (1) . https: //doi. org/ 10. 1128/mSphere. 00100 - 15

[56] Yao G, Zhang S, Mahrhold S, Lam KH, Stern D, Bagramyan K, Perry K, Kalkum M, Rummel A, Dong M, Jin R. N - linked glycosylation of SV2 is required for binding and uptake of botulinum neurotoxin A. Nat Struct Mol Biol. 2016; 23 (7): 656 - 62. https: //doi. org/10. 1038/ nsmb. 3245.

[57] Mazuet C, Legeay C, Sautereau J, Ma L, Bouchier C, Bouvet P, Popoff MR. Diversity of group I and II Clostridium botulinum strains from France including recently identified subtypes. Genome Biol Evol. 2016; 8 (6): 1643 - 60. https: //doi. org/10. 1093/ gbe/evw101.

[58] Peck MW, Smith TJ, Anniballi F, Austin JW, Bano L, Bradshaw M, Cuervo P, Cheng LW, Derman Y, Dorner BG, Fisher A, Hill KK, Kalb SR, Korkeala H, Lindstrom M, Lista F, Luquez C, Mazuet C, Pirazzini M, Popoff MR, Rossetto O, Rummel A, Sesardic D, Singh BR, Stringer SC. Historical perspectives and guidelines for botulinum neurotoxin subtype nomenclature. Toxins (Basel) . 2017; 9 (1) https: //doi. org/ 10. 3390/toxins9010038.

[59] Peck MW, van Vliet AH. Impact of Clostridium botulinum genomic diversity on food safety. Curr Opin Food Sci. 2016; 10: 52 - 9. https: //doi. org/10. 1016/j. cofs. 2016. 09. 006.

[60] Bonventre PF. Absorption of botulinal toxin from the gastrointestinal tract. Rev Infect Dis. 1979; 1 (4): 663 - 7.

[61] Burningham MD, Walter FG, Mechem C, Haber J, Ekins BR. Wound botulism. Ann Emerg Med. 1994; 24 (6): 1184 - 7.

[62] Arnon SS, Schechter R, Inglesby TV, Henderson DA, Bartlett JG, Ascher MS, Eitzen E, Fine AD, Hauer J, Layton M, Lillibridge S, Osterholm MT, O'Toole T, Parker G, Perl TM, Russell PK, Swerdlow DL, Tonat K, Working Group on Civilian B. Botulinum toxin as a biological weapon: medical and public health management. JAMA. 2001; 285

(8)：1059 - 70.

［63］ Bohnel H，Behrens S，Loch P，Lube K，Gessler F. Is there a link between infant botulism and sudden infant death? Bacteriological results obtained in central Germany. Eur J Pediatr. 2001；160（10）：623 - 8.

［64］ Franz DR. Defense against toxin weapons. In：Medical aspects of chemical and biological warefare（Textbook of military medicine Parte Ⅰ）. Washington，DC：Borden Institute；1997.

［65］ Holzer E. Botulism caused by inhalation. Med Klin. 1962；57：1735 - 8.

［66］ Middlebrook JL，Franz JR. Botulinum toxins. In：Sidell FR，Takafuji ET，Franz DR，editors. Textbook of military medicine：medical aspects of chemical and biological warfare. Falls Church：Office of the Surgeon General；1997.

［67］ Rosow LK，Strober JB. Infant botulism：review and clinical update. Pediatr Neurol. 2015；52（5）：487 - 92. https：//doi. org/10. 1016/j. pediatrneurol. 2015. 01. 006.

［68］ Blum FC，Chen C，Kroken AR，Barbieri JT. Tetanus toxin and botulinum toxin a utilize unique mechanisms to enter neurons of the central nervous system. Infect Immun. 2012；80（5）：1662 - 9. https：//doi. org/10. 1128/IAI. 00057 - 12.

［69］ Casey RM，Dumolard L，Danovaro - Holliday MC，Gacic - Dobo M，Diallo MS，Hampton LM，Wallace AS. Global routine vaccination coverage，2015. MMWR Morb Mortal Wkly Rep. 2016；65（45）：1270 - 3. https：//doi. org/10. 15585/mmwr. mm6545a5.

［70］ Rossetto O，Scorzeto M，Megighian A，Montecucco C. Tetanus neurotoxin. Toxicon. 2013；66：59 - 63. https：//doi. org/10. 1016/j. toxicon. 2012. 12. 027.

［71］ Smedley JG 3rd，Fisher DJ，Sayeed S，Chakrabarti G，McClane BA. The enteric toxins of Clostridium perfringens. Rev Physiol Biochem Pharmacol. 2004；152：183 - 204. https：//doi. org/10. 1007/s10254 - 004 - 0036 - 2.

［72］ Cole AR，Gibert M，Popoff M，Moss DS，Titball RW，Basak AK. Clostridium perfringens epsilon - toxin shows structural similarity to the pore - forming toxin aerolysin. Nat Struct Mol Biol. 2004；11（8）：797 - 8. https：//doi. org/10. 1038/nsmb804.

［73］ Popoff MR. Epsilon toxin：a fascinating pore - forming toxin. FEBS J. 2011；278（23）：4602 - 15. https：//doi. org/10. 1111/j. 1742 - 4658. 2011. 08145. x.

［74］ Francis JS，Doherty MC，Lopatin U，Johnston CP，Sinha G，Ross T，Cai M，Hansel NN，Perl T，Ticehurst JR，Carroll K，Thomas DL，Nuermberger E，Bartlett JG. Severe community - onset pneumonia in healthy adults caused by methicillin - resistant Staphylococcus aureus carrying the Panton - Valentine leukocidin genes. Clin Infect Dis. 2005；40（1）：100 - 7. https：//doi. org/10. 1086/427148.

［75］ Miller LG，Perdreau - Remington F，Rieg G，Mehdi S，Perlroth J，Bayer AS，Tang

AW, Phung TO, Spellberg B. Necrotizing fasciitis caused by community – associated methicillin – resistant Staphylococcus aureus in Los Angeles. N Engl J Med. 2005; 352 (14): 1445 – 53. https: //doi. org/ 10. 1056/NEJMoa042683.

[76] Zapor M, Fishbain JT. Aerosolized biologic toxins as agents of warfare and terrorism. Respir Care Clin N Am. 2004; 10 (1): 111 – 22. https: //doi. org/10. 1016/S1078 – 5337 (03) 00054 – 6.

[77] Cusick KD, Sayler GS. An overview on the marine neurotoxin, saxitoxin: genetics, molecular targets, methods of detection and ecological functions. Mar Drugs. 2013; 11 (4): 991 – 1018. https: //doi. org/10. 3390/md11040991.

[78] Morabito S, Silvestro S, Faggio C. How the marine biotoxins affect human health. Nat Prod Res. 2017: 1 – 11. https: //doi. org/10. 1080/14786419. 2017. 1329734.

[79] Ajani P, Harwood DT, Murray SA. Recent trends in marine phycotoxins from Australian coastal waters. Mar Drugs. 2017; 15 (2) . https: //doi. org/10. 3390/md15020033.

[80] Grosse Y, Baan R, Straif K, Secretan B, El Ghissassi F, Cogliano V, Group WHOIAfRoCMW. Carcinogenicity of nitrate, nitrite, and cyanobacterial peptide toxins. Lancet Oncol. 2006; 7 (8): 628 – 9.

[81] Pouria S, de Andrade A, Barbosa J, Cavalcanti RL, Barreto VT, Ward CJ, Preiser W, Poon GK, Neild GH, Codd GA. Fatal microcystin intoxication in haemodialysis unit in Caruaru, Brazil. Lancet. 1998; 352 (9121): 21 – 6.

[82] Beltran EC, Neilan BA. Geographical segregation of the neurotoxin – producing cyanobacterium Anabaena circinalis. Appl Environ Microbiol. 2000; 66 (10): 4468 – 74.

[83] Edwards C, Beattie KA, Scrimgeour CM, Codd GA. Identification of anatoxin – A in benthic cyanobacteria (blue – green algae) and in associated dog poisonings at Loch Insh, Scotland. Toxicon. 1992; 30 (10): 1165 – 75.

[84] Gunn GJ, Rafferty AG, Rafferty GC, Cockburn N, Edwards C, Beattie KA, Codd GA. Fatal canine neurotoxicosis attributed to blue – green algae (cyanobacteria) . Vet Rec. 1992; 130 (14): 301 – 2.

[85] Furey A, Crowley J, Lehane M, James KJ. Liquid chromatography with electrospray ion – trap mass spectrometry for the determination of anatoxins in cyanobacteria and drinking water. Rapid Commun Mass Spectrom. 2003; 17 (6): 583 – 8. https: //doi. org/10. 1002/rcm. 932.

[86] Namikoshi M, Murakami T, Fujiwara T, Nagai H, Niki T, Harigaya E, Watanabe MF, Oda T, Yamada J, Tsujimura S. Biosynthesis and transformation of homoanatoxin – a in the cyanobacterium Raphidiopsis mediterranea Skuja and structures of three new homologues. Chem Res Toxicol. 2004; 17 (12): 1692 – 6. https: //doi. org/10. 1021/tx0498152.

［87］ Gupta RC. Veterinary toxicology：basic and clinical principles. Oxford：Academic；2012.

［88］ Wood SA，Selwood AI，Rueckert A，Holland PT，Milne JR，Smith KF，Smits B，Watts LF，Cary CS. First report of homoanatoxin - a and associated dog neurotoxicosis in New Zealand. Toxicon. 2007；50（2）：292 - 301. https：//doi. org/10. 1016/j. toxicon. 2007. 03. 025.

［89］ Oyaneder Terrazas J，Contreras HR，Garcia C. Prevalence，variability and bioconcentration of saxitoxin - group in different marine species present in the food chain. Toxins（Basel）. 2017；9（6）. https：//doi. org/10. 3390/toxins9060190.

［90］ Army Medical Research Institute for Infectious Diseases，US Department of Defense. Medical management of biological casualties handbook. 7th ed. CreateSpace Independent Publishing Platform；2013.

［91］ Clark RF，Williams SR，Nordt SP，Manoguerra AS. A review of selected seafood poisonings. Undersea Hyperb Med. 1999；26（3）：175 - 84.

［92］ Pita R，Romero A. Toxins as weapons：a historical review. Forensic Sci Rev. 2014；26（2）：85 - 96.

［93］ Hessel DW，Halstead BW，Peckham NH. Marine biotoxins. I. Ciguatera poison：some biological and chemical aspects. Ann NY Acad Sci. 1960；90：788 - 97.

［94］ Molgo J，Laurent D，Pauillac S，Chinain M，Yeeting B. Special issue on "ciguatera and related biotoxins". Toxicon. 2010；56（5）：653 - 5. https：//doi. org/10. 1016/j. toxicon. 2010. 06. 017.

［95］ Perkins RA，Morgan SS. Poisoning，envenomation，and trauma from marine creatures. Am Fam Physician. 2004；69（4）：885 - 90.

［96］ Bane V，Lehane M，Dikshit M，O'Riordan A，Furey A. Tetrodotoxin：chemistry，toxicity，source，distribution and detection. Toxins. 2014；6（2）：693 - 755. https：//doi. org/10. 3390/ toxins6020693.

［97］ Chau R，Kalaitzis JA，Neilan BA. On the origins and biosynthesis of tetrodotoxin. Aquat Toxicol. 2011；104（1 - 2）：61 - 72. https：//doi. org/10. 1016/j. aquatox. 2011. 04. 001.

［98］ Bennett JW，Klich M. Mycotoxins. Clin Microbiol Rev. 2003；16（3）：497 - 516.

［99］ Paterson RR. Fungi and fungal toxins as weapons. Mycol Res. 2006；110（Pt 9）：1003 - 10. https：//doi. org/10. 1016/j. mycres. 2006. 04. 004.

［100］ Robbins CA，Swenson LJ，Nealley ML，Gots RE，Kelman BJ. Health effects of mycotoxins in indoor air：a critical review. Appl Occup Environ Hyg. 2000；15（10）：773 - 84. https：//doi. org/ 10. 1080/10473220050129419.

［101］ Bennett JW. Mycotoxins，mycotoxicoses，mycotoxicology and Mycopathologia. Mycopathologia. 1987；100（1）：3 - 5.

［102］ Adhikari M，Negi B，Kaushik N，Adhikari A，Al - Khedhairy AA，Kaushik NK，Choi

EH. T－2 mycotoxin：toxicological effects and decontamination strategies. Oncotarget. 2017；8（20）：33933－52. https：//doi. org/10. 18632/oncotarget. 15422.

[103] McCormick SP，Stanley AM，Stover NA，Alexander NJ. Trichothecenes：from simple to complex mycotoxins. Toxins （Basel） . 2011；3 （7）：802 － 14. https：//doi. org/10. 3390/ toxins3070802.

[104] Ueno Y. Mode of action of trichothecenes. Ann Nutr Aliment. 1977；31 （4－6）：885－900.

[105] Ueno Y. Toxicological features of T － 2 toxin and related trichothecenes. Fundam Appl Toxicol. 1984；4 （2. Pt 2）：S124－32.

[106] Wannemacher RJ，Wiener S. Trichothecene mycotoxins. In：Textbook of military medicine：medical aspects of chemical and biologic warfare. Washington，DC：Office of the Surgeon General at TMM Publications，Borden Institute，Walter Reed Army Medical Center；1997. p. 655－77.

[107] Squire RA. Ranking animal carcinogens：a proposed regulatory approach. Science. 1981；214 （4523）：877－80.

[108] Stark AA. Threat assessment of mycotoxins as weapons：molecular mechanisms of acute toxicity. J Food Prot. 2005；68 （6）：1285－93.

[109] Stirpe F，Barbieri L. Ribosome－inactivating proteins up to date. FEBS Lett. 1986；195 （1－2）：1－8.

[110] Puri M，Kaur I，Perugini MA，Gupta RC. Ribosome － inactivating proteins：current status and biomedical applications. Drug Discov Today. 2012；17 （13 － 14）：774 － 83. https：//doi. org/10. 1016/j. drudis. 2012. 03. 007.

[111] Stirpe F，Battelli MG. Ribosome－inactivating proteins：progress and problems. Cell Mol Life Sci. 2006；63 （16）：1850－66. https：//doi. org/10. 1007/s00018－006－6078－7.

[112] Mundy JLR，Boston R，Endo Y，Stirpe F. Genes encoding ribosome － inactivating proteins. 1994. https：//doi. org/10. 1007/BF02671573

[113] Stirpe F. Ribosome － inactivating proteins. Toxicon. 2004；44 （4）：371 － 83. https：// doi. org/10. 1016/j. toxicon. 2004. 05. 004.

[114] Girbes T，Ferreras JM，Arias FJ，Stirpe F. Description，distribution，activity and phylogenetic relationship of ribosome － inactivating proteins in plants，fungi and bacteria. Mini Rev Med Chem. 2004；4 （5）：461－76.

[115] Olsnes S. The history of ricin，abrin and related toxins. Toxicon. 2004；44 （4）：361 － 70. https：// doi. org/10. 1016/j. toxicon. 2004. 05. 003.

[116] Endo Y，Mitsui K，Motizuki M，Tsurugi K. The mechanism of action of ricin and related toxic lectins on eukaryotic ribosomes. The site and the characteristics of the modification in 28 S ribosomal RNA caused by the toxins. J Biol Chem. 1987；262 （12）：5908－12.

[117] Endo Y，Tsurugi K. RNA N－glycosidase activity of ricin A－chain. Mechanism of action

of the toxic lectin ricin on eukaryotic ribosomes. J Biol Chem. 1987; 262 (17): 8128 - 30.

[118] Bhasker AS, Sant B, Yadav P, Agrawal M, Lakshmana Rao PV. Plant toxin abrin induced oxidative stress mediated neurodegenerative changes in mice. Neurotoxicology. 2014; 44: 194 - 203. https://doi.org/10.1016/j.neuro.2014.06.015.

[119] Gasperi - Campani A, Barbieri L, Lorenzoni E, Montanaro L, Sperti S, Bonetti E, Stirpe F. Modeccin, the toxin of Adenia digitata. Purification, toxicity and inhibition of protein synthesis in vitro. Biochem J. 1978; 174 (2): 491 - 6.

[120] Stirpe F, Barbieri L, Abbondanza A, Falasca AI, Brown AN, Sandvig K, Olsnes S, Pihl A. Properties of volkensin, a toxic lectin from Adenia volkensii. J Biol Chem. 1985; 260 (27): 14589 - 95.

[121] Stirpe F, Sandvig K, Olsnes S, Pihl A. Action of viscumin, a toxic lectin from mistletoe, on cells in culture. J Biol Chem. 1982; 257 (22): 13271 - 7.

第 16 章　农业生物恐怖

Lawrence F. Roberge

16.1 引言

粮食和农业对人类的重要性可以追溯到一万多年前。然而，在这个现代生物武器的阶段，农业和农产品已被各个民族国家作为可行的战略目标，并被恐怖分子（即非国家行为体）作为生物恐怖主义行为的目标[1,2]。本章将探讨生物武器瞄准粮食和农业系统的原因以及农业生物武器的发展历史。“农业生物恐怖主义”一词可定义为使用病原体或毒素攻击农产品或设施，其结果通常是因受污染的农业资源或食品而造成人员伤亡。查克将农业恐怖主义定义为“为了破坏社会经济稳定和/或产生恐惧而故意引入针对牲畜或食物链的疾病媒介”。查克还指出，农业恐怖主义可以被用来“造成大规模的社会经济混乱，或者作为一种直接的人类侵略形式”[3]。

本文将讨论在粮食供应或农业生产中使用生物武器的经济和国家安全问题。本文还将研究一些技术和战略，用于开发、检测和遏制恐怖分子或国家对粮食或农业资源的生物武器攻击，以及应对策略。

16.2 生物武器攻击的原因

Horn 和 Breeze 简要描述了农业如何成为美国在全球市场财富的卓越基础之一，以及作为美国关键基础设施一部分的国家安全的关键要素[4]。美国的食品和纤维系统占国内生产总值（GDP）的 13%，占总就业人数的 16.9%[4]。仅农产品出口就贡献了 1400 亿美元，创造了 86 万个就业岗位。众所周知，美国是世界

L. F. Roberge (✉)
Laboure College, Milton, MA, USA
e-mail: Lroberge@mapinternet. com

上最安全、最可靠、价格最合理的食品供应国之一。最后，作者指出，只有大约2%的人口从事农业，剩下的人口可以从事商业、贸易和其他创造财富的活动[4]。

然而，正如布朗所指出的，农业生产率和贸易的成功在很大程度上依赖于没有疾病[5]。如果病原体进入食品生产领域，消费者和出口市场都将受到不利影响。病原体的分布将随着食品价格的上涨而影响消费者（特别是由于受污染的食品库存被从货架上召回或从受感染的农场剔除），同时，由于各国拒绝进口食品库存，以防止病原体传播到本国农场或本国民众发病或死亡，出口市场交易将同时下降。这里有两个简单的例子值得提及。

布朗指出，美国最近一次大规模的外来动物疾病暴发是 1983 — 1984 年在宾夕法尼亚州和几个邻近州暴发的禽流感。在完成了昂贵的根除病鸡和清除养鸡设施污染的工作后，这一过程的费用为 6300 万美元，由美国联邦政府支付。在疫情暴发的 6 个月期间，美国消费者遭受的家禽价格上涨总额达 3.49 亿美元[5]。牛海绵状脑病（BSE）对英国的影响更令人震惊。牛中新出现的疾病（基于朊病毒）要求强制销毁大约 135 万头牛，并将所有尸体焚烧处理。结果估计费用超过 42 亿美元。然而，正如布朗所指出的那样，允许朊病毒进入食品供应的成本将对整个牛肉和乳制品行业产生毁灭性的负面影响[5]。

帕克将农产品的“经济乘数效应”描述为该商品（如鸡蛋、谷物、肉、牛奶）的总经济活动的衡量标准[6]。这种乘数效应从商品的农场价值开始，并从商品的运输、营销和加工中产生价值。帕克指出，美国商务部得出结论，出口农产品的经济乘数效应为 20∶1，而国内作物销售的经济乘数效应不到 2∶1，国内牲畜销售的经济乘数效应不到 3∶1[6]。正是这种乘数效应使美国农产品出口占全球农产品出口的 15%，并使农业经济成为美国贸易平衡的最大积极贡献者[6]。

查克总结了生物武器攻击农业的原因，他写道，生物恐怖主义攻击农业将导致三种主要后果[3]。首先，经济混乱将造成至少三个层次的成本。最初，这些费用来自根除和遏制措施。例如，1997 年中国台湾暴发口蹄疫时，疫苗接种费用为 1000 万元，而监测、清洁、消毒及相关的病毒根除费用为 40 亿元。第二，成本是间接的乘数效应，由因破坏农业商品向农民支付的补偿和直接、间接相关的行业（如奶制品加工商、面包店、屠宰场）的收入损失而累积。第三，主要出口伙伴实施保护性禁运会造成国际贸易成本。1989 年，反皮诺切特的极端分子在销往美国的水果中添加了氰化钠，引发了智利葡萄恐慌。虽然只有少数葡萄受到污染，但加拿大、美国、丹麦、德国等国家或地区因此暂停进口智利葡萄，智利因此损失了超过 2 亿美元的收入[3]。

生物武器攻击农业的另一个可能后果是让民众失去对政府的政治支持和信心。查克详细描述了在危机期间，如果不小心控制（包括媒体），社会政治事件将如何破坏公众对州和联邦政府治理的信任与合作[3]。为控制疫情而对大量动物实施安乐死，可能会引起公众的蔑视，以至于公众抗议可能会拯救受感染的动物，或引起农民的积极抵抗，努力保护受感染的畜群不被消灭[3]。公众的这些反应可能会让政客们无力遵守必要的协议来控制疫情，以免他们被愤怒的、受教育程度较低的民众投票出局。查克提供了 2001 年英国暴发口蹄疫的例子，该疫情引发了公众对消灭牲畜的大规模抵制，从而导致公众对布莱尔政府和工党的支持率大幅下降。

生物武器攻击农业的另一个结果是基于所有恐怖袭击的动机，引起公众的恐惧和焦虑。查克提到，其影响可能包括从农村到城市的社会破坏性迁移，以避免人畜共患病病原体“跳跃”物种并导致人类流行病的可能性[3]。如果病原体真的跨越了物种障碍，或者通过基因工程跨越了物种障碍感染了人类和牲畜，那么情况可能会更加复杂。查克列举了 1999 年马来西亚暴发尼帕病毒病的例子，这场疾病不仅摧毁了森美兰州的猪群，还杀死了 117 名村民。在疫情最严重的时候，成千上万的人背井离乡，抛弃牲畜，在吉隆坡郊外的棚户区沦为难民[3]。还必须提到的是，一个高度组织化的恐怖组织可能利用社会无政府主义者来煽动进一步的社会动乱，在食品遭袭之后，因食品短缺或价格飙升而引发骚乱。该情景可以被视为：第一步攻击粮食库存；第二步煽动民众的恐惧和恐慌；第三步策划针对公众不信任的政府的抗议和骚乱；第四步在骚乱期间引发暴力，以激发对政府的进一步不信任，并滋生进一步的社会混乱。

查克最后讨论了生物武器攻击农业的另一个结果：筹集金融资本或敲诈。恐怖分子筹集金融资金的一个可能途径是直接发动攻击，制造和利用商品期货市场的波动。这些攻击可能针对农作物或牲畜，甚至随着生物燃料的兴起，也可能针对用于生物燃料的作物（例如用于乙醇生产的玉米或高粱，以及用于生物柴油生产的大豆或棕榈油）。无论是在其他各方（如有组织犯罪、恐怖分子、外国卡特尔）的直接支持下，还是在独立行动下，使用生物武器的恐怖分子都能够利用市场对袭击的反应（正如查克所言，“允许‘自然’的供求经济规律生效”），并从商品期货销售中获得最大利益[3]。

查克还指出，这种形式的生物武器恐怖主义可以使州和联邦政府官员更容易与恐怖分子谈判（敲诈和勒索），以避免袭击的直接和潜在影响[3]。这些形式的攻击不会像炭疽杆菌或天花病毒攻击造成无数人死亡，也不会引起公众对农场动物死亡的强烈抗议。

最后，希克森讨论了将生物武器用于“软目标”作为间接战争的费边战略的一种形式[7]。从本质上讲，希克森将费边战略（以罗马将军昆图斯·法比尤斯·马克西姆斯命名，他通过避免直接冲突击败了汉尼拔）描述为一种旨在削弱对方抵抗力量的间接行动策略。例如，如果侵略者希望击败敌人，但要避免长期直接战争的“后遗症”，以免给文明或随后的和平留下深刻的创伤；然后，侵略者必须想办法削弱敌人，使其丧失作战能力。该战略可能包括针对农业目标的生物武器，从而引起农产品出口贸易减少、粮食短缺、农业和粮食相关行业的工人就业减少、生物燃料生产率降低（如果目标包括生物燃料作物），以及由于乘数效应，整个国家的经济活力下降。这将导致随后的一系列社会经济影响，包括如上所述，对州或联邦政府当局的不信任和抵制；更大的社会分歧体现在公众对食品或燃料短缺和食品价格飙升的抗议；或者因为失业和食物短缺而发生骚乱。这些最后的行动可以向侵略者表明，敌人已被削弱到足以迅速入侵和击败。

16.3 生物武器发展或攻击农业目标的历史

了解这种无论是国家支持的还是非国家支持的（如恐怖分子）对农业的生物武器攻击的历史发展是很重要的。尽管本章不能涵盖这一主题的所有方面，但有必要提及在使用生物武器对付农业方面进行研究或取得进展的各个国家，以及恐怖分子利用生物武器对付牲畜、作物或食物的情况。

在第一次世界大战中，早期在农业目标上使用生物武器的是德国间谍，他们使用炭疽杆菌和鼻疽伯克霍尔德菌来对付那些被运送出去用于战争的驮畜（马和骡子）。德裔美国医生安东·迪尔格培养了炭疽杆菌和鼻疽伯克霍尔德菌，并让德国特工或支持者在向欧洲出口前感染家畜场的动物[2,8,9]。迪尔格的代理人要么将病原体注入马体内，要么将病原体添加到动物饲料或水源中[2,8,9]。

在第二次世界大战期间，纳粹德国利用牛瘟病毒、FMDV 以及一系列反作物病原体和害虫，开展了大量畜牧业生物武器方面的研究[4,10,11]。尽管在战争期间，希特勒两次禁止进攻性生物武器的发展，但德国继续研究反作物武器，如科罗拉多马铃薯甲虫、萝卜象鼻虫、松叶黄蜂、小麦枯萎病、小麦锈病、萝卜真菌、马铃薯茎腐病、马铃薯枯萎病（马铃薯晚疫病菌）和窒息杂草[10,11]。一些研究证明了一种成功将真菌芽孢与滑石粉混合传播的方法[4,10,12]。必须指出的是，在 1940 年法国被纳粹德国击败后，德国从法国生物武器研究者的汇报中获得了大量的生物武器信息[10,11]。

法国的反作物计划主要针对德国[4]。1939 年，法国研究人员探索了培育马铃薯甲虫的方法，并对马铃薯甲虫进行了释放试验。法国人还研究了牛瘟病毒和炭疽杆菌对牲畜的危害，并对马铃薯枯萎病进行了研究[4,10]。

日本，因在中国对平民和囚犯残忍使用生物武器而臭名昭著，也在积极研究和发展反作物和牲畜生物武器[4,10,13]。哈里斯讨论了专注于动物和农作物生物武器研究的日军第 100 部队（又名关东军河马流行病部队）[13]。该营地有几个农场，其中一些种植了被认为会杀死人和动物或两者兼而有之的有毒植物。在这些农场进行的其他研究包括开发用于杀死植物或毒害食物的除草剂。此外，日本人还研究了在中国伪满地区和西伯利亚地区种植的大多数谷物和蔬菜上的各种真菌、细菌和线虫[4,10]。日本研究人员在炭疽和马鼻疽的空气传播方面取得了有限的成功[13]。

第二次世界大战期间，美、英、加三国积极参与生物武器的研究开发，并积极交换技术信息和研究成果[12]。美国从英国的研究中获益良多，尤其是从英国研究员保罗·菲尔德斯（Paul Fildes）那里。菲尔德斯及其同事确定了感染实验动物所需的吸入剂量。菲尔德斯和他的同事们还发明了一种方法，使用高爆炸性的化学战争弹药来制造一种能够留在肺里的颗粒雾化细菌云（例如炭疽）。在波顿·唐进行的研究中，英国发展了报复性生物武器，包括生产 500 万个含有炭疽菌的牛饼。这些牛饼旨在破坏德国经济中的农业部门[12]。

第二次世界大战期间，美国的生物武器研究包括开发落叶剂类的反作物化学物质：2，4-二氯苯氧乙酸（2，4-D）和 2，4，5-三氯苯氧乙酸（2，4，5-T）[10,12]。针对马铃薯枯萎病（P. infestans）、甜菜菌核病（Athelia rolfsii）、稻瘟病（Magnaporthe oryzae）和水稻褐斑病（Cochliobolus miyabeanus）等病原菌，开展了进一步的反作物剂研究。这项研究还针对耐药真菌的使用和开发更具毒性的真菌菌株，即使在不利的战争条件下，用以提高攻击的成功率[12]。

在 20 世纪 50 年代和 60 年代，美国在德特里克堡的作物部门进行了反作物研究，目的是大规模生产和储存反作物剂。这项研究还包括开发运载工具，其中包括一种“羽毛炸弹”，由一种改装的宣传炸弹组成，上面装有沾有真菌芽孢的羽毛。爆炸后，发现炸弹可以在 50 平方英里的范围内造成 100000 个感染点。其他反作物释放装置包括大容量喷雾罐，用于释放干燥的反作物生物战剂，可以用一架飞机在超过 1000 平方千米的地区释放植物病害。另一种释放装置是一个气球吊舱组件，可以在适当的天气条件下携带五个装有羽毛/真菌芽孢有效载荷的容器深入敌方领土。在这一时期，各种反作物研究都针对俄罗斯的“粮食带”和中国的水稻产区[10,12]。

众所周知，苏联有一个最具创新性和最广泛的反作物和反牲畜计划[4]。根据Alibek的说法，反作物计划在20世纪40年代末或50年代初才开始[14]。所研制的反作物剂包括引发小麦锈病、稻瘟病、烟草花叶病毒、褐叶锈病和黑麦锈病的病原体[4,15]。反动物（牲畜）制剂包括非洲猪瘟病毒、牛瘟病毒、口蹄疫病毒、印第安纳水疱性口炎病毒、A型禽流感病毒，以及包括炭疽杆菌和鹦鹉热衣原体（鹦鹉热）[12]在内的人、动物复合制剂。大多数反作物剂主要针对美国和西欧的作物。

苏联人在玉米锈病的冻干和真空贮藏以及新城疫病毒的其他稳定技术方面取得了成功[4]。苏联人声称已经完善了昆虫饲养技术，并建立了一个自动化的大规模饲养设施，每天可以生产数百万只寄生虫[4]。研究了昆虫引诱剂的释放和传播规律，以影响自然和故意引入的昆虫的迁移模式[4]。必须进一步指出的是，尽管苏联在1972年签署了《禁止生物武器公约》（BTWC），公开放弃了生物武器的研究和发展，但苏联没有遵守公约，并继续进行武器的开发和研究，直到20世纪90年代初[16]。

苏联解体后，人们开始关注结束生物武器制剂的研究，包括反作物武器[14,16]。此外，也有人担心苏联生物武器科学家可能会将他们的知识或技能转移给流氓国家或恐怖分子[12,14,16]。因此，人们越来越担心《禁止生物武器公约》可能需要进一步更新植物病原体领域的内容，以澄清和监测“和平”应用而非生物武器应用[10]。

在伊拉克，反作物研究是在波斯湾战争之前进行的，主要集中在小麦茎锈病、骆驼痘和炭疽热[4]。1988年，在摩苏尔附近的大型田间试验表明，小麦田里可能会感染一种真菌植物病原体（Tilletia indica，引起小麦短柄病，又名Karnal短柄病）。必须注意的是，普通黑穗病用黑色冬芽孢代替小麦种子，冬芽孢会产生气体三甲胺，这会导致小麦收割机爆炸[17]。根据联合国伊拉克特别委员会（UNSCOM）的说法，这种受污染的小麦作物被收割并储存起来，用作在两伊战争（1980—1988年）期间对伊朗造成粮食短缺的“经济”武器[12]。

Kolavic等人[18]和Carus[19]报告说，1996年年底，医学实验室技术员黛安·汤普森故意用2型痢疾杆菌污染糕点，并让实验室其他工作人员在休息室食用这些糕点。这一行为导致12名实验室工作人员生病，其中一名实验室工作人员的一名家庭成员在家里吃了共享的糕点，也生病了。虽然没有人死亡，但四名受害者需要住院治疗，另外五人需要急诊治疗。细菌菌株是从医学实验室的储备培养冰箱中获得的，汤普森可以随时使用。汤普森最终因故意篡改食物被捕并被判处 20 年徒刑。

1989 年，一个自称“育种者”（The Breeders）的组织宣布，他们培育并释放了地中海果蝇（certis capitata），以抗议南加州地区使用杀虫剂[4,20]。后来，美国农业部（USDA）的一项研究确定了地中海果蝇（Medfly）感染的特殊模式，特别是在果蝇不太可能出现的新的和陌生的地方。一个包括美国农业部科学家在内的审查小组得出结论，有人或有组织实际上在繁殖和释放地中海果蝇幼虫。随后，警方试图与该组织进行联系，但没有发现任何犯罪线索，迄今为止也没有人站出来或因该事件被捕[20]。

最后，Neher 描述了 1996 年年底在威斯康星州的一次经历，当时一个或多个身份不明的人向当地警察局长报告说，从炼油厂流出的动物饲料产品受到杀虫剂的污染，预计会有大规模的动物死亡[21]。Neher 当时是威斯康星州农业、贸易和消费者保护部的一名管理员，他讨论了如何动员成立有毒反应小组，分析记录和样本，并在 2 天内确定了饲料和液态脂肪受到氯丹（一种有机氯农药）的污染。由于饲料行业和政府机构的良好合作，所有可能被污染的饲料都从主要客户那里移除，并在 2 天内更换了被污染的饲料。此次召回共处理了 4000 吨饲料和 50 万磅脂肪，估计价值约 400 万美元。虽然恐怖分子从未被抓获，但没有发现有严重污染的牲畜，也没有发生人员伤亡[21]。

16.4 食物途径

食品和农产品进入美国消费者（或大多数其他国家）食物链的过程始于农场。然而，在 20 世纪后期和 21 世纪，农民的农产品和消费者的关系简单化的观点变得相当复杂。施瓦布描述了美国的食品体系是如何从当地农场走向大规模合作农场的，以及美国的食品体系与全球食品供应紧密相连的事实[22]。植物性食品的路线可能包括从农场到仓库/配送中心到食品杂货区，然后到消费者餐桌。但是，如果食品发生了任何变化（如碾磨、脱水、包装），农场就会把产品送到食品加工厂。对于以牲畜为基础的食品，加工包括农场、屠宰场、额外加工的包装设施（通常是屠宰场内的工厂部门）、仓库分销商、杂货店，然后到消费者。帕克指出，每一级加工都是食品受到生物武器攻击的一个脆弱级别[6]。Cameron 和 Pate 描述了美国某些作物的种植是如何集中在该国的某些地区（例如：1997 年，美国 75.5%的草莓、92.2%的葡萄、47%的西红柿、33.8%的橙子都生长在加州），因此，这些地区将更容易受到生物武器的攻击[23]。

查克还提到，从农场到餐桌连续性的发展大大增加了生物武器制剂（例如：细菌、病毒或毒素制剂）的进入点[3]。许多加工和包装工厂缺乏安全和监督。查克指出，这些因素增加了食源性攻击的便利性[3]。

施瓦布指出，食源性疾病可能作为另一种形式的农业疾病引入食物链[24]。食源性或水源性病原体可能在市场（如杂货店或餐馆）或在食品加工过程中被引入。因为许多食源性病原体可以在当地的土壤、水、植物和动物中发现，利用这些病原体蓄意发起生物武器攻击可能会被忽略，而仅仅归因于一种或另一种食品污染。使用食物或水攻击是生物武器攻击首选的方法，因为病原体在食物或水中的扩散增加了影响更多人的可能性[24]。施瓦布指出，美国疾病控制与预防中心（CDC）对食源性或水源性生物制剂的分类包括：A 型肉毒毒素；B 型沙门氏菌、痢疾志贺氏菌、大肠杆菌 O157:H7、霍乱弧菌、隐孢子虫和诺如病毒[24]。最后，必须指出的是，经食物和水传播的病原体具有选择特性，这些特性有利于它们作为生物武器制剂的使用，如接种剂量低、容易二次传播，以及在环境中的中度至高度持久性[24]。

在 Wein 和 Liu 的一项研究中，这项公开发布的研究存在一定争议，研究人员使用了一个从奶牛覆盖到消费者的数学模型，并分析了一场假想的生物恐怖攻击，使用肉毒毒素故意释放到牛奶供应链的一个牛奶加工设施中（见表 16-1）[25]。

表 16-1　使用肉毒毒素故意释放到牛奶供应链的一个牛奶加工设施中，假设遭到这样的生物恐怖攻击的结论[25]

1)由于牛奶供应链上的稀释因素，最低数量的毒素将被要求确保消费者的伤亡
2)如果恐怖分子获得适当数量的牛奶，迅速分发和食用将导致数十万人伤亡(注：儿童因大量食用牛奶和对毒素更敏感而造成的伤亡将非常严重)
3)最初引入的毒素剂量越高，可能意味着发现有毒牛奶的时间跨度越短，因为伤亡人数开始在人群中出现得更快
4)目前的牛奶加工方法——巴氏杀菌——使用辐射或热处理都不足以灭活肉毒杆菌毒素，尽管超高温(UHT)巴氏杀菌(尚未被美国消费者接受)可以灭活牛奶中的肉毒杆菌毒素
5)目前已有一种检测毒素的 ELISA 方法，如果实施这项检测，每加仑牛奶的成本不到一美分
6)美国食品药品监督管理局(FDA)的现行安全方针完全是自愿性质的，因此有必要加强对运输车、储罐、仓库的安全措施，并对农场劳动者、工厂职员、卡车司机等进行背景调查

发起人总结了牛奶生物武器攻击的以下影响。首先，由于牛奶供应链上的稀释因素，最低限度的毒素将需要确保消费者的伤亡。第二，如果恐怖分子获得了适当的数量，迅速分发和消耗将导致数十万人伤亡（注意：儿童的伤亡将更高，

因为他们消费更多的牛奶和对毒素更敏感)。第三,毒素的初始剂量越高,发现有毒牛奶的时间就越短,因为在人群中伤亡开始出现得更快。第四,虽然超高温(UHT)巴氏杀菌法(美国消费者尚未接受)可以灭活牛奶中的肉毒杆菌毒素,但目前使用辐射或热处理的牛奶巴氏杀菌加工方法不足以灭活肉毒杆菌毒素。第五,对毒素的 ELISA 检测是可行的,如果实施这项检测,每加仑牛奶的成本将不到一美分。第六,美国食品药品监督管理局(FDA)现行的安全指南是完全自愿的,因此有必要加强对运输卡车、储罐、储仓的安全措施,并对农场工人、工厂职员、卡车司机进行背景调查[25]。

16.5 攻击方式

帕克介绍了农业生物恐怖主义的五个潜在目标:农田作物,农场动物,加工或分销链上的食品,批发或零售一级的现成食品,包括加工厂的农业设施、储存设施、运输部门的组成部分和研究实验室[6]。帕克指出,对农业生物恐怖主义(或来自民族国家的生物战攻击)的大多数担忧主要集中在农田作物和农场动物上。然而,帕克指出,至关重要的是要意识到生物武器攻击食物链中的食物,并指出,从事食品调查或分析的研究机构也可能是攻击的目标[6]。Von Bredow 等人指出[26],与人类食物相比,最脆弱(即最不受保护)的食物供应来源之一是动物饲料。Von Bredow 等人指出,考虑到家禽和牲畜需要大量的饲料,几乎不可能确保所有这些食物的安全[26]。然而,通过对动物饲料的污染,这种污染很可能最终进入人类的食物链(正如上文 Neher 所描述的威斯康星生物恐怖主义案例所示[21])。

Kosal 和 Anderson 描述了一起事件[27],在此事件中,不知情地添加了一种抗生素——饲料添加剂盐霉素到商业饲料生产设施中,这是一种脂溶性离子载体,禁止用于骆驼科动物(如羊驼)。这些饲料分发到 6~8 个羊驼养殖场,导致 1000 多只羊驼暴露,135 只死亡。在确认盐霉素污染后,俄亥俄州农业部宣布召回受污染的饲料。这是一个例子,说明在生产的连接点上的污染物如何对农业食物链产生深远影响。

下文将简要回顾各种生物武器制剂,部分讨论基于以往为农业目标研发的生物武器和生物恐怖主义。

16.5.1 作物

在生物武器研究中,选择的大多数作物病原体是因为它们易于培养、储存稳定、易于传播以及能够在短时间内造成重大破坏[10]。从植物病理学家的观点来看，任何植物的病原体种类包括病毒、线虫、细菌、真菌、支原体和充当媒介或作物害虫的昆虫。此外，即使病原体成功地扩散，其他环境条件也会影响病原体在作物中引起流行病的机会。这些变量包括：光、湿度、温度的变化和导致气溶胶制剂偏离目标农田的风向变化[12]。

生物攻击作物的主要制剂集中在高热量（即碳水化合物）作物，如小麦、水稻、玉米和土豆[10]。其中，Watson[28] 和 Whitby[10] 描述了其中一些反作物剂：小麦秆锈病菌、小麦印度腥黑穗病菌、小麦条锈菌、稻瘟病菌、褐斑菌、水稻叶枯病、高粱锈菌、南方玉米叶枯病、玉米细菌性叶条状菌和燕麦酸菌亚种、马铃薯晚疫病菌、马铃薯褐腐病菌、疥疮链霉菌（马铃薯疮痂病）。生物武器攻击选择的其他一些作物是因为它们具有国际经济意义，如咖啡、香蕉、柑橘类水果和甘蔗[10]。这些作物的一些反作物制剂包括：香蕉黄斑病菌、香蕉巴拿马病菌、柑橘病毒、甘蔗霜霉病菌、甘蔗黑穗病菌、咖啡浆果病菌、柑橘黄龙病菌和咖啡叶锈病菌[10,28,29]。

16.5.2 家畜

成功的生物武器制剂（如反作物剂）需要是易于培养、易于储存直至需要的时候易于传播并对目标人群具有高度毒力的病原体。Watson[28] 描述了其中一些病原体：牛的 FMDV 和牛瘟病毒，家禽的新城疫病毒，绵羊和山羊的反刍埃立克菌[30]，家禽的烟曲霉菌。

Brown 和 Slenning 讨论说，动物疾病是一种严重的威胁，可能通过走私受感染的动物传入国内[31]。这是一种不需要空中喷洒病原体的攻击方式，但仍可以将病原体引入协同的生物武器攻击或生物恐怖主义行为。此外，发起人指出，如果引入了这种反动物疾病，它可能会在该国继续流行，因为病原体可能会感染野生动物。这样一种反动物疾病的一个例子是牛瘟，它既可以感染牲畜，也可以感染存在于北美的野生有蹄牲畜[31]。

Gordon 和 Beck - Nielsen 指出，外来动物疾病（FAD）病原体可能成为未来针对畜牧业的生物恐怖主义袭击的关键工具[32]。除上述反动物病原体外，还包括候选甲型禽流感病毒和非洲猪瘟病毒（ASFV）。非洲猪瘟病毒可能是一种毁灭性的反动物剂，因为这种病毒出血热在初始发作期间可导致 100％的致命性，而且目前没有针对该疾病的疫苗[32]。

16.5.3　非国家行为的生物恐怖主义

生物恐怖分子（又称非国家行为者）可能通过以下方式使用农业生物武器：使用受污染的动物（例如走私到该国的禽流感动物）、病原体气溶胶（小麦作物的黑穗病芽孢或牛的气溶胶中的口蹄疫）、携带病原体的媒介（携带反刍埃立克菌的蜱虫）[32]，或感染尼帕病毒的果蝠或猪（家养或野生）[33,34]。

Jonathan Ban 讨论了生物恐怖分子可能偏爱生物武器攻击农业目标的一些原因[2]。首先，许多病原体是人畜共患病的，而且许多不会影响人类，因此，在不存在人类死亡风险的情况下，使用生物武器的道德约束将被消除。第二，由于这种疾病是农业疾病，因此可能很难将这次攻击与疾病的自然暴发区分开来。这一点很重要，因为许多生物武器攻击（人类或农业）从暴露到疾病发作有一定时间的潜伏期。如果生物恐怖分子不想邀功，这次攻击可能会被误认为是自然暴发。第三，农业设施和资源很大程度上暴露在外，没有得到保护，因此非常容易受到生物武器的攻击。第四，与针对人类的生物武器相比，与农业生物武器相关的生物技术（如培养真菌植物病原体）和操作障碍相对较低。大多数农业生物武器不会感染人类（例如，肉芽病、马铃薯晚疫病或牛的口蹄疫），许多细菌性疫病只需要单个动物感染或真菌病原体在无保护的小麦或玉米田传播[2,29,35-37]。

奥哈拉报告了 1997 年新西兰南岛发生的一起不同寻常的生物攻击事件[19,36,37]。农民将兔出血性疾病病毒（RHDV）——一种杯状病毒——引入兔子出没的农场，以控制岛上入侵的兔子数量。农民在澳大利亚捕获病兔，将兔组织（肝、脾）均质化，混杂于谷物、胡萝卜、欧洲防风草等制作成兔饵料[36]。农民的行为是因为地方官僚没有迅速采取行动，以回应农民对兔子生物防治的要求。RHDV 现在依然在新西兰流行。

16.5.4　基因工程

基因工程生物武器制剂（又称黑色生物学）的风险是农业生物恐怖主义的一个关键问题[38]。霍恩和布雷兹[4]将这一问题作为与潜在武器相关性日益增长的话题进行了讨论。利用基因工程技术来增强生物或毒素的毒性或致病性是可能的。也有可能设计具有增强能力的新生物体，使其对抗生素、疫苗具有耐药性，或显示出一系列新的症状[38]。由此产生的针对农业目标的生物武器制剂将给任何国家造成更大的脆弱性。因为如果没有适当的对策（如抗生素、疫苗）或在疾病识别方面的广泛延迟（由于该病原体的一系列新症状），基因工程病原体的任何攻击都可能破坏一个国家的农业生产力。

16.6 检测模式

目前生物武器制剂的检测策略包括电化学发光、聚合酶链反应（PCR）结合酶联免疫分析和荧光探针 PCR 等诊断工具[39]。Higgins 等人描述了技术实验室检测工具用于现场实验室的可行性[39]。美军第 520 战区医学实验室（TAML）演示了现场实验室快速诊断技术的发展。Higgins 和他的同事指出，使用这种快速检测方法可以快速准确地诊断食源性或水源性生物武器病原体。创建者还强调，快速检测技术不会单独使用，将与传统的技术结合使用，以验证病原体和治疗的途径[39]。

Von Bredow 等人[26]描述了几种用于检测食品中的细菌或污染的技术。一种快速的方法是使用荧光素-荧光素酶试剂来检测活细菌的发光仪。这种检测方法已经被发现可以有效地检测动物尸体或动物饲料中的细菌，甚至全燕麦样品中的细菌。另一种快速分析和检测的方法是由新视野诊断公司开发的 SMART（敏感膜抗原快速检测）系统。该检测是一种抗原-抗体两步过程，使用附着在初级抗体上的胶体金颗粒附着在抗原上（即靶向生物武器制剂）。该系统已用于识别不同的生物武器病原体，包括炭疽杆菌、布鲁氏菌、土拉弗朗西斯菌、肉毒杆菌毒素和蓖麻毒素。创建者指出，只要开发出合适的抗体，就可以修改该测试以检测其他生物制剂[26]。

美国农业部动植物卫生检验局（APHIS）的罗恩·塞克雷亚指出，动植物卫生检验局已经扩大了其监测生物武器攻击农业设施的能力[39]。这些战略包括使用地理信息系统（GIS）、全球定位系统（GPS）、卫星图像分析、遥感，以及在应急响应框架内培训能够管理信息处理和分析的精英工作人员。APHIS 框架可以监测流行病的流动，并根据天气、地理和植物病理学数据提出必要的建议，以阻止或根除流行病。创建者还指出，APHIS 的活动也将与其他应急管理机构密切合作，包括工业团体、国家组织和学术机构的合作[39]。

16.7 农业目标的脆弱性因素

查克讨论了美国农业对生物武器攻击的脆弱性[3]，并指出了主要的脆弱性（见表 16－2）。

表 16－2　农业目标的脆弱性因素[3,10,12,40]

1)集中和集约的现代农业耕作方式
2)牲畜对疾病的易感性增加
3)普遍缺乏与农场、食品相关的安全和监督
4)监管机构和生产商之间缺乏信任,进一步阻碍了低效和被动的疾病报告系统
5)大多数兽医的培训不包括外来动物疾病(或生物战疾病)和大规模畜牧业的疾病
6)普遍关注牲畜总体而不是个体的健康统计数据
7)单一栽培作为一种耕作方式,成为病原体感染和病原体在单一栽培领域内传播的大规模易感宿主
8)农作物和动物的遗传变异(遗传一致性)低

第一，当代农业集中和集约的耕作方式。Ban 指出[4]，美国 84％的牛集中在西南部，60％的猪集中在中西部，78％的鸡集中在东南大西洋地区。养牛场饲养的牛多达 15 万～30 万头，而养鸡场饲养的鸡有 10 万只[4]。这种紧密的生活安排使病原体在牲畜中迅速传播，特别是当病原体以气溶胶传播时。

第二，牲畜对疾病的易感性增加。帕克指出，集约化的耕作方式使牲畜对疾病的抵抗力下降。这导致在饲料中使用抗生素的需求增加，并增加了病原体产生抗生素耐药性菌株的风险[6]。

第三，普遍缺乏与农场、食品有关的安全和监督[3]。尽管这一点在前面已经讨论过了，但安全措施不佳的一个例子是农场工人进出鸡舍时的漫不经心态度。布鲁斯·斯图尔特-布朗[41]报告了一项在一个大型养鸡场进行的调查，人员自由进出鸡舍，许多人没有进入或退出登记，很少有人监控通过鞋子或衣服带进围栏的东西。斯图尔特-布朗指出，缺乏安全措施和未能防止通过鞋子或衣服污染，可能导致病原体从一个大鸡舍（容纳 10 万只或更多鸡）轻易和迅速地转移到另一个大鸡舍。此外，斯图尔特-布朗指出，进入围栏的外人不需要擦鞋，也不需要提供任何身份证明。因此，访问农场的外人可以很容易地将病原体从他们鞋子上的土壤转移到各种鸡舍，并成为活跃的生物武器恐怖分子[41]。

第四，查克提到，监管机构和生产商之间缺乏信任，进一步阻碍了低效和被动的疾病报告系统。查克指出，与州监管人员的沟通渠道很粗糙，在很多情况下令人困惑。此外，农民不愿报告疾病暴发，因为他们担心为了阻止疾病暴发而遭受无补偿的牲畜“绝种”[3]。这种对报告的抵制和报告沟通系统不健全，为疾病的迅速暴发和证据链不完善创造了条件，无法追溯疾病的流行源头。

第五，查克讨论了大多数兽医培训不包括外来动物疾病（或生物战疾病）和大规模饲养的问题[3]。由于大规模畜牧业是现代农业的流行方法，大多数兽医无法诊断大规模畜牧业特有的疾病，也无法检测有利于流行病的条件。此外，由于大多数兽医没有接受过外国动物疾病（或生物战疾病）方面的培训，将失去迅速发现和阻止疾病暴发的机会。这并不罕见，因为许多年轻的医生没有接受过识别人类定向（杀伤）生物武器的培训，如天花、炭疽或埃博拉[3]。

查克[3]指出的第六个脆弱性因素是普遍关注总体牲畜统计数据，而不是单个牲畜统计数据。查克把这一因素描述为牲畜量过多的后果。由于农民拥有如此庞大的牲畜种群，他们往往会忽略单个牲畜的问题，而只关注大规模的结果（例如总产奶量）。这种大规模的数据往往忽略了个别动物，这些动物可能是一场重大疾病暴发的孵化器，这种疾病会迅速在拥挤的牲畜群中传播。

作为脆弱性因素，必须提到另外两个因素。单一栽培是指在一片土地上只种植一种作物（如小麦、玉米、番茄、大麦）的耕作方式。因此，单一栽培在领域内成为病原菌大规模侵染和传播的敏感宿主[6,10,12]。如果病原体可以通过空气中的颗粒（如真菌芽孢）传播到该领域以外，那么病原体就可以成功地传播到其他领域，或跨越该国甚至整个大陆。Brown 和 Hovmeller[42]对植物病害病原体通过空气分散在全球或大陆范围内的传播进行了非常详细的描述。发起人指出，真菌病原体芽孢通过风的长距离传播可以在大陆之间传播植物疾病。此外，这些真菌病原体的长距离传播的不规则性质，可以在新的地区造成流行病，或在以前具有抗性的植物品种中造成暴发[42]。对于那些考虑使用农业生物武器的人来说，最后的观察结果可能是一个警告，因为在敌国释放的病原体最终可能会吹回侵略国，造成流行病。

另一个脆弱性因素是农作物和动物的遗传变异（遗传一致性）较低[12,40]。现代农业畜牧业和植物遗传学已经减少了农作物和牲畜的遗传变异。随着牲畜或农作物遗传变异的减少，对病原体的耐药性也就降低了。此外，由于家畜和农作物的遗传变异较低，找到抗病基因的可能性也降低了[40]。

16.8 非标准攻击模型

以下部分将根据最近的技术、经济和科学发展，简要讨论农业生物武器攻击的几种可能途径。这些“非标准”模型可能成为 21 世纪农业生物武器的未来攻击模型。

16.8.1 生物巡航

生物巡航是生物武器技术与巡航导弹投放系统的结合。巡航导弹的定义是

"一种无人驾驶的自行制导飞行器，在其大部分飞行路径中通过空气动力学寿命维持飞行，其主要任务是在目标上放置弹药或特殊载荷"[43]。今天，这个定义包括无人驾驶飞机（UAV）和远程驾驶直升机或飞机（RPV）。巡航导弹比弹道导弹更容易获得、维护和部署。巡航导弹的优点是可以在导弹内部安装大小适当的气溶胶扩散系统。一旦安装，巡航导弹可以将生物武器气溶胶发射到大片区域，如农田或牲畜牧场或饲养场[43]。

一些巡航导弹具有极其精确的导航系统，使用地形轮廓匹配（TERCOM）制导系统，而其他导弹的制导系统使用美国全球定位系统（GPS）或差分 GPS（DGPS）。有了这些系统，巡航导弹的瞄准精度远远优于弹道导弹[43]。

Kiziah 从一个角度讨论了生物巡航威胁[44]，即生物巡航攻击可以为流氓国家提供一个"合理的否认"。如果攻击是在夜间进行的，则可以指挥远程陆地攻击巡航导弹（LACM）播撒生物武器制剂，同时编程飞一个迂回路线到目标。在播撒后，导弹可以被设定坠入海洋或自毁。由于巡航导弹飞得很低（一些低于雷达探测水平），并且红外（IR）和雷达信号很小，因此很难探测到巡航导弹。此外，巡航导弹可以从海上（甚至从货船或油轮秘密发射）、空中和潜艇发射。

有了生物巡航技术，任何国家或恐怖组织都可以指挥巡航导弹在农业目标上空导航和播撒生物武器制剂；特别是在夜间，农民的注意度或农场的安全水平是最低的。有了 GPS 导航，导弹可以将反作物或反动物剂播撒到多个目标上，在海洋中自毁，从而隐藏任何蓄意对农业资源进行生物武器攻击的证据。

虽然没有详细描述将无人机（遥控飞行器）技术应用于农业恐怖分子的短程投送，即使生物恐怖分子是一只"独狼"，也可能引发严重的农业恐怖主义袭击。

16.8.2 对生物燃料作物的攻击

随着乙醇和生物柴油等液体燃料需求的增加，用于生产乙醇的玉米或高粱等生物燃料作物以及用于生产生物柴油的大豆或棕榈油，将成为生物武器的主要目标。无论是与之竞争的国家，还是利用生物武器攻击作物的生物恐怖分子，都可能通过攻击玉米、大豆或高粱而达到乘数效应：作物流行病导致生物燃料生产原材料短缺，以及随之而来的生物燃料短缺。

16.8.3 引入物种的使用

引入物种（又称外来物种）是指被引入生态系统并对该生态系统造成破坏的外来生物[33,45,46]。一些生物被引入并对农业造成了损害（如美国的葛藤和舞毒蛾，非洲的牛瘟，澳大利亚的兔子）。Barnaby 讨论[40]说，地球的生物多样性正在减少，这包括小麦和水稻等作物的遗传多样性。新出现的植物病害的一个问题是，一些病原体之前是“外来”物种，但在新领土上繁殖生存起来。Bandyopadhyay 和 Frederiksen 讨论[47]了其中一些植物病害的增加仅仅是将外来物种引入新的栖息地。这些病害包括高粱麦角病、小麦黑穗病、马铃薯晚疫病和柑橘枯萎病。发起人进一步断言，这些病害可以自然发生或通过贸易发生[47]。

如果一个国家或生物恐怖分子将一种非本土病原体引入易感的农业目标，它可能会产生毁灭性的影响[33]。因此，利用生态知识成功引进外来物种并将其作为农业生物武器是有可能的。这种应用的一个候选者是独脚金（又名巫婆草）[33]。独脚金是一种寄生植物，由几个物种组成；它们都能生长在地下，入侵植物的根部，抢夺寄主植物的水分和营养物质[48]。目标宿主植物（取决于独脚金的种类）是玉米、水稻和高粱。这种植物原产于非洲，后来偶然被引入卡罗来纳州，那里建立了植物检疫以遏制这种虫害[48]。目前，还没有在卡罗来纳州彻底根除独脚金。

16.9 对策

Casagrande 表示[35]，针对农业的生物攻击应该被视为“后果严重、大概率”的事件，以及严重的“国家安全风险”[35]。因此，在讨论农业生物质量问题时，应优先考虑应对策略。

16.9.1 检测

虽然上文已介绍了目前的检测技术，但检测的一个关键方面是如何确定疫情的暴发或流行是由自然手段引起的，还是由生物武器攻击引起的[49]。

Sequeira 描述[50]了以下几点，以帮助确定疫情暴发是故意释放的（见表 16－3）。

表 16－3 确定农业疫情暴发是故意的指标

1)使用非传统途径
2)增加害虫在运输过程中的存活概率
3)疾病从不同的疫源地广泛传播
4)使用毒力高的菌株
5)接种率高

续表

6)引入偏远地区
7)以易受影响的产地为目标
8)以易受影响的自然环境为目标
9)同时释放多个物种
10)精确的释放时间使之产生最大定植潜力

该标准用于病原体或其他“引进物种”。Sequeira 则指出，故意引入与意外引入在以下方面有所不同：1）使用非传统途径；2）增加害虫在运输过程中的存活概率；3）不同疫源地的广泛传播；4）使用毒力高的菌株；5）接种率高；6）引入偏远地区；7）以易受影响的产地为目标；8）以易受影响的自然环境为目标；9）同时释放多个物种；10）精确的释放时间与最大的定植潜力相吻合。Sequeira 还指出，经济全球化已经对美国农业部现有的结构和资源造成了严重影响[50]。

Rogers 指出[51]，在作物品种易受病原体影响的国家，反作物生物武器制剂具有潜力。如果通过基因改造，一种（或多种）病原体试图影响目标州生长的作物的特定品种，这种风险就会进一步增加。Rogers 进一步指出，一个易受反作物生物武器影响的州，是一个拥有可耕种农业系统的州，该州的重要作物广泛单一栽培，但缺乏完善的研究和推广服务。缺乏监测、教育和研究意味着该州缺乏必要的基础设施来迅速抵御农业生物武器攻击（或生物恐怖分子对农业的生物武器攻击)[51]。

关于反动物生物武器攻击，Hugh - Jones 描述[52]了一些指标：事件发生的时间或地点不寻常；意想不到的菌株或多种菌株；疾病控制或自由方面稳步推进的显著逆转；不符合正常经验或知识的流行病学上的“奇怪”事件。Hugh - Jones 指出，这些事件会导致以下后果：显著的经济或政治成本，而竞争对手获得了好处；取消目标国家的国际贸易（检疫）资格；目标国必须继续从竞争对手进口；由于牲畜或农作物的损失以及工作机会的丧失，很大一部分人口出现了明显的社会动荡[52]。根据这些指标，Hugh - Jones 建议采取措施为今后的事件做准备，评估数据以确定可疑的突发事件（包括确定疾病的传播和病原体的种类），分析经济和贸易影响，确定与该事件有关的可能嫌疑人的人员流动；最后通过适当详细说明已知数据的报告进行宣传，以供科学界和广大公众审查[52]。

此外，还可以通过为农场和植物和动物病原体应急人员[53]提供先进的培训和工具来进一步加强检测，例如向农民[54]、兽医[55,56]以及海关和边境工作人员[55,56]介绍外来病原体、植物病理学和动物疾病早期检测系统方面的培训。例如，Chomel 和 Marand[56]讨论了有必要扩大兽医学生在野生动物人畜共患病、新发疾病方面的课程的必要性，并就其家乡和州的法定疾病报告途径进行培训。

Knutsson 等人[57]描述了生物可追溯性如何在生物恐怖袭击期间增强对饲料或食物链的响应。发起人将生物可追溯性定义为使用下游信息来指示引入某种制剂（如微生物制剂）来源的过程或特定食物链的能力。因此，无论偶然或蓄意的病原体或毒素进入食物链，生物溯源技术、生物标志物示踪剂发现、追踪工具和通信都可以减少响应时间，并增强对生物制剂污染来源的追踪[57]。

16.9.2 加强农业机构、其他联邦机构和军方之间合作和沟通的建议

Sequeira 报告说，利用美国农业部开发的工具，美国农业部已经访问了现有的应急响应机构［包括美国动植物检验局（APHIS）、植物保护与检疫（PPQ）和美国动植物检验局（APHIS）的兽医服务（VS）］，并建立了正式组织——地区紧急动物疾病根除组织（READO）。所有这些组织的目的都是协助遏制和消灭生物武器攻击造成的致病或外来生物[50]。Casagrande[35]建议增加对动植物检疫所的资金，以建立由三名成员组成的早期应对小组，能够在 24 小时内对动植物疫情作出响应。

1998 年，针对“关键基础设施保护”的第 63 号总统决定指令（PDD-63）没有给予农业生物恐怖主义应有的重视。PDD-63 没有将粮食和农业列为需要防止大规模杀伤性武器（WMD）的 8 个关键基础设施之一。虽然克林顿总统同时发布了 PDD-63 和 PDD-62（PDD-62 涉及“打击恐怖主义”），但在 PDD-62 下，农业被设为一个小组委员会[6]。帕克描述了美国农业部应该如何在应对针对农业资源的农业生物恐怖主义或生物武器袭击方面发挥领导作用。美国农业部应该在生物恐怖主义战略中发挥领导作用，因为它的联邦职能是食品安全和食品保障。

帕克在他的书中总结了一系列建议[6]，包括：从联邦政府层面带头打击农业生物恐怖主义；从各情报机构取得情报，并与它们保持联系；继续培养与军方的关系，并在必要时利用这种关系确保根除工作和维持秩序；扩大与州和地方政府机构及学术机构的联系；与私营部门建立伙伴关系，特别是与农场局联合会、国家商品组织和农业企业组织（如美国家禽协会、全国牧牛肉协会、全国玉米种植者协会）以及主要的农业综合企业公司、饲料公司、食品批发商、屠宰场、种子公司和其他大大小小的农业综合企业相关公司[6]。

Martensson 等人[58]描述了类似的战略，即建立情报、警察、法医、海关机构网络，以及公共和动物卫生和环境组织，以共享信息，防止农业恐怖主义事件。反“生物威胁”是欧盟的一个项目，涉及早期预警战略和研讨会，以确定和建立合作文化，准备和应对生物恐怖主义或农业恐怖主义威胁[58]。

本质上，当农业生物武器攻击浮出水面时，与公众的沟通将有助于维持秩序，并有助于产生信任。

最后，Yeh 等人[54]讨论了控制和防止从实验室和细胞库获取反牲畜制剂。此外，发起人建议获得家畜病原体的文书要求应与获得人类病原体一样严格。Yeh 等人[54]还建议，将任何看似不寻常或可疑的家畜病原体请求报告给政府当局，并将案件转发给国家调查机构，以便对生物恐怖活动进行可能的审查。

16.9.3　基因工程

基因工程的探索是防御农业生物武器的一个非常有用的工具[59]。植物基因工程在改善食物质量和成分的同时，也为提高植物的抗虫性提供了新的契机[60]。Dixon 等人[61]报道通过增强植物抗毒素反应成功地增强了植物的自然防御反应，抗毒素反应在植物对病毒、真菌和细菌病原体的抵抗中起着关键作用。如果这项工作扩大并继续取得成功，有可能通过基因工程增强自然防御的作物，来减弱或阻止反作物病原体的暴发。最后，Gressel 等人成功地开发了抗除草剂植物，这将允许使用除草剂来阻止植物寄生虫，如独脚金和肉苁蓉，并让目标作物茁壮成长[62]。这些技术将为发展中国家对付寄生植物提供机会，但也可能提供对抗寄生植物的工具，这些工具将被用作反作物生物武器。

16.9.4　先进农业技术

最后，需要先进的农业技术来摆脱现代农业方法，因为现代农业方法使当今的农业非常容易受到生物武器的影响。

首先，单一栽培作为一种种植方法增加了农田作物受到生物武器攻击的脆弱性。两种不同的作物间作（例如，在两行玉米之间种植大豆）可以降低整个农田对病原体快速传播的脆弱性。其次，许多单一栽培作物使用无性繁殖手段（例如，草莓植物源于匍匐茎），这将减少田间的遗传多样性。如果所有的植物在基因上都是相同的（它们是从“母”植物无性繁殖而来的），那么这个过程也会增加生物武器攻击的脆弱性。必须鼓励作物田里的遗传变异来降低这种风险。

Barnaby 评论[40]说，小麦和水稻的遗传多样性正在变得贫乏。然而，正是原始栽培品种促成了各种粮食作物种系的新遗传性状的培育[40]。Barnaby 建议采用更多的间作方法，扩大害虫综合防治和生物防治药剂的研究，以及培育抗病品种。有了这些改进，作物将更能抵抗反作物生物武器攻击。

16.10 总结

农产品是美国基础设施的重要组成部分，是美国国内生产总值的重要组成部分，也是美国出口贸易的重要组成部分。由于成本相对较低、生产力丰富以及种植作物和牲畜的现代技术得到提高，农业和食品在美国已被视为理所当然。不幸的是，有了这些现代技术，农业已经变得非常容易受到反作物和反动物生物武器的影响。使用农业生物武器的原因多种多样，从国家公开或秘密攻击敌国的粮食资源，到恐怖分子敲诈勒索的动机，唤起公众的恐惧，或从生物武器攻击农产品后的商品市场动荡中获利。

历史证明，许多国家已经探索或充分发展了反作物和反动物的生物武器。尽管已被《禁止生物武器公约》（BTWC）所禁止，但农业生物武器仍可能存在于一些国家和生物恐怖分子的计划中（无论是作为一个集团还是一个单独的心怀不满的个人）。随着食物链和食品生产技术变得更加复杂，农业生物严重的脆弱性也在增加，无论是在农场还是在食品加工厂。此外，食物和水传播的病原体可作为生物武器病原体，通过受污染的食物或水引发最大数量的受害者。

目前，农业生物武器制剂的检测方法多种多样。此外，联邦和州政府已经制定了必要的工具和协议，以遏制、识别、洗消和根除任何农业生物武器制剂。有必要进行改进以缩短对袭击的响应时间（即响应阶段），并加强农民、粮食生产者和公众的合作。这些改进包括让美国农业部牵头，并与联邦、州和地方组织进行沟通，应对农业生物武器攻击。最后，联邦政府需要认识到，农业是必须保护免受恐怖袭击的关键基础设施之一。

参 考 文 献

[1] Rogers P, et al Biological warfare against crops. Sci Am. 1999; 280 (6): 70 - 5.

[2] Ban J. Agricultural biological warfare: an overview, vol. 9. Alexandria: Chemical and Biological Arms Control Institute; 2000. p. 1 - 8.

[3] Chalk P. Hitting America's soft underbelly: the potential threat of deliberate biological attacks against the U. S. Agricultural and Food Industry. 1st ed. Santa Monica: Rand Corporation; 2004.

[4] Horn Floyd P, et al Agriculture and food security. In: Frazier TW, Richardson DC, editors. Food and agricultural security: guarding against natural threats and terrorist attacks affecting health, national food supplies, and agricultural economics, vol. 894. New York: Annals of the New York Academy of Sciences; 1999. p. 9 - 17.

[5] Corrie B. Economic considerations of agricultural diseases. In: Frazier TW, Richardson DC, editors. Food and agricultural security: guarding against natural threats and terrorist attacks affecting health, national food supplies, and agricultural economics, vol. 894. New York: Annals of the New York Academy of Sciences; 1999. p. 92 - 4.

[6] Parker Henry S. Agricultural bioterrorism: a federal strategy to meet the threat. 1st ed. Honolulu: University Press of the Pacific; 2004.

[7] Hickson RD. Infecting soft targets: biological weapons and fabian forms of indirect grand strategy. In: Frazier TW, Richardson DC, editors. Food and agricultural security: guarding against natural threats and terrorist attacks affecting health, national food supplies, and agricultural economics, vol. 894. New York: Annals of the New York Academy of Sciences; 1999. p. 108 - 17.

[8] Koenig R. The fourth horseman: one man's mission to wage the great war in America. New York: Public Affairs; 2006.

[9] Witcover J. Sabotage at black tom: imperial Germany's secret war in America: 1914 - 1917. Chapel Hill: Algonquin of Chapel Hill; 1989. p. 126 - 7.

[10] Whitby SM, et al Biological warfare against crops. 1st ed. New York: Palgrave; 2002.

[11] Geissler E，et al Biological warfare activities in Germany 1923 – 1945. In：Zanders JP，Geissler E，van Courtland Moon JE，editors. Biological and toxin weapons：research，development and use from the Middle Ages to 1945：No. 18 – SIPRI Chemical & biological warfare studies. New York：Oxford University Press；（1999）. p. 91 – 126.

[12] Whitby SM. The potential use of plant pathogens against crops. Microbes Infect. 2001；3（1）：73 – 80.

[13] Harris S. The Japanese biological warfare programme：an overview. In：Zanders JP，Geissler E，van Courtland Moon JE，editors. Biological and toxin weapons：research，development and use from the Middle Ages to 1945：No. 18 – SIPRI Chemical & biological warfare studies. New York：Oxford University Press；1999. p. 127 – 52.

[14] Alibek K. The Soviet Union's anti – agricultural biological weapons. In：Frazier TW，Richardson DC，editors. Food and agricultural security：guarding against natural threats and terrorist attacks affecting health，national food supplies，and agricultural economics，vol. 894. New York：Annals of the New York Academy of Sciences；1999. p. 18 – 9.

[15] Leitenberg M，et al The soviet biological weapons program：a history. Cambridge：Harvard University Press；2012.

[16] Alibek K，Stephen H. Biohazard：the chilling true story of the largest covert biological weapons program in the world – told by the man who ran it. New York：Random House；1999.

[17] Whitby S，Paul R. Anti – crop biological warfare – implications of the Iraqi and US programs. Def Anal. 1997；13（3）：303 – 18.

[18] Kolavic SA，et al An outbreak of Shigella dysenteriae type 2 among laboratory workers due to intentional food contamination. JAMA. 1997；278（5）：396 – 8.

[19] Carus WS. Bioterrorism and biocrimes：the illicit use of biological agents in the 20th century，a working paper. Center for Counterproliferation Research National Defense University，Washington，DC；1 Feb 2001. Web. 5 January 2015.

[20] Root – Bernstein RS. Infectious terrorism. Atl Mon. 1991；267（5）：44 – 50.

[21] Neher NJ. The need for a coordinated response to food terrorism：the Wisconsin experience. In：Frazier TW，Richardson DC，editors. Food and agricultural security：guarding against natural threats and terrorist attacks affecting health，national food supplies，and agricultural economics，vol. 894. New York：Annals of the New York Academy of Sciences；1999. p. 181 – 3.

[22] Schwab K. Food safety. Open Source Ware – Johns Hopkins Bloomberg School of Public Health course；2008. Johns Hopkins School of Public Health. http：//www. jhsph. edu/

preparedness/ training/online/food _ safety. html

[23] Cameron G，Jason P. Covert biological weapons attacks against agricultural targets：assessing the impact against US agriculture. Terrorism Polit Violence. 2001；13 (3)：61 - 82.

[24] Schwab K. Biological agents of water and foodborne bioterrorism. Open Source Ware - Johns Hopkins Bloomberg School of Public Health course；27 Sep 2008. http：//www. jhsph. edu/ preparedness/training/online/bioagents _ water _ terror. html

[25] Wein LM，Yifan L. Analyzing a bioterror attack on the food supply：the case of botulinum toxin in milk. Proc Natl Acad Sci. 2005；102 (28)：9984 - 9.

[26] Von Bredow J，et al Agroterrorism：agricultural infrastructure vulnerability. In：Frazier TW，Richardson DC，editors. Food and agricultural security：guarding against natural threats and terrorist attacks affecting health，national food supplies，and agricultural economics，vol. 894. New York：Annals of the New York Academy of Sciences；1999. p. 168 - 80.

[27] Kosal ME，Anderson DE. An unaddressed issue of agricultural terrorism：a case study on feed security. J Anim Sci. 2004；82 (11)：3394 - 400.

[28] Watson SA. The changing biological warfare threat：anti - crop and anti - animal agents. In：Frazier TW，Richardson DC，editors. Food and agricultural security：guarding against natural threats and terrorist attacks affecting health，national food supplies，and agricultural economics，vol. 894. New York：Annals of the New York Academy of Sciences；1999. p. 159 - 63.

[29] Wheelis M，et al Biological attack on agriculture：low - tech. High - impact bioterrorism. BioScience. 2002；52 (7)：569 - 76.

[30] Uilenberg G. Progress and priorities in research on heart water. Ann NY Acad Sci. 1996；791：1 - 16.

[31] Brown CC，Slenning BD. Impact and risk of foreign animal diseases. J Am Vet Med Assoc. 1966；208 (7)：1038 - 40.

[32] Gordon JC，Bech - Nielsen S. Biological terrorism：a direct threat to our livestock industry. Mil Med. 1986；151 (7)：357 - 63.

[33] Roberge LF. Analysis of introduced species as a form of biological weapon：part 1 - theory and approaches. Biosafety. 2013；2：107.

[34] Lam SK. Nipah virus - a potential agent of bioterrorism? Antivir Res. 2003；57 (1 - 2)：113 - 9.

[35] Casagrande R. Biological terrorism targeted at agriculture：the threat to us national security. Nonproliferation Rev，Fall Winter. 2000；92 - 105.

［36］ O'Hara P. The illegal introduction of rabbit haemorrhagic disease virus in New Zealand. Rev Sci Tech. 2006；25（1）：119－23.

［37］ Yeh JY，et al Animal biowarfare research：historical perspective and potential future attacks. Zoonoses Public Health. 2012；59（8）：536－44.

［38］ Roberge LF. Black biology－a threat to bio security and biodefense. Biosafety. 2013；2：e139. https：//doi. org/10. 4172/2167－0331. 1000e139.

［39］ Higgins JA，et al Sensitive and rapid identification of biological threat agents. In：Food and agricultural security：guarding against natural threats and terrorist attacks affecting health，national food supplies，and agricultural economics，vol. 894. New York：Annals of the New York Academy of Sciences；1999. p. 130－48.

［40］ Barnaby W. What should the G8 do about the biological warfare threat to international food safety? In：Frazier TW，Richardson DC，editors. Food and agricultural security：guarding against natural threats and terrorist attacks affecting health，national food supplies，and agricultural economics，vol. 894. New York：Annals of the New York Academy of Sciences；1999. p. 222－7.

［41］ Stewart－Brown B. How people and poultry interact. Open Source Ware－Johns Hopkins Bloomberg School of Public Health course；2008. http：//www. jhsph. edu/preparedness/events/ archives/agr _ security. html

［42］ Brown JKM，et al Aerial dispersal of pathogens on the global and continental scales and its impact on plant disease. Science. 2002；297（5581）：537－41.

［43］ Dickey ME，Lt. Col. USAF. Biocruise：a contemporary threat，vol. 7. The Counter Proliferation Papers，Future Warfare Series；2000. p. 1－33.

［44］ Kiziah RR. Assessment of the emerging biocruise threat. In：Davis JA，et al，editors. The gathering biological warfare storm. Westport：Praeger；2004.

［45］ Baskin Y. A plague of rats and rubber vines：the growing threat of species invasions. Washington，DC：Island Press；2002.

［46］ Roberge LF. Analysis of introduced species as a form of biological weapon：part 2－strategies for discernment of an attack and countermeasures. Biosafety. 2013；2：111.

［47］ Bandyopadhyay R，Frederiksen RA. Contemporary global movement of emerging plant diseases. In：Frazier TW，Richardson DC，editors. Food and agricultural security：guarding against natural threats and terrorist attacks affecting health，national food supplies，and agricultural economics，vol. 894. New York：Annals of the New York Academy of Sciences；1999. p. 28－36.

［48］ Eplee RE. Striga's status as a plant parasite in the United States. Plant Dis. 1981；65

(12): 951 - 4.

[49] Yeh JY, et al Livestock agroterrorism: the deliberate introduction of a highly infectious animal pathogen. Foodborne Pathog Dis. 2012; 9 (10): 869 - 77.

[50] Sequeira R. Safeguarding production agriculture and natural ecosystems against biological terrorism: a U. S. department of agriculture emergency response framework. In: Frazier TW, Richardson DC, editors. Food and agricultural security: guarding against natural threats and terrorist attacks affecting health, national food supplies, and agricultural economics, vol. 894. New York: Annals of the New York Academy of Sciences; 1999. p. 48 - 67.

[51] Rogers P. Characteristics of natural outbreaks of crop diseases. In: Dando M, Pearson G, Kriz B, editors. Scientific and technical means of distinguishing between natural and other outbreaks of disease. Dordrecht: Kluwer Academic; 2001. p. 49 - 62.

[52] Hugh - Jones M. Distinguishing natural and unnatural outbreaks of animal diseases. In: Dando M, Pearson G, Kriz B, editors. Scientific and technical means of distinguishing between natural and other outbreaks of disease. Dordrecht: Kluwer Academic; 2001. p. 49 - 62.

[53] Gilpen JL Jr, et al Agriculture emergencies: a primer for first responders. Biosecur Bioterr. 2009; 7 (2): 187 - 98.

[54] Yeh JY, et al Countering the livestock - targeted bioterrorist threat and responding with an animal health safeguarding system. Transbound Emerg Dis. 2013; 60 (4): 289 - 97.

[55] Elbers A, Knutsson R. Agroterrorism targeting livestock: a review with a focus on early detection systems. Biosecur Bioterr. 2013; 11 (Suppl 1): S25 - 35.

[56] Chomel BB, Marano N. Essential veterinary education in emerging infections, modes of introduction of exotic animals, zoonotic diseases, bioterrorism, implications for human and animal health and disease manifestation. Rev Sci Tech. 2009; 28 (2): 559 - 65.

[57] Knutsson R, et al Accidental and deliberate microbiological contamination in the feed and food chains - how biotraceability may improve the response to bioterrorism. Int J Food Microbiol. 2011; 145 (Suppl 1): S123 - 8.

[58] Martensson PA, et al Actionable knowledge and strategic decision making for bio - and agroterrorism threats: building a collaborative early warning culture. Biosecur Bioterr. 2013; 11 (Suppl 1): S46 - 54.

[59] Kridl JC, et al Food for thought: improvement of food quality and composition though genetic engineering. In: CollinsGB, Shepherd RJ, editors. Engineering plants for commercial products and applications, vol. 792. New York: Annals of the New York

Academy of Sciences; 1996. p. 1 – 12.

[60] Altman DW, et al Transgenic plants for the development of durable insect resistance. In: Collins GB, Shepherd RJ, editors. Engineering plants for commercial products and applications, vol. 792. New York: Annals of the New York Academy of Sciences; 1996. p. 106 – 14.

[61] Dixon, et al Improvement of natural defense responses. In: Collins GB, Shepherd RJ, editors. Engineering plants for commercial products and applications, vol. 792. New York: Annals of the New York Academy of Sciences; 1996. p. 126 – 39.

[62] Gressel J, et al Biotech – derived herbicide – resistant crops for third world needs. In: Collins GB, Shepherd RJ, editors. Engineering plants for commercial products and applications, vol. 792. New York: Annals of the New York Academy of Sciences; 1996. p. 140 – 53.

[63] Tucker JB. Toxic terror: assessing terrorist use of chemical and biological weapons. 4th printing. Cambridge: MIT Press; 2001.

本书所表达的观点仅代表编写者的观点，不一定代表译者观点。本书涉及所引内容、观点仅限于书中呈现部分，超出本书所引部分不在本书审查范围之内。

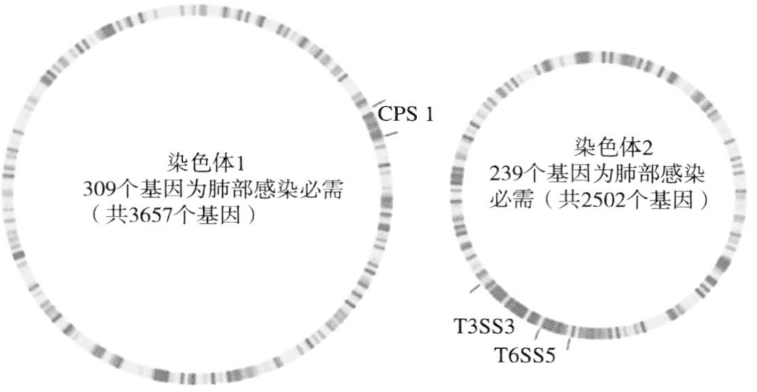

图 8－5　呼吸性类鼻疽病所需基因的邻近热图。在 C57BL/6J 小鼠呼吸道感染模型中，对 Tn 序列文库（覆盖率为 88%）进行了感染必要性的筛选。使用相对于输入池 15 倍的截止值，548 个基因被确定为在肺部感染所必需的。已识别的基因被定位到各条染色体上（309 个基因在第 1 染色体上，239 个基因在第 2 染色体上），颜色表示与下一个识别基因的距离，红色表示 1 个基因距离，绿色表示＞70 基因距离。已确定的三个最大的毒力决定基因簇是 Cps I 簇、T3SS 簇 3 和 T6SS 簇 5。图片修改自 Gutierrez 2015，菌株增加了 1026b 的每条染色体的注释基因总数[84]（P206）

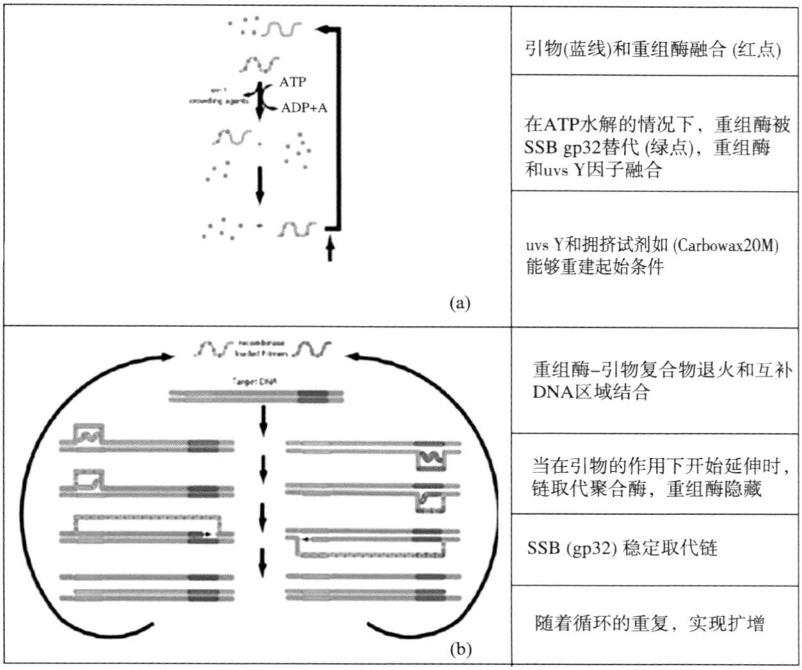

图 13－3　重组聚合酶扩增（RPA）。(a) 引物重组酶复合体与单链结合蛋白（SSB）的结合。(b) RPA 循环，RPA 复合物退火到 DNA 模板起始。然后链置换酶将重组酶分解，并通过 SSBs 蛋白稳定链，使之进一步延伸。因此，生成了多个副本[124]（P308）

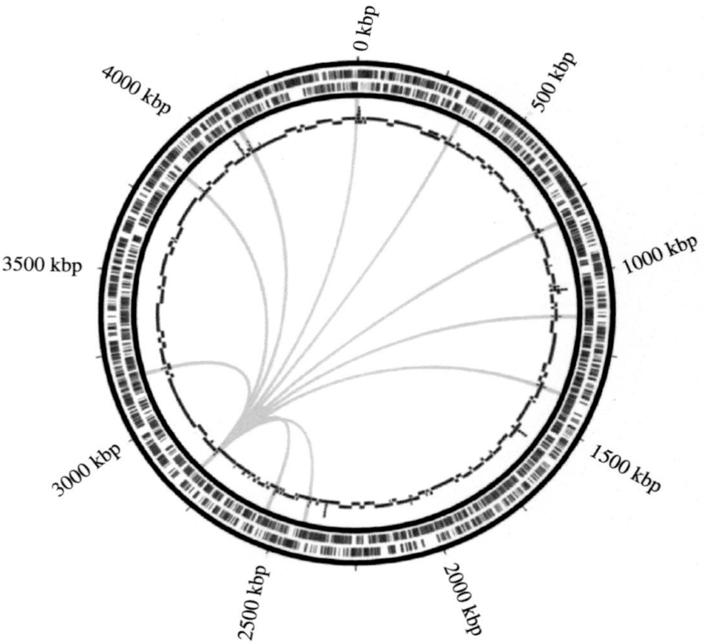

图 14－1　4.5 Mbp 细菌染色体的 Circos 图。纯黑色条带代表在 Pacbio 平台上通过长读测序生成的闭环注释基因组拼接序列。片段化的内部条带是来自重叠群 MiSeq 短读长拼接的序列，与闭环基因组局部比对。黄色条带突出显示了整个基因组中相同的 IS21 插入序列的位置，在图 14－2 中讨论（P333）

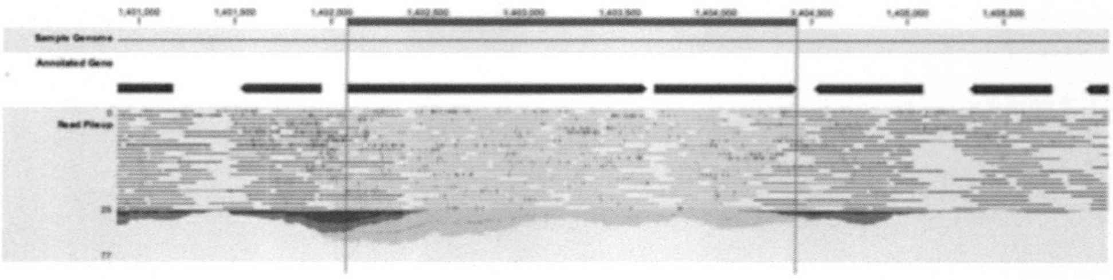

图 14－2　针对闭环参考基因组映射的短读数堆积，显示 IS21 家族的插入序列。蓝色读数代表那些映射到单个基因组位置的读数，而黄色读数代表那些映射到整个基因组中多个（在本例中为 10，图 14－1）单独位点的读数。扩展的、重复的遗传元件通常会导致仅基于短读取拼接中的重叠群扩展终止（P334）